W0473307

LEBEN OHNE KOPFSCHMERZ UND MIGRÄNE

DAS NATURHEILKUNDLICHE ANWENDUNGSBUCH
für Therapeuten und Patienten

Hilfe zur Selbsthilfe

Für die Naturheilpraxis

praktisches Wissen effizient anwenden

Zuschriften
Bezler Verlag, Kelterstraße 56/2, 71394 Kernen

Wichtiger Hinweis für den Benutzer
Die Erkenntnisse in der Medizin unterliegen laufendem Wandel durch Forschung und klinische Erfahrungen. Der Autor dieses Werkes hat große Sorgfalt darauf verwendet, dass die in diesem Werke gemachten therapeutischen Angaben (insbesonders hinsichtlich Indikation, Dosierung und unerwünschter Wirkungen) dem derzeitigen Wissensstand entsprechen. Das entbindet den Nutzer dieses Werkes nicht von der Verpflichtung, anhand weiterer schriftlicher Informationsquellen zu überprüfen, ob die dort gemachten Angaben von denen in diesem Buch abweichen und seine Verordnung und Anwendung in eigener Verantwortung zu treffen.
Für die Vollständigkeit und Auswahl der aufgeführten Medikamente übernehmen Autor und Verlag keine Gewähr.
Warennamen und Pharmapräparate wurden mit Hervorhebungen gekennzeichnet. Aus dem Fehlen einer solchen Hervorhebung kann jedoch nicht automatisch geschlossen werden, dass es sich um einen freien Warennamen handelt. Pharmapräparate unterliegen in der Namensgebung und Zusammensetzung einem Wandel, weshalb der Nutzer sich stets durch aktuelle Informationsquellen kundig machen muss.

Bibliographische Information der Deutschen Nationalbibliothek
Die Deutsche Nationalbibliothek verzeichnet diese Publikation in der Deutschen Nationalbibliographie; detaillierte bibliographische Daten sind im Internet über http://dnb.d-nb.de abrufbar.

Alle Rechte vorbehalten
1. Auflage 2018
© Bezler Verlag, Kernen

Das Werk einschließlich aller seiner Teile ist urheberrechtlich geschützt. Jede Verwertung außerhalb der engen Grenzen des Urheberrechtsgesetzes ist ohne Zustimmung des Autors und des Verlages unzulässig und strafbar. Das gilt insbesondere für Vervielfältigungen, Übersetzungen, Mikroverfilmungen und die Einspeicherung und Verarbeitung in elektronischen Systemen.

Korrekturen: Hans Bezler, Nele Gaukel, Elke Glatz, Gabriele Weißinger
Druck: Buchdruck Zentrum, Landshut, printed in EU
Bilder/Grafiken: Thomas Bezler, wenn nicht anders bezeichnet
Umschlaggestaltung und grafische Unterstützung: www.süd.com, 70736 Fellbach

ISBN: 978-3-9820-0860-8

Informationen finden Sie im Internet unter www.thomas-bezler.de

INHALT

Einleitung 7

1 Haftungsausschluss 9

2 Kopfschmerzen und Migräne sind Volkskrankheiten 9

3 Grundlagen zu Kopfschmerzarten, Auslöser, Ankündigungssymptome und Pathophysiologie 10

3.1 Unterscheidung der Kopfschmerzarten 10
3.2 Häufige Auslöser von Kopfschmerz und Migräne 13
3.3 Mögliche Ankündigungssymptome der Migräne 15
3.4 Vermutete Pathophysiologie (Lehre der krankhaften Veränderung) der Migräneerkrankung und der Vorsymptome 15
3.5 Gibt es einen oder mehrere Migräne-Typen? 19
3.6 Kopfschmerz bei Kindern 19

4 Ist Migräne heilbar? 21

4.1 Meine Migräne-Vita 22

5 Strategien der Kopfschmerz- und Migränebehandlung 24

5.1 Vier Strategien zur Behandlung von Kopfschmerz und Migräne 24
5.2 Naturheilkundliche Kopfschmerz- und Migränebehandlung vor über 120 Jahren 26
5.3 Ursachen und Therapiemodelle bei Kopfschmerz und Migräne 28

6 Anamnese und Untersuchungen 32

7 Wege der Heilung – Die fünf Aktivsäulen Ihrer Gesundheit 36

7.1 Säule 1: Positive Lebenseinstellung und Konfliktlösung 40

7.1.1 Lebenseinstellung 40

7.1.2 Konfliktentstehung nach der Neuen Medizin 42

7.1.3 Das Kopfschmerz-Modell nach den Gesetzmäßigkeiten der Neuen Medizin 43

7.1.4 Das Migräne-Modell nach den Gesetzmäßigkeiten der Neuen Medizin 44

7.1.5 Um welche Konflikte handelt es sich bei der Migräne nach der Neuen Medizin? 45

7.2 Säule 2: Vitalstoffreiche Ernährung 48

7.2.1 Migräne-Studie 48

7.2.2 Die Anti-Migräne-Ernährung 49

7.2.3 Kohlenhydrate 50

7.2.4 Fette 51

7.2.5 Eiweisse 52

7.2.6 Nahrungsergänzung und alternative Schmerzmittel 54

7.2.7 Getränke und Trinkmenge 61

7.2.8 Darmflora und Darmsanierung 62

7.2.9 Zusammenfassung der wichtigsten Empfehlungen 66

7.3 Säule 3: Gesunde Bewegung 68

7.3.1 Praktische Durchführung der Progressiven Muskelentspannung 70

7.3.2 Bewegung und Haltung am Schreibtisch/Arbeitsplatz 72

7.3.3 Übungen zur Vorbeugung von Kopfschmerzen und Migräne 73

7.3.3.1 Kräftigungsübungen für die HWS (Halswirbelsäule) 74

7.3.3.2 Kombinierte Kräftigungs- und Dehnübungen (CHRS-Stretching/Anspann-Dehn-Methode) 78

7.3.3.3 Beweglichkeitsübungen für die HWS 81

7.3.3.4 Beweglichkeits- und Kräftigungsübungen für die BWS (Brustwirbelsäule) und Schulterblätter 86

7.3.3.5 Selbstkorrekturübungen mit der Dorn-Methode 95

7.3.4 Spaß und Wohlbefinden haben Vorrang 97

7.4 Säule 4: Regeneration und Entspannung 98
7.4.1 Bauchatmung als Atemtherapie 100
7.4.2 Autogenes Training 101
7.4.3 Manuelle Selbstbehandlung zur Entspannung von Kopf und Nacken (Selbstmassage, Selbstakupressur, Lymphdrainage des Nacken- und Kopfbereichs, Mikropressur) 103
7.4.4 Tiefenentspannung und Lösung seelischer Konflikte 122
7.4.5 Regeneration des Körpers durch Ausleitung von schädlichen Substanzen 124
7.4.6 Fasten als ganzheitliche Regeneration 126
7.4.7 Eiweißspeicherkrankheiten und deren Heilbehandlung 126
7.4.8 Schlaf - Natürliche, homöopathische und phytotherapeutische Ein- und Durchschlafhilfen 127

7.5 Säule 5: Gesunde Umwelt und Lebensräume 134
7.5.1 Kopfschmerzauslösende Chemikalien 134
7.5.2 Geopathische Störungen 134
7.5.3 Gestaltung der Lebensräume 135
7.5.4 Kleidung und Kosmetika 136
7.5.5 Gentechnik 136
7.5.6 Nanotechnik 137
7.5.7 Elektrosmog 137
7.5.8 Zahnmedizinische Materialien 139
7.5.9 Impfungen 139

8 **Effiziente Heilmethoden** **141**

8.1 Darmsanierung (s. Kapitel „Vitalstoffreiche Ernährung" – „Darmflora und Darmsanierung") 141

8.2 Heilhypnose 141

8.3 Neue Medizin 148

8.4 Kinesiologie 149

8.5 Klassische Homöopathie 150

8.6 Komplexmittel-Homöopathie 172

8.7 Biochemie nach Dr. Schüßler (sog. Schüßler-Salze) 178

8.8 Phytotherapie 180

8.9 Bachblüten 187

8.10 Steinheilkunde 188

8.11 Kneipp-Anwendungen 189

8.12 Schröpfen und Schröpfmassage 190

8.13 Blutegel 194

8.14 Manuelle Therapien und Massagen 194

8.15 Akupunkturkonzepte 235

8.15.1 Ohrakupunktur (Aurikulotherapie/Aurikulomedizin) und deren Behandlungskonzepte bei Trigeminusneuralgie, Kopfschmerzen und Migräne 235

8.15.2 TCM und Akupunktur 252

8.15.3 Kombinierte Behandlungskonzepte bei Kopfschmerzen und Migräne nach den Kenntnissen der TCM, der Ohrakupunktur und ergänzenden homöopathischen Komplexmitteln 254

8.15.4 Akupunktur nach der VanMann-Methode 279

8.16 Neuraltherapie/Störfeldbehandlung 282

8.17 Irisdiagnose und ihre Therapieableitung 294

8.18 Der/die richtige Behandler/in 299

9 **Akutmaßnahmen bei Vorboten und bei Beginn der Migräne – eine Checkliste** **301**

Homöopathische Einzelmittel von A-Z 304

Literaturverzeichnis 306

Stichwortverzeichnis 309

EINLEITUNG

Dieses Buch richtet sich gleichermaßen an Kopfschmerz- und Migräne-Betroffene als auch an Ärzte, Heilpraktiker und andere Heilberufler. Es soll sowohl zum Verständnis des Krankheitsbildes als auch zur Optimierung einer ganzheitlichen und ursächlichen Selbst- und Fremdbehandlung beitragen. Das Ziel: Spürbare Verbesserung des Wohlbefindens bis hin zu einer vollständigen Ausheilung der Erkrankung mit Symptomfreiheit.

Das Buch ersetzt nicht die Untersuchung und Betreuung durch einen Arzt, Heilpraktiker oder einen anderen Behandler. Die Inhalte sind praxisorientiert und stützen sich zum einen auf meine eigenen Erfahrungen als Kopfschmerz- und Migräne-Betroffener, auf Erfahrungen während meiner Tätigkeit als Gesundheits-, Ernährungs- und Fitnessbetreuer, auf meine Heilpraktikertätigkeit, die ich seit 2001 durchführe und zum anderen auf Erfahrungen von geschätzten Kollegen/innen, die mir ihr Wissen mittels Seminaren, Büchern oder im direkten Austausch zugänglich gemacht haben.

Auch erhebt das Buch keinen Anspruch auf Vollständigkeit oder ist der Weisheit letzter Schluss. Allein schon die Tatsache, dass das Leben in der Zivilisation sich mit ständig neuen Herausforderungen auseinandersetzen muss – Elektrosmog, Gentechnik, Wirkverstärker, Nanopartikel, Chemtrails/Geoengineering u.a. – zeigt deutlich, dass auch die Migräne- und Kopfschmerzbehandlung einer ständigen Weiterentwicklung unterliegen wird. Hinzu kommt, dass durch die weitere Entwicklung diagnostischer Möglichkeiten auch neue medizinische Erkenntnisse entstehen werden.

Für mich hat jede Krankheit Ursachen und einen Sinn! Dies zu ignorieren ist nach meinem Verständnis ein (Kunst-)Fehler.

Wollen Sie frei von Kopfschmerz und Migräne werden, bedarf es nach meiner Erfahrung einiger Änderungen Ihrer bisherigen Lebensgewohnheiten und Sichtweisen.

Dies können kleinere oder auch größere Änderungen sein. Als Selbstbetroffener erlaube ich mir, Ihnen folgendes zu prognostizieren: Alle von Ihnen veranlassten Veränderungen, die sich günstig auf Ihren Gesundheitszustand auswirken und Sie dadurch zufriedener, freier, glücklicher und leistungsfähiger machen, werden Sie nicht bereuen! Was Sie bereuen werden ist wahrscheinlich, dass Sie viele Jahre – aus Unwissenheit und Fehlinformation oder Bequemlichkeit heraus – viele Fehler gemacht und somit an Ihrem Körper Raubbau betrieben haben. Doch dies ist Vergangenheit und Sie können nun die Zukunft neu gestalten.

Ich gebe zu, dass es auch mir nicht immer leicht fällt, zu jedem Zeitpunkt die notwendige Bereitschaft aufzubringen, mich zu ändern. Das Tempo und den Zeitpunkt bestimme ich jedoch selbst. Ich gehe davon aus, dass auch Sie die Kenntnisse aus dem Buch in dem für Sie geeigneten Tempo und zu dem für Sie richtigen Zeitpunkt umsetzen werden. Manchmal ist der Leidensdruck (noch) nicht groß genug und manchmal haben andere Aufgaben und Erfahrungen Priorität. Wir Menschen sind keine Maschinen, an denen einfach ein paar Teile oder die Software zu einem bestimmten Zeitpunkt ausgetauscht werden können – und alles ist wieder gut.

Die meisten Menschen scheuen sich vor Veränderungen im Lebensstil. Meine Empfehlung: Es müssen nicht immer gleich große Änderungen sein, die zudem schwerfallen. Starten Sie ruhig mit den Änderungen, die Ihnen leichtfallen.

Wenn Sie bemerken, dass Sie sich mit der Umsetzung schwer tun, vergeuden Sie nicht zu viel Zeit und ziehen stattdessen einen erfahrenen Therapeuten hinzu. Oftmals tragen wir für unsere eigenen Probleme Scheuklappen, die ein Therapeut viel schneller erkennen kann. Und vier Augen sehen bekanntlich mehr als zwei!

An dieser Stelle noch ein Hinweis zum Thema Gleichwertigkeit von Frau und Mann: Zu Beginn des Schreibens versuchte ich stets so zu formulieren, dass ich beide Geschlechter gleichwertig erwähne (z.B. Therapeutin/Therapeut, Behandlerin/Behandler, Patientin/Patient). Es zeigte sich jedoch, dass es teilweise unmöglich war einen guten Lesefluss zu erreichen. Ich entschied mich, dem Lesefluss den Vorrang zu geben und bitte ausdrücklich um Verständnis hierfür (auch wenn bestimmt mehr Frauen als Männer dieses Buch lesen werden).

Schließlich möchte ich noch erwähnen, dass es – wie in allen Bereichen des Lebens – zu den von mir genannten Empfehlungen selbstverständlich andere Meinungen gibt. So bin ich bspw. beim Literaturstudium mit der Meinung eines Medizinprofessors und Direktors einer neurologischen Universitätsklinik konfrontiert worden, welcher im Gegensatz zu mir Homöopathie, Akupunktur, Autogenes Training, Neuraltherapie u.a. als unnütz einstuft. Nach seiner Überzeugung sollte eine Migränebehandlung in erster Linie auf Betablockern (Medikament zur Hemmung des Stresshormons Adrenalin und des Neurotransmitters Noradrenalin) aufbauen. Er warnt vor Kollegen, die an der Halswirbelsäule manipulieren oder Injektionen und Therapieformen anwenden, die von der Krankenkasse nicht bezahlt werden. Dies soll aufzeigen, dass es sowohl für Patienten als auch für Therapeuten nicht einfach ist, aus der Vielzahl an Lehrmeinungen und gut gemeinten Empfehlungen die für sich hilfreichen herauszufiltern.

Auch ich habe – trotz meines Anspruchs nach Ganzheitlichkeit – eine eingeschränkte Sichtweise und somit wird auch das vorliegende Buch nicht die perfekte Lösung für alle darstellen, so sehr ich mir das auch erhoffe. Es gilt, die Erfahrungen aller Therapeuten und Patienten vorurteilsfrei für alle nutzbar zu machen.

„Geh und sag ihnen, dass das, was du bringst,
all ihren Reichtum übertrifft, da du
ihnen Gesundheit bringst."
John Helme, The Englishman's Doctor, 1608

Ich wünsche Ihnen von Herzen, dass es Ihnen gelingt, ein gesundes, (kopfschmerz-)freies, unabhängiges und glückliches Leben zu führen und hoffe sehr, dass das Studium dieses Buches Ihnen dabei eine wirkungsvolle Hilfestellung gibt.

Zur ersten Auflage:
Die Entstehung dieser ersten Auflage hat eine lange Geschichte. Letztlich trug ein großes Team zum Gelingen bei, bei dem ich mich an dieser Stelle ganz herzlich bedanken möchte:

- Insgesamt standen mir vier ehrenamtliche Personen zur Verfügung, die mein Buch geduldig auf Verständlichkeit und Rechtschreibung hin überprüften und korrigierten.

- Weitere vier ehrenamtliche Personen stellten sich spontan vor die Kamera, so dass das Auffinden von Akupunkturpunkten, Muskeln, Triggerpunkten, Reflexpunkten und die Beschreibung von Akupressur-, Massage- und Lymphdrainage-Techniken anhand von Fotos so einfach wie möglich gestaltet werden konnte.

- Die Finanzierung der Druckkosten dieser ersten Auflage gelang schließlich mit Hilfe einer Gruppenfinanzierung, bei der die Unterstützer den Buchpreis vorab bezahlten, mit Unterstützung von Anzeigepartnern, deren Dienstleistung und Produkte ich seit vielen Jahren und teilweise Jahrzehnten schätzen gelernt habe und durch eine langjährige Freundin, die vor lauter Begeisterung über das Buch sich an den Verlagskosten beteiligte.

Zur Anwendung des Buches

Um die Suche in diesem umfangreichen Werk zu erleichtern, befindet sich am Seitenrand eine Schnellsuche.
Farbliche Marker unterscheiden die eher für die Selbsthilfe relevanten Inhalte von denen, die eher für die Naturheilpraxis (praktische Anwendungen) gedacht sind.

Selbsthilfe

Naturheilpraxis

1 HAFTUNGSAUSSCHLUSS

Alle alternativen, naturheilkundlichen, homöopathischen Behandlungen und auch Selbst-Behandlungen, wie sie in diesem Buch Erwähnung finden, dürfen stets nur nach erfolgter schulmedizinischer Abklärung stattfinden, um bspw. Kopfgefäßmissbildungen oder Tumore auszuschließen. Der Verlag und der Autor übernehmen keinerlei Haftung oder Schäden, die aus der Anwendung von Hinweisen, Informationen oder Vorschlägen aus diesem Buch entstehen. Beachten Sie zudem den Hinweis für Benutzer im Impressum des Buches.

2 KOPFSCHMERZEN UND MIGRÄNE SIND VOLKSKRANKHEITEN

Nach Angaben der Deutschen Migräne- und Kopfschmerzgesellschaft (DMKG) leiden in Deutschland ca. drei Millionen Menschen unter täglichen Kopfschmerzen. Etwa zehn Millionen haben regelmäßig Migräne und selbst Kinder sind zunehmend betroffen. Täglich gibt es ca. 350 000 Migräneanfälle! Frauen sind zwei- bis dreimal häufiger betroffen als Männer. Kopfschmerzen kennen fast alle Menschen, zumindest als Begleitsymptom einer starken Erkältung, nach einer Kopfprellung, nach Exzessen, Vergiftungen oder nach längeren Autofahrten, kurzfristigem Klima-, Zeit- und Ortswechsel.

Migräne- und chronische Kopfschmerzpatienten kosten unsere Solidargemeinschaft viel Geld durch Arztbesuche, Krankheitstage, Kuraufenthalte, Diagnostik, dem Konsum von Medikamenten; aufgrund der Nebenwirkungen langjährig eingenommener Medikamente kommen zudem noch Folgekosten für Dialyse (Blutreinigungsverfahren bei Nierenversagen), Pflege etc. hinzu. Der volkswirtschaftliche Schaden allein durch Migräne liegt bei ca. fünf Milliarden Euro pro Jahr.

Sind die Migräneanfälle sehr heftig, sind zudem die Familie des Betroffenen und sein berufliches Umfeld in Mitleidenschaft gezogen.

Alles gute Gründe, an der Linderung oder gar Ausheilung der Erkrankungen aktiv mitzuwirken!

2

3 GRUNDLAGEN ZU KOPFSCHMERZARTEN, AUSLÖSER, ANKÜNDIGUNGSSYMPTOME UND PATHOPHYSIOLOGIE

Eine ursächliche und ganzheitliche Behandlung von Kopfschmerz und Migräne ist ohne ein Mindestmaß an Verständnis über die Vielfalt, Auslöser, Ankündigungssymptome und Pathophysiologie (= Lehre, wie der Körper unter krankhaften Veränderungen abweichend funktioniert und welche Funktionsmechanismen zu der krankhaften Veränderung führen) kaum denkbar. In diesem Kapitel sollen die Grundlagen dazu gelegt werden.

3.1 UNTERSCHEIDUNG DER KOPFSCHMERZARTEN

In der Literatur werden Hunderte verschiedener Kopfschmerzarten erwähnt. Auch in diesem Buch werden – je nach Therapieansatz – Einteilungen des Kopfschmerzes vorgenommen. In den folgenden Kapiteln über Anamnese und Therapien wird darauf noch ausführlicher eingegangen.

In der **Schulmedizin** erfolgt die Einteilung nach den Ursachen wie folgt:

- **Primäre Kopfschmerzen:**
  Dies sind ca. 90 Prozent aller Kopfschmerzen; das bedeutet, dass auch mit modernster Diagnostik die Kopfschmerzursache keiner anderen Krankheit zugeordnet werden kann und der Kopfschmerz selbst die Krankheit darstellt. Dazu zählen Migräne, Cluster-Kopfschmerz, Spannungskopfschmerz, trigemino-autonome Kopfschmerzen (attackenartige einseitige Kopfschmerzen im Bereich des Trigeminusnervs) und andere.
- **Sekundäre Kopfschmerzen:**
  Bei ca. zehn Prozent der Kopfschmerzen wird der Kopfschmerz lediglich als ein Symptom einer anderen Krankheit verstanden. Dazu gehören Gehirntumore, Blutungen, Kopfverletzungen, entzündliche Erkrankungen des Gehirns, Gefäßmissbildungen des Gehirns, Epilepsie, Erkrankungen der hirnversorgenden Gefäße, Augen-, Nebenhöhlen-, Ohr-, Zahn- und Kiefererkrankungen, Erkrankungen der Halswirbelsäule.
- **Kopfschmerzen bei Allgemeinerkrankungen:**
  Bluthochdruck, Allergien, Allgemeininfektionen mit Fieber, Blutarmut (Anämie), Vergiftungen, Medikamentenmissbrauch.

Unter **ganzheitlicher, naturheilkundlicher und ursächlicher Sichtweise** wird eine Einteilung sehr viel komplexer und würde – in ausführlicher Form – den Rahmen des Buches sprengen. Doch eines möchte ich vorwegnehmen: Ein Schmerz – also auch ein Kopfschmerz – weist immer auf ein Problem/eine Dysfunktion des Organismus hin und kann deswegen nicht als eigentliche Krankheit oder Diagnose gelten, auch wenn dies üblicherweise so gehandhabt wird. Allein die Tatsache, dass Schmerzen im Gesicht und im vorderen Teil des Schädels meist mit dem Trigeminusnerv in Verbindung stehen und Schmerzen im hinteren Teil des Kopfes meist mit Nerven, die den oberen Halswirbelabschnitten entspringen, macht deutlich, dass der Kopfschmerz lediglich als ein **Zustand** angesehen werden sollte und nicht wie üblich als alleinige Diagnose oder gar als Ursache selbst. In den folgenden Kapiteln und Therapieansätzen finden Sie Erklärungen über Ursachen und Einteilungen, so dass Sie dort die notwendigen Informationen erhalten werden.

Zu Beginn dieses Buches reicht meines Erachtens nach folgende Einteilung der Kopfschmerzarten aus:

- Spannungskopfschmerz
- Migräne
- Kombinationskopfschmerz (Migräne und Spannungskopfschmerz)

Der **Spannungskopfschmerz** ist meist eher dumpf, drückend oder ziehend. Oft ist der Schmerz erträglich und der Alltag kann – wenn auch erschwert – weitergeführt werden. Der Schmerz kann evtl. auch durch leichte Bewegung in frischer Luft geringer werden. Es können leichte Licht- oder Lärmempfindlichkeit oder auch Appetitveränderungen auftreten. Kopfschmerzen können auch als Begleitsymptome von Erkältungen und sogenannten Infekten, aber auch bei raumfördernden Geschehen (sog. Hirntumoren) auftreten. Sind diese von längerer Dauer, treten häufig und/oder stark auf, sollte auf jeden Fall eine fachliche Abklärung erfolgen. Gerade bei Kopfschmerzen ist die Selbstbehandlungsrate sehr hoch und die Medikamentenempfehlungen von Familienmitgliedern, Nachbarn, Freunden, Kollegen, aber auch vom Apothekenfachpersonal sind sehr vielfältig. Mir sind Personen bekannt, die wegen ihrer Kopfschmerzen monatlich mehrere Packungen Schmerzmittel verbrauchen, ohne in den letzten Jahren einen Behandler konsultiert zu haben. Ich möchte an dieser Stelle vor derartiger Selbstbehandlung warnen: Suchen Sie umgehend einen Behandler Ihres Vertrauens auf! So wie Sie vielleicht zu einem Medikament durch Empfehlung gekommen sind, gibt es auch ehemals geplagte Kopfschmerzpatienten, die Ihnen ihren Therapeuten weiterempfehlen können. Seien Sie bitte auch für Ihnen bisher unbekannte Therapien offen!

Als **Migräne** wird ein anfallsweise auftretender und in bestimmten Zeitabständen wiederkehrender, meist pulsierender, heftiger Kopfschmerz mit oder ohne Übelkeit und Erbrechen bezeichnet. Die Kopfschmerzen sind meist einseitig – können die Seite wechseln oder beidseitig auftreten – und können begleitet sein von Vorsymptomen wie Sehstörungen (Flimmern, gezackte helle Linien, Lichtblitze, blinde Flecken – vergleichbar mit der Blendung durch einen Fotoblitz –, einseitiger Sehausfall u.a.), Licht-, Lärm- und/oder Geruchsempfindlichkeit. Bei den meisten Menschen dauert der Migräneanfall einen ganzen Tag, kann aber auch schon nach weniger als sechs Stunden oder erst nach drei Tagen enden. Es gibt auch Migräneanfälle ohne Kopfschmerz, d.h. dass "nur" die oben genannten Begleiterscheinungen auftreten. Ebenfalls wird eine Einteilung in Migräne mit Aura (dies sind vorübergehende neurolgische Störungen, die sich meist vor dem Kopfschmerz zeigen) und Migräne ohne Aura vorgenommen.
Die frühere Einteilung in einfache Migräne, klassische Migräne und komplizierte Migräne wird nicht mehr verwendet.

Migräneanfälle und ihre Nachwirkungen können im Extremfall täglich auftreten, so dass die Betroffenen ständig mehr oder weniger "außer Gefecht" sind.

Zur Erklärung für die Begriffsentstehung der Migräne: Im griechischen Wort „hemikrania" bedeutet „hemi" halb(seitig) und „krania/kranion" Schädel. Das lateinische Wort „migrare" bedeutet wandern oder umherziehen.

Auch wurde und wird von einigen Therapeuten Migräne als „kleine Epilepsie" bezeichnet.

Dr. med. Max Otto Bruker verglich einen Migräneanfall mit einem Gewitter:
„... Man spricht daher auch von einem vegetativen Gewitter. Dem Gewitter geht eine elektrische Aufladung der Atmosphäre voraus. Die Entladung ist dann das Gewitter, danach ist die Atmosphäre wieder spannungsfrei bis zum nächsten Gewitter. Der Vergleich erleichtert das Verständnis für manche Eigentümlichkeiten der Migräne. Ist der Anfall bereits im Gange, so gelingt es genauso wenig, seinen Ablauf einzuhalten, wie das beim Gewitter möglich wäre, ehe die verschiedenen Ladungen der aufeinandertreffenden Wetterfronten ausgeglichen sind. Wollte man ein Gewitter verhüten, so müsste man die vorausgehende elektrische Aufladung verhindern. Wollte man einem Migräneanfall vorbeugen, so müsste man die Spannungen in der

3

Zeit vor dem Anfall verhüten oder wenigstens verringern. Daraus wird klar, dass die Behandlung der Migräne während des Anfalls ohne Erfolg bleiben muss. Die Behandlung hat in der Zeit zwischen den Anfällen zu erfolgen. Der Erfolg einer ursächlichen Migränebehandlung lässt sich daran ablesen, dass die Abstände zwischen den Anfällen immer größer werden und die Anfälle an Heftigkeit abnehmen, bis sie allmählich überhaupt nicht mehr auftreten. Der Vergleich eines Migräneanfalls mit einem Gewitter drängt sich auch aufgrund einer anderen Beobachtung auf. Bei der Aufzeichnung der elektrischen Hirnströme im Elektroenzephalogramm (EEG, Hirnstromkurve) zeigen sich bei manchen Migränekranken ähnliche Abweichungen der Stromkurve wie bei der Epilepsie. Es spielen sich tatsächlich auch bei diesen Erkrankungen messbare Vorgänge im elektronischen Bereich ab. Der Unterschied zwischen Migräne und Epilepsie besteht allein darin, dass sich das vegetative Gewitter in verschiedenen Organbezirken abspielt. Im Allgemeinen gilt die Migräne als unbeeinflussbar und deshalb als unheilbar. Dies trifft aber nur auf den Versuch zu, den eigentlichen Anfall mit schmerzlindernden und spannungslösenden Mitteln zu behandeln. Während des Anfalls kommt man damit stets zu spät. Die Erfahrung lehrt, dass es sich nicht um einen richtigen Migräneanfall handelt, wenn er durch lindernde Medikamente zu beeinflussen ist."
(Bruker, M. O., Hilfe bei Kopfschmerzen, Emu-Verlag, 1998, S. 80-82)

Weitere körperliche und psychische Begleitsymptome einer Migräne können sein:

- Augen sehen "krank" aus
- Lichtempfindlichkeit und Sehstörungen, Flimmern, Blitze, Sichtfeldausfall
- Fahle blasse Gesichtshaut
- Übelkeit mit oder ohne Erbrechen
- Sprachstörungen (bis zur völligen Sprachlosigkeit), Wortfindungsstörungen, Gedächtnisstörungen, Benommenheit
- Geräuschempfindlichkeit
- Geruchsempfindungsstörungen
- Frösteln, kalte Arme und Füße, kalter Schweiß
- Durchfall, Verstopfung
- Schwindel
- Nackenverspannung
- Koordinationsstörungen
- Lähmungen, Sensibilitätsstörungen/ Taubheitsgefühle
- Weitere neurologische Erscheinungen oder Ausfälle
- Psychische Veränderungen vor, während und nach der Migränespitze.

So können dem Patienten viele negative Gedanken durch den Kopf gehen („Versagen", „andere im Stich lassen", „sich nicht auf seinen Körper verlassen können", „nicht leistungsfähig sein"), in der Besserungsphase nach einem Migräneanfall aber auch eher positive Gedanken und Vorsätze („Ich werde beruflich kürzer treten und mehr Freizeit einplanen", „Das war das letzte Mal – in Zukunft passe ich auf mich auf", „Ab morgen gehe ich gelassener durchs Leben"). Beim ersten Migräneanfall können auch existenzielle Ängste, Angst vor Hirntumor und anderen schweren Krankheiten auftreten.

Beim **Kombinationskopfschmerz** mit Migräne und Spannungskopfschmerz treten die einzelnen Komponenten entweder gemeinsam oder zeitlich getrennt voneinander auf. Der mögliche fließende Übergang kann die Diagnose sehr erschweren, oft wird dann die "Hilfsdiagnose" „migränoide Cephalgie" (migräneartiger Kopfschmerz) gestellt.

Wie oben bereits erwähnt, stellt die Einteilung in drei Kopfschmerzarten nur eine grobe Vereinfachung dar. Vorallem in den Kapiteln „Homöopathie" und „Akupunktur" findet eine vielfältige Differenzierung statt, die letztlich für eine individuelle Therapie entscheidend ist.

3.2 HÄUFIGE AUSLÖSER VON KOPFSCHMERZ UND MIGRÄNE

Es wird davon ausgegangen, dass bei ca. 90 Prozent der Migränepatienten Triggerfaktoren eine Rolle spielen. Bei anderen Kopfschmerzarten wird es nach meiner Einschätzung nicht viel anders sein. Aus diesem Grunde ist es für eine erfolgreiche Therapie wichtig, mögliche Auslöser ausfindig zu machen, um einen Ausbruch zu verhindern.

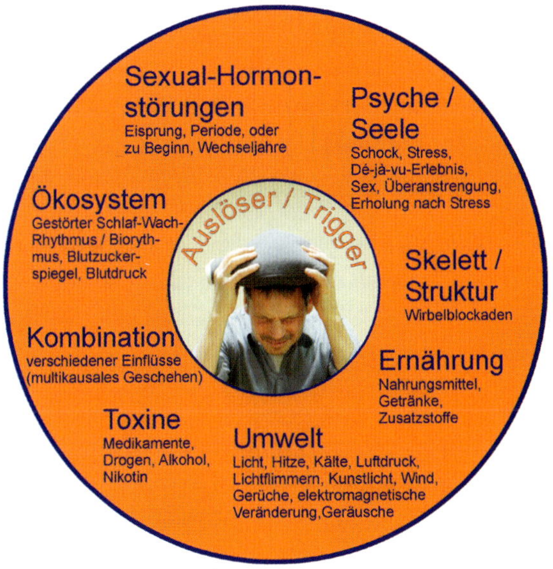

Abb. 3.2 - 1 Auslöser und Trigger

Stress (sowohl körperlicher als auch seelischer)

- oft in der Erwartung auf einen kommenden Stress oder während der Stressphase selbst (z.B. Arbeitsbelastung, Auseinandersetzungen, finanzielle Probleme) oder durch Ängste (z.B. vor Leistungserbringung, vor Prüfungen, vor der Beurteilung durch Vorgesetzte, Lehrer, Prüfer)

Erholungsphase nach Stress

- in der Entspannungsphase nach vorausgegangenem Stress (z.B. sog. Wochenendmigräne, aber auch „Montagsmigräne" bei Menschen, die am Wochenende unter Stress stehen und sich bei der Arbeit „entspannen" bzw. wohler fühlen als zuhause), nach Sex, nach körperlichem „Auspowern" (Joggingläufe etc.), zu Beginn des Urlaubs

Gestörter Schlaf-Wach-Rhythmus / Biorhythmus

- kurzer Nachtschlaf oder auch längeres Ausschlafen am Wochenende oder im Urlaub. Unregelmäßige Schlafzeiten, Schichtdienst, Zeitverschiebung, Schlafstörungen

Nahrungsmittel, Allergien, Umweltgifte

- Folgende Nahrungsmittel und Stoffe sind häufig Auslöser: Alkohol (Wein), Käse, Koffein, Zwiebel, Nüsse, Süßigkeiten/Schokolade, Südfrüchte, kalte Nahrungsmittel wie Eis, Nitrate, Geschmacksverstärker (Natriumglutamat) und andere chemische Zusatzstoffe. Auch auf andere Lebens- und Nahrungsmittel, Arzneimittel und Umweltstoffe können Menschen allergisch reagieren.
- Vor allem sollten serotoninhaltige (Schokolade), histaminhaltige (Käse) und tyraminhaltige Nahrungsmittel (vollreifer Käse/Schmelzkäse, Rotwein, Likör, Bier, Hefeextrakt, Sojasoße) gemieden werden. Tyramin gehört wie Histamin zu den biogenen Aminen. Es bewirkt eine Kontraktion der glatten Muskulatur.

Medikamente

- allerlei Medikamente, Schmerzmittel, auch vorbeugende Kopfschmerzmedikamente (!), Antibabypille, Nitrate und andere Herzmedikamente

Visuelle Auslöser

- grelle Beleuchtung, Flimmern und Flackern von Licht oder eines Bildschirms. Flackerlicht-/stethoskopartige Lichteffekte, z.B. wenn beim Wandern, Joggen, Radfahren, Autofahren oder Reiten die Sonneneinstrahlung (bei tiefstehender Sonne) durch Bäume oder andere Gegenstände immer wieder kurz unterbrochen wird. Dieser Effekt kann auch epileptische Anfälle auslösen.

Auditive Auslöser

- starker Lärm, schrille Töne

Gerüche

- z.B. Parfüm, Haarspray, verrauchte Räume

3

Blutzuckerspiegel und Blutdruck

- Ein zu niedriger Blutzuckerspiegel (Hypoglykämie) kann entstehen nach Zucker- und Auszugsmehlkonsum, bei extremen körperlichen Belastungen (z.B. Langstreckenläufe, große Hitze), Auslassen einer Mahlzeit oder Fasten, einer zu großen Insulingabe bei Diabetikern und bedingt durch andere Krankheiten.
- Ein zu hoher Blutdruck (Hypertonie) kann ebenfalls zu häufigeren Kopfschmerzen und Migräne führen. Bluthochdruck sollte immer ursächlich behandelt werden. Einer meiner Lehrmeister, Dr. med. Max Otto Bruker, sagte: „An einem Blutdruck soll man nie mit Medikamenten herumdoktern, sondern sich um die Ursachen kümmern." Ich empfehle allen Bluthochdruckpatienten das Buch „Bluthochdruck heilen" von Dr. Johann Georg Schnitzer (siehe Literaturverzeichnis). In ca. 80 Prozent der Fälle kann mit Hilfe der Schnitzer-Kost der Blutdruck wieder auf Normalwerte gebracht werden.

Andere Erkrankungen

- Bei etlichen Erkrankungen kann es zu begleitenden Kopfschmerzen kommen: bei sog. Infekten/Grippe, Erkältungen, Nasennebenhöhlenentzündung, Hitzeschock/Sonnenbrand, Gehirnerschütterung, Hirntumor, aber auch nach langem Weinen klagen manche Menschen über Kopfschmerzen. In der Traditionellen Chinesischen Medizin (TCM) unterscheidet man zwischen Nierenkopfschmerz, Gallenblasenkopfschmerz u.a.m. (siehe Kapitel „Traditionelle Chinesische Medizin"). Es versteht sich somit, dass immer primär die Grunderkrankung behandelt werden sollte und eine symptomatische Linderungs- und Unterdrückungsbehandlung der Kopfschmerzen lediglich als helfende Notlösung gesehen werden darf.

Hormoneller Einfluss

- Menstruationszyklus (vor, während oder nach Eisprung oder Periode), Hormoneinnahme (z.B. Antibabypille), Schwangerschaft. Bei einer Schwangerschaft und mit Beginn der Wechseljahre können unter Umständen die Migräneanfälle auch ausbleiben.

Wetterwechsel / Taktile Auslöser

- von kalt zu warm oder umgekehrt oder auch beides, vor Gewitter (schnelle Temperaturänderung, Elektromagnetismus), Föhn

Geopathie / Elektrosmog (E-Smog)

- Einfluss von geopathischen Feldern am Schlaf- oder Arbeitsplatz und elektromagnetische Gleich- und Wechselfelder wie TV, Beleuchtung, elektrisch verstellbarer Lattenrost/elektrisch beheiztes (Wasser-)Bett, Metall-Bettgestell, Verlängerungskabel unter dem Bett, Radiowecker, Felder durch Hochfrequenztechniken wie Handy, WLAN, Babyphone, DECT-Telefone, Bluetooth, LTE etc.

Mechanische / Strukturelle Auslöser

- schlechte Kopflagerung während des Schlafes – wie Schlafen im Sitzen oder bei erhöhtem Kopfkissen, Wirbelverdrehung durch Sport, beim Raufen oder bei einem Unfall, krankhafte Veränderungen an der Halswirbelsäule, angeborene oder früh erworbene Fehlstellungen von Wirbelsäule, Kiefergelenk, Gebiss und Becken (z.B. bei der Cervicalmigräne).

Kombination verschiedener Einflüsse (multikausales Geschehen)

- Oftmals „läuft ein Fass erst dann über" (z.B. der Ausbruch eines Migräneanfalles), wenn gleichzeitig viele Faktoren zusammenkommen. Im weiteren Verlauf des Buches werden noch einige Zusammenhänge dargestellt, die dies verdeutlichen und in denen sich Betroffene bestimmt wiederfinden werden.

3.3 MÖGLICHE ANKÜNDIGUNGS-SYMPTOME DER MIGRÄNE

Migräne-Vorphase / Prodromal-Phase

Viele Migränepatienten berichten über ganz bestimmte Ankündigungssymptome, die bis zu 24 Stunden vor einer Migräneattacke auftreten können. Zu diesen gehören: Heißhunger/Appetit besonders auf Süßigkeiten, Müdigkeit, Niedergeschlagenheit, ausgeprägtes Gähnen, aber auch auffällig gesteigerte Aktivität (Hyperaktivität) und Fitness mit (übertrieben) guter Stimmung und/oder Motivation, und anderes mehr.

Diese Ankündigungssymptome zu erkennen ist eine wichtige Aufgabe des Patienten. So kann eine konsequente und sofortige Maßnahme eine Migräneattacke erfolgreich verhindern: Beim Auftauchen eines ausgeprägten Heißhungers sollten strikt Fabrikzucker und Auszugsmehlprodukte gemieden werden. Der Heißhunger sollte mit hochwertigen Lebensmitteln (z.B. frisches Obst und Gemüse) besänftigt werden. Bei Gereiztheit oder übertrieben guter Stimmung sollte mit Entspannungsübungen und/oder leichter körperlicher Betätigung die Stimmung wieder auf Normalmaß „heruntertransformiert" werden. Muskuläre Verspannungen können durch Wärmeanwendungen, leichte Massagen, Progressive Muskelentspannung, Feldenkrais und andere Methoden aufgelöst oder zumindest gelindert werden. Selbstverständlich können mit vorzugsweise naturheilkundlichen Arzneimitteln und Methoden die Migräneattacken jetzt noch verhindert werden. In Extremfällen und zu Beginn einer ursächlichen Therapie sind evtl. noch schulmedizinische Medikamente hilfreich.

Migräne-Vorboten / Aura-Phase

Bei ca. 10 bis 30 Prozent der Betroffenen entstehen kurz vor der Migräne vorübergehende neurologische Störungen, die als Aura bezeichnet werden: Missempfindungen, Taubheitsgefühle, Lähmungen, Sprachstörungen, optische Phänomene wie Lichtblitze, eine veränderte Farbwahrnehmung oder gezackte Linien u.a., die im Rahmen einer Migräne im Vorfeld oder auch während der Migräne auftreten können.

3.4 VERMUTETE PATHOPHYSIOLOGIE DER MIGRÄNE-ERKRANKUNG UND DER VORSYMPTOME

Es bedarf für den migräne- und kopfschmerzgeplagten Menschen einer ausführlichen Anamnese und Untersuchung durch einen oder gegebenenfalls mehrere Behandler, um Zusammenhänge wie Wirbelsäulenschäden, Tumore, Kurz- oder Weitsichtigkeit, Herz-Kreislauf-Störungen u.v.a. auszuschließen oder zu berücksichtigen. Vielfältige Störungen können zu einem Migräneanfall führen bzw. diesen begünstigen.

Schauen wir uns nun die heute vermuteten pathophysiologischen Abläufe der Migräne an.

In den letzten Jahren und Jahrzehnten gingen die Meinungen der Experten stark auseinander. Dies liegt unter anderem auch an der ständigen Entwicklung neuer Diagnosemethoden und vielleicht auch an der Frage: „Was war zuerst da, die Henne oder das Ei?".

Blutgefäße und neurogene Entzündungen als Ursache

Man ging lange Zeit davon aus, dass einem anfänglichen Zusammenziehen der Blutgefäße eine schmerzhafte Erweiterung folgt. Zwischenzeitlich ist man zu der Überzeugung gekommen, dass neurogene (das Nervensystem betreffende) Entzündungen zu dem Migräneanfall führen. Für den Schmerz scheinen blutgefäßaktive chemische Substanzen verantwortlich zu sein, die vom fünften Hirnnerv „Nervus trigeminus" freigesetzt werden.

Es häufen sich die Hinweise, dass auch ein offenes Foramen (ovale Öffnung zwischen den Herzvorhöfen) bei ca. 50 Prozent der Patienten für die Migräne ursächlich sein kann (Migränemagazin 32/2006).

Streudepolarisierung im Gehirn

Der Begriff „Kortikale Streudepolarisierung" (Cortical Spreading Depression) bezeichnet ein neurologisches Phänomen, das durch eine sich langsam ausbreitende Depolarisierung der Hirnrinde (Cortex) gekennzeichnet ist. Mit Hilfe der funktionellen Magnetresonanztomographie (fMRT) oder eines Elektrokortikogramms (ECoG) kann dieser Ablauf bei Migräne und Schlaganfall beobachtet werden.

Diese Streudepolarisierung beginnt meist spontan an einem Punkt und breitet sich dann mit einer Geschwindigkeit von zwei bis drei Millimeter (je nach Autor auch drei bis fünf Millimeter) pro Minute auf der Großhirnrinde (meist auf einer Hirnhälfte) fort. Dort depolarisieren die Zellmembranen der Neuronen und Gliazellen, so dass nahezu keine elektrische Aktivität mehr messbar ist. Dabei kommt es auch zu den Aura-Symptomen, die vor dem Kopfschmerz eintreten. Ist bspw. das Sehzentrum betroffen, so kann es zu den wandernden Flimmerskotomen kommen, die bei manchen Migränepatienten während einer Migräneaura auftreten.

Während der Phase der Vorsymptome (sog. Aura-Phase) kommt es zu einer Abnahme der Blutmenge im Okzipitalpol, wo sich auch die Sehrinde befindet. Im Anschluss wandert die Minderdurchblutung langsam Richtung Schädeldach und Seitenschädel (somit im Bereich des Os parietale) und Richtung Schläfe (Os temporale).

Neurogene Entzündung im Gehirn

Während eines Migräneanfalls werden entzündungsvermittelnde Botenstoffe (Calcitonin Gene-Related Peptide „CGRP" u.a.) aus dem fünften Hirnnerv „N. trigeminus" ausgeschüttet.

Dies führt zu einer aseptischen neurogenen Entzündung mit der Folge einer Erweiterung der Blutgefäße, Rekrutierung von weißen Blutkörperchen (Leukozyten) und einer Gefäßpermeabilitätserhöhung mit Ödembildung. Die Erweiterung der Blutgefäße und die Ödembildung könnten die Migränekopfschmerzen verursachen.

Dabei wird auch eine vermehrte Durchlässigkeit der Blut-Hirn-Schranke für Proteine und Peptide vermutet.

Erhöhter Entzündungsspiegel im Blut, Entzündungen im Magen-Darm-Trakt

Bei Migränepatienten treten gehäuft Erkrankungen des Magen-Darm-Traktes auf, wobei neben Koliken und Gastroparesen insbesondere entzündliche Erkrankungen vorherrschen. Dies verwundert insofern nicht, da bestimmte Nahrungsmittel – u.a. auch histaminreiche – Migräneanfälle auslösen können. Eine krankhaft erhöht durchlässige Darmwand (Leaky-Gut-Syndrom) lässt schädliche Substanzen (z.B. Gifte, auch Gifte durch Bakterien einer unphysiologischen Darmflora) ins Blut gelangen, wo sich dann Entzündungsreaktionen zeigen können. Migränepatienten haben im Vergleich zu Gesunden einen erhöhten Entzündungsspiegel im Blut (z.B. TNF-alpha, IL-6), so dass die Schwelle zur Auslösung eines Migräneanfalls erniedrigt ist.

Im Kapitel „Ernährung" wird noch ausführlicher auf den Einfluss des Darms und die therapeutischen Möglichkeiten eingegangen. Gerade auch bei Migränepatienten mit einer längeren und intensiven "Schmerzmittel-Ära" ist die Wiederherstellung einer intakten Darmwand und eines physiologischen Mikrobioms unabdingbar, zumal viele Medikamente den Darm schädigen und so ein Teufelskreis entstanden ist, der zu durchbrechen ist.

Ursachenfindung durch die Wirkmechanismen migräneverhindernder Medikamente

Die nachfolgenden Erläuterungen sind in erster Linie für medizinisch bewanderte Leser gedacht:

Die Verordnung von Betablockern (Wirkstoff Propranolol) als meistverordnete chemische Migräneprophylaktika geschieht ohne genaues Wissen über den Wirkmechanismus. Dennoch ist die Wirksamkeit signifikant, die Nebenwirkungen (besser: unerwünschte Vergiftungserscheinungen) werden dabei in Kauf genommen. Als Wirksamkeit von Propranolol wird diskutiert: Verringerung der Cortical Spreading Depression (Kortikale Spreudepolarisierung), Modulation von Neuronen des Thalamus sowie des ventroposteromedialen Nucleus und der Trigeminusantwort.

Die teilweise durch Studien bestätigte migräneprophylaktische Wirkung von pflanzlichen Wirkstoffen wie Tanacetum parthenium (Mutterkraut) und Petasites hybridus (Pestwurz), von Vitaminen wie bspw. Riboflavin (Vitamin B2) und Coenzym Q10 und von Mineralstoffen wie z.B. Magnesium lassen weitere Vermutungen über die Ursachen der Entstehung von Migräne zu. Jedoch ist auch hier die Frage nach Ursache und Wirkung nicht definitiv geklärt. Aber für eine prophylaktische Migränetherapie ist es von Nutzen, wenn bekannt ist, dass sich in Blut und Gehirn von Migränepatienten deutlich geringere Magnesiumkonzentrationen befinden als bei Gesunden und sich durch orale Magnesiumcitratgaben eine Besserung einstellt [aus MMW-Fortschritte der Medizin Originalien 1/2009 (151. Jg.), H. C. Diener, U. Danesch, Migräneprophylaktika].

Im Kapitel „Ernährung" erfahren Sie mehr über die praktische Anwendung von Vitaminen, Magnesium und Pflanzenwirkstoffen zur Prophylaxe von Migräneanfällen.

Die Rolle des Thalamus und des Hypothalamus (Sitz im Zwischenhirn, der Schaltzentrale zwischen Großhirnrinde und Hirnstamm)

Funktion des **Thalamus**:
Er besteht hauptsächlich aus grauer Hirnsubstanz. Alle Informationen aus der Umwelt oder der Innenwelt des Körpers gelangen zum Thalamus. Hier werden sie gesammelt, verschaltet und verarbeitet, bevor sie zur Großhirnrinde geleitet und dort zu bewussten Empfindungen verarbeitet werden. Der Thalamus wirkt wie ein Filter, den nur für den Gesamtorganismus bedeutsame Erregungen passieren können. Wie oben beschrieben, wirkt auch ein Betablocker-Medikament auf den Thalamus und somit vermutlich auf den Migräne-Entstehungs-Mechanismus. Auch im Rahmen der Therapie über Akupunkturpunkte werden wir dem Thalamus wieder begegnen, da durch seine Beeinflussung Kopfschmerzen und Migräne gelindert werden.

Funktion des **Hypothalamus**:
Der Hypothalamus ist der unterste Teil des Zwischenhirns, er liegt unterhalb des Thalamus. Er steuert zahlreiche körperliche und psychische Lebensvorgänge. Die Steuerung des Hypothalamus geschieht teils nerval über das vegetative Nervensystem und teils hormonell über den Blutweg. Er ist ein zentrales Bindeglied zwischen Nervensystem und Hormonsystem.
Es wird vermutet, dass der Hypothalamus in der bis zu zwei Tage vorausgehenden Vorphase einer Migräne eine Rolle spielt, also in der Phase von Gereiztheit, Lichtempfindlichkeit, Schlafstörungen usw. Eine Überreizung des Hypothalamus löst eine Verengung der Hirnarterien aus, in deren Folge eine Hemmung des Schmerzkontrollsystems im Hypothalamus eintritt: damit gelangen Schmerzreize ungefiltert in das Großhirn. Bei der Schmerzverarbeitung im Hypothalamus bewirkt dieser eine Serotoninproduktion, welche offensichtlich wiederum für die Entstehung der Migräne verantwortlich ist (siehe unten). Auch der Hypothalamus wird uns im Rahmen der Therapie über Akupunkturpunkte wieder begegnen.

Vom Hypothalamus werden über Rezeptoren viele Körperfunktionen und -bereiche kontrolliert:

- Körpertemperatur
- Wasserhaushalt/Durst
- Nahrungsaufnahme/Sättigung
- Kreislauf
- Verdauungstrakt
- Blasenfunktion
- Blutzuckerspiegel
- Blutdruck
- Sexual- und Fortpflanzungsverhalten
- Schlaf-Wach-Rhythmus
- Schweißsekretion
- Vegetatives Nervensystem
- Schmerzantwort/-kontrolle
- u.a.

Die Rolle des Neurotransmitters Serotonin
Dabei müssen wir zuerst zwischen der Wirkung von Serotonin im Blutsystem und der im zentralen Nervensystem unterscheiden. Während der Serotoninspiegel im Blut (Glückshormon) möglichst hoch sein sollte, führt ein erhöhter Serotoninspiegel im zentralen Nervensystem zu massiven Problemen.
Migräne-Kopfschmerz entsteht durch die Wirkung des Serotonins auf die Blutgefäße im Gehirn. Durch Serotonin werden die Gefäßwände durchlässiger (erhöhte Gefäßpermeabilität). An den Blutgefäßen entstehen dadurch schmerzhafte Entzündungen.
Da der Botenstoff Serotonin nicht nur im zentralen Nervensystem, sondern auch im Magen-Darm-Trakt vorkommt, ist er möglicherweise auch Ursache für die Begleitsymptome der Migräne, wie zum Beispiel Übelkeit und Erbrechen, aber auch für die Aura-Phase.

Bei einem Migräneanfall laufen folglich mehrere Mechanismen gleichzeitig ab, die sich gegenseitig aufschaukeln können: ein "Teufelskreis" entsteht.
Durch die Entzündung wird der Trigeminusnerv gereizt, was wiederum zu einer Reizung des Hypothalamus führt, der dadurch die Schmerzinformation weitgehend ungefiltert an das Gehirn weiterleitet. Letztlich bewirkt dies noch eine Histaminfreisetzung, weitere Entzündungen und Rückmeldungen (Überreizung) an den Hypothalamus. Jetzt wird es für den Organismus zunehmend schwierig, den "Teufelskreis" zu durchbrechen. Dies kann Stunden und Tage andauern und bedarf einer anschließenden Erholungsphase.
Das Thema Serotonin im Blut – als Glückshormon und "Migräneverhinderer" – wird uns an geeigneter Stelle nochmals begegnen.

3

Die Rolle des Genicks und der Wirbelsäule

Bei einer ganzheitlichen Betrachtungsweise wird schnell klar, dass neben Genick und Halswirbelsäule (HWS) auch die Brustwirbelsäule (BWS) und die Gesamtstatik von Becken und Wirbelsäule mit all den umgebenden Strukturen und Muskeln eine wichtige Rolle spielen; sie sollten daher immer bei den Überlegungen sowohl einer symptomatischen (z.B. im Akutfall) als auch einer ursächlichen Therapie berücksichtigt werden.

Im Folgenden beziehe ich mich auf die Erkenntnisse von Dr. Klaus-Jürgen Strackharn, der die Ursachen der Migräne überwiegend im Bereich von Genick, HWS und BWS sieht.

Seiner Meinung nach entsteht Migräne im Genick aus einer akuten Wirbel-Fehldrehung und Blockierung des ersten Halswirbels. Die Migräne-Aura entsteht aus Verdrehungen, Verbiegungen und Knickungen der Wirbelkette der oberen Brustwirbelsäule (BW 2 bis 5). Beides führt zu Nervenreizungen und schmerzhaften Entzündungen der wirbelnahen Gewebe. Dort entsteht ein Trommelfeuer elektrischer Impulse aus Millionen von Nervenenden der entzündeten Gebiete, welche im Rückenmark auf das sympathische Nervensystem (Grenzstrang) umgeschaltet und zum Gehirn und den Hirngefäßen weitergeleitet werden. Hier kommt es zu einer krankhaften Veränderung der Blutverteilung und Minderdurchblutung einzelner Hirnareale, was letztlich zu den Symptomen der Migräne und der Migräne-Aura führt.

Die Gelenksebene zwischen Schädelbasis und erstem Halswirbel (Atlas) dient der Kopfbeugung nach vorn und hinten. Diese Ebene ist nach Dr. Strackharn an der Kopfschmerz-Entwicklung maßgeblich beteiligt.

Viele Ansätze der (Selbst-)Behandlung in diesem Buch berücksichtigen diesen Auslöse- (oder Ursachen-)Mechanismus über Genick und Wirbelsäule.

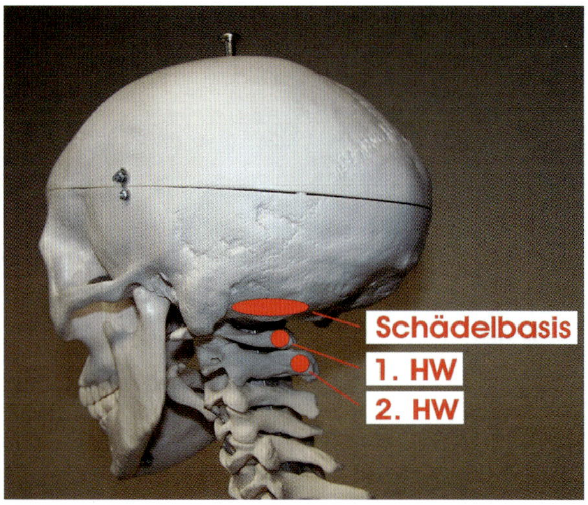

Abb. 3.4 - 1 Kopfschmerz-Entwicklung in der Gelenksebene zwischen Schädelbasis und 1. Halswirbel (Atlas)

<u>Noch ein abschließender Hinweis:</u>

Seit Jahrzehnten verfolge ich die „neuesten" wissenschaftlichen Erkenntnisse zum Thema Migräne, die wir vor allem dem Einsatz von technologisch hochentwickelten Diagnoseverfahren zu verdanken haben. Letztlich bestätigen diese Erkenntnisse einen ganzheitlichen Therapieansatz, wie er in diesem Buch aufgezeigt wird und wie er sich in der naturheilkundlichen Behandlung schon seit Jahrzehnten bewährt hat. Viele Auslöser für Kopfschmerz und Migräne sind für den menschlichen Organismus prinzipiell belastend und/oder einer ungesunden Lebensführung zuzuschreiben und schon daher zu meiden. Bei den meisten Kopfschmerz- und Migränebetroffenen sind die Körperfunktionen noch in einem so guten Zustand, dass sich diese Personen bei einer ganzheitlich gesünderen Lebensweise vollkommen gesund fühlen können. Dies sollte Ihnen als Betroffenen Hoffnung machen, auf Ihrem momentanen Gesundheitszustand aufzubauen und Ihre Lebensweise entsprechend zu verbessern. Je früher Sie damit beginnen, umso besser!

Außerdem gibt es noch viele effiziente Therapien, die die Abläufe im Organismus wieder optimieren und sogar konstitutionellen Schwächen entgegenwirken.

3.5 GIBT ES EINEN ODER MEHRERE MIGRÄNE-TYPEN?

Die Beantwortung dieser Frage kann auch ich nicht eindeutig erbringen. Meine Erfahrung ist die, dass die meisten Migränepatienten äußerst sensibel und feinfühlig sind. Sie nehmen Informationen und Einflüsse aus Umgebung und Umfeld wahr, die für andere scheinbar "unsichtbar" sind oder die anderen nicht so "zu Herzen" oder besser "zu Kopfe" gehen. Allerdings ist dies vielen Betroffenen gar nicht bewusst.

Auch sind Migränepatienten häufig ordentlich, genau und gewissenhaft, können nicht „nein" sagen und setzen ihre Ansprüche an sich selbst sehr hoch an, so dass sie sich permanent unter Druck setzen. Dies muss nicht alle Bereiche des Lebens betreffen und kann schon allein auf den Bereich Arbeit, Schule, Ausbildung, Ehrenamt oder in der Rolle als perfekte/r Hausfrau/mann und Mutter/Vater zutreffen. Zu einer zunehmenden Überlastung durch Informationsüberreizung, einer Dominanz der Kopf- und Verstandesarbeit gegenüber Herzensarbeit und emotionalem Erleben kommt noch ständiges soziales Vergleichen gestiegener Ansprüche hinzu.
Es überrascht nicht, dass bei solchen Menschen sich kleinere Fehler in der Lebensweise summieren, es zum "Überlaufen des Fasses" und so zu einer Kopfschmerz- oder Migräneattacke kommt. Der Körper wehrt sich sozusagen.

Jedoch ist jeder Mensch ein Individuum, agiert und reagiert demzufolge auf Einflüsse auch anders. Allein schon die in der Literatur beschriebenen vielen hundert unterschiedlich ablaufenden Migränefälle beweisen die Individualität des Menschen. Wenn Sie sich jetzt nicht als Migräne-Typ nach den obigen Beschreibungen einordnen können, so messen Sie dieser Feststellung bitte keine große Bedeutung bei. Es gibt viele Menschen, die sich in den Beschreibungen wiedererkennen und nie an Migräne leiden werden, und eben auch Menschen, bei denen andere Faktoren die entscheidende Rolle spielen. Nach dem Bearbeiten des Kapitels „Anamnese" werden Sie sich sicher in mehreren Punkten wiederfinden.

3.6 KOPFSCHMERZ BEI KINDERN

Meine Recherchen haben ergeben, dass Kopfschmerzen im Kindesalter in den letzten 30 Jahren drastisch zugenommen haben – bis zu einer Verdreifachung! Nahezu jede Störung kann Kopfschmerzen hervorrufen. Zu den Ursachen bei Kindern zählen unter anderem sog. Infekte, Allergien, Stoffwechselstörungen, Verletzungen sowie seelische Belastungen.

Selten ist es erforderlich, eine medizinische Behandlung durchzuführen, und wenn, dann geht es in erster Linie darum, die Grunderkrankung oder Verletzung zu behandeln, die zu den Kopfschmerzen geführt hat. Meist können die Eltern besser die Ursachen herausfinden als ein Behandler. Die Erfahrungen des Kinderarztes Dr. med. Robert S. Mendelsohn zeigen, dass in ca. 85 bis 90% aller Kopfschmerzen bei Kindern die Ursachen allein aufgrund der Krankengeschichte diagnostiziert werden können. Er meint weiter, dass es keines Arztbesuches bedarf, um festzustellen, ob Ihr Kind eine Erkältung oder eine Grippe hat oder seinen Kopfschmerzen eine Aufregung vorausgegangen ist. Eltern verfügten viel eher über die Kenntnis und Erfahrung, um eine seelische Ursache ergründen zu können als der Arzt. Bevor Sie mit Ihrem Kind zum Arzt gehen, sollten Sie versuchen, durch gezielte Beobachtung und Befragung des Kindes die Ursache herauszufinden. Auch sei es wichtig, sich zu vergewissern, ob Ihr Kind überhaupt "innere" Kopfschmerzen hat. Dr. Mendelsohn machte die Erfahrung, dass Kopfschmerzen sehr häufig dadurch entstanden, weil ein Spielkamerad dem Kind ein Spielzeug an den Kopf geworfen hatte.

Bei der Suche nach Auslösern und Ursachen werden Ihnen die Fragestellungen im Kapitel „Anamnese" weiterhelfen. Bedenken Sie bitte auch, dass Kopfschmerzen für Ihr Kind auch einen sog. sekundären Krankheitsgewinn darstellen könnte. Überlegen Sie, womit Ihr Kind bei früheren Kopfschmerzen belohnt wurde und welche Aufmerksamkeit und Anteilnahme es von Ihnen erhalten hat.

Sollten Sie selbst die Ursachen nicht finden und abstellen können oder die Symptome heftig, wiederkehrend und hartnäckig sind, so sollten Sie einen Behandler aufsuchen, der mit verschiedenen

Untersuchungsmethoden weiterhilft. So können bei Stirnkopfschmerzen die Stirnhöhlen betroffen sein, bei Seitenkopfschmerzen die Ohren, auch Augenerkrankungen können zu Kopfschmerzen führen. Eine allgemeine körperliche Untersuchung ist auf jeden Fall sinnvoll. Teilen Sie Ihrem Behandler bitte auch alle Details mit, die Sie ausfindig machen konnten. Diese Details kann ein Behandler nicht kennen, da er von Ihrem Kind nur eine Momentaufnahme während des Praxisbesuches erhält. Sollten den Behandler die Details nicht interessieren, suchen Sie sich einen anderen, der Ihr Vertrauen verdient.

Zur Häufigkeit der Migräne:
Je nach Quellenangaben schwanken die Werte geringfügig. Etwa drei Prozent aller Kinder unter sieben Jahren leiden unter Migräne, bei 15-jährigen Mädchen steigt der Anteil auf bis zu 15 Prozent. Bei den unter Zwölfjährigen hat bereits jedes fünfte Kind Migräne.

Bitte beachten Sie auch, dass der Gebrauch von Medikamenten zur Schmerzlinderung ohne Kenntnis der Ursachen gefährlich ist. Der Schmerz ist unser Freund und er zeigt uns, dass etwas nicht stimmt und wir nach einem Weg der Ursachenbeseitigung suchen sollen. Die Schmerzlinderung unterdrückt den Schmerz und dadurch sinkt der Leidensdruck, was wiederum dazu führen kann, die Suche nach den Ursachen in den Hintergrund zu drängen. Ihr Kind bleibt jedoch noch immer krank!

4 IST MIGRÄNE HEILBAR?

Hier gehen die Meinungen weit auseinander. Die verbreitetste Meinung ist die, dass Migräne nicht ursächlich therapierbar und somit unheilbar ist. So wird davon ausgegangen, dass die besondere Empfindlichkeit für plötzliche Änderungen im Nervensystem die Ursache für Migräne sei und diese Empfindlichkeit bisher durch keine Therapie wegzuzaubern sei. Selbst wenn die Mechanismen für die Migränereaktionsbereitschaft bekannt wären, ist dadurch noch nicht in jedem Fall eine ursächliche Therapie gefunden.

Ich persönlich sehe dies jedoch viel optimistischer und habe gute Gründe dafür. Erstens habe ich Menschen kennen gelernt, die nach einer einzigen homöopathischen Mittelgabe, einer einzigen manuellen/osteopathischen Behandlung, einer Ernährungsumstellung oder einer Akupunkturbehandlung nie mehr Migräneanfälle bekommen haben. Auch gibt es Frauen, bei denen nach der ersten Schwangerschaft keine Migräne mehr auftritt. Zweitens gibt es bekannte Auslöser, die Migräneanfälle initiieren können. Wenn diese Auslöser auf einer Fehlfunktion (krankhaftes Geschehen) unseres Körpers basieren und diese Fehlfunktion ursächlich beseitigt werden kann, so verschwinden auch die Migräneanfälle. Diese ursächliche Vorgehensweise sollte bei allen gesundheitlichen Problemen eigentlich eine Selbstverständlichkeit darstellen. Zum Beispiel bei Allergien: Wenn durch psychische Ereignisse oder durch eine gestörte Darmflora eine oder mehrere Allergie/n aufrechterhalten wird/werden, muss die ursächliche Therapie hier ansetzen. Demgegenüber kann es bei einer Unterdrückungs- oder Linderungsbehandlung, die oftmals die Regulationsfähigkeit des Organismus blockiert, bis zu schweren chronischen Krankheiten kommen. Auch zeigen Erfahrungen, dass Narben durch Unfälle/Operationen eine enorme Störwirkung auf unseren Organismus haben können. Bei manchen Patienten konnte durch eine einmalige Narbenentstörung die Ursache für Kopfschmerz oder Migräne beseitigt werden.

In der Tat besteht bei immer wiederkehrenden Migräneanfällen innerhalb kurzer Zeit die Gefahr eines immer sensibler werdenden Systems, sodass eine Ausheilung auf körperlicher und seelischer Ebene sehr schwierig oder eher unwahrscheinlich wird.

Deswegen sollte möglichst gleich nach dem ersten Auftreten eine ursächliche Behandlung unter ganzheitlicher Betrachtung durchgeführt werden.

Da der Migränepatient für gewöhnlich ein sehr sensibler Mensch ist, wird ihn keine verantwortungsvolle Therapie zu einem gefühls- und empfindungslosen Menschen machen wollen und können. Es ist nicht der Sinn und Zweck Talente zu verschütten, um wieder gesund zu werden. Ein Rennpferd kann man auch nicht zu einem Ackergaul umfunktionieren und einen Ackergaul nicht zu einem Rennpferd. Beide haben individuelle Talente, die gleichwertig und nützlich sind. Es geht insbesondere darum, gegebene Talente ausleben zu können und sich dabei gut zu fühlen. Dies ist eine Aufgabe, die uns alle betrifft und die in unserer Gesellschaft mehr berücksichtigt werden sollte: angefangen von der elterlichen Erziehung, über Kindergärten, Schulen, Ausbildungen, Unternehmen, Sport- und Freizeitaktivitäten und anderen mehr. Zu oft stehen dogmatische Denkweisen in Erziehung, Bildung und auch von Seiten des Staates im Vordergrund, die die Menschen in ihrer individuellen Entwicklung einschränken. Jedoch trägt die Beliebtheit von Privatkindergärten (z.B. Waldorfkindergarten u.a.) und Privatschulen mit dazu bei, dass auch in staatlichen und kirchlichen Einrichtungen ein Umdenken stattfindet.

Zurück zur Heilbarkeit oder Unheilbarkeit der Migräne: Meine Erfahrung ist, dass es in erster Linie am Patienten selbst liegt, ob und wie er die empfohlene Therapie in seinem Leben umsetzt. Zu berücksichtigen sind u.a. die Willensstärke, das Begehren, die Lebenserfahrungen und der Einfluss des Unterbewusstseins. Entscheidend ist, wie er die Nachteile der Migräneerkrankung gegenüber den "Unannehmlichkeiten" der Änderung der Lebensweise empfindet – immer vorausgesetzt, es sind ihm ursächliche Heilwege bekannt und er kann sich diese auch finanziell leisten!

Meine Einstellung: Ob Sie zu den Glücklichen gehören, bei denen die Migräneursache schon bereits durch eine kurzzeitige therapeutische Intervention vollständig ausheilbar ist und Sie anschließend wieder so weiterleben können wie zuvor, oder ob Sie zu denjenigen gehören, die durch Änderungen Ihrer Lebens- und Denkweise und evtl. regelmäßig durchzuführender Therapien keine Migräneanfälle mehr haben, spielt letztendlich nicht die entscheidende Rolle. Wichtig ist, dass Sie ganzheitlich gesünder, bewusster und glücklicher leben und Ihre eigentlichen Lebenswünsche verwirklichen können. Ohne Kopfschmerz und Migräne lebt es sich definitiv besser!

Wer immer noch der Überzeugung ist, dass die genetische Veranlagung wie ein Damokles-Schwert über uns schwebt, dem sollte es mit Hilfe der Erkenntnisse der Epigenetik-Forschung gelingen, sich davon zu lösen. Der Begriff Epigenetik bedeutet „zusätzlich zu den Genen". Die Epigenetik hat gezeigt, dass sich Chromosomen verändern können und "nur" die DNA konstant bleibt. Somit bedeutet dies, dass das Genom kein absolutes Schicksal für uns ist. Volker Herzog, molekularer Zellbiologie an der Universität Bonn, drückt dies vereinfacht so aus: *„Das Genom ist die Hardware und das Epigenom ist die Software. Wie Hardware und Software wirken Genom und Epigenom Hand in Hand."*

Somit verfügen wir über einen immensen Spielraum, in dem wir unsere Software umprogrammieren und Ordnung im Zellinneren erschaffen können. Um das Ausmaß der Möglichkeiten noch zu verdeutlichen, zitiere ich den Entwicklungsbiologen und Stammzellforscher Dr. Bruce Lipton: „Menschen mit der sog. multiplen Persönlichkeitsstörung z.B. können innerhalb von Minuten von Persönlichkeit A zu Persönlichkeit B wechseln und dabei auch die körperlichen Eigenschaften ändern. Sie können dann statt grauer Augen braune Augen haben oder plötzlich können Krankheiten wie Diabetes oder Allergien, unter denen sie soeben noch gelitten haben, nicht mehr festgestellt werden. Innerhalb von Minuten ändert sich dann nicht nur das Verhalten, sondern auch die Biologie. Diese Krankheit kann uns zeigen, was möglich ist, wenn sich der Geist verändert. (...) Der gemeinsame Faktor bei allen Menschen mit Spontanheilung ist ein tiefer Glaubenswandel."

Im Übrigen berichtete auch Dr. Max Otto Bruker – selbst bei noch so lange bestehender Migräne und großer Heftigkeit und auch wenn sie seit Generationen in der Familie zu Hause ist – über die Heilbarkeit der Migräne.
Ich hoffe, dass Sie nach diesen Informationen zuversichtlich und motiviert Ihren Weg aus der Migräne angehen und wünsche Ihnen viel Erfolg dabei!

4.1 MEINE MIGRÄNE-VITA

In meiner Praxis und bei meinen Vorträgen werde ich immer wieder gefragt, welche Art von Migräne ich hatte, was mir persönlich in Bezug auf die Migräne geholfen hat und ob ich heute noch an Migräne leide. Wie ich oben bereits geschrieben habe, ist jeder Mensch ein Individuum und die für mich erfolgreichen Maßnahmen müssen nicht gleichzeitig auch für andere übertragbar sein. Dennoch stelle ich fest, dass meine persönlichen Erfahrungen durchaus schon vielen Menschen eine (Motivations-)Hilfe waren, weshalb ich mich entschied, meiner eigenen "Migräneära" in diesem Buch einen Platz einzuräumen.

Mit 13 Jahren bekam ich erste spontane Migräneanfälle mit Seh- und Sprachstörungen sowie Missempfindungen und Gefühllosigkeit und führte so die "Migräneära" meiner Vorfahren (mein Vater und dessen Mutter hatten Migräne) fort. Meist zeigten sich die Symptome der Anfälle auf einer Körperhälfte, aber auch während eines einzigen Anfalls von der einen Körperseite zur anderen wechselnd. Zu den Kopfschmerzen kamen noch Missempfindungen hinzu: Kribbeln wie nach einer Betäubungsspritze oder nach einem Schlag auf den sog. Musikantenknochen am Ellbogen, auch „Mäuschen" genannt, wonach eine Gefühllosigkeit mit starkem Kribbeln eintritt. Die Zunge, die Lippen und Wangen fühlten sich an wie betäubt und kribbelten. Das Denken war massiv eingeschränkt, das Sprechen von Sätzen und Wörtern war derart eingeschränkt, dass eine verbale Kommunikation nicht mehr möglich war. Ich hatte stundenlang heftigste Kopfschmerzen und Übelkeit mit mehrfachem (Galle-)Erbrechen. Die Migräneanfälle begleiteten mich mit kürzeren (weniger als fünf Tage) und längeren Pausen (Monate) bis ins Erwachsenenalter. Auffällig waren Auslöser wie heißes Wetter (der erste Migräneanfall und auch die folgenden ereigneten sich an heißen Sommertagen), Halswirbelsäulenverdrehungen und Süßigkeitenverzehr bei Heißhunger.

Diese heftigen Migräneanfälle führten zu vielen Arzt- und Therapeutenbesuchen und dazu, mich intensiv mit gesunder Ernährung und Entspannungs- und Meditationsmethoden zu beschäftigen – was mir schließlich auch half.

Motiviert von meinen persönlichen Erfolgen gab ich in meiner Tätigkeit als ganzheitlicher Gesundheits- und Ernährungsberater und als Sportlehrer mein Wissen weiter. In meinem Gesundheitszentrum betreute ich Migräne- und Kopfschmerzpatienten und führte im Rahmen eines Ernährungskurses eine Migränestudie durch, die den Einfluss der Ernährung auf die Häufigkeit und Stärke von Migräne- und Kopfschmerzen und das allgemeine Wohlbefinden aufzeigte.

Die durch die Ernährungsumstellung, aber auch in Verbindung mit Sport und Entspannung, erzielten Erfolge der Kursteilnehmer motivierten mich derart, dass ich mich im Jahr 2000 entschloss dieses Buch zu schreiben. Bei allen Teilnehmern verbesserte sich der allgemeine Gesundheitszustand, und die Migränehäufigkeit und Intensität verringerte sich schon nach wenigen Wochen. Teilweise blieben Anfälle bereits schon mit dem Beginn der Ernährungsumstellung dauerhaft aus. Die Betroffenen konnten somit aktiv etwas für ihre Gesundheit tun und lernten ihren Körper besser kennen und vor allem auf ihn zu hören.
Seit 2001 behandle ich als Heilpraktiker Migräne- und Kopfschmerzpatienten in meiner Praxis für ursächliche und naturheilkundliche Heilmethoden. Neben den im Buch vermittelten Kenntnissen setze ich bei den Patienten individuell verschiedene Therapien auf körperlicher, geistiger und seelischer Ebene ein.

Ich selbst habe heute nur noch in ganz wenigen extremen Ausnahmesituationen einen Migräneanfall – und nur dann, wenn ich nicht nach den Erkenntnissen in diesem Buch lebe! Die vereinzelt aufgetretenen Migräneanfälle der letzten Jahre (anfallsfreie Zeiten von einem bis zu drei Jahren) sind jedoch viel erträglicher und kürzer im Vergleich zu den früheren und ich kann stets nachvollziehen, warum diese entstanden sind bzw. habe es zuvor "kommen sehen".
Die Erkenntnisse über die Entstehung der Migräne ergeben für mich einen Lerneffekt und die Chance, mein Leben sinnvoller und erfüllter zu gestalten!
Nach über 22 Jahren Erfahrung mit Migräne- und Kopfschmerzpatienten und über 39 Jahren Eigenerfahrung (Stand 2018) entwickelte sich mein Bedürfnis (und ich fühle mich auch den Leidgeplagten gegenüber verpflichtet), dieses Migräne-Buch fertigzustellen und allen Interessierten zugänglich zu machen – in der Hoffnung auf massenhafte und eklatante Erfolge!

5

5 STRATEGIEN DER KOPFSCHMERZ- UND MIGRÄNEBEHANDLUNG

Das Behandlungsspektrum ist groß: Von einer symptomatischen Linderungsbehandlung bis hin zu einer Ursachenbehandlung. Die Strategie richtet sich nach dem jeweiligen Zustand des Patienten, dem Behandlungswunsch des Patienten, seiner Bereitschaft, den finanziellen Möglichkeiten des Patienten sowie den Fähigkeiten, der Bereitschaft und der Kapazität des Behandlers.

Im Folgenden stelle ich vier Strategien zur Behandlung von Kopfschmerz und Migräne vor:

5.1 VIER STRATEGIEN ZUR BEHANDLUNG VON KOPFSCHMERZ UND MIGRÄNE

1. Die Akutbehandlung

Bei der Akutbehandlung geht es um eine schnelle und wirkungsvolle Linderung der Beschwerden. Zum Einsatz können hierbei kommen: Homöopathie, Phytotherapie, Schüßler-Salze, Nahrungsergänzungsmittel/Orthomolekulare Substanzen, Akupunktur, basische Anwendungen, Neuraltherapie, Entspannung/Meditation/Hypnose, Kälte- und Wärmeanwendungen, Darmeinlauf und andere naturheilkundliche Verfahren sowie schulmedizinische Schmerzmittel.

2. Vorbeugung durch Vermeiden von Auslösern und Stressoren

Solange die Ursachen noch nicht beseitigt sind, ist es Aufgabe des Patienten, Auslöser und Stressoren zu meiden. Neben den bereits dem Patienten bekannten Faktoren können mit Hilfe von kinesiologischen Muskeltests, anderen Testverfahren und/oder einem Kopfschmerztagebuch weitere Auslöser und Stressoren gefunden werden.

3. Vorbeugung durch Integration von Wohlfühlaktivitäten in den Tagesablauf

Es ist ebenfalls die Aufgabe des Patienten, eine konsequente Umsetzung von Wohlfühlaktivitäten in den Tages- oder Wochenablauf zu integrieren. Ob dies Meditationen, Yoga, Massagen, Spaziergänge, Musikhören oder Musizieren, ein Wannenbad, nette Gespräche, Sex, Sport oder andere Tätigkeiten sind, hängt von den individuellen Interessen, dem Wohlfühlfaktor und den Gegebenheiten/Voraussetzungen des jeweiligen Patienten ab. Wenn Sie noch nicht wissen, was Ihnen gut tut, dann probieren Sie Verschiedenes aus. Probieren geht über Studieren!

4. Ursächliche Behandlung

Wie schon weiter oben erwähnt, ist es Aufgabe von Behandlern, aber auch vom Patienten, die Ursachen für die Kopfschmerzen oder der Migräne herauszufinden. Für den Behandler oder das Behandlerteam gilt es mit allen zur Verfügung stehenden Mitteln und Methoden der Heilkunst, dem Patienten ursächlich zu helfen (ich betone: ursächlich!). Das Ziel sollte heißen: Beseitigung der Ursachen für Kopfschmer-

zen bzw. Migräne. Ursachen können sowohl im rein körperlichen (z.B. Wirbelverschiebung durch Unfall) als auch im psychisch-seelischen Bereich (Konflikte und Traumen) liegen. Aber auch die immer stärker zunehmenden Umweltbelastungen, Elektrosmog, Medikamenteneinnahmen, künstliche Nahrungsmittel und andere zivilisatorische Einflussfaktoren sind zu berücksichtigen.
Hierbei sollten Behandler, ob Ganzheitstherapeuten oder Fachspezialisten, ohne dogmatische Sichtweise miteinander kooperieren und im Sinne der Gesundung des Patienten eine ursächliche Therapie empfehlen.

Mit zu berücksichtigen sind auch die Funktionen der Verdauungs- und Ausscheidungsorgane. Durch den Verzehr minderwertiger Fabriknahrung, belastender Umweltgifte und der Einnahme von Antibiotika und anderer Medikamente kommt es immer öfter zu einer Veränderung der Magen-Darm-Flora und unter Umständen zu einer Degeneration des Darms. Bekannt ist bspw. das Leaky-Gut-Syndrom, der "durchlässige Darm", bei dem die Darmschleimhaut defekt ist, einreißen kann und es zu einer Ausscheidung von Stoffen aus der Blutbahn heraus in den Darm kommen kann. Auch in umgekehrter Richtung kann es zu einem Eindringen von Stoffen aus dem Darm in die Blutbahn kommen, was von der Natur so nicht vorgesehen ist. Dieser Vorgang belastet die Leber als Hauptentgiftungsorgan und der Organismus wird insgesamt geschwächt. Die weiteren Folgen sind vermehrte Allergien und Intoleranzen (z.B. Lactoseintoleranz) und eine Anfälligkeit für Infekte, chronische Müdigkeit, Kopfschmerzen und Migräne und anderes mehr. In solch einem Falle muss zumindest der Darm dringlichst mitbehandelt werden.

Erwarten Sie als Patient nicht (wünschen dürfen Sie es sich schon!), dass ohne Ihr Zutun, z.B. nur durch die alleinige Einnahme eines einzigen Medikaments, ein wirklich tiefgreifender und dauerhafter Therapieerfolg erzielt werden kann. Wenn es bei Ihnen ausnahmsweise doch so sein darf, gönne ich es Ihnen von Herzen und gehe davon aus, dass sich Ihr Leben bereits ganz ordentlich im Fluss befand und die geringe therapeutische Maßnahme zur Gesundung ausreichend war.

Ich sehe jede Erkrankung als sinnvoll an, so wie auch der Schmerz einen Sinn hat und unser Freund ist, der uns hilft zu überleben und aufzeigt, dass sich etwas ändern sollte! Viele Menschen erkennen bei anderer Leute Leiden eher einen Zusammenhang mit den Ursachen und Auslösern als bei ihren eigenen. Wenn wir uns die „Organsprache" bewusst machen (z.B. „Mir schlägt es auf den Magen", „Mir sitzt es im Nacken", „Da läuft mir die Galle über", „Das geht mir zu Herzen") oder auch die Gefühlszuordnung in der Traditionellen Chinesischen Medizin, die Neue Medizin nach Dr. Hamer oder die von Louise L. Hay beschriebenen Zusammenhänge von Körper und Seele betrachten, so wird die Entstehung von Krankheiten oftmals erklärlich. Selbstverständlich ist jeder Mensch ein Individuum und so wundert es nicht, dass für ihn nicht das zählt, **wie etwas war, sondern wie er es empfunden hat**. Wenn bspw. zehn Menschen das unvergessliche und entsetzliche Ereignis vom 11. September 2001 in New York („9-11") miterlebt haben, so kann es sein, dass jeder der zehn es anders empfunden hat. Vielleicht stand eine Person mit dem Rücken zum Ereignis und bekommt einen "Angst-im-Nacken"- oder "Gefahr-von-hinten"-Konflikt. Eine andere Person sah das Flugzeug auf sich zukommen und erleidet einen "Frontalangstkonflikt", eine andere erleidet einen "Sorgekonflikt" um ihr Kind, da dieses an diesem Tag bei einem Kindergartenausflug auf einem Hochhausplateau dabei war. Jeder der zehn Personen bekommt anschließend andere Krankheitssymptome. Vielleicht erleidet eine Person auch gar keinen Konflikt, da sie mit solch einem Ereignis schon lange gerechnet hat und lediglich eine Bestätigung ihrer Vorahnung erfährt.

5.2 NATURHEILKUNDLICHE KOPFSCHMERZ- UND MIGRÄNEBEHANDLUNG VOR ÜBER 120 JAHREN

Eine Nachbarin präsentierte mir eines Tages ein Heilkundebuch, welches im Jahr 1890 veröffentlicht wurde: „Neues Handbuch der Naturheilkunde und Gesundheitspflege. Ein volkstümliches Familien- und Nachschlagebuch für naturgemäße Lebensweise und arzneilose Behandlung" von Dr. med. Max Walser, Verlag Enßlin und Laiblin.
Ich finde es sehr interessant (und auch sehr schade), dass schon vor so langer Zeit exzellente Erkenntnisse vorhanden waren, die aber offensichtlich nicht den Weg in die moderne Medizin gefunden haben. Im oben genannten Buch steht auf den Seiten 444 bis 447 über Kopfschmerz und Migräne folgendes wertvolle Wissen geschrieben, welches im Originaltext wiedergegeben wird:

Kopfschmerz. Bei keiner Krankheit ist es so wichtig, die Ursachen zu erkennen, um bei der Behandlung das Richtige zu treffen, als bei vielen Leiden. Viele Ursachen können nun sehr verschieden und von ganz gegenseitiger Natur sein und sind namentlich:

1. *Blutüberfüllung des Gehirns ist in vielen Fällen eine Ursache, wobei der Schmerz klopfend ist, Gesicht und Augenlider sind geschwollen, Kopfdruck ist vorhanden und zwar ist dies zumeist die Folge von Blutstauungen infolge eines Herz- oder Lungenleidens. Hände und Füße sind kalt und blau, der Kopf dagegen heiß und hochrot. Der Schmerz steigert sich, wenn der Kopf tiefer gelegt wird als der Körper.*
2. *Blutarmut hat meist Kopfschmerz in Gefolge. Bei Bleichsucht, nach Blutverlusten entflieht oft Ohrensausen, Schwindel in Begleitung von dumpfen Kopfschmerz.*
3. *Halbseitiger Kopfschmerz, Migraine: diese nimmt meist nur die eine Hälfte des Kopfes ein, tritt in Unfällen auf und ist bei ungeeigneter Behandlung unheilbar. Ursache: Angeborene Nervosität, schwache Körperbeschaffenheit; bei Frauen hängt Migraine hauptsächlich mit den Regeln zusammen.*
4. *Erscheinungen: Der Schmerz ist drückend, bohrend; der Kranke sucht den entferntesten und dunkelsten Winkel auf, um jedem Geräusche und jedem Lichtstrahle zu entgehen. Beständige Uebelkeit und Erbrechen sind äußerst quälend. Als Begleiterscheinungen treten außerdem noch Krämpfe der Blutgefäße auf, die eine Hälfte des Gesichtes ist blaß, die Pupille erweitert, die andere verengt und die Gesichtsfarbe hochrot. Thränen- und Schweißabsonderungen sind vermehrt.*
5. *Hinterhauptkopfschmerz. Bei Geschwülsten im Kleingehirn entsteht Schwindel, Erbrechen, Kopfschmerz; der Gang ist dabei oft taumelnd.*
6. *Hysterischer Kopfschmerz ist ein steter Begleiter der Hysterie (s. diese).*

Behandlung des Kopfschmerzes:
Allgemeines: Schlafen bei offenem Fenster oder in Dufthütten, ableitende Wasserbehandlung, Fußdampf mit kühler Kopfkompresse, Wechselfußbad, Gehen im Taugrase und frisch gefallenem Schnee, bei Verstopfung Abführmittel; reizlose Ernährung: Butter- und Sauermilch, grüne Gemüse, Obst, Schrotbrot sind bewährte Mittel. Endlich empfiehlt sich noch Massage: Streichmassage der Schläfe und des Rückrates, Kopfklopfungen, Rachen- und Halsmassage, Arm- Beine- und Fußmassage, Binden des Kopfes mit einem Tuche. Ableitende Gymnastik: Kniebeuge, Zehenspitzenstehen, Trottbewegung, Knieheben, Fingerspreizen, Armrollen, Fußrollen u.f.w.

a.) *Bei Blutüberfüllung wendet man als spezielle Behandlung an: Den Kopfstützgriff (...) [Anmerkung des Autors: Der Therapeut sitzt hinter dem sitzenden Patienten, fixiert seine Hände links und rechts am Kopf des Patienten und zieht den Kopf nach oben, was zu einer Streckung des Nackens führt], den Kopfkühlapparat, kalte Kopf- und Rachenkompressen, nächtliche Unterleibs- und Beinwickel, Fußdämpfe, ½-stündliche Sitzbäder von 24° R [entspricht 30°C]. Die Füße müssen gut warm gehalten werden. Unter Umständen wirkt auch das blaue Licht günstig. Man vermeide alle aufregenden Getränke und heiße Speisen, alle Kleidungsstücke, die einengen, das feste Aufbinden der Haare; trage leichte Kopfbedeckung mit Ventilation. Alles Schnüren und Binden taugt nichts, man ersetze es durch Einknöpfen der Kleidungs-*

stücke am Träger. Gebrauche fleißig kühle Bleibeklystiere und kalte Abreibungen, endlich ist sehr zu empfehlen das verstellbare Kopfkissen (s. Fig. 148) [Anmerkung des Autors: diese Abbildung zeigt die Zeichnung eines verstellbaren Kopfteils vergleichbar mit einem verstellbaren Lattenrost].

b.) *Bei Gehirnblutarmut lagere man den Kopf tief und lege Dampfkompressen auf Kopf und Nacken. Kopfdämpfe, Andampfung vermittelst des Dampfbouchenapparates, heiße Halbbäder von 33° R [41 °C], zehn Minuten lang mit darauffolgender Frottierung des Kopfes, ebenso die Kopfklopfung, sind dienliche Anwendungen.*

c.) *Der halbseitige Kopfschmerz weicht, wenn Verdauungsstörungen zu Grunde liegen, oft einem Erbrechen; darf Verstopfung als Ursache vermutet werden, so gebe man Klystiere. Auch die Einwirkung des blauen Lichtes ist von Erfolg. Ueberraschend günstige Erfolge erzielt man oft durch Dehnung der Stirnhaut. Weiter sind angezeigt: Unterleibswickel, Unterleibsmassage unter Wasser, kühle (12° R/15°C.) Bleibeklystiere, um etwaige, den Schmerz bedingende Giftstoffe im Darme zu entfernen. Alle zwei Tage nehme man ein statisches Bad (s. bei Elektricität), das 30 Minuten dauern sollte, nehme auch die ebenfalls bei Elektricität beschriebene Ozonisierung vor.*

Kopfschmerz bei Kindern (ebenfalls aus dem Buch von 1890)

Erste Gruppe: Krankheiten des Gehirns und seiner Häute, wie sie sowohl bei Erwachsenen als auch bei Kindern vorkommen, zu der zweiten Gruppe rechnet man diejenigen, die durch allgemeine Körperschwäche sowohl, als durch schwere Krankheiten, durch schlechte, ungenügende unregelmäßige Ernährung und die dadurch verursachten Verdauungsstörungen hervorgerufen werden. Insbesondere kommt hierbei das ungenügende Kauen der Speisen, der Genuß geistiger Getränke und das unregelmäßige, zu jeder beliebigen Zeit stattfindende Essen (Naschen von Süßigkeiten) in Betracht. Während die Ursachen dieser Gruppe hauptsächlich dem Verhalten im Elternhause zur Last fallen, trifft die dritte Gruppe von Ursachen, die den Kopfschmerz bedingen, die Schule. Der Schulkopfschmerz wird hervorgerufen: durch schlecht gelüftete, dunkle Schulräume, durch ungeeignete Bänke, durch geistige Ueberanstrengung, durch unzweckmäßige Heizung, durch schlechte Beleuchtung, durch mangelhafte Abwechslung in den Unterrichtsgegenständen, durch einseitige Überbürdung des Geistes ohne genügende Körperübung. Man fand in Darmstadt unter 3564 Schülern durchschnittlich 27,3% an Kopfschmerz leidende und zwar von Klasse zu Klasse steigend, bei der höchsten Klasse gar 80,8%. – In Nürnberg litten daran von den Schulknaben 28%, von den Mädchen jedoch gar 51%. Diese letztere Ziffer ist auch sehr erklärlich, denn alle dem Schulwesen anhaftenden Übel in gesundheitlicher Beziehung treffen den minder widerstandsfähigen weiblichen Körper härter und verschulden unter anderem gar oft die so ungemein verbreitete Blutarmut.

Klagt ein bis dahin gesundes, nicht erblich behaftetes Kind etwa von 9-13 Jahren wiederholt und ohne bestimmte Ursache über Kopfschmerz, so muß ein Arzt zugezogen werden, was auch nötlich ist, wenn häufig die Gesichtsfarbe wechselt, Schwindel, Unruhe, Herzklopfen, Frostgefühl, starke Nasenblutungen zc. eintreten. An Nasenbluten allein litten in Darmstadt 11,3% in Nürnberg 21% der Schulkinder.

5.3 URSACHEN UND THERAPIEMODELLE BEI KOPFSCHMERZ UND MIGRÄNE

Viele Therapeuten haben ihre Erfahrungen und Vorstellungen zur Krankheitsentstehung und der Wiederherstellung der Gesundheit zu Modellen zusammengetragen. Ein für mich sehr beeindruckendes Modell stellt die Homotoxikologie nach Dr. med. Hans-Heinrich Reckeweg dar.

Homotoxikologie

Reckeweg bezeichnet als Homotoxine alle stofflichen und auch nichtstofflichen Elemente, die über eine krankmachende Wirkung verfügen. Dagegen führt das Nichtvorhandensein von Giften und Giftschädigungen zu Gesundheit und Wiedergesundung.

Reckeweg sieht all jene Vorgänge, die wir üblicherweise als Krankheiten bezeichnen, als biologisch-zweckmäßige Abwehrmaßnahmen gegen exogene und endogene Giftstoffe. Wenn die Homotoxinbelastung im Maschenwerk des Bindegewebes (Matrix oder Pischingerraum genannt) stark überhandnimmt, kommt es zur Krankheit.

Reckeweg teilt "Krankheiten" in humorale Phasen, Matrixphasen und zelluläre Phasen ein. Zwischen den Matrixphasen 3 und 4 besteht ein „Biologischer Schnitt", ab welchem der Körper an den zunehmenden Homotoxinen erliegt, obgleich er versucht so lange wie möglich das Leben auf die bestmögliche Weise zu erhalten. Jeder Stoff kann im Übermaß ebenso homotoxisch wirken – wie auch ein Fehlen wichtiger Stoffe (z.B. Spurenelemente als Kopplungsfaktoren). Die sechs Phasen beziehen sich auf die Art, wie der Organismus in den verschiedenen Geweben mit den vorhandenen Homotoxinen umgeht.

Vereinfachte Sechs-Phasen-Tabelle der Homotoxikosen						
Heilung < ------------------------------ > Siechtum						
humorale Phase		Matrixphasen			zelluläre Phase	
1. Phase Exkretion / Ausscheidung	**2. Phase** Inflammation / Antwort / Reaktion	**3. Phase** Deposition / Ablagerung	Biologischer Schnitt	**4. Phase** Imprägnation / Zellvergiftung	**5. Phase** Degeneration / Entartung	**6. Phase** Neoplasmaphasen / Neubildung
Körper versucht die Gifte auszuscheiden, gesteigerte Exkretion z.B. durch Schnupfen, Durchfall, Erbrechen	Entzündungen entstehen, Fieber, akute Bronchitis, Hautausschlag, Eiter	Gifte lagern sich ins Körpergewebe ein, Artriosklerose, Gallen- und Nierensteine		Gifte dringen in die Zellen ein und schädigen Struktur und Funktion, z.B. Asthma, **Migräne**, Heuschnupfen	Zellen sterben ab und die Organe gehen unter. Schäden an Herz, Leber, Gelenken	Körper versucht die abgestorbenen Zellen durch neue zu ersetzen, bspw. Bildung von Tumoren

Abb. 5.3 - 1 Vereinfachte Sechs-Phasen-Tabelle

Der „Biologische Schnitt" markiert die Grenze ganzheitlicher Regulation eines Organismus. Das Ziel ist, dass ein Krankheitsbild sich unter einer Therapie bessert oder oder gar als geheilt gelten kann, wenn die einzelnen Phasen rückläufig durchschritten wurden. Aus Sicht der Homotoxikologie ist es bei Migräne erforderlich

- die extrazelluläre Matrix (Bereich zwischen den Zellen = Interzellularraum) über das Lymphsystem zu entgiften und die stoffwechselaktiven Organe – Niere, Darm, Leber und Lunge – zu aktivieren,
- die Schadstoffzufuhr zu reduzieren und die Gewebeübersäuerung zu beseitigen und
- geschädigte intrazelluläre Strukturen wiederherzustellen.

Zu dieser Betrachtungsweise der Krankheitsursachen durch Gifte im Organismus passt auch die folgende Aussage von Pfarrer Kneipp auf die Frage, welche die wichtigsten Therapieverfahren sind: **„Erstens: Entgiften, zweitens: Entgiften und drittens: Entgiften."**

Die meisten Therapien in diesem Anwendungsbuch zielen darauf ab verschiedene Regulationsmechanismen des Körpers anzusprechen, um eine rückläufige Durchwanderung der Krankheitsphasen anzustoßen (= regressive Vikariation [nach Reckeweg]). Diese ursächliche Vorgehensweise ist bei allen chronischen Krankheiten angesagt!

Zwei Ursachenmodelle bei der Entstehung von Kopfschmerz und Migräne

Aus ganzheitlicher Sichtweise heraus wirken verschiedene Ursachen an der Entstehung von Kopfschmerz und Migräne mit.

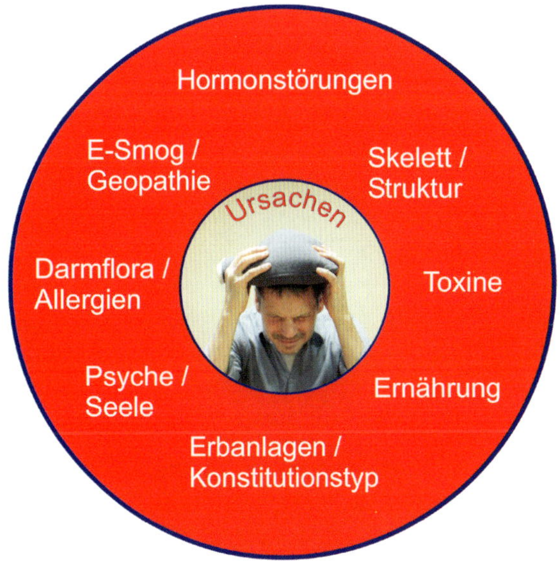

Abb. 5.3 - 2 Ursachen von Kopfschmerz und Migräne

Wie im folgenden Modell zu erkennen ist, bringt der jeweils letzte Reiz das Fass zum Überlaufen.

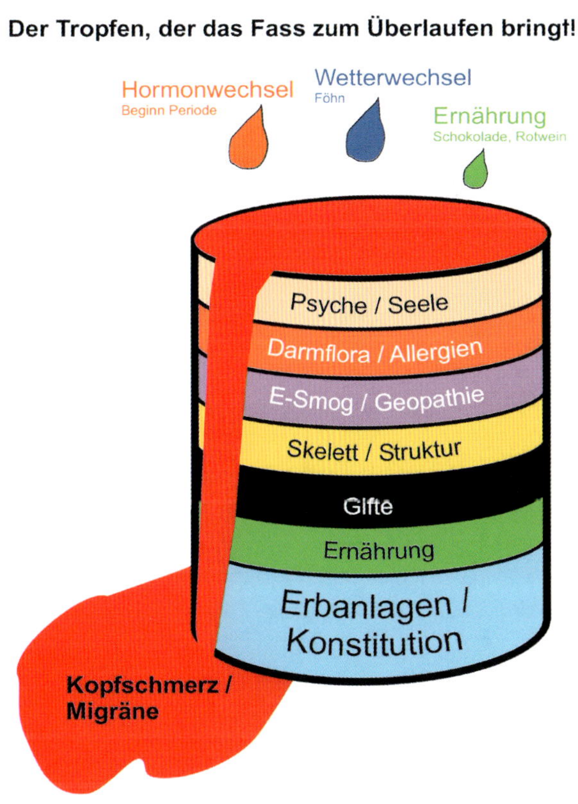

Abb. 5.3 - 3 Modell überlaufendes Fass

5

Ganzheitliches Therapiemodell bei Kopfschmerz und Migräne

Eine ursächliche und ganzheitliche Therapie berücksichtigt die oben aufgezeigten Faktoren. In der Praxis lässt sich jedoch nur selten ein solch umfassendes Therapiepaket schnüren, da sich die durchzuführenden Therapien unter anderem an die willentlichen, zeitlichen und auch finanziellen Möglichkeiten des Patienten richten. Eine optimale, ursachenorientierte und überwiegend naturheilkundlich ausgerichtete Therapie zeigt die folgende Abbildung:

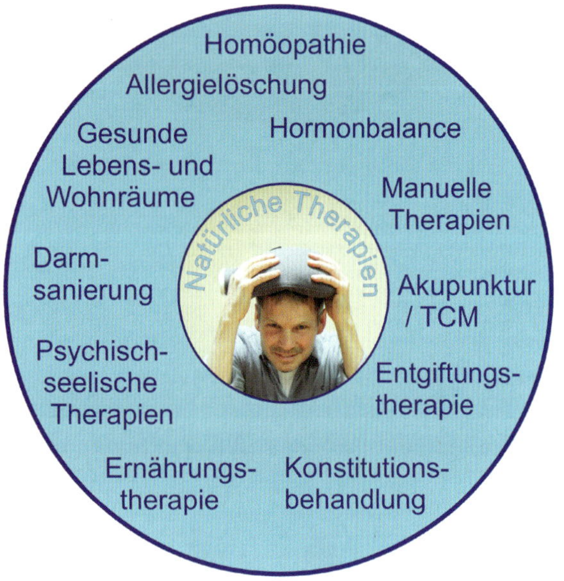

Abb. 5.3 - 4 Natürliche Therapien bei Kopfschmerz und Migräne

Kurze Erläuterung zur Abbildung „Natürliche Therapien"

Homöopathie: Mit Hilfe homöopathischer Mittel kann sowohl im Akutfall, im chronischen Fall als auch bei konstitutionellen Schwächen therapiert werden. Je nach Prioritäten und Modalitäten kommen Mittel zum Einsatz, die Wirkungen auf den Hormonhaushalt, auf den Knochenstoffwechsel, auf die Durchblutung im Gehirn, die Beruhigung und Stärkung der Nerven u.a. haben.

Allergielöschung: Jede "natürliche" Substanz, auf die der Organismus allergisch (Allergie: griechisch állos und érgon = andersreagierend) reagiert, stellt eine Belastung und somit Schwächung dar. Oftmals sind Allergien mit therapeutischer Unterstützung ausheilbar und/oder die Toleranzgrenze kann erhöht werden, so dass der Organismus entlastet wird. Dagegen sind allergische Reaktionen auf "unnatürliche" Substanzen sinnvoll und wünschenswert, denn sie zeigen uns, was wir besser meiden sollten.

Hormonbalance: Dabei geht es um alle Maßnahmen, die in der Lage sind dem Körper zu helfen, wieder ins hormonelle Gleichgewicht zu gelangen und bspw. einen Progesteronmangel oder eine Östrogendominanz zu beseitigen. Aber auch bei einem Nebennierenerschöpfungssyndrom, bei dem die Ausschüttung von Cortisol beeinträchtigt ist, kann unterstützend therapiert werden. Hierbei kommen homöopathische Mittel, Ernährung, Entgiftung, Akupunktur/Akupressur und andere regulierende Therapien zum Einsatz.

Gesunde Lebens- und Wohnräume: Mit Hilfe von Rutengehern, Baubiologen und kinesiologischen Testverfahren können Störfelder und Belastungen in Schlaf-, Arbeits- und Wohnraum gefunden werden. Abschirmmaßnahmen reduzieren elektromagnetische Strahlung nieder- und hochfrequenter Strahlenquellen wie Beleuchtung, Stromleitungen und Mobilfunk/WLAN. Die Suche nach „guten Plätzen" lohnt sich vor allem für den Schlafplatz und andere Orte, an denen Sie sich längere Zeit am Tag aufhalten.

Manuelle Therapien: Mit Hilfe von manuellen Therapien können Organe, Gewebe, Knochen und Gelenke mit den Händen des Therapeuten manipuliert werden, um wieder in die normale Position/ Funktion bzw. in den natürlichen Rhythmus zu gelangen.

Darmsanierung: Über eine sog. Symbioselenkung – evtl. mit Einsatz natürlicher Antibiotika – und der Gabe probiotischer Arzneimittel, Kanne-Brottrunk, Effektiven Mikroorganismen (EM) u.a. wird ein gesundes Milieu im Darm wieder erreicht.

Akupunktur / TCM: Die TCM stellt eine ganzheitliche Therapie dar, die mit Hilfe von Kräutern, Atemübungen, Massagen, Akupunktur und Akupressur etc. den Körper energetisch wieder ins Gleichgewicht bringt. Mit Hilfe der Akupunktur und Akupressur werden die Energien in den Meridianen, aber auch an anderen Stellen am Körper, in Fluss gebracht und u.a. Schmerzzustände (Energiestörungen) beseitigt.

Psychisch-seelische Therapien: Um Stress zu beseitigen und Konflikte aufzulösen, eignen sich unter anderem Ordnungs- und Verhaltenstherapie, Psychokinesiologie, Heilhypnose, systemische Therapien etc.

Entgiftungstherapie: Um aufgenommene oder im Organismus entstandene Gifte auszuleiten, eignen sich homöopathische Mittel, pflanzliche Substanzen, Algen, Gesteinsmehle, und alle Maßnahmen, die die Ausscheidung unterstützen: Fasten, Kuren, Schwitzen, Ausdauersport, Bäder etc.

Ernährungstherapie: Fabrikzucker und Auszugsmehle sowie chemische Zusatzstoffe, Konservierungsstoffe u.a. belasten den Organismus und sollten gemieden werden. Eine vitalstoffreiche, biologische und vollwertige Ernährung stellt die Grundlage einer gesunden Ernährung dar.

Konstitutionstherapie: Nach der Miasmenlehre in der Homöopathie werden Krankheiten familiär vererbt und sollten mit tuberkulinischen, syphillischen und kanzerinen Mitteln behandelt werden. Mit Hilfe der Irisdiagnose (Augendiagnose) können konstitutionelle Schwächen diagnostiziert werden und homöopathische, pflanzliche und mineralische Substanzen zur Unterstützung und Stärkung eingesetzt werden.

Ganzheitliches Selbsthilfemodell bei Kopfschmerz und Migräne

Kopfschmerz- und Migränepatienten können selbst sehr viel dazu beitragen, ihre Probleme zu lindern bzw. auszuheilen. Letztlich ist die sog. Compliance (die Mitarbeit) des Patienten ein immens wichtiger Faktor einer erfolgreichen Therapie. Die folgende Abbildung zeigt auf, welche natürlichen und sanften Selbsthilfemaßnahmen von Betroffenen genutzt werden können.

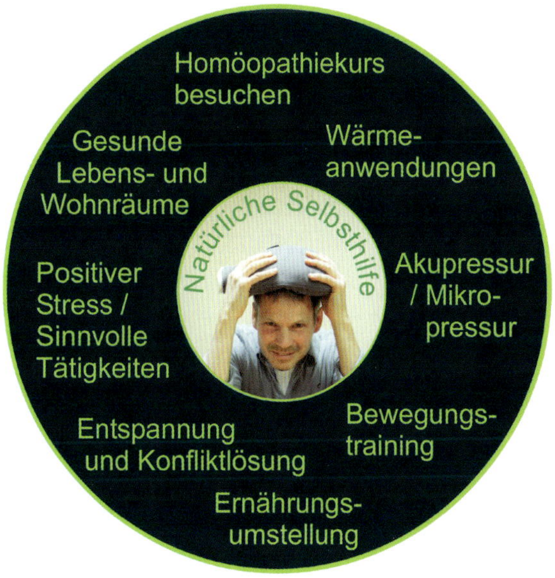
Homöopathiekurs besuchen
Wärme-anwendungen
Gesunde Lebens- und Wohnräume
Natürliche Selbsthilfe
Positiver Stress / Sinnvolle Tätigkeiten
Akupressur / Mikro-pressur
Entspannung und Konfliktlösung
Bewegungs-training
Ernährungs-umstellung

Abb. 5.3 - 5 Natürliche Selbsthilfemaßnahmen bei Kopfschmerz und Migräne

5

6 ANAMNESE UND UNTERSUCHUNGEN

Anamnese

Eine ausführliche Anamnese ist Voraussetzung, um die bei Ihnen individuell bestehenden Auslöser, konstitutionellen Schwächen und Ursachen ausfindig zu machen. Sie werden vielleicht überrascht sein, wie viele Details eine Rolle spielen können und wie viele bei Ihnen tatsächlich auch vorhanden sind. Die in diesem Buch aufgeführten Anamnesefragen erheben keinen Anspruch auf Vollständigkeit, zudem unterschiedliche Therapierichtungen auch auf unterschiedliche Aspekte Wert legen.

Was für ein "Patiententyp" sind Sie?
Was wissen Sie selbst von Ihrer Erkrankung? Die Art und der Umfang der Beantwortung der Anamnesefragen durch die Betroffenen können eine grobe Einteilung in drei Patiententypen darstellen:

1. Patienten, die sich äußerst schwer tun, auch nur einen einzigen Hinweis auf Ursache, Begleiterscheinungen, Schmerzqualität etc. kundzugeben.

2. Patienten, die schon vor der ersten Frage "ihre" medizinischen Diagnosen – welche sie meist von vorigen Praxisbesuchen bei anderen Behandlern erhalten haben – präsentieren.

3. Patienten, die äußerst detailliert und ausführlich über ihre Beobachtungen berichten.

Erfahrungsgemäß wird es den ersten beiden Typen etwas schwerer fallen, die nachstehenden Fragen zu beantworten, während es dem dritten leichter fallen wird. Jedoch heißt dies keinesfalls, dass sich der Erfolg bei einer bestimmten Typenzugehörigkeit schneller einstellen wird! Es kann sein, dass beim erstgenannten Typ schon alleine das erweiterte Bewusstsein zur Ausheilung der Kopfbeschwerden führen kann und sich bei dem dritten erst durch eine tiefenpsychologische Therapie der Erfolg einstellt.

Alleine die Beschäftigung mit den folgenden Fragen stellt einen wichtigen therapeutischen Schritt dar und hat schon vielen Menschen Aha-Effekte beschert! Einige Fragen decken sich mit denen aus einer Anamnese der klassischen Homöopathie.

Allgemeinanamnese

Je nach gewünschtem Umfang werden zu den folgenden Bereichen Fragen gestellt:

- **Familienstand** Anzahl der Kinder, verheiratet, ledig, Todesfälle, Familienstreitigkeiten, Belastungen
- **Beruf** Tätigkeit, Umfeld, Stress, Zufriedenheit, zeitlicher Umfang
- **Finanzen** Schulden, Existenz, Wünsche und Ansprüche bezüglich Wohnen, Urlaub, Altersvorsorge
- **Wohnort** Erhol- und Wohlfühlfaktor, Ein- oder Durchschlafstörungen und zu welcher Uhrzeit
- **Hobbys** Sport, Entspannung, Kultur, Umfang
- **Glauben/Lebenseinstellung** Gott, Kirche, Sinn des Lebens
- **Gesundheitszustand** allgemein, speziell, Leistungsfähigkeit, Ängste, Sorgen, Grübeln um die eigene Gesundheit
- **Rauchen**
- **Medikamenteneinnahme** Dosierung, seit wann, Nebenwirkungen (viele Medikamente – darunter Kopfschmerzmedikamente (!) – können bei längerer Anwendungszeit Kopfschmerzen auslösen, z.B. Herzmedikamente wie Nitroglycerin, Hormone wie Östrogene und viele andere)
- **Andere Krankengeschichten / Unfälle / Verletzungen**
- **Ernährung** Einstellung zur Ernährung und zu den Mahlzeiten (sich Zeit nehmen), Schlingen, Übersättigen, Regelmäßigkeit, Anzahl der Mahlzeiten, typische Zusammenstellung der Ernährung von Frühstück bis Abendessen, konventionelle/biologische Nahrungsmittel, Anteil Rohkost, Anteil Fertignahrung/Kantinenspeisen, Anteil Fabrikzucker/Süßigkeiten, Schokolade, Auszugsmehle, Anteil koffeinhaltige Getränke, Anteil Alkohol, Anteil "echter" Getränke, Anteil tierischer Produkte/Milchprodukte/Käse (Die Ernährungsanamnese beinhaltet bereits spezifische Migräne- und Kopfschmerzaspekte)

Spezifische Anamnese

1. Schmerzort und Schmerzqualität

- Welche Stelle/n ist/sind es genau, die schmerzhaft oder spürbar verändert (empfindlich, verspannt) ist/sind? Rechts oder links, an den Schläfen, am oder hinter dem äußeren Augenwinkel, am inneren Augenwinkel, hinter den Augen, an der Stirn, am Hinterkopf, oben am Schädeldach/Scheitel?
- Gibt es eine Stelle, von der aus die Schmerzen ausstrahlen? Wohin strahlen sie aus?
- Wandert der Schmerz?
- Gibt es Zusammenhänge mit anderen Körperstellen, Organen?
- Liegt der Schmerz an der Oberfläche oder in der Tiefe/im Kopfinnern?
- Was für eine Art von Schmerz ist es an dieser Stelle? (stechend, brennend, pochend, klopfend, ziehend, scharf, reißend, krampfartig, drückend, spitz, dumpf, einschießend, schneidend, hämmernd, bohrend, stromstoßartig ...)
- Ist der Schmerz anhaltend oder in Intervallen vorhanden? (wellenförmig, treppenförmiger Verlauf), wie lange dauern diese Phasen an?
- Wie ist der zeitliche Verlauf des Schmerzes? (schnelle Entwicklung, plötzlich, allmählich)
- Wie stark sind die Schmerzen? (Einteilung in einer Skala von 0 bis 10)

2. Begleitsymptome / Vorsymptome

- Gibt es langfristige Vorsymptome (unter Umständen bis zu drei Tagen möglich), an denen Sie bemerken, dass ein Migräneanfall kommt/kommen könnte? (Müdigkeit, Erregtheit, Gereiztheit, Appetit auf Süßes, häufiges Gähnen etc.)
- Gibt es kurzfristige Vorsymptome? (Schwindel, Übelkeit, Erbrechen, Sehstörungen, Lichtempfindlichkeit, Flimmern vor den Augen, Farbsehen, Hörstörungen, Missempfindungen, Nervenkribbeln, Taubheit, Geschmack, Schmerzen an anderen Stellen, Frieren, Kältegefühl, Schweiß/Schweißausbrüche, Gefühle [Angst, Wut, Erregung], "energetische Leere", Magen- oder Bauch-Aura, Ohnmacht, Herzsymptome, Wortfindungsstörungen, Merk- und Konzentrationsschwäche, Gesichtsblässe) Wie lange dauern diese an?
- Gibt es Begleitsymptome? (Schwindel, Übelkeit, Erbrechen, Sehstörungen, Lichtempfindlichkeit, Flimmern vor den Augen, Farbsehen, Hörstörungen, Missempfindungen, Nervenkribbeln, Taubheit, Geschmack, Schmerzen an anderen Stellen, Frieren, Kältegefühl, Schweiß/Schweißausbrüche, Gefühle [Angst, Wut, Erregung], "energetische Leere", Magen- oder Bauch-Aura, Ohnmacht, Herzsymptome, Wortfindungsstörungen, Merk- und Konzentrationsschwäche, Gesichtsblässe) Wie lange dauern diese an?
- In welcher Reihenfolge treten die Symptome meist in Erscheinung und wie lange dauern sie an?
- Gibt es nach dem Anfall noch anhaltende Symptome? (Kopfschmerzen, Übelkeit, Sehstörungen, Wortfindungsstörungen, Merk- und Konzentrationsschwäche) Wie lange dauern diese noch an? Wie lange ist die Einschränkung?

3. Chronologie / Krankheitsgeschichte

- Seit wann haben Sie Kopfschmerzen oder Migräne?
- Wie waren damals die Symptome?
- Wie oft haben Sie Kopfschmerzen oder Migräne?
- Gibt es eine Regelmäßigkeit?
- Zu welcher Tageszeit treten die Schmerzen auf? (nachts oder frühmorgens [evtl. Sauerstoffmangel, Schlafapnoe], morgens [evtl. bei Bluthochdruck], morgens direkt beim Aufwachen, vormittags, nachmittags, abends [evtl. durch Ermüdung der Augen])
- Wie oft? (ein- oder x Mal pro Tag/Woche/Monat/Vierteljahr/Jahr oder seltener)

4. Familiäre Disposition

- Gibt es in Ihrer Familie (vor allem Vorfahren) noch weitere Personen mit Kopfschmerzen und Migräne?

5. Auslöser

- Gab oder gibt es einen Auslöser? (Alkohol, Rauchen, Medikamente, Nahrungsmittel, Drogen, Partys, flimmernde Lichtreize, Stress, Entspannung/Erholung, muskuläre oder psychische Verspannung, Scheidung, Ortswechsel, Schwangerschaft/Vaterschaft, Geburt, Todesfall, Hochzeit, Schulwechsel, Wetterwechsel [Föhn, Gewitter, Kaltluft, Schwüle, Tief- oder Hochdruck], Sonneneinwirkung/Hitze, zu welcher

Jahreszeit, monatliche Periode/Eisprung, zu wenig oder zu viel Schlaf, Reisen, große Höhe/Berge, Raumluftfeuchtigkeit, Klimaanlagen, Radiowecker, Handy, schnurloses Telefon, WLAN, Internet über strahlende Stromsteckdosen [„Powerline Communication", „PowerLAN", „dLAN", HomePlug" u.a.])
- Gibt es einen Zusammenhang mit Wohnortwechsel, Umzug, Renovierung, Dämmung, neuer Teppich, Möbel?
- Gab es speziell beim ersten Anfall einen Auslöser? (Unfall, Kopfverletzung, Schleudertrauma, Gehirnerschütterung, psychisches Trauma, Schock, Konflikt, besondere/s Lebensphase/Ereignis, Allergie, Operation, Sonnenstich/Hitze, Hirnhautentzündung)
  Dies kann sehr wichtig sein, da durch das erste Ereignis sog. Schienen oder Trigger gesetzt werden können und bei einer bewussten oder unbewussten "Wiedererinnerung" ein erneuter Kopfschmerz- oder Migräneanfall entstehen kann.
- Wie war der Beginn der ersten Migräne (Vorsymptome) und welche Begleiterscheinungen gab es? Auch hier können Schienen oder Trigger entstanden sein.
- Gibt es Auslöser, die Sie in Verdacht haben?

6. Selbsthilfe/Fremdhilfe
- Welche Therapien waren oder sind erfolgreich bzw. lindern?
- Welche Therapien waren ohne Erfolg?
- Wie können Sie sich selbst zur Vorbeugung und im Akutfall helfen?
- Welche Medikamente/Nahrungsergänzungsmittel/Homöopathie/Essenzen nehmen Sie ein oder haben Sie eingenommen und mit welchem Erfolg? Welche im Akutfall?

7. Andere Erkrankungen, auch frühere, Störfelder/Herde besonders am Kopf
- Magen-Darm (Durchfall, Verstopfung), Allergien, Nieren, Blase, gynäkologische Beschwerden (Operationen, Kaiserschnitt, Ausfluss), hormonelle Probleme, Schilddrüse
- Blutdruck
- Zahnherde, tote (wurzelbehandelte) Zähne, Nasennebenhöhlen
- Nacken-, Schulter- und Rücken-Verspannungen
- Kopfverletzungen, Kopf-, Kiefer-Operation

8. Zielsetzung
- Auf welcher psychischen Wohlfühlstufe von 1 bis 10 befinden Sie sich im Moment? (1 sehr schlecht, 10 fantastisch)
  Wie hoch soll die Stufe in Zukunft sein?
- Auf welcher körperlichen Wohlfühlstufe von 1 bis 10 befinden Sie sich im Moment? Wie hoch soll die Stufe in Zukunft sein?
- Wie hoch ist Ihre Bereitschaft, an der Veränderung mitzuarbeiten? (Stufe 1 bis 10, wobei Stufe 10 die höchste Bereitschaft bedeutet)
- Wie lange schätzen Sie die Zeit, die für die Ausheilung oder Linderung Ihrer Krankheit, unter der Berücksichtigung der bisherigen Krankheitsdauer und der Intensität, nötig ist?
- Woran können/könnten Sie einen ersten Erfolg festmachen?

9. Selbsteinschätzung
- In welchem/n Bereich/en Ihres Lebens könnten Ursachen für die Kopfschmerzen oder die Migräne liegen? Was liegt am nächsten (auch wenn Sie im Moment nicht bereit/nicht in der Lage sind, dies zu verändern)? Was sagen Freunde, Angehörige, Behandler, gibt es Empfehlungen?

Medizinische Untersuchungen

Zur Auswahl stehen neben einfachen Sicht- und Tastuntersuchungen eine Vielzahl moderner Laboruntersuchungen und bildgebender Verfahren. Hier stellt sich die Frage an die Behandler, aber auch an die Patienten, in welchem Ausmaß Untersuchungen sinnvoll und gewünscht sind. Die Erfahrungen zeigen, je umfangreicher die Geräteausstattung und je "moderner" die Einrichtungen sind, desto mehr Untersuchungen werden empfohlen. Die nun folgenden Untersuchungen stellen lediglich eine Auflistung dar und können – müssen aber nicht in jedem Falle – durchgeführt werden.

Die allgemeine körperliche Untersuchung
Körpergröße, Körpergewicht, Puls, Blutdruck (an beiden Seiten messen)

Inspektion
Haut und Schleimhäute, Augen (Lichtempfindlichkeit), Mundhöhle (Schleimhäute, Zahnstatus), Kieferfehlstellung (Malokklusion/Bissstörung), Extremitäten (Lähmungserscheinungen)

Untersuchung des Kopfbereiches
Kopfstellung, Augenhöhe unterschiedlich?, Klopf- und Druckschmerz des gesamten Schädels, Trigeminusaustrittspunkte (Gesichtsnerven), Abtasten der Blutgefäße (an Hals und Schläfen), Augen (Augendruck oder Bewegungsschmerz), Halswirbelsäulenbeweglichkeit (schmerzhaft, Widerstand, evtl. Abklärung ob Hirnhautentzündung), Beweglichkeit der oberen Brustwirbelsäule, Druckschmerz der Gesichts-, Kau- und Halsmuskeln, Schmerzen beim Mundöffnen und -schließen, Kopfhautverschiebbarkeit, Lymphknotenschwellungen, Gebiss- und Kieferzustand (Störfelder, tote Zähne, Bissstörung, Narben, Metalle), Kiefergelenk.
Evtl. Untersuchung der Nebenhöhlen, des Mittelohres, der Lungen und Bronchien, Lungenvolumenmessung

Untersuchung der Bein-, Becken- und Wirbelsäulenstatik und der zugehörigen Gewebe
Beinlängen, Beckenschiefstand, druckschmerzhafte Wirbel, Knochen und Muskeln, Stellung (Skoliosen, Lordosen, Kyphosen) und Beweglichkeit von Hals-, Brust- und Lendenwirbelsäule, Kreuzbein, Hüften, Knie und Schultern, Fußstellung/Fußschmerzen, Klopfempfindlichkeit der Nieren

Augenärztliche Untersuchung
Sehfähigkeit, Messung des Augeninnendrucks (um bspw. eine Augenmigräne – ob mit oder ohne Kopfschmerz – von einer Augenerkrankung oder einem erhöhten Augeninnendruck zu unterscheiden), Pupillenreaktion

Hals-Nasen-Ohren-ärztliche Untersuchung
Evtl. Nasenhöhlen- oder Nasennebenhöhlentumore

Neurologische Untersuchung
Überprüfung von Reflexen, Koordination und Gleichgewicht, Sensomotorik und Hirnnervenfunktionen, EEG, EKG

Laboruntersuchung
Blut, Urin, Stuhl, Rückenmarksflüssigkeit

Bildgebende Verfahren
Röntgen/Computertomografie, MRT, Ultraschall

Wie oben bereits erwähnt, liegt es im Verantwortungsbereich des Behandlers und des Patienten (bzw. seiner Angehörigen), in welchem Umfang die Untersuchungsmethoden eingesetzt werden sollen. Achtung: Umso unklarer, heftiger oder gar zunehmender die Symptome sind, desto eher sind aufwändigere diagnostische Verfahren angezeigt. Auch kann es sich um einen Notfall handeln, welcher im Krankenhaus erstbehandelt werden muss.

7 WEGE DER HEILUNG

Ich möchte Ihnen nun einige Wege der Heilung aufzeigen, die Sie als Betroffener in erster Linie selbst gehen können und vielleicht auch müssen, und einige, bei denen Sie sich einem Therapeuten anvertrauen sollten.

„Kein Mensch wird geboren, der die Kunst des Lebens versteht, genauso wenig wie die Kunst des Ackerbaus. Das eine muss genau so studiert werden wie das andere, und ein Mensch kann nicht erwarten, dass er von zufälligen Handlungen Befriedigung erfährt, genauso wenig, wie man von einer Saat gute Ernte erwarten kann, die ausgeworfen wird ohne Beachtung des Bodens und der Jahreszeit ... Nichts trägt mehr zum Glück bei als sich ein Ziel vorzunehmen, welches man erreichen will, und dieses dann stetig zu verfolgen."

I. C. Loudon, An Encyclopedia of Agriculture, 1825

Dauerhafte Besserung nur durch Änderung der Lebensgewohnheiten!

Wer eine dauerhafte Lösung seines Problems sucht, sollte bereit sein, die Ursachen zu beseitigen. Eine symptomatische Vorgehensweise bspw. mit unterdrückenden oder betäubenden Medikamenten kann nie die Ursachen abstellen und kann zudem den Krankheitszustand durch Nebenwirkungen und Abhängigkeit noch verschlimmern.

Ein arabisches Sprichwort besagt, dass es drei Kategorien von Menschen gibt:
Diejenigen, die
a) unbeweglich sind
b) beweglich sind
c) sich bewegen.

Gehören Sie zu der letzten Kategorie und sind zudem offen für neue Überlegungen und Wege, dann haben Sie gute Voraussetzungen, die Migräne oder die Kopfschmerzen als Chance für ein erfülltes Leben zu nutzen.
Haben Sie sich in die Kategorien a) und b) eingeordnet, möchte ich Ihnen trotzdem Mut machen: Jeder Mensch kann sich ändern! Voraussetzung ist dabei der Wunsch nach Änderung (nach persönlichem Wachstum im Leben). Ein Mensch, der die Zukunft hinter sich sieht, stirbt – zumindest seelisch. Falls Sie keine Wünsche mehr verspüren, so lassen Sie sich von einem Lebensberater helfen. Er unterstützt Sie und hilft Ihnen dabei, wieder an die (momentan) verborgenen Wünsche heranzukommen und die Zukunft vor sich zu sehen.

Definition „ganzheitliche Therapie"

Der Begriff ganzheitlich wirkt für viele abgedroschen und gibt in der Tat Raum für sehr unterschiedliche Vorstellungen. So erlebe ich immer wieder Behandler, die ihre Naturheilpraxis mit dem Zusatz „ganzheitlich" führen, jedoch dieser Bezeichnung nur insofern gerecht werden, als dass sie zwei oder auch mehr Therapiemethoden einsetzen, die Lebensweise des Patienten aber größtenteils unberücksichtigt lassen. Wie Sie im Folgenden erkennen werden, setzt eine ganzheitliche Herangehensweise jedoch in erster Linie die Kenntnis über die bisherige Lebensweise des Patienten voraus, die in großem Maße zum schlechten Gesundheitszustand beigetragen hat.
Eine ganzheitliche Therapie berücksichtigt all die Lebensbereiche, die für ein gesundes, glückliches, erfolgreiches und vitales Leben entscheidend sind.

Definition „Krankheitsursachen"

Ich bin mir bewusst, dass ich Ihnen keine exakte, stichhaltige und nachhaltige Definition der Ursächlichkeit von Krankheiten darlegen kann. Dennoch erwähne ich hierzu meine derzeitigen Überzeugungen und Gedanken.
Mein erster großer Lehrmeister definierte es so: „Die Ursachen einer Krankheit sind immer in der Vergangenheit und in den Einflüssen, die von außen den Menschen treffen, zu suchen" (Dr. med. M. O. Bruker).
Bei angeborenen Leiden, die heute immer öfter in Erscheinung treten, sind die Ursachen auch in vorherigen Generationen zu suchen. Es sollte uns bewusst sein, dass wir nicht nur für unsere eigene Gesundheit verantwortlich sind, sondern auch für die unserer nachkommenden Generation. Doch heißt dies auch, dass wir bei einer angeborenen Anfälligkeit für eine bestimmte oder gar mehrere Krankheiten die Ursachen nicht mehr rückgängig machen können? Müssten wir hierzu die Uhr zurückstellen?
Wie die Praxis zeigt, können wir trotz Veranlagung zu einer Krankheit meist den Ausbruch vermeiden, wenn wir vor deren Auftreten krankmachende Einflüsse weitgehend eliminieren und unsere Konstitution bspw. mit Hilfe von Kräutern, homöopathischen Arzneien und anderen entsprechenden Therapien unterstützen.

Eine Einteilung in fünf Ursachengruppen hat sich in der täglichen Praxis bewährt:

- lebenseinstellungsbedingte
- ernährungsbedingte
- bewegungsbedingte
- regenerationsbedingte und
- umweltbedingte Ursachen.

Oftmals liegen Einflüsse in mehreren oder gar allen Lebensbereichen vor. Es kann jedoch sein, dass schon allein das Abstellen der Fehler eines einzigen Lebensbereiches eine deutliche Besserung oder Heilung erbringt. Meist bedarf es jedoch der Berücksichtigung mehrerer Bereiche, wobei ein Bereich den anderen mit beeinflusst (eine gesündere Ernährung bspw. führt automatisch zu einer Reduktion umweltbelastender Einflüsse).
Ich finde es sehr bedauerlich, wenn sich Menschen aus fachlicher Unkenntnis mit ihrer Krankheitssituation abfinden. Dies geschieht häufig dann, wenn z.B. die Mutter oder der Vater an der gleichen Krankheit litt und sich die Eltern auch schon mit einer symptomatischen Linderungsbehandlung abgefunden haben bzw. sie keine Alternativen gekannt haben, ebenso wenig wie deren Behandler. Auch Behandler können im negativen Sinne zur Unheilbarkeit beitragen, indem sie ihren Patienten eine sich verwirklichende Prognose mit auf den Weg geben, wie bspw.: „Wissen Sie, Ihre liebe Mutter und deren Mutter sind ja auch am Herzinfarkt (Brustkrebs u.a.) erkrankt und gestorben und somit müssen Sie damit rechnen, dass es auch bei Ihnen so kommen wird."
Meine Überzeugung ist, dass mit einer ganzheitlich gesünderen Lebensweise und der Unterstützung ursächlicher Heilmethoden die Prognose viel besser aussieht!

„Einen Herzinfarkt erleidet man nicht, man muss ihn sich erwerben."
(Dr. med. M. O. Bruker)

Dieser Satz von Dr. Bruker kann folgendermaßen interpretiert werden: Wer heute noch keine Krankheitssymptome verspürt und die Ursachen für die Entstehung von Krankheiten abstellt, hat die größten Chancen, von Krankheiten verschont und gesund zu bleiben.
Einen ganz wichtigen Aspekt möchte ich in Bezug zur Ursächlichkeitsdefinition unbedingt noch erwähnen: die Frage nach den Ursachen im "Innen" oder im "Außen". Ist es so, dass der Patient die Ursachen seiner Erkrankung im Außen annimmt, wird er auch nach Lösungen im Außen suchen: Krankheitserreger, Partner, Berufskollegen, Pech im Leben ... Sieht der Patient jedoch die Entstehung seiner Erkrankung im Innen, also bei sich selbst, so wird er nach Lösungen bei sich selbst suchen. Letzteres entspricht dem sog. Resonanzprinzip, bei dem unsere Gedanken, unsere innere Programmierung, unsere inneren Bilder sich im Außen widerspiegeln, sich letztlich manifestieren/manifestiert haben.
Meine Erfahrung ist, dass die Innenschau und das positive Verändern unserer inneren Bilder und Einstellungen enorm zur Heilung beitragen und oftmals unabdingbar für den Heilerfolg sind.

„Es wird die Zeit kommen,
wo es als Schande gilt, krank zu sein,
wo man Krankheiten als Wirkung
verkehrter Gedanken erkennen wird."
Wilhelm von Humboldt (1767 – 1835)

Dieses Zitat von Wilhelm von Humboldt würde ich jedoch etwas abschwächen, indem ich das Wort „Schande" durch das Wort „Chance" ersetze.

Definition „normal" und „üblich"
Das Meistverbreitete muss nicht zwingend das Richtige sein!
Auch wenn es heute **üblich** ist, dass fast jeder Mensch Karies oder Parodontose bekommt, jeder zweite Mensch übergewichtig ist, die meisten Menschen täglich Medikamente einnehmen, schon Kleinkinder an Diabetes erkranken, und, und, und ...
normal ist es deswegen noch lange nicht!

Hinterfragen Sie das Übliche!
Übliche Ratschläge, Gewohnheiten und Überlieferungen bringen niemandem Besserung oder gar ein erfülltes Leben. Bestimmt finden Sie sich in dem einen oder anderen der nun folgenden Lebensbereiche wieder:

Ernährung
Es ist üblich, dass wir täglich Fabriksüßigkeiten, Fleisch, Wurst, Fisch- und Milchprodukte aus Massentierhaltung, fabrikatorische Fette und Öle, fabrikatorisch hergestellte Backwaren etc. essen, Kaffee, Alkohol und Milch trinken und zudem in Kalorien und Fettanteilen denken.

Umwelt
Es ist üblich, dass wir bei Ozonwarnung die Fenster schließen und in der Wohnung bleiben, dass wir unter Allergien (gegen Nahrungsmittel, Pollen, Kleidungsbestandteilen u.a.m.) leiden, uns Quecksilber, Formaldehyd und Nanopartikel in den Organismus spritzen (z.B. über Impfstoffe) oder Gifte in den Mund (Amalgam u.a.) setzen lassen.

Denk- und Lebensweise
Es ist üblich, dass wir täglich viele Stunden vor dem Computer und Fernseher sitzen und mit Informationen aus aller Welt überschüttet werden, dass wir uns in Zeitdruck befinden, dass immer mehr Menschen an Depressionen leiden und immer mehr Menschen in unserer oft korrupten Welt nicht die Wahrheit sagen "dürfen".

Die üblichen Gesundheitsinformationen, welche der Bevölkerung täglich suggeriert werden, kommen überwiegend von der Industrie. Schauen Sie einmal auf die Quellenangaben der Texte. In den meisten Fällen führen die Recherchen zur Nahrungsmittel-, Pharma- oder Sportgeräteindustrie: Centrale Marketinggesellschaft der deutschen Agrarwirtschaft „CMA", Informationskreis Mundhygiene und Ernährungsverhalten in Bonn „IME", Auswertungs- und Informationsdienst für Ernährung, Landwirtschaft und Forsten „AID" ... um nur einige Beispiele zu nennen.

Ich war jahrelang auf der Suche nach verlässlichen und unabhängigen Gesundheitsinformationen, vor allem zu den Themen Ernährung, Rücken- und Gelenkbeschwerden und der Behandlung von Kopfschmerzen und Migräne. Erst die Bücher von Dr. med. M. O. Bruker brachten mir wirkliche Hilfe, da ich meine Sichtweise erweitern, meine Einstellung ändern und mich aus der "Hypnose des Üblichen" befreien konnte. Seitdem bin ich auf der Hut und betrachte jede angepriesene Heilmethode und jedes angepriesene Wundermittel aus einer ursächlichen und ganzheitlichen Sichtweise heraus.

Aufgrund meiner eigenen positiven Erfahrung entwickelte sich auch das Bedürfnis, anderen Menschen ganzheitlich und ursächlich zu helfen.

Ich bin mir sicher, dass die Inhalte dieses Buches vielen Menschen den erwünschten Erfolg erbringen und sie mindestens eine Linderung der Beschwerden erfahren werden. Jedoch möchte ich Sie bitten, die Inhalte nur dann anzuwenden, wenn Sie überzeugt oder zumindest neugierig genug sind, dass bzw. ob der Erfolg auch bei Ihnen eintreten wird.
Und machen Sie sich bewusst, dass Sie jederzeit wieder in Ihre alten Lebensgewohnheiten zurückkehren können, wenn Sie dies dann tatsächlich noch wollen.
Denken Sie immer an einen wichtigen Grundsatz in der Medizin (der in der kapitalistischen Medizin leider kaum mehr einen Stellenwert besitzt): **„Zuallererst nicht schaden!"**

Die fünf Aktivsäulen Ihrer Gesundheit

Die nachfolgende Einteilung in fünf aktive Gesundheitssäulen hat sich bewährt, auch wenn es eine strikte Abgrenzung in der Praxis eher nicht geben kann. So wird bspw. eine Verbesserung der Ernährung gleichzeitig zu einer Reduzierung der aufgenommenen Umweltgifte und in Folge zu einer Leistungssteigerung führen, was schon das ein oder andere Krankheitssymptom verringern oder gar eliminieren kann.

Aus den fünf Aktivsäulen Ihrer Gesundheit lassen sich gleichzeitig auch die fünf Säulen für Krankheitsursachen darstellen.

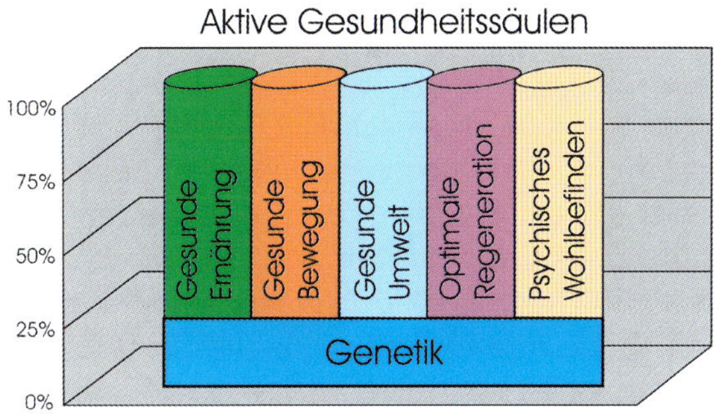

Abb. 7.0 - 1 Die fünf Aktivsäulen Ihrer Gesundheit

Der ganzheitliche Stressmesser

Wie die folgende Abbildung aufzeigt, gibt es gemäß den oben genannten fünf Gesundheitssäulen auch fünf große Stressbereiche, die uns auf Dauer schaden können.

Da für die Entstehung und den Ausbruch einer Krankheit meist mehrere Komponenten eine Rolle spielen, hat sich als Erklärungsmodell ein ganzheitlicher Stressmesser als sinnvoll erwiesen. Dieser beinhaltet die fünf Stressbereiche, einen Zeiger und einen roten Bereich. Steht der Zeiger kurz vor dem roten Bereich, dann führt jede zusätzliche Belastung (Stress) zu merklichen Stressreaktionen, die sich auf seelischer oder körperlicher Ebene auswirken können. Im Falle des Kopfschmerzpatienten wird dies zu Kopfschmerzen und im Falle des Migränepatienten eben zu einem Migräneanfall kommen. Bitte beachten Sie, dass unter Umständen bereits ein einziger Stressfaktor zu Krankheitssymptomen führen kann, in der Regel ist es aber die Summe mehrerer Stressbereiche.

So wie der Drehzahlmesser einen roten Drehzahlbereich hat, in welchem wir den Motor nicht oder nur in Ausnahmefällen stressen sollten, so gilt das auch für uns Menschen.

Die sich aufsummierenden Stressbereiche sind:

- Stress aufgrund einer Fehl- und Mangelernährung führt zu ernährungsbedingten Problemen und Krankheiten.
- Stress aufgrund schlechter Umweltbedingungen führt zu umweltbedingten Problemen und Krankheiten.
- Stress aufgrund einer fehlerhaften, verminderten oder überlastenden Betätigung des Körpers führt zu bewegungsbedingten Problemen und Krankheiten.
- Stress aufgrund mangelnder Erholungsfähigkeit führt zu regenerationsbedingten Problemen und Krankheiten.
- Stress aufgrund belastender Denk- und Sichtweisen und Konflikte führt zu lebensbedingten Problemen und Krankheiten.

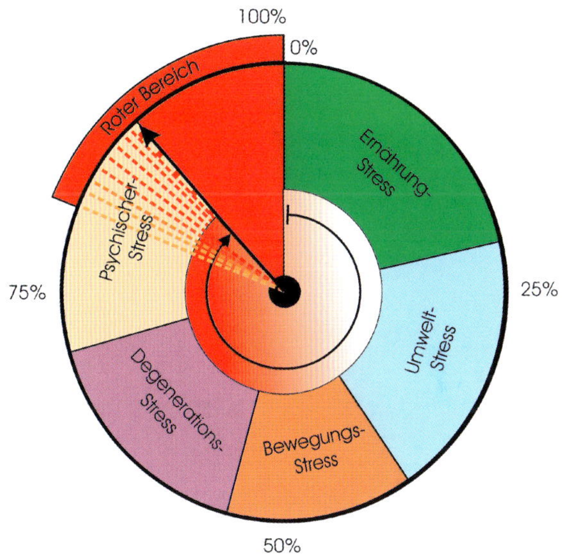

Abb. 7.0 - 2 Der ganzheitliche Stressmesser

Frage: „In welchem Lebensbereich beginnen Sie ab heute Stress zu reduzieren?"

Im Folgenden versuche ich die für Kopfschmerz- und Migränepatienten wichtigen Aspekte zu den jeweiligen Gesundheitssäulen aufzuzeigen.

7.1 SÄULE 1: POSITIVE LEBENSEINSTELLUNG UND KONFLIKTLÖSUNG

Ganz bewusst habe ich das Thema positive Lebenseinstellung und Konfliktlösung als erste Säule gewählt. **Die Lebenseinstellung ist entscheidend, ob Sie die nachfolgenden Gesundheitssäulen für sich nutzen werden oder nicht.**

7.1.1 LEBENSEINSTELLUNG

Ich möchte Sie fragen: Wie ist Ihre Einstellung zum Leben? Wie stellen Sie sich Ihr Leben vor? Wie ist Ihre Einstellung zu Erkrankungen im Allgemeinen? Und wie ist Ihre Einstellung zu Kopfschmerzen und Migräne im Besonderen?

Bevor Sie versuchen, diese Fragen zu beantworten, möchte ich Ihnen meine Vorstellung zu einer Einstellung wiedergeben: Ich vergleiche diese mit einer Einstellung eines Benzinvergasers oder einer Einspritzpumpe eines Motors oder auch mit der Einstellung der Spritzdüse an einem Gartenschlauch. Durch einfaches Drehen verändert sich die Einstellung – und somit auch die Auswirkung. Ändern Sie die Einstellung oder die Stellung zu einer Sache oder zu einer Person, z.B. indem Sie ein paar Schritte zur Seite oder gar zur gegenüberliegenden Seite gehen, so ändert sich auch Ihre Sichtweise. Wenn z.B. ein Mitarbeiter aus seiner Sichtweise heraus Entscheidungen seines Chefs nicht versteht, so sollte er sich einmal in die Sichtweise des Chefs begeben. So kann es durchaus sein, dass er die Entscheidungen des Chefs jetzt besser oder sogar vollumfänglich versteht.

Doch nun geht es erst einmal darum, inwieweit Sie Ihre Lebenseinstellung so ausrichten können oder schon so ausgerichtet haben, dass Sie eine Heilung auch wirklich zulassen können.
Wenn Sie bspw. die Anamnesefragen im Buch beantworten, so machen Sie sich bewusst, dass dies immer nur aus Ihrer momentanen Einstellung (= Sichtweise) heraus geschieht. Sie können nicht wissen, aus welcher Sichtweise heraus Sie die Fragen morgen beantworten würden.

Wie beeinflussbar wir sind, möchte ich an einem Beispiel aufzeigen:

Wenn Sie heute erfahren, dass Forscher herausgefunden haben, dass Migräne vererbbar ist und Hoffnung auf Gesundung nur dann gegeben ist, wenn das Migräne-Gen gefunden wird, was aber noch 20 bis 50 Jahre dauern kann, was meinen Sie, wie diese Information Ihre Einstellung beeinflussen könnte? Oder wenn Sie von der gleichen Nachricht erfahren, wenn Sie frisch verheiratet sind und eigentlich gerne gesunde Kinder zeugen und zur Welt bringen wollen?

Dieses negative Beispiel ist bestimmt nicht weit hergeholt, denn solche Meldungen erhalte ich regelmäßig über schulmedizin-orientierte Newsletter. Dies betrifft nicht nur das Thema Migräne und Kopfschmerzen, sondern auch Krebs und andere Erkrankungen.

Meine Antwort (= meine Einstellung) auf solche Meldungen ist die: „Stell dir vor, es ist Krieg und keiner geht hin!" Oder noch besser: „Stell dir vor, es ist Frieden und du förderst und erhältst ihn!"
Ich möchte Sie keineswegs auf eine naiv-positive Einstellung hinführen, sondern dazu, die Ihnen zur Verfügung stehenden Potentiale optimal nutzen zu können.

Richten Sie Ihre Einstellung so aus, dass es für Sie passend ist. Im Fall von Kopfschmerzen und Migräne so, dass Sie sich auf vollkommene Heilung und ein Leben ohne Kopfschmerzen einstellen.
Vielleicht haben Sie auch davon gehört, dass es Geschäftsleute gibt, die während einer Wirtschaftskrise erfolgreich waren – wohl weil sie von der Krise gar nichts wussten und sich nur auf ihre Geschäftsvision konzentrierten.

Es liegt in erster Linie an Ihnen selbst, was Sie aus Ihrer Zukunft, Ihrem Leben, Ihren Talenten und auch aus Ihren "Schwächen" machen.

Denken Sie positiv
Überprüfen Sie Ihre Denkweise! Sie sollten am Tag mehr als die Hälfte positive Gedanken haben. Wenn Sie krank sind und gesund werden möchten, sollte der Anteil positiver Gedanken gegen 100 Prozent gehen! Vergessen Sie bei aller positiven Denkweise nicht, auch wirklich die Ursachen Ihres Problems oder Ihrer Krankheit anzugehen.

Die Bilder, die Sie in Ihrem Kopf erzeugen und mit sich herumtragen, haben offensichtlich Auswirkungen auf Ihren Körper, und Ihre momentanen Lebensumstände sind ein Spiegel dessen, wie Sie über sich denken.

Wenn Sie alle Teilnehmer eines Endlaufs über 100 Meter vor dem Start befragen, wer heute gewinnt, wird der – spätere – Gewinner Ihnen auf jeden Fall mit voller Überzeugung sagen: „Natürlich ich, ich bin der Gewinner." Sie können davon ausgehen, dass in einem Rennen auf höchstem Niveau nie der gewinnen kann, der an sich zweifelt. Denn hier gewinnt nur, wer zu 100 Prozent sein Potential ausschöpfen kann. Der geringste Zweifel an sich selbst bedeutet, auf sein volles Potential zu verzichten und somit zu verlieren oder eben "nur" Zweiter zu werden. Ihr Glaube ist immer stärker als Ihre Verstandesleistung!

Mein Tipp: Meiden Sie Mitmenschen, die Sie immer wieder mit ihren Leiden belästigen, aber nicht bereit sind, selbst aktiv zu werden. Solche Menschen tun Ihnen nicht gut. Begrenzen Sie die Zeit mit ihnen auf das Notwendigste. Bieten Sie ihnen jedoch Ihre Hilfe an, wenn sie wirklich ursächlich etwas für ihre Gesundheit tun möchten und Sie der Meinung sind, etwas Effizientes anbieten oder vermitteln zu können.

Umgeben Sie sich stattdessen mit Menschen, die Ihre Kraft und Ausstrahlung noch verstärken. Sie brauchen ein Umfeld von Gleichgesinnten, die mehr über ihre Erfolge, Dankbarkeit und Zukunftspläne sprechen, als über Misserfolge, Undankbarkeit und vergangene schlechte Zeiten. Dieses positive Umfeld ist ein wichtiger Nährboden für Ihre positive Entwicklung.

Allerdings können Sie nicht erwarten, dass Sie ohne Ihr Zutun von Gleichgesinnten gefunden werden. Nutzen Sie die Möglichkeit, Ihre Entwicklung und Ihre Erfahrungen anderen mitzuteilen und somit auch andere zu Gleichgesinnten werden zu lassen.

Finden Sie Ihre optimalen Herausforderungen und Anreize
Menschen, die unterfordert sind, leiden und erkranken ebenso wie diejenigen, die überfordert sind. Es ist in der Tat eine Kunst, sein Leben zwischen diesen beiden sich ändernden Zuständen zu gestalten. Lassen Sie einmal die folgende Grafik, die die Leistungsfähigkeit im Verhältnis zum Stressniveau aufzeigt, auf sich wirken. Finden Sie Ihre persönlichen optimalen Anreize und Herausforderungen. Somit leben Sie glücklich und zufrieden und erfreuen sich einer hohen Leistungsfähigkeit.

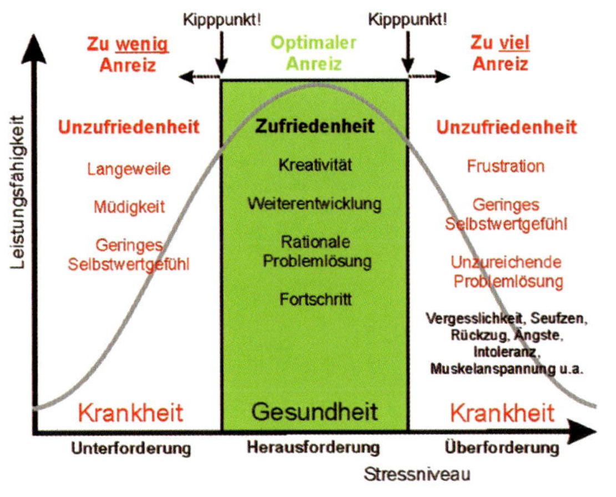

Abb. 7.1.1 - 1 Grafik zur Leistungsfähigkeit im Verhältnis zum Stressniveau

Erwerben Sie eine positive Weltanschauung
Machen Sie sich klar, was Sie wirklich glücklich macht und wie Sie leben möchten. Sind Ihre bisherigen Einstellungen und Meinungen wirklich identisch mit Ihrem Inneren?
Ändern Sie Ihre Weltanschauung, machen Sie sich zum Schöpfer Ihrer Umstände und verwirklichen Sie Ihre Lebensziele. Fragen Sie sich immer wieder: „Wenn nicht heute, wann dann, wenn nicht ich, wer dann?"

Das Leben in Freiheit
Lassen Sie Ihr Leben nicht von Energiefressern und "Verpflichtungen" bestimmen. Nehmen Sie das Glück an, dass Sie in Freiheit leben dürfen und machen Sie sich bewusst, dass Sie nur in einigen Bereichen im Leben erfolgreich sein können. Legen Sie sich auf die wirklich großen Visionen in Ihrem Leben fest. Diese haben Priorität.

Liebe, Partnerschaft und Sexualität
Investieren Sie in Ihre Partnerschaft. Lernen Sie Liebe zu geben und anzunehmen. Erleben Sie Liebe, Zärtlichkeit und Sexualität als etwas Göttliches und überprüfen Sie, ob Sie Ihre bisherigen von außen erworbenen moralischen Eingrenzungen aufrechterhalten möchten. Wenn Kopfschmerz- oder Mi-

gräneentstehung mit Sexualität zusammenhängt, so kann dies an Ihrer inneren Haltung liegen oder an einer zusätzlichen Hirnüberreizung oder es handelt sich um einen Entspannungszustand, der sich auch auf das Gehirn auswirkt. Auf jeden Fall sollte die Grunderkrankung/das Grundproblem behandelt werden, so dass Sexualität ein kopfschmerzfreies Vergnügen darstellt.

Gewinner-Gewinner-Strategie

Leben Sie so, dass Sie stets Gewinner produzieren und seien Sie großzügig zu anderen. Sie sollten wissen, dass wir sehr wohl von Gedanken und Empfindungen anderer beeinflusst werden. Wenn Sie durch Ihr Handeln, Ihre Gedanken und Empfindungen viele Gewinner produzieren, ist Ihnen eine Fülle an positiver Energie sicher. Und falls es einmal in einem Konflikt keine Gewinner-Situation für alle Beteiligten gibt, weil Ihr Mitstreiter evtl. beratungs- und therapieresistent ist oder es warum auch immer nicht gelingen sollte, so versuchen Sie wenigstens, als Geringverlierer und nicht als Hauptverlierer aus dem "Rennen" zu gehen. Dabei kann es durchaus sein, dass ein Nachgeben klüger ist und sich besser anfühlt, als einen Streit bis zum Exzess weiterzuführen. Überprüfen Sie, ob es die Sache wert ist oder ob Ihre (Lebens)Zeit woanders besser investiert ist.

„Niemand wird alt, weil er eine Anzahl Jahre hinter sich gebracht hat. Man wird nur alt, wenn man seinen Idealen Lebewohl sagt. Mit den Jahren runzelt die Haut, mit dem Verzicht auf Begeisterung aber runzelt die Seele. Sorgen, Zweifel, Mangel an Selbstvertrauen, Angst und Hoffnungslosigkeit, das sind die langen, langen Jahre, die das Haupt zur Erde ziehen und den aufrechten Geist in den Staub beugen. ... Du bist so jung wie deine Zuversicht, so alt wie deine Zweifel, so jung wie deine Hoffnung, so alt wie deine Verzagtheit. Solange die Botschaft der Schönheit, Freude, Kühnheit, Größe, Macht von der Erde, den Menschen und dem Unendlichen dein Herz erreichet, so lange bist du jung. Erst wenn deine Flügel nach unten hängen und das Innere deines Herzens vom Schnee des Pessimismus und vom Eis des Zynismus bedeckt ist, dann erst bist du wahrhaftig alt geworden."

Albert Schweitzer

7.1.2 KONFLIKTENTSTEHUNG NACH DER NEUEN MEDIZIN

Dass Konflikte krank machen können, hat vielleicht schon jeder selbst erlebt oder beobachten dürfen.

Spätestens seit den Erkenntnissen der Neuen Medizin nach Dr. med. Ryke Geerd Hamer ist wissenschaftlich bewiesen, dass ein seelischer Konflikt zu einem biologischen Sonderprogramm im Sinne einer Umschaltung im Gehirn, am Körper und auf der psychischen Ebene führen kann. Mit Hilfe der Computertomografie (CT) gelang Dr. Hamer der Beweis, dass ein hochakut-dramatischer Konflikt (= „Biologischer Konflikt") sich im Gehirn als sog. Hamerscher Herd (HH) in einem Hirn-Relais zeigt. Die HH sind kugelförmig verdichtetes Gehirngewebe. Mit dem Wissen um die topographische Anatomie des Gehirns erhalten wir aufgrund der Lage des HH Auskunft über das betroffene Körperorgan und den Konfliktinhalt.

Ich habe selbst viele Jahre Gehirn-CTs von Patienten ausgewertet und war beeindruckt, wie häufig ich „biologische Sonderprogramme"(Krankheiten) entdeckte, von denen ich im Vorfeld nichts wusste und die jedoch von den Betroffenen bestätigt wurden. Aufgrund anderer praktikabler Diagnoseverfahren, verzichte ich heute auf den Einsatz strahlenintensiver CT-Bilder.

Wer mehr über die Neue Medizin erfahren möchte, dem stehen im Literaturverzeichnis Bücher zur Auswahl. Besonders empfehlen möchte ich das Buch von Björn Eybl „Die seelischen Ursachen der Krankheiten". Zudem gibt es im Internet jede Menge Informationen, z.B. auf www.germanische-heilkunde.at sowie kostenlose pdf-Broschüren, u.a. www.free-new-medicine.com/.

7.1.3 DAS KOPFSCHMERZ-MODELL NACH DEN GESETZMÄSSIGKEITEN DER NEUEN MEDIZIN

Kopfschmerzen treten nach den Gesetzmäßigkeiten der Neuen Medizin immer in der Heilungsphase auf, die nach der Konfliktlösung einsetzt (siehe Abbildung). In dieser Heilungsphase wird in das zuvor aktivierte Hirnrelais nun Wasser eingelagert, was zu einem raumfordernden Ödem führt. War der Konflikt sehr heftig und langandauernd, wird die entstehende Hirnschwellung ebenfalls stark sein und zu einem Druckanstieg im Gehirn führen, was starke Kopfschmerzen verursacht. In der Heilungskrise (auch „epileptoide Krise" genannt) wird das Ödem innerhalb einer kurzandauernden (Minuten bis mehrere Stunden) und heftigen sympathikotonen Phase ausgepresst Diese Phase können Patienten auch als "kalte Tage" (oder "kalte Stunden"), empfinden.
Ein besonderes Problem bei diesem Vorgang stellt ein gleichzeitig bestehender „Flüchtlings- oder Existenzkonflikt" dar. Dieser Konflikt, den man auch „Nierensammelrohrkonflikt" nennt, entsteht dann, wenn sich eine Person „mutterseelenalleingelassen", „sich unversorgt", „schlecht versorgt" oder wie „in der Wüste" fühlt. Dr. Hamer machte die Erfahrung, dass vor allem Krankenhausaufenthalte diese Gefahr im Besonderen bergen. Bei diesem Konflikt verengen sich die Nierensammelrohre, so dass Wasser im Körper zurückgehalten und somit weniger ausgeschieden wird. Das zurückgehaltene Wasser lagert sich vermehrt an den Stellen ein, die ohnehin schon ödemisiert sind, so eben auch in das Hirnrelais, welches sich in der Heilungsphase befindet. So verstärkt dies den Kopfschmerz und auch das Ausmaß der nachfolgenden epileptoiden Krise, in der das Wasser im betroffenen Gehirnrelais ausgepresst wird.
Somit ist es enorm wichtig, dass Patienten gut („mütterlich") betreut werden und sich gut aufgehoben (im besten Fall wie „zuhause") fühlen. So lassen sich Begleitsymptome deutlich mindern!

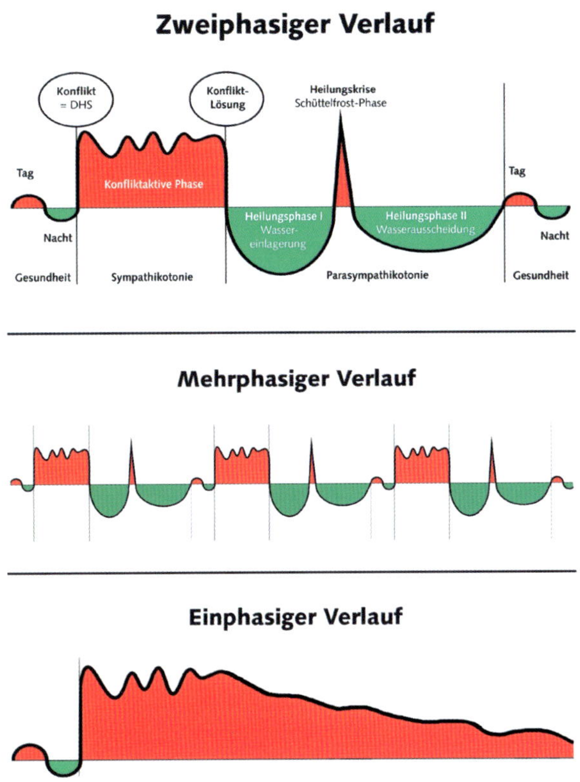

Abb. 7.1.3 - 1 Phasen und Epikrisen nach der Neuen Medizin (Mit freundlicher Genehmigung von Björn Eybl und dem Ibera Verlag, www.free-new-medicine.com)

Zur Abschwellung des Heilungsödems empfiehlt Dr. Hamer kühle Kompressen, kalte Duschen, Schwimmen im kühlen Wasser oder Spaziergänge bei kühlem Wetter ohne Kopfbedeckung.
Als Medikamente können dabei zum Einsatz kommen: Adrenalin, Noradrenalin, Cortison, Prednisolon, Dexamethason, Koffein, Thein, Penicillin, Digitalis und andere sympathikotonisch (den Tagesnerv/Sympathikusnerv anregend) wirkende Medikamente. Dies sind die von Dr. Hamer u.a. empfohlenen Medikamente. Die Verordnung und Dosierung sollte dabei von einem erfahrenen Behandler vorgenommen werden.

Aber auch andere pflanzliche und homöopathische Medikamente, wie sie in diesem Buch erläutert werden, stehen dem naturheilkundlich bewanderten Patienten und Behandler zur Verfügung.

7

7.1.4 DAS MIGRÄNE-MODELL NACH DEN GESETZMÄSSIGKEITEN DER NEUEN MEDIZIN

Ich habe mir zur Aufgabe gemacht, die Erkenntnisse der Neuen Medizin von Dr. Hamer mit meinen Kenntnissen über **Migräne** zu verbinden, und bin zu folgenden Ergebnissen gekommen:

Nach den Gesetzmäßigkeiten der Neuen Medizin findet der Migräneanfall in der Heilkrise nach einem „frontalen Schreckangst-" oder „Ohnmächtigkeitskonflikt" statt, die weiter unten noch erklärt werden. Der Migräneanfall findet jedoch nur bei vollständiger Lösung des Konfliktes und nach einer Heilungsphase statt, die zwischen Stunden und Wochen andauern kann (je nach Länge der vorausgegangenen Konfliktdauer). Wird jedoch der Konflikt nie vollständig gelöst und auf niedriger Stressstufe "am Kochen" gehalten, bleibt der Organismus auf einer erhöhten Sympathikusaktivierung. Somit kommt er nicht in Heilung und es entsteht auch keine Heilkrise mit Migräneanfall. Da jedoch die „hängende Konfliktaktivität" gesundheitlich belastend ist und u.U. zur Auszehrung führen kann, ist es sinnvoll, eine endgültige Auflösung des ursprünglichen Konflikts zu erreichen.

Das für mich ausschlaggebende Ereignis bei der Suche nach der Ursache eines Migräneanfalls ist sein Auslösemechanismus. In der Praxis zeigen sich auf der psychischen Ebene bekanntermaßen zwei Möglichkeiten:

1. Erholungssituation (z.B. Wochenendmigräne, Urlaub) oder ausgepowert sein (z.B. nach intensivem Sport)
2. Stresssituation (enormer Erwartungsdruck, Prüfungssituation, Überforderung)

Meine Hypothese dabei ist die, dass bei beiden Auslösern der gleiche Mechanismus ablaufen muss. So müsste es sich dabei jedes Mal um eine epileptoide Krise handeln, bei der im Gehirn das betroffene Hirnrelais (in dem sich der HH befindet) innerhalb kurzer Zeit verändert – meines Erachtens wahrscheinlich ausgepresst – wird. Nach Dr. Hamers Erkenntnissen geschieht dies immer in der Heilungsphase, wenn nach Konfliktlösung die "Reparaturarbeiten" quasi abgeschlossen sind. Aber warum tritt ein Migräneanfall auch in einer Stresssituation auf? Meine Erklärung: Der Migränepatient, der in einer Stresssituation/konfliktauslösenden Situation den Migräneanfall bekommt, befindet sich in einer latenten Konfliktaktivität. Er befand sich in einer „hängenden Heilung", was heißt, dass der HH immer etwas ödemisiert ist und nie ganz zur Abheilung/Abschwellung gekommen ist. Diese nicht vollständige Ausheilung ist dem Patienten oft nicht bewusst. Wenn es nun zu dem auslösenden Konflikt kommt, so schaltet der HH auf volle Konfliktaktivität um, wobei das Ödem im Herd ausgepresst wird – genauso wie bei der epileptoiden Krise in der Heilungsphase.

Dies würde erklären, warum es sowohl in der konfliktgelösten Erholungs-/Heilungsphase als auch in der konfliktaktiven Stressphase die gleichen Anfälle geben kann.
Ich kann mir vorstellen, dass es bei einem auslösenden Stresskonflikt ohne vorherig angesammeltem Konfliktpotential keinen klassischen Migräneanfall geben kann.

Oftmals wird vom Patienten eine Vermeidungsstrategie entwickelt, d.h. er begibt sich nicht mehr in Situationen, in denen er bewusst oder unbewusst bemerkt, dass ihm die Situation nicht behagt. Ich lernte Menschen kennen, die mir sagten: „Stress gibt es bei mir nicht mehr, da krieg ich nur einen Migräneanfall!" Im Extremfall könnte dies jedoch so aussehen, dass sich die Person nicht mehr aus dem Haus traut, aus Angst, wieder eine migräneauslösende Situation zu erleben, was natürlich keine dauerhafte Lösung darstellt.

7.1.5 UM WELCHE KONFLIKE HANDELT ES SICH BEI DER MIGRÄNE NACH DER NEUEN MEDIZIN

Insgesamt werden in der Neuen Medizin-Literatur drei Konflikte erwähnt, bei denen es in der Heilungsphase zu Migräne kommen kann und deren Vorgänge sich im vorderen Gehirnbereich abspielen.

1. Ohnmächtigkeits-Konflikt (ungeplante Schwangerschaft, „Mir sind die Hände gebunden, ich kann nichts tun!", „Man müsste dringend etwas tun und keiner unternimmt etwas!")

Das betroffene Organ ist hier die Schilddrüse, genauer die **Schilddrüsen-Ausführungsgänge**, welche in der konfliktaktiven Phase ulzerieren [es entsteht Ulzera (= Zellminus, Geschwür)], die man durch bildgebende Diagnostiken nicht sieht, aber der Patient als "Ziehen" fühlen kann. In der Heilphase kommt es zu Schilddrüsen-Zysten, einem benignen Kropf oder Struma (Schilddrüsenvergrößerung). In der Heilkrise (epileptoide Krise) entsteht der Migräneanfall. **Das Hirnrelais für die rechten Schilddrüsen-Ausführungsgänge sitzen auf der linken Seite des Frontalhirns, das Hirnrelais für die linken Schilddrüsen-Ausführungsgänge auf der rechten Seite. An diesen Stellen sind im Anfall die Schmerzen lokalisiert.**
Der biologische Sinn besteht darin, den Menschen, der unter dem Druck einer unbewältigten Herausforderung steht, zu mobilisieren und seinen Stoffwechsel zu erhöhen. Dies geschieht durch die Aktivierung der Nebennierenrinde und auch der Schilddrüsenfunktion, was Auswirkungen auf die Mobilisation des gesamten Menschen hat.

2. Schreckangst-Konflikt (bei unerwartet auftauchender Gefahr, Sprachlosigkeit, „Es fehlen einem die Worte", „Zu Tode erschrocken")
Die betroffenen Organe sind hierbei die **Kehlkopf-Muskulatur** und/oder das **Kehlkopf-Plattenepithel** (Als Plattenepithel wird eine bestimmte Art von Körperzellen bezeichnet, die unterschiedliche äußere und innere Körper- und Organoberflächen bedecken.). **Beide Organe haben ihr Hirnrelais auf der linken Fronthirnseite.**
Der **Schreckangst-Konflikt** (Organ Kehlkopf/Relais linke Hirnseite) stellt die weibliche Reaktion auf Bedrohung dar (bleibt passiv), der **Revierangst-Konflikt** (Organ Bronchien/Relais rechte Hirnseite) stellt die männliche Reaktion (wird aktiv) dar. Die Organveränderungen während der konfliktaktiven Zeit sind ebenfalls Ulzera. Beim **Kehlkopf-Plattenepithel** entstehen Ulzera am Kehlkopf und an den Stimmbändern. Meist treten nur leichte Schmerzen auf und eine raue Stimme. Es kann zu Appetitlosigkeit führen mit Brechreiz beim Essen, die Speiseröhre ist wie zugeschnürt. Der Betroffene hat eiskalte Hände und kann nachts nicht richtig schlafen, er ist im Dauerstress.

In der Heilungsphase kommt es zur Auffüllung der Ulzera. Das Kehlkopf-Plattenepithel schwillt stark an und die Stimme verändert sich. Stimmband-Polypen sind ein übermäßiges Heilungswachstum. Der Patient hat warme Hände, isst wieder gut, ist müde und abgeschlagen. Das vegetative Nervensystem hat umgeschaltet. In der epileptoiden Krise der Heilphase gibt es einen Migräneanfall.

3. Frontalangst-Konflikt / Die Angst zu ersticken (Angst vor einer lebensbedrohlichen Gefahr, die scheinbar unausweichlich auf den Betroffenen zurollt, Frontalaufprall bei einem Verkehrsunfall, aber auch die Diagnose eines Arztes „Sie haben Krebs" sog. Krebsangst-Konflikt)
Die Organveränderung findet in den **Gängen der Kiemenbögen**, welche inmitten des Brustraumes verlaufen, statt (schulmedizinisch werden sie dem Bronchialorgan zugeordnet). Die Kiemenbogengänge sind mit Plattenepithel ausgekleidet. Dort entstehen Löcher. In der Heilungsphase werden die Löcher wieder repariert, es wird Bindegewebe und Ödemwasser eingelagert, was zur Ausbildung von Flüssigkeits-Zysten mit starker Schwellung führt.
In der epileptoiden Krise der Heilphase kann es ebenfalls zu einem Migräneanfall kommen. **Die Gehirnrelais befinden sich im Stirnbereich rechts und links, adäquat den Schilddrüsen-Ausführungsgängen (beim Ohnmächtigkeits-Konflikt).**

Wann, warum und welche Konflikte und welche Relais?
Um professionell nachvollziehen zu können, um welche Konflikte und welche Hirnrelais es sich handelt, bedarf es tiefgehender Kenntnisse über die Neue Medizin und den jeweiligen Patienten. Im Rahmen des Buches möchte ich noch auf zwei wichtige Faktoren hinweisen:

1. Händigkeit des Patienten: Rechtshändige Männer reagieren beim Erstkonflikt mit der rechten Hirnhälfte, rechtshändige Frauen mit der linken. Erst danach "schlagen" Zweitkonflikte auf der anderen Seite ein.

2. Hormonlage: Wechselt die Hormonlage z.B. in den Wechseljahren von weiblich zu männlich, reagiert die Frau ab sofort männlich. Vorhandene Konflikte wechseln dann die Seite und somit auch die Relais- und Organzugehörigkeit.

Diese Zusammenhänge sind immens wichtig, denn nur so kann nachvollzogen werden, wieso ein rechtshändiger Mann nur mit einem Schreckangst-Konflikt reagieren kann, wenn er bereits einen "männnlichen" Konflikt erlitten hat, oder wenn sich seine Hormonlage ins Weibliche verändert hat (z.B. im höheren Alter oder durch Einnahme weiblicher Hormone).

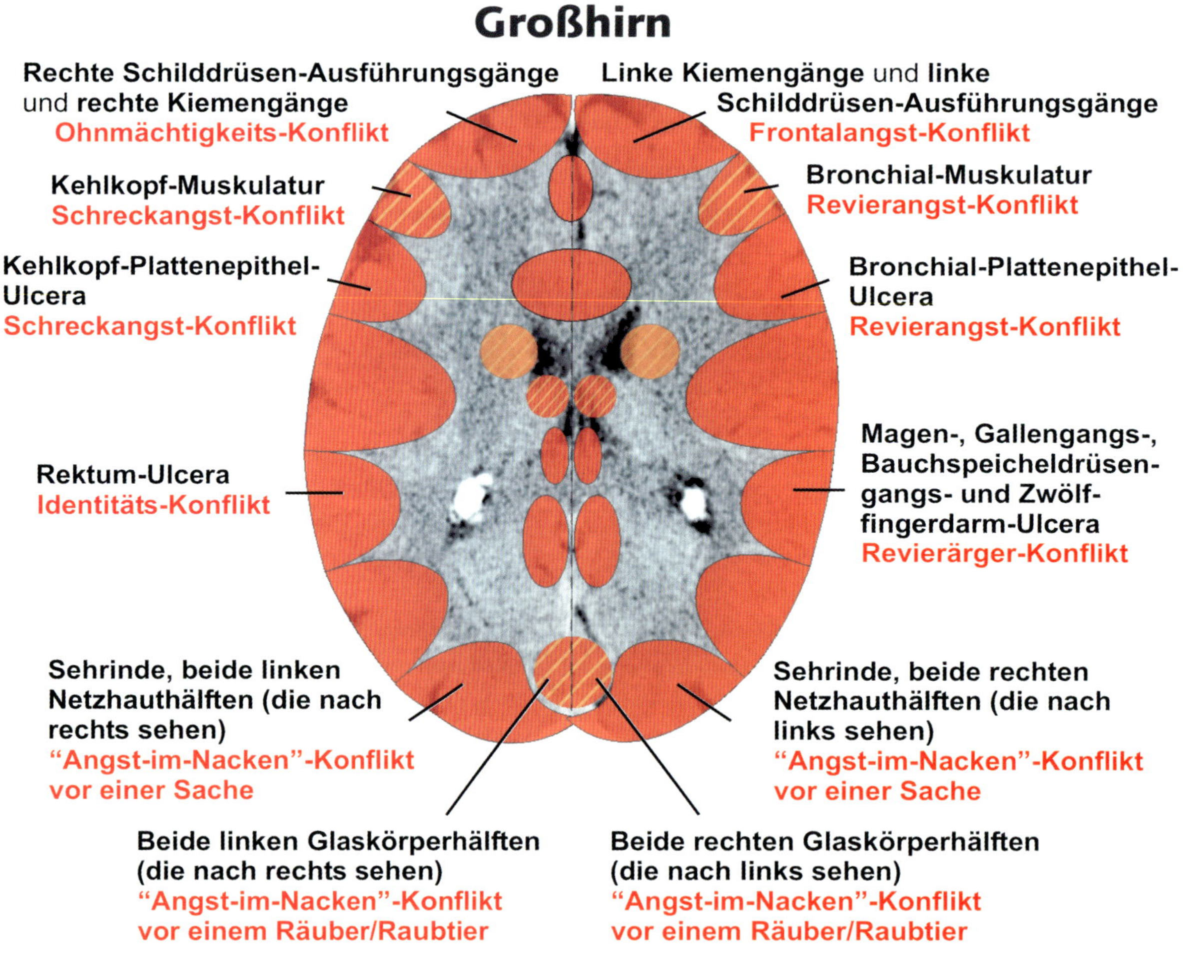

Abb. 7.1.5 - 1 Großhirn mit den für die Migräne relevanten Relais nach den Erkenntnissen der Neuen Medizin (Lage der Relais entnommen aus Hamer, Ryke: Vermächtnis einer Neuen Medizin, Teil 1 und 2, Amici di Dirk, 1999 und www.germanische-heilkunde.at, 2018. Die Großhirnabbildung wurde entnommen aus www.free-new-medicine.com, mit freundlicher Genehmigung von Björn Eybl und dem Ibera Verlag.)

Begleitsymptome der Migräne

- Vorhandene Übelkeit und/oder Erbrechen könnten auf einen **Identitäts- oder Revierärger-Konflikt** hinweisen. Je nach Händigkeit (Rechts- oder Linkshänder), Hormonlage und bestehender Vorkonflikte können diese Konflikte eines der beiden Relais konfliktaktiv schalten. Der Identitäts-Konflikt steht für „nicht wissen, wo man hingehört" oder „welcher Meinung man sich anschließen soll". Beim Revierärger geht es um Grenzstreitigkeiten bezüglich des empfundenen Reviers (Wohnung, Auto, Partner), die Reviergrenzen werden dabei nicht respektiert. Die im klassischen Sinne betroffenen Organe sind die **Magen- oder Zwölffingerdarm-Schleimhaut, der Bauchspeicheldrüsen-Ausführungsgang oder die Gallengänge**.
- Beim **Identitäts-Konflikt** sind die klassischen Organe die **Mastdarm- oder After-Schleimhaut (Hämorrhoiden) oder der äußere Afterschließmuskel**. Bei entsprechender hormoneller Lage, Linkshändigkeit oder bestehendem Vorkonflikt auf der Gehirnseite des Identitätsrelais (links) "schlägt" der Konflikt jedoch auf der anderen Seite (rechts) ins Revierärger-Relais ein.
- Vorhandene Sprachstörungen könnten auf einen **Schreckangst- bzw. Sprachlosigkeits-Konflikt oder Revierangst-Konflikt** (**Bronchialschleimhaut oder -muskulatur** bei „Gefahr, sein Revier zu verlieren") hinweisen.
- Sehstörungen mit Gesichtsfeldausfall oder Doppelbilder könnten durch Raumausdehnungen im Marklager des Großhirns entstanden sein, wo die Sehnerven darunter verlaufen. Evtl. könnte auch gleichzeitig ein **„Angst-im-Nacken"-Konflikt** (Angst vor Gefahr von hinten) beteiligt sein, wobei sich die beteiligten Relais für **Netzhaut und Glaskörper des Auges** am Hinterkopf der Großhirnrinde befinden.

Die Linderungsbehandlung in der Heilungsphase ist die gleiche wie unter dem vorigen Kapitel „Das Kopfschmerz-Modell" beschrieben.

Fazit

Lösen Sie Konflikte, sobald Sie entstanden sind oder noch besser: Verhindern Sie deren Entstehung. Beobachten Sie sich: Wann bekommen Sie kalte Hände? Was lässt Sie nachts nicht schlafen? Welches Ereignis geht Ihnen nicht mehr aus dem Kopf? Wenn Sie selbst den Konflikt oder auch mehrere Konflikte nicht identifizieren oder eliminieren können, so nehmen Sie kompetente Hilfe in Anspruch – möglichst schnell.

So wie Sie Ihr Auto bei Problemen in die Werkstatt bringen, so gibt es Fachleute, die Ihnen helfen, sich von krankmachenden Konflikten zu lösen. So wie der Motor Ihres Fahrzeuges wieder die volle Leistung erbringen kann, wenn die energieverhindernden Fehler eliminiert wurden, so werden auch Sie wieder voller Elan und Lebensfreude leben können, nachdem die Konflikte mit der richtigen Strategie beseitigt wurden. Nehmen Sie die angebotenen professionellen Hilfen an.

7.2 VITALSTOFFREICHE ERNÄHRUNG

„Läge es in meiner Macht, würde ich die Welt, wenn schon nicht zu ihrer ursprünglichen Nahrung, dann doch zu einer gesünderen und gemäßigteren als ihrer heutigen zurückrufen!"
John Evelyn, Acetatia, A Discourse of Sallet, 1631

Nach den Erfahrungen von Dr. med. Max Otto Bruker verliert bereits ein Drittel der Migränepatienten alleine durch Vermeidung von Fabrikzucker seine Anfälligkeit. Diese Kenntnisse konnte ich recht schnell in meinen Ernährungskursen und Ernährungsberatungen bestätigen. Bei manchen Betroffenen kam es binnen Tagen, bei anderen nach ein paar Wochen zum Ausbleiben von Kopfschmerzen und Migräne.
Diese Erfolge motivierten mich dazu, eine Migränestudie durchzuführen. An dieser Stelle möchte ich noch erwähnen, dass ich mit verschiedenen Krankenkassen Kontakt aufgenommen und sie über unsere beeindruckenden Erfolge informiert habe. Die Krankenkassen hatten jedoch weder Interesse, an einer Studie teilzunehmen, noch sich darüber zu informieren. Auch die Bereitschaft eines Kassenarztes, die Studie zu begleiten, überzeugte die Krankenkassen nicht. Mir kamen damals erste Zweifel, ob Krankenkassen ein primäres Interesse an der Gesundheit ihrer Mitglieder haben.

7.2.1 MIGRÄNE-STUDIE

Im Jahr 2000 gelang es in meinem Gesundheitszentrum eine Ernährungsstudie mit Kopfschmerz- und Migränepatienten durchzuführen. Ohne die hervorragende Mitarbeit der Teilnehmerinnen, die ihre Ernährungsprotokolle äußerst zuverlässig geführt haben, wäre die Studie nicht machbar gewesen.
Diese kleine Studie ist zwar im streng wissenschaftlichen Sinne nicht repräsentativ, aber sie untermauert und ergänzt meine bisherigen Erfahrungen im Zusammenhang mit Ernährung und Kopfschmerz/ Migräne.

Dass eine Ernährungsumstellung Erfolg bringt, war mir bereits zu Beginn der Studie ausreichend bekannt. Interessant war für mich jedoch, wie konsequent die Migränepatienten verschiedene Nahrungsmittel meiden und andere zu sich nehmen mussten, um Erfolge erzielen zu können. Mit Hilfe der Studie war es auch möglich aufzuzeigen, dass es bei einigen Probanden schon durch geringste Fehler in der Ernährung zu Migräneanfällen kam. So war es für Teilnehmer wie für Betreuer sehr gut nachvollziehbar, welche Faktoren eine Rolle spielten.

Die wichtigsten Erkenntnisse:
Es gab Teilnehmer, bei denen Migräneanfälle allein durch die Meidung von Fabrikzucker, koffeinhaltigem Kaffee und teeinhaltigem Tee (Teein = Koffein) ausgeblieben sind. Statt Fabrikzucker wurde zum Süßen und zur Herstellung von Süßspeisen und Süßgebäck naturbelassener Honig verwendet. Diese beiden Substanzen – Fabrikzucker und Koffein – haben sich als Hauptübeltäter herausgestellt, wobei die Teilnehmer auch mehr oder weniger Auszugsmehle durch Vollkornmehle ersetzten. Bei einigen Teilnehmern war es zudem notwendig, Käse zu meiden. Bei einer Teilnehmerin mit einer jahrzehntelangen "Migräneära" war es ferner notwendig, alle tierischen Eiweiße zu meiden, um keine – inklusive periodenabhängige – Migräneanfälle mehr zu bekommen. Eine interessante Erkenntnis brachte außerdem das Protokollieren des Wohlfühlzustandes: Es zeigte sich – neben dem Fernbleiben von Kopfschmerzen und Migräne – eine deutliche Zunahme des allgemeinen Wohlbefindens. Es wurde von einigen Teilnehmern berichtet, dass zwar Migräneanfälle tatsächlich ausblieben, sie jedoch an einem dumpfen Gefühl im Kopf bemerkten, dass eigentlich zu diesem Zeitpunkt ein Migräneanfall hätte auftreten "müssen". Dieses "dumpfe Kopfgefühl" nehmen viele ehemalige Migränegeplagten zum Anlass, sich bei ihrem Körper zu bedanken, dass es nicht zum An- und Ausfall gekommen ist und sie nur einen "Schuss vor den Bug" erhalten haben. Aus den Gesprächen mit den Teilnehmern ergab sich außerdem ein wichtiger Hinweis: Bei einem Mindestanteil von 50 % Frischkost (Rohkost) fühlten sich einige Teilnehmer viel freier im Kopf und das dumpfe Gefühl war nicht mehr oder zumindest nicht mehr so stark zu spüren: sie waren dadurch mental leistungsfähiger und ihr Wohlbefinden stieg enorm!

7.2.2 DIE ANTI-MIGRÄNE-ERNÄHRUNG

Die Basis einer Anti-Migräne-Ernährung ist in erster Linie eine für jeden Menschen gesunde Ernährung, nämlich eine vollwertige und vitalstoffreiche Kost mit möglichst hohem Frischkostanteil, wobei vorzugsweise alle Lebensmittel aus biologischem Anbau stammen sollten.

„Gute Diät ist der vollkommene Weg zur Heilung, und sie ist es wert, beachtet zu werden. Ein König, der sich nicht beim Essen beherrschen kann, wird ein Reich kaum in Ruhe und Frieden beherrschen können."
Regimen sanitatis Salernitanum, 11. Jahrhundert (Mittelalterliche Gesundheitsregeln aus Salerno)

Die Anti-Migräne-Ernährung muss zudem den folgenden beiden Ansprüchen entsprechen:
- Nahrungsmittel, die den Organismus belasten, sollten gemieden werden.
- Lebensmittel, welche die Leistungsfähigkeit steigern und Heilprozesse begünstigen, sollten den Großteil der täglichen Nahrungsaufnahme abdecken.

Somit ergibt sich eine überwiegend basenreiche Ernährung, die je nach Zustand der Säure-Basen-Haushaltsregulation des Körpers strenger oder großzügiger gehandhabt werden kann.

Nahrungsmittel, die den Organismus belasten:
- Fabrikatorisch hergestellte Zucker (somit auch Traubenzucker, Rohrzucker, Melasse u.a.; alternativ Honig in Maßen verwenden)
- Kaffee, teeinhaltige Tees und koffeinhaltige (Zucker-)Getränke
- Auszugsmehle und deren Produkte (z.B. aus Weißmehl hergestellte Backwaren und Speisen)
- Backwaren aus Laborfertigmischungen (Backshops, Supermärkte und leider auch die meisten Bäckereien)
- Fabrikfette (Margarine, übliche raffinierte Öle, übliche Wurstwaren)
- Chemische Zusatzstoffe, Geschmacksverstärker, Nitrat und Nitrit (z.B. in Wurst und Fleisch), Histamin
- Evtl. Säfte und Alkohol (wenn, nur in Bio-Qualität genießen und in Maßen)
- Evtl. Käse und andere Milchprodukte (ansonsten nur in Bio-Qualität verzehren und in Maßen)
- Evtl. Fleisch und Wurst (ansonsten nur in Bio-Qualität verzehren und in Maßen)

Lebens- und Nahrungsmittel, die dringend benötigt werden:
- Echte Getränke (Quellwasser, gefiltertes Leitungswasser, Umkehrosmosewasser mit oder ohne anschließende Vitalisierung)
- Rohkost (wenn möglich mindestens 50 % der täglichen Ernährung, Obst, Gemüse, Rohkostsalate, Frischkorngerichte, Keimlinge, Sprossen, Nüsse)
- Meer- oder Steinsalz (ohne Zusätze wie Jod etc.)
- Naturbelassene Fette (Nüsse, kaltgepresste Öle, Butter, Sahne)
- Vollkorngetreidespeisen (Brot, Nudeln, Spätzle, Pfannkuchen, Kuchen), möglichst aus frisch gemahlenem Getreide hergestellt

Das war es schon!

Die üblichen und meistverbreiteten Empfehlungen, Kalorien oder Fettaugen zu zählen, sind falsch, da sie nicht das Wesentliche sind. Bestimmt kennen Sie Menschen, die essen können was sie wollen und schlank bleiben, und Menschen, die das Essen fast schon beim Anschauen in Fettgewebe umsetzen. Es kommt eben darauf an, wie Ihr Körper die eingenommene Nahrung verstoffwechselt, sie wieder ausscheiden kann oder sie einlagert. Die Krankheit "Fettsucht" lässt sich nicht ursächlich mit einer kalorienreduzierten Kost heilen. Was hilft, sind eine vitalstoffreiche und vollwertige Ernährung, der Abbau von Ablagerungen im Zwischenzellgewebe durch Vermeidung von tierischen Eiweißen und Eiweißpräparaten, eine konstitutionelle und unterstützende Therapie, z.B. mit Hilfe homöopathischer Mittel, Kräutern, Akupunktur, Muskelarbeit und ein Abbau seelischer "Ablagerungen".

„Wer Schrott isst, rostet früher."
Dr. Wolf-Dieter Storl, Kulturanthropologe und Ethnobotaniker

Vielleicht werden Sie sich jetzt fragen, ob Sie denn überhaupt noch auswärts essen gehen können. Ich möchte zurückfragen: „Kennen Sie ein Restaurant, welches auf Geschmacksverstärker und Fabrikzucker verzichtet, oder kennen Sie Freunde und Bekannte,

die das tun? Ich empfehle Ihnen prinzipiell, die oben aufgeführte Anti-Migräne-Ernährung zuhause und bei der Arbeit strikt einzuhalten. Da Ihr Körper durch die vollwertige Ernährung wieder gesünder wird, steigt auch die Toleranzgrenze für gelegentliche krankmachende Nahrungsmittel und Sie werden hin und wieder Ausnahmen eher verkraften. Wenn Sie allerdings noch nicht so gesund sind oder erst kurze Zeit die Ernährung umgestellt haben, so kann es sein, dass Sie diese Ausnahmen im Anschluss durch Kopfschmerzen quittiert bekommen. Dann wissen Sie zumindest, dass Ihr Organismus noch sehr sensibel auf eines oder mehrere der minderwertigen Speisen und Zutaten reagiert.
Mein Tipp: Wenn Sie sich beim Auswärtsessen dazu entschließen, die Anti-Migräne-Ernährung zu unterbrechen, so genießen Sie den Abend, lassen Sie sich nicht in Streitgespräche verwickeln, übertreiben Sie es weder mit der Essensmenge noch mit dem Alkohol, meiden Sie Zigarettenrauch und schlecht gelüftete oder überwärmte Räume, gehen Sie ab und zu an die frische Luft und gehen Sie nicht zu spät ins Bett. Und noch eins: Essen und trinken Sie niemals irgendjemandem zuliebe etwas, was Sie selbst nicht möchten, ob dies Ihre Lieblingsoma, die Schwiegermutter oder Ihr Chef ist. Das sind die Momente, in denen Sie üben können, NEIN zu sagen, was ein JA für Sie selbst bedeutet und Ihrem Selbstwert gut tut!

Zur Verdeutlichung und Vertiefung der oben beschriebenen Anti-Migräne-Ernährung, die auch als „Anti-Kopfschmerz- und Migräne-Ernährung" bezeichnet werden kann, möchte ich noch auf einzelne Grund- und Mikronährstoffe und bestimmte Nahrungsmittel näher eingehen.

7.2.3 KOHLENHYDRATE

Unter Kohlenhydrate verstehen wir Ein-, Zwei- und Mehrfachzucker. Speisen, die überwiegend aus Ein- und Zweifachzucker bestehen, führen zu einem unphysiologisch schnellen Blutzuckeranstieg und zu hohem Blutzuckerspiegel. Die körperliche Antwort auf diese schnelle Blutzuckererhöhung ist eine Gegenreaktion, die zu einem Blutzuckerabfall führt, und dieser wiederum kann zu einem Unterzuckerungszustand führen. Ein solcher Unterzuckerungszustand kann nicht nur gefährlich sein, sondern führt zu Heißhunger und so meist zu erneutem Süßigkeitsverlangen, so dass ein Teufelskreis entsteht. Diesen können wir mit ausgewogener vollwertiger Ernährung verhindern bzw. durchbrechen. Unser Organismus ist auf die Verwertung von fabrikatorisch hergestellten Kohlenhydraten nicht geschaffen. Stattdessen sollten wir unserem Körper natürliche Kohlenhydrate zukommen lassen, wie sie in allen naturbelassenen Lebensmitteln enthalten sind. Bei einer ausgewogenen Auswahl von natürlichen Lebensmitteln erhalten wir ausreichend Kohlenhydrate, die wir für unsere Energiebereitstellung benötigen. Dabei erhalten wir gleichzeitig auch wichtige Vitalstoffe, die in vollwertigen Lebensmitteln wie Obst, Gemüse, Getreide, Samen u.a. immer mit enthalten sind.

Die kohlenhydrathaltigen Fabriknahrungsmittel (insbesondere Fabrikzucker und Auszugsmehle, polierter Reis u.a.) enthalten keine oder so gut wie keine Vitalstoffe mehr. Bei geschroteten, geflockten oder gemahlenen Getreideprodukten ist es zudem immens wichtig, dass der Verarbeitungsprozess – also das Mahlen, Schroten oder Flocken – immer kurz vor der Zubereitung der Speisen und dem Verzehr geschieht. Schon gleich nach der Zerstörung der Randschichten beginnt der oxidative Vorgang, welcher die Vitamine, Enzyme und andere Vitalstoffe zerstört. Frisch gemahlenes Vollkorngetreide verliert sofort an Wert und ist bereits nach 14 Tagen so gut wie vital- und somit wertlos. Bei den Fütterungsversuchen von Prof. Kollath zeigten Auszugsmehle und gemahlenes Vollkornmehl, welches nach dem Mahlvorgang zuerst 14 Tage gelagert wurde, die gleichen (schlechten) Ergebnisse. Die Tiere erlitten Vitalverlust und Krankheiten bis hin zur Fortpflanzungsunfähigkeit in der dritten Generation. Bei der Umstellung auf Vollkornernährung regenerierten die Tiere wieder, sogar der ursprüngliche Gesundheitszustand wurde nach ca. fünf Generationen vollwertiger Ernährung wieder erreicht. Auch wenn längst nicht alle Tierversuche auf den Menschen übertragbar sind und ich generell Tierversuche ablehne, erwähne ich dennoch diese Versuche Prof. Kollaths, da seine Erkenntnisse meines Erachtens überwiegend auf den Menschen übertragbar sind. Meine Empfehlung: Sofern möglich, nur frisch gequetschtes bzw. gemahlenes Getreide verwenden und nur in Ausnahmefällen z.B. auf fertige Haferflocken und Vollkornmehle zurückgreifen. Auch wenn es in vielen Reformhäusern und Bioläden die Möglichkeit gibt, sich das Getreide frisch mahlen zu lassen, ist dies nach meiner Erfahrung auf Dauer zu kompliziert und eher als kurzfristige Lösung zu sehen. Gönnen Sie sich jetzt oder spätestens zu Ihrem nächsten Geburtstag oder zu Weihnachten eine Getreidemühle. Wer gerne Flocken isst, sollte sich zudem eine Flockenquetsche (mit Handkurbel oder elektrisch erhältlich) zulegen. Es gibt auch kombinierte Geräte, die jedoch deutlich mehr kosten.

Wenn Sie zudem keinen zuverlässigen Bäcker in Ihrem Umkreis gefunden haben, der das Getreide kurz vor oder maximal ein paar Stunden vor dem Teig- und Backvorgang mahlt und ausschließlich Naturprodukte verwendet und auf chemische Zusatzstoffe verzichtet, dann backen Sie lieber selbst!

Da immer mehr Menschen gegen Nahrungsmittel allergisch reagieren und Weizen mittlerweile zu den häufigsten Allergenen gehört, empfehle ich Ihnen, Weizen sicherheitshalber zu meiden, was außer Haus gar nicht so einfach ist. Wenn Sie zuhause überwiegend mit Dinkel, Gerste, Hafer und anderem Getreide (außer Weizen) die Speisen zubereiten, ist dies schon mehr als die halbe Miete. Am besten ist, Sie lassen mit Hilfe der Kinesiologie oder anderer Testverfahren die Allergie oder die Toleranzgrenze ermitteln. Optimal ist es, mit Hilfe einer ursächlichen Therapie Allergien und Intoleranzen (auf "normale" Lebensmittel) zu beseitigen, so dass der Körper eine Entlastung erfährt und nicht ständig Energie verbraucht, um gegen etwas "Normales" zu kämpfen. Wenn jedoch Weiterzüchtungen von Lebensmittel dazu führen, dass ihre Natürlichkeit für uns Menschen verloren geht, dann macht es Sinn, diese vollständig zu meiden (bspw. bei vielen Weizenarten).

7.2.4 FETTE

Bei den Fetten gilt eine ähnliche Sichtweise wie bei den Kohlenhydraten. Nur in naturbelassenen Lebensmitteln sind auch hochwertige Fette und fettlösliche Vitamine enthalten. Prinzipiell sind auch in den oben aufgeführten – überwiegend kohlenhydrathaltigen – natürlichen Lebensmitteln ebenfalls Fette enthalten. Die meisten Lebensmittel beinhalten ohnehin alle drei Grundnährstoffe (Kohlenhydrate, Fette und Eiweiße). Fetthaltige Speisen, die Sie zu sich nehmen sollten, sind bspw.: Butter, Sahne, natives Kokosöl, Nüsse, Samen, kaltgepresste Öle aus Oliven, Sonnenblumenkernen, Maiskeimen, Leinsamen u.v.m. Leinöl gehört mit zu den hochwertigsten Ölen und ich möchte Ihnen empfehlen, jeden Tag 2–3 TL zu sich zu nehmen. Leinöl sollte nicht oder nur ganz leicht bitter schmecken, ansonsten ist es zu alt und sollte nicht mehr verzehrt werden. Achten Sie bitte darauf, dass Sie Leinöl wirklich ganz frisch gepresst kaufen und zügig und ohne vorheriges Erhitzen verzehren. Sie können es als Zutat z.B. in das Frischkornmüsli (Rezeptempfehlungen dazu gibt es in meinem Heft „Leben ohne Kopfschmerz und Migräne – Das Ernährungsheft zur Anti-Kopfschmerz- und Migräne-Ernährung") oder Obstsalat oder auch – als Zusatz zu einem anderen Öl – in einen Salat geben. Manche Menschen nehmen das Öl auch wie "Arznei" direkt in den Mund und genießen z.B. drei Mal täglich 1–2 Teelöffel.

Sollten Sie auf eines der fetthaltigen Lebensmittel allergisch reagieren (z.B. Haselnüsse), so sollten Sie diese selbstverständlich zuerst ganz meiden und, wenn Sie wünschen, diese Allergie im Rahmen einer ursächlichen Therapie mitbehandeln lassen.

Nach Gabriele Staab („Gibt es eine Migräne-Diät?", TPI Forum, Fachzeitschrift für Erfahrungsmedizin und biologische Heilverfahren 1/1997, S. 14/15) haben Fettsäuren auf Entzündungsprozesse im Körper großen Einfluss. Je langkettiger und ungesättigter die Fette sind, desto wertvoller sind sie für unseren Körper und können Migräneanfälle reduzieren. Die Häufigkeit und die Stärke von Migräneattacken nehmen bei einer vermehrten Zufuhr von mehrfach ungesättigten Fettsäuren wie alpha-Linolensäure und gamma-Linolensäure ab. Im Gegensatz dazu kann die Fettsäure Arachidonsäure das Auftreten von Migräneanfällen fördern, indem sie die Bildung von Entzündungsstoffen (Prostaglandine) begünstigt und es so zu einer Herabsetzung der Schmerzschwelle und einer Begünstigung von Migräneattacken kommt.

Aus diesem Grunde empfiehlt Gabriele Staab Migränepatienten, arachidonsäurehaltige Lebensmittel zu meiden und der negativen Wirkung durch den ausreichenden Verzehr von mehrfach ungesättigten Fettsäuren entgegenzuwirken (Hesse, Albert; Migräne – Der Darm ist schuld, OLV-Verlag, 2006).

Arachidonsäuren kommen in höheren Konzentrationen in tierischen Produkten wie Schweineschmalz, Schweineleber, Eigelb, Thunfisch, Leberwurst, Pute, Huhn, Schweinefleisch etc. vor. Rind enthält nur wenig Arachidonsäuren. Fleisch von gemästeten Tieren enthalten prinzipiell mehr Arachidonsäuren als von "artgerecht" gehaltenen oder von Weidetieren.

7.2.5 EIWEISSE

Eiweiße sind notwendige Bausteine zum Erhalt und Aufbau von Zellen. Allerdings benötigt unser Körper biologisch hochwertige Eiweiße, wie sie nur in naturbelassenen Lebensmitteln vorkommen. Ein Eiweißanteil in der Nahrung von 2 % bei optimaler Zusammensetzung und Wertigkeit reicht für einen Erhaltungsstoffwechsel aus. Die menschliche Muttermilch enthält ca. 2–2,5 % Eiweiß. Bei diesem Eiweißgehalt verdoppelt ein Säugling innerhalb von sechs Monaten sein Gewicht. Während der Wachstumsphase oder eines Muskelaufbautrainings steigt der Bedarf etwas an. Eine optimale Kombination ist Getreideeiweiß und Gemüseeiweiß, da sie sich in ihren Aminosäurenzusammensetzungen (Aminosäuren = Eiweißbausteine) ergänzen. Durch Erhitzung über 42 °C werden Eiweiße denaturiert, so dass diese nicht mehr hochwertig sind und vom Körper nicht mehr so leicht verarbeitet werden können.

Ein Tierfütterungsversuch wurde durchgeführt, um herauszufinden, welche Menge an rohem Getreide und welche Menge an gekochtem Getreide verfüttert werden muss, um gleiches Wachstum (Zunahme an Körpergewicht) zu erreichen. Das Ergebnis war ein Verhältnis 1:3, d.h. es musste die dreifache Menge an gekochtem Getreide verfüttert werden, um das gleiche Wachstum zu erreichen, wie wenn nur rohes Getreide verfüttert wurde.

Sojaprodukte (Tofu, Sojamilch, Sojafleisch, Sojawurst, Sojagulasch) möchte ich eher nicht empfehlen, da sie konzentrierte und denaturierte Eiweiße darstellen und nach den Erkenntnissen von Dr. Lothar Wendt genauso zu Eiweißspeicherkrankheiten führen wie denaturierte Tiereiweiße (dazu später noch mehr). Sojamilch wird hergestellt, indem Soja gereinigt, geschält, hydriert, vermahlen, separiert, erhitzt, desodoriert, gekühlt, mit Zucker, Aromen und Fett vermischt wird, und somit nicht mehr als vollwertig eingestuft werden kann.

Kuhmilch und Milcherzeugnisse

Da wir Menschen von offiziellen Stellen zum Kuhmilch-Trinken animiert werden, sei hier noch ein Hinweis erlaubt: Kuhmilch enthält 5 % Eiweiß, fettreduzierte Magermilch enthält sogar bis ca. 9 % Eiweiß. Somit ist die Kuhmilch schon allein aufgrund des doppelten bis dreifachen Eiweißgehaltes für uns Menschen nicht als optimal anzusehen. Ich möchte an dieser Stelle Dr. med. Max Otto Bruker zitieren: „Wenn wir Menschen keine Milch und Milchprodukte verzehren würden, würde es keine Hals-Nasen-Ohrenärzte mehr geben." Damit meinte Dr. Bruker, dass die Entstehung von Hals-Nasen-Ohrenerkrankungen zum größten Teil im Verzehr von Milch und Milchprodukten ihre Ursachen hat und es diese Erkrankungen beim Verzicht auf diese *artfremde* Muttermilch nicht mehr geben würde. Diesen Zusammenhang kann ich bestätigen. So habe ich schon sehr oft miterleben dürfen, wie Mittelohrenzündungen, geschwollene Mandeln und Nasen-Rachen-Polypen innerhalb kurzer Zeit allein durch Milch- und Milchproduktkarenz wieder ausgeheilt wurden. Bereits vereinbarte Operationstermine zur Entfernung von Polypen und Mandeln wurden abgesagt, da sie unnötig geworden waren.

In der Wissenschaft ist längst bekannt, dass der Milch- und Milchproduktverzehr auch einen Einfluss auf Migräne hat: „Milch und Milcherzeugnisse spielen eine wichtige Rolle bei der Entwicklung von Allergien, Asthma, Schlafstörungen und Migräne." (Israel Journal of Medical Science, 1983; 19(9): 806-809. Pediatrics 1989; 84(4): 595 – 603).

Die wirtschaftlichen Interessen der milchproduzierenden und milchverarbeitenden Industrie wiegen offensichtlich mehr als die Fakten, so dass sogar von Staatsregierungen Milch und Milchprodukte immer noch als gesund dargestellt werden und sogar Schulmilchprogramme den Milchkonsum in Schulen steigern sollen. Nicht einmal die Tatsache, dass in Ländern, in denen der Milchverbrauch am höchsten ist, es am meisten Brustkrebs und Prostatakrebs gibt, und in Ländern, in denen der Milchverbrauch am geringsten ist, so gut wie keine dieser Krebsarten auftreten, führt zu einem Umdenken.

Fleisch und Wurst

Ein wichtiger Grund, warum viele Menschen noch Fleisch essen, ist der, dass sie meinen, Fleisch gehöre zu einer gesunden Nahrung. Von Seiten der Fleisch-

industrie wird dies ja immer wieder suggeriert: „Fleisch ist ein Stück Lebenskraft!" Stimmt – aber nur, solange das Fleisch noch lebt! Wie Sie oben gelesen haben, werden die Eiweiße bei ca. 42 °C denaturiert. Wenn also jemand meint, dass er aus Gesundheitsgründen Fleisch essen sollte, dann bitte rohes, was aber nicht als Empfehlung verstanden werden sollte! Der Grad der Wertigkeit des rohen Eiweißes wird auch durch die Tierversuche des Nahrungsforschers Francis M. Pottenger bestätigt. Er bewies, dass Tiere (Pflanzen- und Fleischesser), die anstatt ihrer rohen Nahrung diese nur im gekochten Zustand verzehren, verenden.
[Nochmalige Anmerkung zum Thema Tierversuche: Ich bin gegen Tierversuche. Erstens aus ethischen Gründen, zweitens aus Gründen der oftmals untauglichen Übertragbarkeit auf den Menschen und drittens aufgrund der meist niedrigen Beweggründe (Kosmetika). Wenn ich in diesem Buch die Forscher Pottenger und Prof. Kollath erwähne, so tue ich dies in erster Linie mit Trauer über das Leid der Tiere. Wenn allerdings das nicht mehr rückgängig zu machende Leiden der Tiere wenigstens dazu dient, Ihnen zu helfen, und weitere sinnlose Tierversuche vermieden werden können, so hilft zumindest die Verbreitung der Erkenntnisse.]
Da Wurst aus Fleisch und weiteren tierischen Produkten (aber auch aus pflanzlichen wie bspw. Sojaprodukten) hergestellt wird und meist auch nicht deklarierte Stoffe enthält, ist prinzipiell vom Verzehr abzuraten. Wer trotzdem auf Wurst nicht verzichten möchte, sollte wenigstens und ausschließlich Bio-Wurst kaufen.

Im Übrigen leben ca. zwei Drittel der Weltbevölkerung vegetarisch.

Im Zusammenhang zum Thema Eiweiß sind die von Gabriele Staab veröffentlichten Kenntnisse sehr interessant: Kakao und Käse haben einen hohen Anteil biogener Amine, welche aus Aminosäuren entstehen. Bei der längeren Lagerung von Milch und Fleisch, beim Fermentieren, Braten oder Grillen entstehen aus den Aminosäuren biogene Amine. Diese Stoffe stimulieren indirekt das Sympathikus-System im Gehirn. Bei der Aufnahme größerer Mengen können dafür empfängliche Menschen Schmerzen erleiden oder diese sich verstärken. Zu den aminreichen und somit zu meidenden Lebensmitteln gehören bspw.: Zitrusfrüchte, lang abgehangenes oder geräuchertes Fleisch, geräucherte Wurst, sauer eingelegtes Gemüse, gekeimtes Getreide, salzlakengereifter Schnittkäse, Blauschimmelkäse, Camembert, Gouda, kakaohaltige Produkte (Schokolade, Nougat, Pralinen), Alkohol (v.a. Rotwein). (Hesse, Albert; Migräne – Der Darm ist schuld, OLV-Verlag, 2006)

7.2.6 NAHRUNGSERGÄNZUNG UND ALTERNATIVE SCHMERZMITTEL

Je nach Ernährungslehre und Autoren werden unterschiedliche Begriffe für die lebensnotwendigen (essentiellen) Substanzen verwendet, die für den Ablauf kataboler (Abbaustoffwechsel) und anaboler (Aufbaustoffwechsel) Reaktionen im Organismus benötigt werden und die nicht Bestandteil der Grundnährstoffe/Makronährstoffe (Kohlenhydrate, Fette und Eiweiße) sind. Grob zusammengefasst gehören zu den Vitalstoffen und Mikronährstoffen die Vitamine, Mineralstoffe und Spurenelemente, Enzyme, ungesättigte Fettsäuren, die Faserstoffe (auch Ballaststoffe genannt), Coenzyme, sekundäre Pflanzenstoffe und Hormone. Die Behandlung von Krankheiten mit diesen Substanzen wird auch „Orthomolekulare Medizin" oder „Therapie mit sekundären Pflanzenstoffen" genannt. Bei den sekundären Pflanzenstoffen handelt es sich um chemische Strukturen, die im sekundären Stoffwechsel von Pflanzen gebildet werden, dazu gehören bspw. Carotinoide, Phenole, Alkaloide und organische Schwefelverbindungen. Die Pflanzen benötigen diese z.B. zur Abwehr von Schädlingen oder auch als Lockstoff; für uns Menschen nehmen sie als Farb-, Duft- und Geschmacksstoffe Einfluss auf unsere Speisenauswahl. Mittlerweile ist bekannt, dass die sekundären Pflanzenstoffe antioxidativ, antimikrobiell, antikanzerogen, immunmodulierend, antithrombotisch und antiflammatorisch (antientzündlich) wirken können. Dies bedeutet, dass zur Gesunderhaltung und zur Wiederherstellung der Gesundheit bei allen (entzündlichen) Erkrankungen – einschließlich schweren wie Krebs, Alzheimer, Parkinson, Rheuma, Diabetes, Psoriasis etc. – die sekundären Pflanzenstoffe unabdingbar sind! Nur wenige Vitalstoffpräparate sind als Arzneimittel zugelassen, da der "wissenschaftliche" Nachweis über die Wirksamkeit erschwert ist und die Kosten hierfür die Produkte drastisch verteuern. Aus diesem Grunde werden Mikronährstoffe und sekundäre Pflanzenstoffe meist als Nahrungsergänzungsmittel verkauft, die rechtlich ("zum Schutz medizinischer Laien") nicht mit dem Hinweis auf deren arzneiliche Wirkung beworben werden dürfen, weshalb – ähnlich wie bei den meisten homöopathischen Arzneien – keine Indikationen wie bspw. „gegen oder bei Kopfschmerzen und Migräne" angegeben sind. Nahrungsergänzungsmittel unterliegen dem Lebensmittel-, Bedarfsgegenstände- und Futtermittelgesetz und nicht dem Arzneimittelgesetz. Während viele Menschen in sog. Entwicklungsländern überwiegend an einer Mangelernährung wegen zu wenig Kalorien erkranken und sterben, erkranken und sterben viele Zivilisationsmenschen an einem Mangel an Vitalstoffen.

Zwar gibt es heute einen riesigen Markt von Nahrungsergänzungsmitteln, doch ist die beste Wirkung immer noch durch naturbelassene Lebensmittel gewährleistet. In der Tat sind in besonderen Ausnahmesituationen (Krankheit, extreme Belastungen) und leider auch schon bei fast allen Menschen, die sich üblich "zivilisatorisch" ernähren und sich dem üblichen "zivilisatorischen" Stress aussetzen, Ergänzungen wichtig und wirksam, doch können diese nie eine vollwertige vitalstoffreiche Ernährung ersetzen! Nahrungsergänzungsmittel sollten therapeutisch sinnvoll eingesetzt und nicht nach dem Gießkannenprinzip eingenommen werden. Ich persönlich teste kinesiologisch an meinen Patienten aus, ob ein Mangel an bestimmten Stoffen und Lebensmitteln vorliegt. Manchmal ist es sinnvoll, parallel zur Ernährungsumstellung die passenden Ergänzungsmittel zu verabreichen, um den Mangel auszugleichen bzw. aufzufüllen. Leider sind unsere Ackerböden durch intensive Landwirtschaft nicht mehr so fruchtbar und gehaltvoll wie früher und viele Weiterzüchtungen der angebauten Pflanzen enthalten und produzieren weniger Vitalstoffe, wie dies bspw. noch bei alten Sorten oder gar Wildkräutern der Fall ist. Das Herauszüchten von Bitterstoffen erfüllte zwar den Wunsch des Verbrauchers, jedoch wissen wir heute, dass die Bitterstoffe wichtig für die Verdauung sind und nehmen nun Bitterstoffe über den Umweg als Pulver und Tinkturen zu uns. All die hier aufgeführten Veränderungen führen zu einer Reduzierung der Vitalstoffe in unserer Nahrung. Das ganzheitliche Ziel für unsere zukünftige Lebensweise kann jedoch nur sein, so mit dem Erdball zu haushalten, dass die Natur wieder die notwendigen Rahmenbedingungen erhält, um sich gesund und ursprünglich zu entfalten. Vorhandener Schaden durch Raubbau z.B. an Ackerböden gilt es zu beheben, Wildkräuter mit hohem Vitalstoffgehalt sollten wieder Teil der täglichen Ernährung sein, so dass eine Nahrungsergänzung aus der Fabrik überflüssig wird.
Um dies zu erreichen, sind eine biologische Landwirtschaft mit entsprechenden Pflanzensorten und

der Verzehr vitalstoffreicher und vollwertiger Lebensmittel notwendig. Beides ist ein gravierender Beitrag zur Nachhaltigkeit und Ökologie. Es kann doch nicht sein, dass – nachdem wir unsere Böden hier in Europa ausgebeutet und minderwertig gemacht haben – wir nun in anderen Ländern "unsere" Nahrungsergänzungsmittel auf deren Böden herstellen und dort die Böden genauso ausbeuten und zerstören!

Damit ein Mensch ausreichend mit Vitalstoffen versorgt ist, empfiehlt es sich, einen Anteil von mindestens täglich einem Drittel – besser noch die Hälfte und mehr – der verzehrten Speisemenge frisch, abwechslungsreich und roh zu sich zu nehmen. Wenn Sie bspw. den Tag mit Obst, Obstsalat oder einem Frischkornmüsli (fast 100 % Rohkost) beginnen und zum Mittagessen einen großen gemischten frisch zubereiteten Rohkostsalat als Vorspeise zur gekochten Hauptspeise (wenn möglich aus vollwertigen Zutaten) und abends noch etwas Obst und/ oder rohes Gemüse zum "Abendbrot" zu sich nehmen, dann sind Sie schon recht ordentlich versorgt – vorausgesetzt, Sie verwenden dazu noch kaltgepresste Öle und andere hochwertige Zutaten und trinken vorwiegend "echte" Getränke, wie sie in diesem Buch empfohlen werden.

Nahrungsergänzung mit Mikronährstoffen bei Kopfschmerz/Migräne

Wie oben bereits ausgeführt, beinhalten heutige Lebensmittel deutlich weniger Vitalstoffe als früher. Ein durch Krankheit, Stress, Mangelversorgung oder auch Überernährung geschwächter und vorgeschädigter Körper profitiert von der Substitution bestimmter Vitalstoffe. Ein Mangel an Vitalstoffen kann so in kürzerer Zeit behoben und die Reserven wieder aufgefüllt werden. Hinzu kommt, dass Mikronährstoffe auch eine arzneiliche Wirkung besitzen, u.a. wenn sie hochdosiert verabreicht werden.
Folgende Mikronährstoffe haben sich in der Therapie von Kopfschmerz und Migräne bewährt:

Magnesium

Bei akuter Migräne zeigt sich bei sofortiger intravenöser Gabe einer Magnesiumlösung ein Verschwinden der Schmerzen bei ca. 85 % der Patienten. Die Nebensymptome verschwinden sogar zu 100 %. Nach meinen Informationen verwendete man bei dieser Studie als intravenöse Gabe eine 10 ml-Magnesiumlösung der Firma Verla mit einem Magnesiumgehalt von 3,15 mmol/6,3 mval, was 77 mg Magnesium entspricht. Bei einer solchen intravenösen Injektion müssen dringlichst genaue Abläufe und Vorgaben beachtet werden, u.a. muss die Injektion äußerst langsam erfolgen: Für die ersten drei Milliliter muss man sich mindestens drei Minuten Zeit nehmen und das Befinden des Patienten entscheidet ebenso, wie schnell die restliche Menge injiziert wird.
Meine Erfahrungen bestätigen die hohe Wirksamkeit von intravenösen Magnesiumgaben: Schmerzen bleiben fern, Sehstörungen verschwinden innerhalb weniger Minuten und auch Sprachstörungen. Allerdings kann u.U. mehr als 10 ml-Magnesiumlösung nötig sein, wenn die Symptome kurz nach Beendigung der ersten Gabe wieder auftreten und ein Stoppen des Migräneanfalls erreicht werden soll. Einem üblichen Migräneanfall folgende – bis zu mehreren Tagen und Wochen andauernde – Nachwirkungen können ebenso auf ein Minimum reduziert werden oder bleiben vollständig aus. Für einen beginnenden Migräneanfall ist somit eine sofortige Magnesiuminfusion/intravenöse Gabe prinzipiell zu empfehlen, was jedoch im Alltag meist nicht umzusetzen ist, außer die betroffene Person arbeitet bspw. in einer Praxis oder einem Klinikum oder ihr steht eine geschulte Person zur Seite oder die betroffene Person kann die intravenöse Gabe bei sich selbst durchführen, was sicher nicht optimal, nicht einfach und nicht bequem durchzuführen ist. Aus diesem Grunde wird für die meisten Patienten eine regelmäßige orale oder auch transdermale (über die Haut aufgenommene) Magnesiumzufuhr, mit welcher ein hoher Magnesiumlevel erreicht wird, empfohlen.

Auf dem Markt gibt es verschiedene Magnesiumpräparate, wobei je nach Zusammensetzung die Wirkung unterschiedlich ist. Für die Migräne-/Kopfschmerzprophylaxe empfehlen sich Magnesiumcitrat, Magnesiumcarbonat und Magnesiumchlorid. Magnesiumorotat, Magnesiumoxid und Magnesiumascorbat eignen sich hierfür weniger gut.

Magnesium ist in Kapseln, als Brausetabletten oder als Pulver und mit unterschiedlichem Magnesiumgehalt erhältlich.
Die Erfahrungen zeigen, dass Gaben von über 300 mg bis zu 700 mg pro Tag eine therapeutische Wirkung bei Kopfschmerz- und Migränepatienten erbringen. Nach Angaben der Deutschen Gesellschaft für Ernährung, oder auch der WHO, benötigt eine erwachsene Person ca. 300 bis 400 mg Magnesium pro Tag. Bei einer Studie, bei der Migränepatienten drei Monate lang 600 mg Magnesium pro Tag eingenommen haben, reduzierten sich die Kopfschmerzattacken um über 40 %. Es empfiehlt sich jedoch, die Dosis zu Beginn geringer zu halten, zumal der Körper mit Durchfall reagieren kann und – je nachdem wie vollwertig und somit magnesiumhaltig die Person sich ernährt – der individuelle Ergänzungsbedarf niedriger sein kann. Sollte sich Durchfall einstellen, dann gehen Sie wieder zu der verträglichen Dosis zurück. Versuchen Sie nach ein paar Tagen (evtl. auch Wochen) erneut mit einer Steigerung der Dosis und beobachten Sie, ob sich evtl. bereits eine Reduktion der Kopf-Beschwerden eingestellt hat.
Gegebenenfalls kann es auch sinnvoll sein, eine Blutuntersuchung aus dem Vollblut (ist besser als aus dem Serum, da beim Serum erst bei lang anhaltendem Mangel der Wert erniedrigt ist) zur Bestimmung des Magnesiumspiegels zu veranlassen.

Die gleichzeitige Einnahme von Magnesium in homöopathischer Dosierung z.B. als sog. Schüßler Salz Nr. 7 „Magnesium phosphoricum" in der Potenz D6 oder D12 kann sinnvoll sein, da dies zu einer verbesserten Aufnahme von Magnesium führen soll (siehe auch Kapitel „Biochemie nach Dr. Schüßler").

Anwendung von Magnesiumchlorid oral oder transdermal nach Dr. Mark Sircus
Magnesiumchlorid ist z.B. als Pulver frei verkäuflich, sollte jedoch mindestens einen Magnesiumchloridgehalt von 99 % besitzen und möglichst vakuumiert oder luftdicht im Plastikbeutel oder einem Glas verpackt sein, da es Feuchtigkeit anzieht und dann verklumpt, was die Dosierung etwas erschwert. Das Pulver enthält in der obigen Konzentration ca. 12 % reines Magnesium, so dass sich folgende Zubereitung und Dosierung bewährt hat:
33 gr (ca. 4 Teelöffel) Magnesiumchlorid werden in 1 l Wasser aufgelöst. Diese Lösung beinhaltet ca. 4 gr Magnesium und wird auch Magnesiumöl genannt, da es eine ölige Konsistenz aufweist, wenn man es bspw. auf die Haut aufträgt.
Als Regeldosierung zur **oralen** Einnahme für Erwachsene hat sich ein Schnapsglas (ca. 20 ml) dieser Lösung 1–2 Mal täglich bewährt.

Die **transdermale** Zufuhr kann durch Besprühen und Einmassieren in die Haut erfolgen oder als Fußbad. Folgende Anwendungen und Zubereitungen haben sich bewährt:

Magnesiumöl-Spray:
Für das Besprühen der Haut benutzen Anwender unterschiedliche Konzentrationen. Bitte überprüfen Sie selbst, ob und welche Methode und mit welcher Konzentration und Dosierung Sie Magnesiumöl anwenden möchten, und fragen Sie Ihren Behandler.

<u>Variante 1:</u>
Mit 30 gr Magnesiumchlorid in 1 l Wasser wird ein ca. 3%-iges Magnesiumöl hergestellt. Davon sprühen Sie ca. 10 ml pro Anwendung auf die Haut und reiben es ein. Sie nehmen so ca. 35,85 mg pures Magnesium pro Anwendung durch die Haut ein.

<u>Variante 2:</u>
In einen 75 ml-Glas-Zerstäuber (erhältlich in der Apotheke) oder einem "ausgedienten" Deo-Zerstäuber füllen Sie 34 gr Magnesiumchlorid und 45 ml Wasser ein, was einer Menge von ca. 4.063 mg Magnesium entspricht. Testen Sie im Vorfeld, wie viele Pumpstöße Sie benötigen, bis die Flasche z.B. zur Hälfte leer ist, so können Sie dann berechnen, wie viel Magnesium ein Pumpstoß enthält. (Beispiel: Die Hälfte der Flasche beträgt 2.031 mg Magnesium. Sie haben 250 Sprühstöße gezählt, bis die Flasche halb leer war. So beträgt die Magnesiummenge pro Sprühstoß ca. 6,12 mg Magnesium. Um auf ca. 300 mg pro Tag zu kommen, benötigen Sie auf den Tag verteilt 49 Sprühstöße, die Sie z.B. mit der Dosierung von drei Mal täglich 16 Sprühstöße auf die Haut mit anschließendem Einreiben aufnehmen.

Magnesiumöl-Fußbad:
Für ein Fußbad werden 6 gr Magnesiumchlorid (ca. 1 Teelöffel) in 4–5 Liter körperwarmem Wasser aufgelöst. Steht bereits ein Magnesiumöl nach obiger Herstellung zur Verfügung, so können von diesem 250 ml in 4–5 Liter körperwarmes Wasser gegossen werden, was in etwa der gleichen Konzentration

entspricht. Das Fußbad sollte ca. 20–30 Minuten andauern und die Temperatur sollte die Körpertemperatur nicht übersteigen. Dieses Bad soll einer Aufnahme von ca. 700 mg Magnesium entsprechen, was nach Dr. Sircus als empfohlene Tagesmenge anzusehen ist. Er sieht die transdermale Aufnahme gegenüber der oralen als viel effizienter an, da bei der oralen nur ca. 30 % verwertet werden kann, während es bei der transdermalen 100 % sind und ein intrazelluläres Magnesiumdefizit so viel schneller wieder aufgefüllt wird als bei der oralen Einnahme, bei der es bis zu 12 Monate dauern kann.

Bitte beachten Sie, dass durch die tägliche Nahrung bereits kleinere oder größere Mengen an Magnesium aufgenommen werden, weshalb Sie lieber mit einer deutlich geringeren Dosierung beginnen sollten. Trotz all der guten Erfahrungen mit der Verträglichkeit und positiven Wirkung fragen Sie Ihren Behandler, ob und wie Sie Magnesiumchlorid anwenden sollen. Als Nebenwirkungen können außer Durchfall – der die Wirkung von Medikamenten und Anti-Baby-Pille erheblich einschränkt oder gar aufhebt – auch andere Symptome wie Müdigkeit, Übelkeit, Gefühlsstörungen wie Taubheit oder Kribbeln im Gesicht, Desorientiertheit, niedriger Blutdruck, Muskelschwäche und Atemdepression auftreten. Eine schwerste Magnesiumvergiftung führt zum Erlöschen der Sehnenreflexe. Eine Magnesium-Überdosierung ab etwa 12 mg/dl im Blut (normale Werte sind ca. 1,5–2,5 mg/dl Blut) kann zu Atemlähmung und Herzversagen führen.
Der Vollständigkeit halber sei noch erwähnt, dass sich Magnesium auch mit Medikamenten wechselseitig beeinflussen oder behindern kann, weshalb Personen, die Medikamente einnehmen, unbedingt Rücksprache mit ihrem Therapeuten nehmen sollten.

Auch sollten Menschen mit Nierenschwäche oder Nierenerkrankungen von einer Selbstbehandlung Abstand nehmen, da ein Zuviel an Magnesium über die Nieren ausgeschieden wird und es u.U. zu einer Hypermagnesiämie (Überkonzentration von Magnesium im Blut) kommen könnte. Auch für Schwangere gilt: Keine Selbstbehandlung durchführen und Rücksprache mit Ihrem Behandler halten!

Magnesiumreiche Lebensmittel sind: Kürbiskerne, Sonnenblumenkerne, Amaranth, Sesam, Quinoa, Hafer und andere Getreide, Hülsenfrüchte, Bananen, Vollkorn und Vollkornprodukte, Vollkornreis, grünes Gemüse, Nüsse.

Vitamin B2 (Riboflavin)

Bei den empfohlenen Vitaminen ist vor allem Vitamin B2 (Riboflavin) hervorzuheben. Es ist für die Energiegewinnung aus der Nahrung unentbehrlich und spielt für die Bildung und den Erhalt von Haut, Nägel, Haaren und gutem Sehen eine wichtige Rolle. Der Tagesbedarf liegt beim gesunden Menschen bei ca. 2 mg pro Tag. Es wird vermutet, dass Migränepatienten an einer Unterversorgung des Hirnstoffwechsels mit Vitamin B2 leiden. Einer Studie zur Folge konnten mit 400 mg Vitamin B2 täglich bei 59 % der Patienten die Zahl der Migränetage nachweislich um 50 % oder mehr reduziert werden.
Die Empfehlungen zur Dosierung liegen zwischen ca. 100–400 mg am Tag, um den Energiestoffwechsel bei Migräne zu normalisieren.
Die angebotenen Nahrungsergänzungen für Migränepatienten enthalten oftmals auch noch weitere B-Vitamine wie Vitamin B1, B3, B6 und B12.
Über die Nahrung sollte eine erwachsene Person ca. 1,2–1,7 mg pro Tag zu sich nehmen. Vitamin B2 ist schlecht wasserlöslich und hitzestabil, so dass es auch beim Kochen nicht zerstört wird.
Vitamin B2-reiche Lebensmittel sind: Milch und Milchprodukte, Gemüse (Brokkoli, Spinat, Spargel), Früchte (Erdbeeren, Himbeeren, Nektarinen, Litschi), Fisch, Fleisch, Eier und Vollkornprodukte.

Coenzym Q10 (Ubichinon)

Das Coenzym Q10 soll überschießenden Entzündungen entgegenwirken. Hierbei ist zu erwähnen, dass bei vielen Nervenkrankheiten Entzündungen eine große Rolle spielen. Q10 kann zudem die Funktion der Mitochondrien (Kraftwerke der Zellen) verbessern und so unterstützend Nervenkrankheiten entgegenwirken. In Studien zur Prävention von Migräneanfällen kamen Tagesdosierungen von 150 mg bis 300 mg Q10 täglich zum Einsatz.
Die empfohlene Dosierung liegt bei 30 mg bis 200 mg pro Tag, wobei zu beachten ist, dass es in Deutschland aus Verbraucherschutzgründen eine Verfügung gibt, dass Q10-Kapseln nur in den Verkehr gebracht werden dürfen, wenn die tägliche Verzehrmenge von 100 mg bei einer Verzehrempfehlung von einer Kapsel pro Tag nicht überschritten wird, und Schwangere, Stillende, Kinder und Jugendliche

unter 18 Jahren vor dem Verzehr gewarnt werden. Q10-haltige Lebensmittel sind: Fleisch, Makrelen, Sardinen, Weizenkeime, Vollkornkleie, Gemüse (Brokkoli, Sojabohnen, grüne Bohnen, Spinat, Kohl, Knoblauch), Nüsse (Walnüsse, Mandeln), Öle (Walnussöl, Mandelöl, Olivenöl).
Beim Braten von Gemüse und Eiern wird Coenzym Q10 teilweise zerstört, beim Kochen bleibt es offensichtlich erhalten.

„Migräne-Komplex" aus Magnesium, Vitamin B2 und Coenzym Q10

Um eine noch höhere Wirksamkeit bei der Vorbeugung von Migräneanfällen erreichen zu können, besteht die Möglichkeit, gleich mehrere Mikronährstoffe in Kombinationspräparaten zu sich zu nehmen. Diese gibt es über Apotheken oder über den Handel rezeptfrei zu kaufen.
Die mir bekannten „Migräne-Komplexe" enthalten pro Kapsel ca. 35 mg Coenzym Q10, ca. 135 mg Vitamin B2, und je nach Magnesiumverbindung (als Oxid oder Citrat) ca. 150–270 mg Magnesium. Vorausgesetzt, die Kapseln enthalten die hier angegebenen Mengen, werden ca. drei Kapseln pro Tag benötigt, um auf die Tagesdosis von ca. 400 mg Vitamin B2, 600 mg Magnesium und 150 mg Coenzym Q10 zu kommen und die erwünschte Wirkung zu erreichen. Manche Komplexe sind noch mit weiteren Substanzen wie Folsäure, B-Vitaminen etc. bestückt. Gute Erfahrungen habe ich mit folgenden Kombinationspräparaten gemacht: „Migravent" von der Firma Weber & Weber und „MIGRA3" von der Firma Doppler Health GmbH.

Folsäure

In einer Studie mit Migränepatienten führte die Einnahme einer Kombination von Vitamin B2 und Folsäure (Vitamin B9) zu einer Verbesserung von Kopfschmerzhäufigkeit, der Schmerzstärke und der Begleitsymptome. Außerdem gibt es DNS-Analysen, die ergaben, dass bei Migränepatienten mit Aura (somit schwere Form der Migräne) ein bestimmtes Gen deutlich häufiger mutiert ist. (Victoria-Universität in Neuseeland und Griffith-Universität in Australien im Jahr 2004). Es hat sich offenbar gezeigt, dass Menschen mit diesem mutiertem Gen erhöhte Homocystein-Spiegel aufweisen und dies mit der Migräne korreliert. Die Forscher empfehlen eine folsäurehaltige Ernährung mit viel Obst und grünem Gemüse, um Migräneanfällen vorzubeugen. Auch soll die kombinierte Gabe von B-Vitaminen und Folsäure einen erhöhten Homocystein-Spiegel senken und so gleichzeitig auch die Migräneschwere. Als Hauptursache für erhöhtes Homocystein wird ein Mangel an Vitamin B6, B12 und Folsäure vermutet. Zur Senkung stehen Nahrungsergänzungen wie bspw. „Synervit" von Makolpharm Arzneimittel GmbH u.a. zur Verfügung. Sollten orale Gaben trotz hoher Dosierung nicht die gewünschte Wirkung erbringen, können Injektionen notwendig werden.
Die empfohlene orale Tagesdosis wird mit ca. 200–400 µg (Mikrogramm) angegeben.
Folsäure ist extrem hitze- und lichtempfindlich, weshalb auf einen hohen Rohkostanteil geachtet werden sollte.
Folsäurereiche Lebensmittel sind: Weizenkeime (520 µg pro 100 gr!), Hülsenfrüchte (Bohnen, Erbsen, Linsen, Kichererbsen), dunkelgrüne Blattgemüse, Eichblattsalat, Endivie, Feldsalat, Grünkohl, Mungobohnen, Spargel, Rosenkohl, Weißkohl, Spinat, Brokkoli, Tomaten, Karotten, Sauerkirschen, Mango, Zuckermelone, Orangen, Vollkornprodukte, Nüsse.

Pestwurz

Pestwurz (Petasites hybridus L.) beinhaltet krampflösende, entzündungshemmende und beruhigende Substanzen und wirkt (Kopf-)schmerzstillend. Den Namen Pestwurz erhielt die Pflanze, da sie im Mittelalter gegen Pest eingesetzt wurde. Pestwurz ist als Extrakt erhältlich. Verwendet werden die aus Wildsammlung stammenden Wurzelstöcke der Pflanze. (Die Anwendung als Tee mit den Blättern der Pflanze wird im Kapitel „Phytotherapie" besprochen.) Der Wirkmechanismus ist offensichtlich dem des Betablockers ähnlich, jedoch ohne nennenswerte unerwünschte Nebenwirkungen, selten können Magen- und Darmstörungen auftreten. Pestwurz-Extrakt wurde in Studien als Migräneprophylaktikum (auch bei Kindern) mit Erfolg eingesetzt und ist hinsichtlich der Wirksamkeit vielen chemischen Mitteln gleichzusetzen. Durch den Einsatz des Pestwurzmittels „Petadolex®" lassen sich Studien zufolge Migräneanfälle zu ca. 58 % und bei Kindern sogar zu ca. 63 % reduzieren. Bei manchen Patienten ging die Migränehäufigkeit auf null zurück. Die Einnahme von Pestwurz führt somit dazu, dass der Migrä-

neausbruch offensichtlich deutlich gehemmt wird, und hat gegenüber den üblichen Migränearzneien den großen Vorteil, dass keine Gefahr von schmerzmittelausgelösten Dauerkopfschmerzen besteht.
In Studien hat sich gezeigt, dass die Wirkung von 150 mg Extrakt der von 100 mg überlegen ist. Jedoch wurde das Präparat in Deutschland vom Markt genommen, nachdem bei sechs Patienten mit Gelbsucht einhergehende Leberschädigungen aufgetreten waren. Nach wie vor ist das Präparat z.B. über das Internet zu beziehen. Das Präparat sollte nicht bei Patienten mit Leberschädigung und während der Schwangerschaft und Stillzeit eingenommen werden.
Die Dosierung von Petadolex® (Wirkstoff 50 mg) wird wie folgt empfohlen:
Erwachsene: 1. Monat 3 x 1 Kapsel pro Tag, 2. bis 6. Monat: 2 x 1 Kapsel
Kinder: Alter 10 bis 17 Jahre: ab 1. Monat 2 x 1 Kapsel pro Tag (bei ungenügendem Erfolg kann ab dem 3. Monat auf 3 x 1 Kapsel erhöht werden.)
Diese Angaben sind ohne Gewähr, zudem die Rezepturen und auch die Erfahrungen einem Wandel unterliegen können.

MSM (Methylsulfonylmethan)

Die Bezeichnung Methylsulfonylmethan hört sich für viele unnatürlich, chemisch und dadurch abschreckend an. Die folgende Beschreibung sollte Sie jedoch von der eventuellen Sinnhaftigkeit einer Einnahme überzeugen können: MSM ist eine bioaktive organische Schwefelverbindung und befindet sich in hohem Maße in rohem Gemüse, rohen Früchten und rohen Körnern, aber auch Fleisch- und Milchprodukten. Durch Erhitzen, Pasteurisieren, Einfrieren usw. entstehen erhebliche Verluste an MSM. Unser Körper benötigt MSM zur Unterstützung zahlreicher schwefelabhängiger Gesundheitsprozesse. Wenn es um die Linderung von Schmerzen geht, wird MSM oft gleichwertig mit Ibuprofen (schulmedizinisches Schmerzmittel) eingestuft. Sowohl die praktischen Erfahrungen als auch verschiedene Studien zeigen auch bei sehr hohen Dosen keine Nebenwirkungen. Neben der entzündungshemmenden, schmerzlindernden Wirkung sind Verbesserungen bei Haar- und Nagelwuchs, Allergien und Knorpelbildung bekannt. Es reagiert mit Körpergiften, inaktiviert sie und beschleunigt ihre Ausleitung, und da es die Blut-Hirn-Schranke passiert, findet die Ausleitung auch im Gehirn statt.

Der genaue Wirkmechanismus ist offensichtlich noch nicht ganz erforscht. Jedoch weiß man, dass viele Krankheiten und Schmerzen dadurch entstehen, wenn starre fibröse Bindegewebszellen sich verhärten, anschwellen und sich entzünden und dies zu einem Druck führt. MSM gibt Zellwänden ihre Flexibilität und Durchlässigkeit wieder zurück und somit kann Flüssigkeit leichter durch das Gewebe gelangen. Dies führt zu einer Druckverminderung, zu einem Abfluss schädlicher Substanzen (Milchsäure und Gifte), zu einer Versorgung mit Nährstoffen und dadurch zu weniger Schmerzen. MSM wird auch zur Reduzierung von Säuren wie bspw. bei der Behandlung von Sodbrennen verwendet.

Die Resorption von MSM wird durch die gleichzeitige Einnahme von Vitamin C erhöht. Im Handel gibt es auch MSM kombiniert mit Vitamin C als Pulver oder Kapseln. Es handelt sich dabei jedoch meist nicht um natürliches Vitamin C, sondern um Ascorbinsäure, welches im Labor produziert wird und kein komplettes Vitamin darstellt. Zudem kann Ascorbinsäure aus genmanipuliertem Mais und unter Zuhilfenahme von genmanipulierten Mikroorganismen hergestellt werden, weshalb ich es vorziehe, reines MSM in Wasser aufzulösen und mit ein paar Spritzern Zitrone anzureichern.

Dosierung (Erfahrungswerte): Standard: 2–3 gr in Wasser auf den Tag verteilt trinken. Eine individuelle Austestung der Dosierung wird empfohlen. Um Erstreaktionen zu vermeiden, hat es sich bewährt, in der ersten Woche mit einer geringeren Menge zu beginnen. Allergiker gegen Schwefel reagieren erfahrungsgemäß nicht auf MSM, sollten aber sicherheitshalber vor Gebrauch einen Therapeuten befragen. Meist kann mit einer geringen Menge begonnen und bei Verträglichkeit erhöht werden.
In einer Studie mit Arthritis- und Knieschmerzpatienten wurden zwei Mal täglich 3 gr über 12 Wochen eingenommen. Eine Schmerzlinderung tritt nach einer Einnahmedauer von ca. einer Woche ein.

Sollte der leicht bittere Geschmack Ihnen Probleme bereiten, dann nehmen Sie MSM in etwas Fruchtsaft (z.B. Vitamin C-haltigem Zitronen- oder Cranberrysaft) ein. Trinken Sie genügend Wasser nach.

Nebenwirkungen:
Begleiterscheinungen wie Unwohlsein, Abgeschlagenheit und Kopfschmerzen werden als Hinweis auf die aktivierte Entgiftung des Körpers angesehen, was sich durch Verringerung der Dosis beheben lässt.

DMSO (Dimethylsulfoxid)

Von dem "Schmerzmittel" DMSO erfuhr ich bereits als Sportstudent, da es in einem Buch über Sportverletzungen als Inhaltsstoff von Salben empfohlen wurde. Erst ca. 25 Jahre später begegnete mir DMSO wieder, allerdings nun als freiverkäufliches Lösungsmittel-Konzentrat. Die praktischen Erfahrungen vieler Anwender und die wissenschaftliche Aufarbeitung durch Heilpraktiker und Naturwissenschaftler Dr. Hartmut Fischer in seinem Buch „Das DMSO-Handbuch – Verborgenes Heilwissen aus der Natur" führten dazu, dass auch ich an mir Anwendungen durchführte und meine Erfahrungen an Patienten weitergebe.
DMSO ist ein Naturstoff, der aus Baumholz gewonnen wird. Seine therapeutischen Möglichkeiten sind ausgesprochen vielfältig, sowohl was die Verabreichung als auch das Wirkspektrum betrifft – nicht umsonst gibt es ca. 40 000 Fachartikel über diese Flüssigkeit.

Wirkung:
DMSO wirkt bei dermaler Applikation (auf die Haut aufgetragen) entzündungshemmend, abschwellend, gefäßerweiternd und bindet Radikale. Weitere Wirkungen sind: schmerzlindernd, muskelentspannend, gewebeauflockernd und -regenerierend. Es dringt schnell durch biologische Grenzschichten hindurch und kann andere Substanzen einschleusen. Wer sich von der sofortigen Energiefreisetzung von DMSO überzeugen lassen möchte, kann z.B. in der hohlen Hand 5 Tropfen Wasser mit 5 Tropfen DMSO vermengen und die sogleich entstehende Wärmeentwicklung erspüren. Bei der Herstellung einer Verdünnung von DMSO mit Wasser kommt es immer zu dieser deutlichen Wärmeentwicklung, d.h. ein zuvor kaltes Gefäß oder kaltes Wasser wird nach dem Vermischen warm bis heiß.

Lagerung und Verarbeitung:
Da es sich um ein Lösungsmittel handelt, müssen folgende Aspekte berücksichtigt werden:

- DMSO muss bei Raumtemperatur gelagert werden. Es wird erst ab ca. 18,5 °C flüssig. Sollte es sich in einem kühleren Zustand befinden, so muss es vor der Anwendung erwärmt werden (Wasserbad/Heizung) bis es wieder flüssig ist.
- DMSO darf von der Lagerung bis zum Abfüllen/Verabreichen nicht mit Kunststoffflächen aller Art in Kontakt kommen – **Ausnahme: HD-Polyethylen (HDPE)**, das keine Weichmacher beinhaltet. Es kann ansonsten zum Herauslösen von Weichmachern, Farben u.a. kommen, welche auf keinen Fall in unseren Organismus – ob über die Haut oder oral verabreicht – gelangen sollten. Verwenden Sie deswegen immer nur Gefäße, Trichter u.a. aus Glas, Porzellan oder Metall.

Anwendung:
Prinzipiell kann DMSO äußerlich, oral und als Injektion verabreicht werden – zumeist verdünnt. Da DMSO lebendes Gewebe sehr gut durchdringen kann (als sog. Kanalöffner), sich rasch im gesamten Organismus verteilt und sich zudem auch noch lange im Körper befindet, hat sich die äußerliche und orale Verabreichung bewährt. (Hinweis: Mit DMSO-Injektionen besitze ich keine Erfahrungen, weshalb ich Interessierte auf die Fachliteratur verweise.)

- DMSO wird verdünnt verwendet.
- Bei der äußerlichen Anwendung muss die Haut sauber sein bzw. vorher gereinigt werden. So wird vermieden, dass Inhaltsstoffe von Kosmetika, Sonnenschutzmittel, Lotionen, Farben, medizinischen Cremes/Salben etc. tief ins Gewebe transportiert werden.
  Die Verdünnung wird entweder pur oder als Salben- oder Gelzugabe auf erkrankte oder schmerzende Hautareale aufgetragen. Jucken, Brennen und Kribbeln auf der Haut stellen sich mehr oder weniger ein, können jedoch – falls sie sehr unangenehm sein sollten – durch Abwaschen mit Wasser gelindert oder gar unterbrochen werden. Um DMSO ganz allgemein in den Organismus zu bringen spielt es keine Rolle, auf welche Hautstelle es aufgetragen wird, wobei das Gesicht und empfindliche oder erkrankte Hautstellen ausgelassen werden sollten (Hinweis: In die Augen darf nur max. 1%ige DMSO-Verdünnung eingebracht werden). In der Regel wird DMSO zusammen mit einer anderen Substanz verabreicht, da es durch seine Transport- oder Taxifunktion für andere kleinmolekulare Substanzen diese effizi-

ent in den Organismus einschleust. Als Verdünnungsmittel hat sich neben reinem Wasser die Magnesiumchlorid-Stammlösung bewährt. Für die Stammlösung werden 32 gr Magnesiumsalz (MgCl2 – Hexahydrat) in 1 l Wasser gelöst. Um eine 50%ige DMSO-Lösung herzustellen werden nun jeweils gleiche Anteile von Magnesium-Stammlösung und DMSO (98,8 %-Lösung) vermischt.

- Als grobe Richtwerte für DMSO-Konzentrationen gelten:
  - äußerlich an Füßen und Beinen: 75 %,
  - äußerlich an Armen, Rumpf und Hals: 50 %,
  - äußerlich an Gesicht und Kopf sowie als Ohren- und Nasentropfen oder zur Mundspülung: 25 %.
- Speziell bei Kopfschmerz oder Migräne: Möchten Sie z.B. Minzöl auf die Schläfen auftragen, so können Sie zuvor einen Tropfen Minzöl mit einem Tropfen 50 %iger DMSO-Lösung mischen.
- Achten Sie stets auf die individuelle Verträglichkeit, ggf. spülen oder waschen Sie das Hautareal mit Wasser ab, falls die Reaktionen zu unangenehm sind und reduzieren Sie die Konzentration bei der nächsten Anwendung.
- Da DMSO auch die natürlichen Hautfette nach innen transportiert, sollte nach Bedarf entweder eine Behandlungspause an dieser Stelle erfolgen und/oder eine Pflege mit einem reinen, naturbelassenen Pflanzenöl erfolgen.
- Eine Geruchsentwicklung (gemüse- oder knoblauchartig, Meeresgeruch) ist – sowohl bei äußerlicher als auch bei innerlicher Anwendung – normal. Dies entsteht durch die Reduktion von DMSO zu DMS (Dimethylsulfid), das über die Lunge abgegeben wird. Bei einmaliger Anwendung hält die Geruchsentwicklung ca. zwei Tage an. Dies kann für das Umfeld als unangenehm empfunden werden.

Dosierung:
Beginnen Sie immer mit einer niedrigen Dosis und steigern Sie diese dann langsam. Außerdem empfiehlt sich ein Verträglichkeitstest: Eine 70 %-Lösung (7 Teile DMSO und 3 Teile Wasser verrühren) wird in die Armbeuge aufgetragen, um eventuelle Hautreaktionen beobachten zu können. Wenn keine besonderen oder negativen Reaktionen zu beobachten sind, dann darf die Anwendung mit dieser Konzentration z.B. am Arm erfolgen. Sollte die jeweilige Konzentration gut vertragen werden, so kann sie nach Belieben dosiert werden.

Für die innere Anwendung richtet sich die Dosierung nach dem Körpergewicht. Auch hier werden immer DMSO-Verdünnungen angewendet. Als wirksame Dosis werden pro Kilogramm Körpergewicht 0,1 gr DMSO am Tag verabreicht. (Hinweis: In Studien wurden gar Höchstmengen von 1 gr pro Kilogramm Körpergewicht angewendet.) Beginnen Sie zur Sicherheit mit einer geringeren Menge. Ein ca. 65 kg wiegender Patient dürfte bei ca. 6,5 gr DMSO (ca. 2,5 Teelöffel) eine spürbare Wirkung erwarten. Die Einnahme sollte stets in verdünnter Trinklösung erfolgen: Ca. 300 ml Wasser oder Tee werden mit max. 15 ml DMSO vermischt. Wer eine höhere Dosis als 15 ml DMSO zu sich nehmen möchte, sollte zusätzlich eine zweite Lösung herstellen. Ansonsten erfolgt die Einnahme nur einmal am Tag, sodass die Handhabung einfach ist.

Bezug von DMSO:
In deutschen Apotheken dürfen nur DMSO-Medikamente mit Konzentrationen unter 30 % abgegeben werden, ab 15 % besteht zudem Rezeptpflicht. Da wir höhere Konzentrationen benötigen, können wir glücklicherweise DMSO als Lösungsmittel in Pharmaqualität über den Handel und über Internetshops bestellen, die es über Chemiegroßhändler einkaufen. Wichtig für Sie ist, dass es sich um Pharmaqualität handelt, welche laut Herstellerinformationen nur durch synthetische Herstellung erfolgen kann und dass es sich um eine möglichst hohe DMSO-Konzentration von mindestens 99,8 % handelt.

7.2.7 GETRÄNKE UND TRINKMENGE

Ihr Körper meldet sich normalerweise mit einem Durstgefühl, wenn er Flüssigkeit benötigt. Um Abfallprodukte und Giftstoffe zu binden und aus dem Körper ausleiten, wird möglichst unbelastetes Wasser mit geringem Mineralstoffanteil benötigt ("echtes" Getränk). Milch, Säfte (auch frisch gepresste!) und andere kalorienhaltige Getränke sind flüssige Nahrung und somit "unechte" Getränke. Ich lasse Patienten gerne ihr Trinkwasser mit in die Praxis bringen, um es kinesiologisch auszutesten. Hierbei ermittle ich, wie viel der Patient von diesem Wasser am Tag verträgt, d.h., wie hoch seine Toleranzgrenze für dieses Wasser ist. Ein gutes Wasser sollte beim Menschen eine Toleranzgrenze von ca. 3–6 l am Tag haben. Dies bedeutet nicht, dass wir so viel trinken sollten, aber dies könnte der Körper prinzipiell tolerieren. Leider liegt die ausgetestete Toleranzgrenze der von den Patienten mitgebrachten Wässer inkl. Leitungswasser nur bei ca. 1,5 l, manchmal sogar nur bei 0,5 l. In solchen Fällen empfehle ich, auf anderes Wasser umzustellen bzw. das Leitungswasser mindestens zu filtern. Wenn zum Trinken ausschließlich Leitungswasser verwendet wird, empfehle ich, ein Umkehrosmosegerät mit anschließender Vitalisierung zu verwenden. Das Leitungswasser gehört zwar zu den bestgeprüften Lebensmitteln, aber Sie sollten dazu wissen, dass nur ein Bruchteil der Schadstoffe überhaupt bei der Prüfung untersucht wird. Durch die mittlerweile enorme Einnahme von Medikamenten finden wir heute im Trinkwasser Rückstände von Hormonen durch Antibabypille und Wechseljahrhormone, Antirheumatika, Psychopharmaka; durch die Intensivlandwirtschaft steigt die Belastung an Fungiziden, Pestiziden und Co. ständig weiter an. Auch das Regenwasser ist mittlerweile belastet, sodass der Satz „Alles Gute kommt von oben" in Bezug auf Wasser nicht mehr zur Anwendung kommen kann.

Zur empfohlenen Trinkmenge gehen die Meinungen weit auseinander. Viele meiner Kollegen empfehlen ihren Patienten, täglich zwei, drei oder gar mehr Liter am Tag zu trinken. Da ich Wert auf eine vollwertige, frischkostreiche und biologische Ernährung lege, die ja zudem viel mehr Flüssigkeit enthält als eine minderwertige "Trockennahrung", fallen meine Empfehlungen zur Trinkmenge geringer aus. Prinzipiell können Sie mit einer erhöhten Trinkmenge eine minderwertige Nahrung nicht ausgleichen. Sie geben zwar mit einer erhöhten Trinkmenge dem Körper genügend (oder auch zu viel) Wasser, um die Ausscheidungsvorgänge ablaufen lassen zu können, der Vitalstoffmangel wird dadurch jedoch nicht behoben. Zudem belastet ein Zuvieltrinken die Nieren und das Herz- und Kreislaufsystem. Stattdessen sollten Sie ein gutes Wasser genießen und wieder lernen, auf Ihr Durstgefühl zu hören. An schweißreichen Tagen steigt die benötigte Wassermenge, was sich in der Regel auch auf den Durst auswirkt. Eine Erhöhung der Trinkmenge empfiehlt sich während der Durchführung von Entgiftungsmaßnahmen sowie bei körperlichen Belastungen mit viel Schweißverlust. Bei Patienten, die unsicher sind wie viel sie täglich trinken sollen, teste ich dies kinesiologisch aus, sodass sie zumindest einen Anhaltspunkt haben. Das Ziel ist jedoch, dass sich die richtige Trinkmenge wieder intuitiv einstellt, indem das Bewusstsein für den eigenen Körper wieder mehr in den Vordergrund rückt. Wer auf seinen Körper achtet und "hört", ist definitiv im Vorteil.
Wasser wird auch als "günstigstes (Kopf-)Schmerzmedikament der Welt" bezeichnet – nicht umsonst! Zur Schmerzbehandlung akuter Beschwerden hat sich oftmals das Trinken von mehr als einem Liter (manchmal werden bis zu zwei Liter empfohlen) klarem Wasser innerhalb einer Stunde oder noch kürzer bewährt. Diese Maßnahme kann bei Bedarf auch wiederholt werden.

7.2.8 DARMFLORA UND DARMSANIERUNG

Die erste Grundlage für eine gesunde Darmflora im Leben eines Menschen sollte die "Impfung" einer intakten Flora durch die Mutter während des Geburtsvorgangs – evtl. bereits schon im Mutterleib – sein. Voraussetzung dafür ist jedoch, dass die Mutter eine gesunde Flora besitzt, was immer weniger der Fall ist (Antibiotikaeinnahmen, Schmerzmittel, Fehlernährung). Die zweite Grundlage besteht in einer naturbelassenen Ernährung. Der Einsatz von Antibiotika und Schmerzmitteln zerstört die gesunde Darmflora gleichermaßen wie eine zivilisatorische Ernährung mit Fabrikzuckern, Auszugsmehlen und denaturierten Nahrungsmitteln. Bei organischen Schwächen wie schlecht schließender Ileozökalklappe ("Klappe" zwischen Dünn- und Dickdarm), mangelhafter qualitativer und/oder quantitativer Sekretbildung der Verdauungsdrüsen kann es zu einer Fehlbesiedlung im Dünndarm kommen, die u.a. zu Durchfällen, Blähungen oder Mundgeruch führen können.
Die Durchführung einer umfangreichen Darmsanierung ist indiziert, wenn die Darmflora bereits massiv gestört ist und evtl. sogar ein sog. Leaky-Gut-Syndrom (= durchlässige Darmwand/leckender Darm, wodurch Verdauungsgifte in den Körper gelangen und Allergene ungehindert die Darmwand durchdringen können) vorhanden ist. Die Erfahrungen bei der Wiederherstellung einer gesunden Darmflora zeigen, dass die Maßnahmen meist über einen längeren Zeitraum durchgeführt und teilweise wiederholt werden müssen. Generell gilt: Je chronischer die Störung, desto aufwändiger die Darmsanierung. Bei einer vorher gesunden Darmflora bedarf es oftmals auch nach einer einmaligen und kurzfristigen Antibiotikaeinnahme keiner anschließenden Behandlung

der Darmflora.
Bei leichteren Darmflorastörungen reicht oftmals allein die Einnahme der Probiotika ohne vorherige Maßnahmen aus. Der Bedarf an zugeführten Probiotika ist individuell verschieden. Entweder können alle bekannten und bewährten Probiotika zugeführt werden oder es wird der Bedarf an Milchsäurebakterien oder anderen Mikroorganismen über die kinesiologische/radiästethische Austestung oder eine Stuhluntersuchung ermittelt.
Der Einsatz von chemischen Antimykotika zur Behandlung von Pilzerkrankungen (z.B. Candida-Mykosen) sehe ich ähnlich kritisch wie den Einsatz von chemischen Antibiotika, da oftmals nur die Fortpflanzungsfunktion über einen gewissen Zeitraum eingedämmt wird, jedoch nicht die Pilzerreger selbst abgetötet werden und es so anschließend zu einer verstärkten Vermehrung und evtl. zu Resistenzen kommt. Werden parallel noch Antibiotika eingenommen, so entsteht ein immungeschwächtes Terrain und somit der optimale Nährboden für eine Dysbiose.
Bei einer Anti-Pilz-Kur – ohne chemische Antimykotika – wird das Säure-Basen-Gleichgewicht mit Hilfe einer basenreichen, vitalstoffreichen Ernährung und dem Zusatz von Basenmitteln (Pulver/Tabletten/Kapseln/Flüssigkeit) hergestellt, da eine Körperübersäuerung das Pilzwachstum fördert. Wichtig bei jeglicher Entgiftung oder Milieusanierung ist, dass die Entgiftungskanäle geöffnet sind, d.h. dass die freiwerdenden Gifte und Stoffe auch abfließen können. Ist dies nicht der Fall, kann es zu heftigen Symptomen kommen. Es sei hier ein altes chinesisches Sprichwort erwähnt:

„Wenn ein Tiger in Dein Haus eingedrungen ist, dann öffne zuerst alle Türen und Fenster Deines Hauses, bevor Du ihn in den Schwanz kneifst. Meist geht er dann von selbst hinaus."

Damit ist gemeint, dass Krankheiten (der eingedrungene Tiger) unseren Körper (das Haus) nur dann verlassen können, wenn wir alle Entgiftungssysteme des Körpers (Türen und Fenster) öffnen, bevor wir die Krankheit behandeln (den Tiger in den Schwanz kneifen). Die Krankheit verlässt dann unseren Körper von selbst.

Bei einer massiveren Störung der Darmflora empfiehlt es sich vor der Zufuhr von Probiotika, zuerst den Darm z.B. durch Fasten, Darmeinläufe oder Colon-Hydro-Therapie zu entlasten und/oder durch die Einnahme von "natürlichen" Antibiotika wie kolloidales Silber, MMS (Miracle Mineral Supplement), Rizolen (mit Sauerstoff und ätherischen Ölen angereicherte Rizinus-Olivenöl-Gemische), Grapefruitkernextrakt, Moringa oleifera und anderen oder einer Basen-Säure-Schaukeltherapie eine Zerstörung der unphysiologischen Darmflora zu erreichen. Anschließend oder auch bereits nach ein paar Tagen – dann jedoch zeitversetzt zur Einnahme der "natürlichen" Antibiotika – erfolgt die Einnahme von Probiotika. Diese gibt es als Nahrungsergänzungsmittel im Handel oder in Apotheken als frei verkäufliche Arzneimittel. Ebenso haben sich Kanne Brottrunk, EM (Effektive Mikroorganismen) und anderen Substanzen, die z.B. in Reformhäusern oder über den Versand zu erhalten sind, bewährt. Eine Begleittherapie mit basenreichen Produkten (z.B. Bicarbonat) empfiehlt sich, um Säuren zu binden und evtl. vorhandenen Darmpilzen den Nährboden zu entziehen.

Zu den Mikroorganismen, die im Darm in ausgewogenem Verhältnis präsent sein sollten, gehören je nach Darmabschnitt:

- **Magen und Zwölffingerdarm:** weitgehend keimfrei
- **Jejunum (Leerdarm):** Lactobazillen
- **Krummdarm:** Lactobazillen, Enterokokken, Bifidobakterien (Säuerungsflora) und Bakteroiden (Fäulnisflora)
- **Coecum (Blinddarm):** sauerstoffunabhängiges Bakterienmilieu mit Bifidobakterien, Bakteroiden, Clostridien, Eubakterien und bis zu 400 verschiedene Keimspezies

(aus Hesse, Albert; Migräne – Der Darm ist schuld, S. 65)

Bei einer Stuhluntersuchung zur Diagnose einer Dysbiose empfiehlt sich, zumindest die vorhandene Anzahl folgender Keime untersuchen zu lassen: Escherichia Coli, Enterokokken, Lactobazillen, Klebsiella/Enterobacter (gramnegative Stäbchenbakterien), Pseudomonas sp., Proteus-Gruppe. Naturheilkundliche Labors haben hier einen großen Erfahrungsschatz, wobei die Diagnosen nicht immer einfach zu stellen sind und erfahrene Behandler immer die Situation beim Patienten („Welche Symptome zeigen sich noch?" oder „Welche anderen Diagnosemethoden deuten ebenfalls in die Richtung?") in das Therapiekonzept mit einbeziehen und nicht

ausschließlich nach Laborwert behandeln.
Der Heilpraktiker Albert Hesse führt folgende Krankheiten auf das krankhaft veränderte Darmmilieu und die Übersäuerung des Körpers zurück:

- **Migräne:** Bei der Migräne handelt es sich um eine Säureerkrankung mit entzündlichem Charakter. Bei einem Migränepatienten lagern sich die Säuren in Bereichen der Muskulatur an der Halswirbelsäule ab, wo der Entzündungsprozess zu einem Entzündungsödem führt. Dieses Ödem sowie die Entzündung betreffen dann auch die Nervenbahnen, welche für den migränetypischen Schmerz verantwortlich sind. Diese Nervenbahnen treten als Spinalnerven aus dem Rückenmark der Halswirbelsäule aus und laufen über den Kopf nach vorne bis zu den Augen und zum Gesicht. (Anmerkung des Autors: Als Beweis für die Zusammenhänge erklärt Albert Hesse: „Wenn man in die Muskulatur, die im Entzündungsprozess die Migräne auslöst, hypertone Kochsalzlösung einspritzt, kommt es innerhalb weniger Sekunden zu einem Migräneanfall mit allen Begleiterscheinungen.")
- **Allergien, Neurodermitis, Asthma und Heuschnupfen:** Der Stoffwechsel versucht einen Teil der Gifte über die Haut oder Schleimhaut auszuscheiden. Diese Säuren reizen nun die in der Haut oder den Schleimhäuten befindlichen Immunzellen, so dass diese beginnen, gegen die Gifte durch Entzündung zu reagieren. Dieses lässt sich auch durch eine Blutuntersuchung bestätigen. (...) Durch die ständige entzündliche Reaktion des Immunsystems auf diese Gifte kommt es mit der Zeit zu einer überschießenden Immunreaktion und somit zur allergischen Reaktion. (...)
- **Chronische Schmerzleiden bis hin zum Rheuma:** Auch hier versucht der Körper die Gifte aus dem Stoffwechsel auszulagern. Die Gifte werden wieder in einem Depot abgelagert, bis das Fass zum Überlaufen voll ist und der Körper hierauf nur noch mit einer Entzündung reagieren kann. Häufig lagern sich die Säuren in Muskulaturen ab, wie im Schulter-, Nacken- oder Lendenbereich, oder der Körper transportiert diese Gifte über die Gelenkschleimhaut ins Gelenk, wo dann ein zerstörerischer Entzündungsprozess abläuft. Also sind auch Menschen, die immer wieder unter Rückenschmerzen leiden, oft chronisch übersäuert.
- **Depressionen und Angstzustände:** (...) Immer wieder zeigte sich, dass Patienten mit einem übersäuerten Stoffwechsel auch meist ein Problem mit ihrer Psyche haben. (...) Durch die Säurebelastung kommt es häufig zu einer Fehlregulation im Hormonhaushalt, was dazu führt, dass die Psyche sich verändert. Die häufigste Veränderung ist eine allgemeine Antriebslosigkeit, doch können die Symptome so ausgeprägt sein, dass die Patienten unter Angst und Depressionen leiden. Auf Grund der Säurebelastung bei Darmdysbakterie (einer falschen Bakterienzusammensetzung im Darm) sind diese Patienten von psychischen Erkrankungen häufig betroffen. (...)
- **Darmerkrankungen:** Darmerkrankungen wie Blähbauch, chronische Verstopfung, Durchfall, Darmentzündungen bis hin zu Colitis ulcerosa können ebenfalls durch die fehlbesiedelte Darmflora entstehen.
- **Immunsystemerkrankungen:** Immunschwächen (besonders Infektanfälligkeiten bei Kindern) oder auch Autoimmunerkrankungen können durch eine falsche Darmflora entstehen. 80 % des menschlichen Immunsystems werden von den Lymphknoten der Darmaußenwand gebildet. Die Lymphe nimmt auch einen Teil der Gifte aus dem Darm auf und reagiert darauf mit einer Fehlfunktion. So kann das Immunsystem massiv durch die Darmgifte gestört werden.
- **Herz- und Blutgefäßerkrankungen:** (...) Durch die Gifte wird die Innenhaut der Blutgefäße geschädigt, so dass sich ein entzündlicher Prozess bildet, der die glatte Gefäßwand zerstört, und sich anschließend Fett und Kalk ablagern, was dann die Blutgefäße verstopft. In amerikanischen Studien wurden Herzinfarktpatienten mit Säure abbauenden und schützenden Vitaminkombinationen behandelt. Die Studie hat ganz klar belegt, dass sich das Fortschreiten der Adernverkalkung hierdurch deutlich verlangsamt hat oder gar zum Stillstand gekommen ist.
- **Chronische Müdigkeit und Konzentrationsmangel:** Man kann sich ja vorstellen, dass dann, wenn der Körper sich mit so vielen Giften auseinandersetzen muss und sich in einem dauerhaften Entzündungsstadium befindet, seine Leistungsfähigkeit deutlich nachlässt.

(aus Hesse, Albert; Migräne – Der Darm ist schuld, S. 66-69)

Viele Erkrankungen entstehen durch ein Übergewicht von krankmachenden Darmbakterien gegenüber den gesunden, wobei ein gestörtes Darmmilieu der Nährboden darstellt und in der Folge saure Giftstoffe entstehen. Wo die natürliche Bakterienflora auf der Darmschleimhaut zerstört ist, siedeln sich Pilze an, welche zusätzlich Gifte produzieren.

Roher Kakao als "Super-Food" – gute Nachricht für Schokoliebhaber

Aus Erfahrung weiß ich, dass es vielen Menschen schwerfällt, auf den Verzehr von kakaohaltigen Nahrungsmitteln und Schokolade zu verzichten oder ihn zumindest stark einzuschränken. Jedoch werden insbesondere Kopfschmerzpatienten nicht an diesem Thema vorbeikommen und umso erfreulicher ist es, dass es qualitativ hochwertige Alternativen zu den üblichen Angeboten gibt! Am Beispiel der Kakaobohne kann in besonderem Maße aufgezeigt werden, wie aus einem ursprünglich hochwertigen und gesundheitsförderlichen Lebensmittel, welches früher bewusst als Droge eingesetzt wurde, ein minderwertiges Massenfabriknahrungsmittel entstand. Tatsache ist, dass die meisten Menschen kaum etwas über die Herkunft, den Anbau und die Herstellung von kakaohaltigen Nahrungsmitteln und Schokolade und somit über die ökologischen und sozialen Auswirkungen wissen, und der Konsum von Kakao und Schokolade als äußerst unbewusst bezeichnet werden muss; zumindest wenn wir uns die enorme jährliche Verzehrmenge von industriell verarbeiteten Kakaoprodukten, z.B. in Deutschland mit ca. 12 kg/Person, betrachten. Wer auf den Kakaogenuß nicht verzichten möchte, oder gar die positiven Wirkungen von Rohkakao (energie- und konzentrationssteigernd, stimmungshebend, u.U. sogar aphrodisierend) nutzen möchte, dem steht mit der rohen Bio-Kakaobohne oder einer vollwertigen Bio-Rohschokolade eine gesunde Alternative zu Verfügung.

<u>Folgendes sollten Sie jedoch beachten:</u>

- Kakao wächst in Gebieten des Äquators, so dass der Transport zu uns ökologisch sehr bedenklich ist. Kaufen Sie ausschließlich fair-gehandelten Bio-Roh-Kakao.
- Die rohe (ungeröstete) Kakaobohne und alle anderen Zutaten sollten während der gesamten Verarbeitung und Zubereitung nicht über 42 °C erhitzt werden, damit die wertvollen Vitalstoffe erhalten bleiben. Leider dürfen Hersteller (auch Bio!) ihre Schokolade auch noch als Rohschokolade deklarieren, wenn höhere Verarbeitungstemperaturen zum Einsatz kommen, weshalb wir Verbraucher uns immer vom Hersteller die Verarbeitungstemperatur bescheinigen lassen sollten!
- Verzehren Sie Kakao in geringen Mengen, nicht täglich und nicht gegen Nachmittag oder Abend, ansonsten kann es zu ungewollten Energieschüben und Schlafstörungen kommen.
- Zum Süßen der Kakaospeisen sollte Honig verwendet werden, Fabrikzucker sind zu meiden.
- Sollten Sie auch bei geringen Mengen negative Begleiterscheinungen wie bspw. Erregtheit oder innere Unruhe wahrnehmen, verzichten Sie ganz auf Kakao.

Insgesamt kann festgestellt werden, dass bei der Umstellung auf hochwertige Bio-Roh-Kakaospeisen eine Bewusstseinserweiterung stattfindet: „Weniger ist mehr (Genuß)!"

7.2.9 ZUSAMMENFASSUNG DER WICHTIGSTEN EMPFEHLUNGEN

Im Folgenden sind noch einmal die wichtigsten Ernährungsempfehlungen für kopfschmerz- und migräneanfällige Personen, überschaubar nach Prioritäten, zusammengefasst:

Priorität A:

1. Fabrikzucker vermeiden und als alternatives Süßungsmittel naturbelassenen Honig verwenden (bitte sparsam) oder in geringen Mengen auch Xylit oder Stevia; dies gilt vor allem für Diabetiker.

2. Obst und Gemüse als Frischkost/Salate verzehren, möglichst aus Bio-Anbau, da sie mehr Vitalstoffe und weniger Umweltgifte enthalten.

3. Auszugsmehl vermeiden und durch Vollkornprodukte, die mit frisch gemahlenem, geschrotetem oder geflocktem Getreide zubereitet wurden, ersetzen. Alle Zutaten möglichst immer aus Bio-Anbau, da sie mehr Vitalstoffe und weniger Umweltgifte enthalten.

4. Frischkorngericht mindestens drei Mal die Woche, besser täglich, zu sich nehmen, alternativ das Getreide keimen lassen und die Keimlinge in den Salat geben oder auf einer Brotscheibe als Zugabe legen. Alle Zutaten möglichst aus Bio-Anbau.

5. Fabrikfette meiden und durch Butter und kaltgepresste Öle ersetzen, möglichst aus Bio-Anbau, da sie mehr Vitalstoffe und weniger Umweltgifte enthalten.

6. Rauchen, Alkohol und andere Drogen meiden. Bei Ausnahmen Bio-Bier oder hochwertigen Bio-Wein genießen, da diese viel weniger Umweltgifte enthalten und gentechnikfrei hergestellt und angebaut wurden.

7. Ausreichende Menge an "echten" Getränken wie Mineralwasser, Umkehrosmosewasser und nichtaromatisierte Früchte- oder Kräutertees trinken.

Priorität B:

8. Säfte und andere "unechte" Getränke meiden.

9. Lieber weniger Mahlzeiten, bei denen Sie sich satt essen dürfen und die vollwertig zubereitet sind, als mehrere kleine minderwertige Mahlzeiten oder gar Fertigprodukte.

Priorität C:

Sollten die vorgenannten Regeln noch nicht zum Erfolg führen, so müssen unter Umständen noch folgende eingehalten werden:

10. Tierische Eiweiße (Milch, Joghurt, Quark, Buttermilch, Käse, Fleisch, Wurst, Fisch und Ei) meiden, vor allem bei gleichzeitigem Auftreten anderer Krankheiten wie z.B. Bluthochdruck, Allergien, Ekzemen, Gicht, rheumatischen Erkrankungen u.a.

Oft zeigen sich Milch und die eiweißhaltigen Milchprodukte (also alle außer Butter und Sahne) schädlicher als gelegentlicher Fleischgenuss.

11. Pflanzliche Eiweiß-Präparate meiden (Sojaprodukte, z.B. Tofu, Sojamilch u.a.)

Prinzipiell können Sie vieles was Sie sonst auch verzehrt haben, zu sich nehmen – aber eben aus vollwertigen Zutaten. Doch seien Sie gewiss, eine vitalstoffreiche Vollwerternährung schmeckt lecker, macht Sie fit und benötigt zur Zubereitung, nach einer gewissen Eingewöhnung, wenig Zeit. Da jedoch die meisten von uns die übliche Zubereitung der Speisen von unseren Eltern und Großeltern gelernt und übernommen haben, fällt uns die Umstellung zu Beginn etwas schwerer. Lassen Sie einer gesunden Ernährung die entsprechende Wertschätzung zukommen, nehmen Sie sich die Zeit und das Geld dafür. Geben Sie sich auch etwas Zeit, sich an die neue Zubereitung und an manch neuen Geschmack zu gewöhnen. Je länger Sie Fabriknahrungsmittel zu sich genommen haben, desto ungewohnter wird es für Sie sein.

Hilfreiche Unterstützung bei der Umsetzung der Anti-Kopfschmerz- und Migräne-Ernährung

Wenn Sie bei der Umsetzung einer gesunden Ernährung Unterstützung benötigen, dann empfiehlt sich außer dem Erwerb von Koch- und Backbüchern (s. Literaturhinweise) die Teilnahme an einem Praxiskurs.

Anregungen und Tipps für die Zubereitung der vitalstoffreichen Ernährung erhalten Sie bspw. von Gesundheitsberatern GGB in Ihrer Nähe. Adressen gibt es über die Gesellschaft für Gesundheitsberatung GGB e.V., Dr.-Max-Otto-Bruker-Straße 3, 56112 Lahnstein.

Einfache und leckere Rezepte, die sich in all den Jahren bei meinen Kursteilnehmern und Patienten bestens bewährt haben, finden Sie in einem weiteren Werk von mir: **„Leben ohne Kopfschmerz und Migräne – Das Rezeptheft zur Anti-Kopfschmerz- und Migräne-Ernährung“**.

„Wer keine Zeit für seine Gesundheit hat, wird eines Tages Zeit haben müssen, krank zu sein.“
Sebastian Kneipp

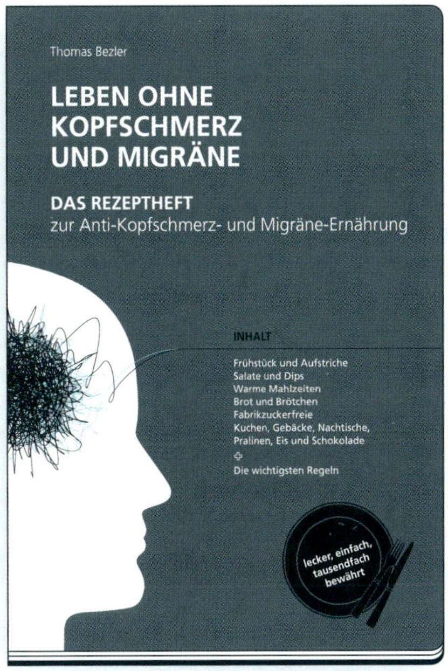

Erhältlich auf www.thomas-bezler.de oder im Buchhandel.

HELENES
Schoko-Zauber

Roh-köstlicher Natur-Genuss

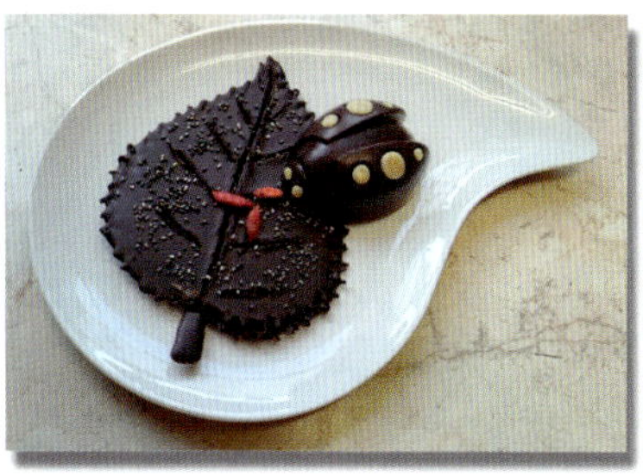

Bio-Qualität vom Feinsten!
Nur beste Zutaten in Rohkost-Qualität, die sämtlich unter 42°C verarbeitet wurden, garantieren puren Genuss für alle Sinne!

Meine Vision war es schon lange...

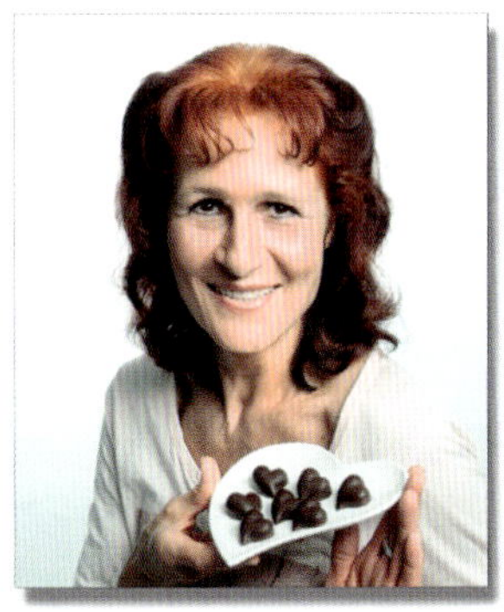

Meine Produkte sind frei von
- Fabrikzucker
- Milchpulver
- Lactose
- Gluten
- Gentechnik
- synthetischen Zusatzstoffen
- Konservierungsstoffen

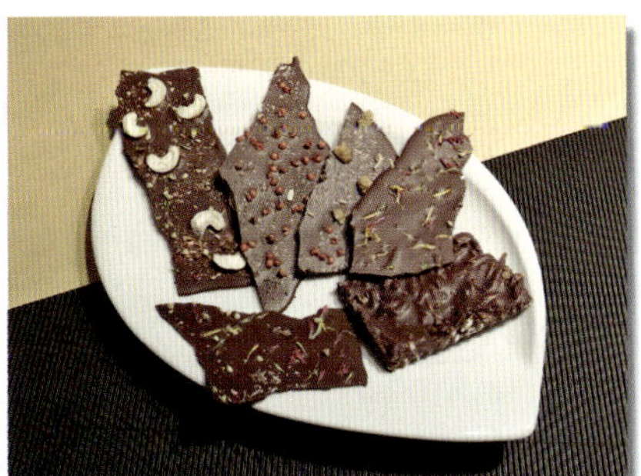

...eine leckere, vollwertige Bio-Roh-Schokolade anzubieten, ein Kraftpaket der Natur und ein Genuss ohne Reue...

Helene Regel
ärztl. gepr. Gesundheitsberaterin,
Inhaberin von Helenes Schoko-Zauber

Helenes Schoko-Zauber, 70825 Korntal-Münchingen, Kontr. Nr. DE-BW-006-25755-B
info@helenes-schokozauber.de www.helenes-schokozauber.de
DE-ÖKO-006

7.3 SÄULE 3: GESUNDE BEWEGUNG

Gesunde Bewegung heißt nicht unbedingt Sport zu treiben. Es gibt Menschen, die sich ein Leben ohne Sport und andere schweißtreibende Tätigkeiten nicht vorstellen können, und eben andere, für die allein schon der Gedanke an Sport ein Graus ist. Vielleicht kennen Sie die Antwort des ehemaligen Premierministers von Großbritannien, Winston Churchill, auf die Frage, wie er sich fit hält: „No Sports!" Dies soll nun keine Empfehlung darstellen so zu leben wie Churchill es tat, sondern zeigen, dass es eben unterschiedliche Vorlieben zum Thema Bewegung gibt.

Es ist eine Tatsache, dass wir eine Körper-Geist-Seele-Einheit darstellen. Ihre körperliche Energie ist somit untrennbar von Ihrer geistigen Energie.
So können Sie bspw. bei einer geistigen Energielosigkeit den Versuch starten, zuerst Ihren Körper zu trainieren. Sie werden überrascht sein, wie schnell sich geistige Frische und Kondition einstellen. Prinzipiell sind wir Menschen für die Bewegungsarmut unserer zivilisatorischen Lebensweise überhaupt nicht gemacht. Wir sind dafür ausgestattet, täglich 40 Kilometer und mehr zu Fuß zurückzulegen, und fahren stattdessen heute am Wochenende auf einen Wanderparkplatz, um von dort aus bequem und gemütlich zum nächsten Restaurant zu wandern.
Normal wäre es, bis ins hohe Alter einen beweglichen und kraftvollen Körper zu besitzen. Es darf Ihnen nicht gleichgültig sein, wenn Sie beim Treppensteigen außer Atem kommen und bei durchgedrückten Knien nicht mehr den Boden mit den Händen berühren können. Ich kann Ihnen nur empfehlen, je älter Sie werden, desto mehr in Ihre körperliche Gesundheit zu investieren.
Ist es nicht verwunderlich, dass sich alle Menschen einen schmerzfreien, gesunden und vitalen Körper wünschen, aber fast niemand diesen besitzt? Nur wir selbst können und sollen die volle Verantwortung für unsere Gesundheit übernehmen. Wir sehen nun, wohin es uns geführt hat, dass wir jahrzehntelang dem Staat die Verantwortung übertragen haben. Jetzt stehen wir vor einem unheilbar kranken Gesundheitssystem, das zukünftig nicht mehr finanzierbar ist.
Doch ab heute können auch Sie dazu beitragen, dass sich dies ändert!
Eine wichtige und gute Information für Sie als Kopfschmerz- oder Migränepatient ist, dass sich bereits nach sechs Wochen regelmäßiger sportlicher Aktivitäten die Migräneanfälle halbieren.

Bevor wir uns gleich mit den physiologischen Aspekten von sportlicher Betätigung beschäftigen, möchte ich noch auf die psychologischen Aspekte hinweisen. Gerade die für Kopfschmerz- und Migränepatienten empfohlenen Ausdauersportarten – insbesondere die im Freien durchgeführten – können einen meditativen Zustand bewirken bzw. können meditativ durchgeführt werden. Dies kann dadurch entstehen, dass sich bspw. beim Joggen eine Monotonie einstellt, welche es erlaubt sich nach innen zu wenden. Jeder Läufer, der zehn oder mehr Kilometer am Stück läuft, kennt und nutzt diese positiven Effekte – meist unbewusst. Hat man zu Beginn des Joggens noch eine Vielzahl an Gedanken im Kopf, so kristallisieren sich während des Joggens die wichtigsten Gedanken heraus, die es umzusetzen gilt. Um abzuschalten, bedarf es einer gewissen "Langeweile". Eine bewusste und entspannte Bauchatmung während der sportlichen Tätigkeit unterstützt diesen meditativen Zustand. Hinzu kommen bei Sportarten im Freien die wohltuenden Einflüsse durch frische Luft, Sonne, Regen, Schnee, Wind, Gerüche, Vogelzwitschern, Farbenpracht und vieles mehr, die sich positiv auf das psychische Wohlbefinden auswirken und zu einem guten Schlaf beitragen.

Sport zur Verbesserung Ihres Herz-Kreislauf-Systems

Mittlerweile ist es wohl genügend bekannt, dass ein gezieltes Ausdauertraining das Herz-Kreislauf-System kräftigt. Mit einem sogenannten Grundlagenausdauertraining, bei dem gleichzeitig viele Muskelanteile im Einsatz sind, verbessern Sie vor allem die allgemeine Ausdauer. Sportarten, die zu einer Verbesserung der Grundlagenausdauer führen, sind Laufen (Joggen), schnelles Gehen (Walking), Schwimmen, Radfahren, Rudern, Skilanglaufen, Nordic-Walking, Steppen ("Treppensteigen") und verschiedene Gymnastikarten mit Ausdauerwirkung. Ausdauertests, um Ihre individuelle Leistungsfähigkeit und die richtige Belastungsintensität zu ermitteln, und der Einsatz diverser technischer Gerätschaften wie Pulsuhren etc. können unter Umständen sinnvoll sein, werden aber meistens nicht benötigt. Hören Sie stattdessen in Ihren Körper hinein. Einer

groben Orientierung, ob Sie sich beim Ausdauertraining im aeroben Bereich (Energie kann größtenteils unter Oxidation von Sauerstoff bereit gestellt werden) befinden, dient die Überprüfung, ob Sie noch in der Lage sind, sich während der Belastung ohne große Mühe in ruhiger Weise zu unterhalten. Eine darüber hinausgehende Belastung, bei der Sie nur noch einzelne Worte zwischen den Einatmungen aussprechen können (hecheln), ist zu hoch, übersäuert Ihren Körper und ist kontraproduktiv.
Ein gutes Beispiel einer Unterhaltung während des Ausdauertrainings: „Im Urlaub in Frankreich hatten wir immer schönes Wetter", EINATMUNG, „auch die Stimmung unter den Urlaubsfreunden war ausgezeichnet."
Schlechtes Beispiel einer Unterhaltung während des Ausdauertrainings: „Im Urlaub", EINATMUNG, „... in Frankreich...", EINATMUNG, „hatten wir...", EINATMUNG usw.

Bei gesundheitlichen Beschwerden oder bei Unsicherheit konsultieren Sie selbstverständlich eine Sportfachkraft oder eine sportmedizinische Fachkraft, die Sie auf den ersten Schritten begleitet. Auch sollten Sie auf eine gute Ausrüstung achten, wobei insbesondere auf das Schuhwerk Wert gelegt werden sollte. Lassen Sie sich in einem guten Sportfachgeschäft beraten. Gegebenenfalls unterstützen individuelle Fußsohleneinlagen oder auch orthopädische Einlagen – die evtl. auch in unterschiedliche Schuhe (Joggingschuhe, Wanderschuhe, Skistiefel) eingelegt werden können – den Laufkomfort erheblich.

Positive Auswirkungen eines Herz-Kreislauf-Trainings

Ein ausdauertrainiertes Herz arbeitet ökonomischer und wird im Alltag und in Ruhe nicht mehr so oft schlagen müssen wie im untrainierten Zustand. Der Herzmuskel wird besser durchblutet und so bspw. bei Spitzenbelastungen wie Stress-Situationen oder körperlichen Höchstleistungen nicht so schnell überfordert.

Außerdem haben Sportler eine besser trainierte Lunge als Nichtsportler. Die Anpassung durch Ausdauertraining macht sich vor allem in einer Volumenvergrößerung bemerkbar. Radprofis haben Lungenkapazitäten von bis zu acht Litern und mehr, ein Nichtsportler dagegen nur drei bis fünf Liter, ein rauchender Nichtsportler kann sogar noch weniger haben. Die Lungendurchblutung – und dadurch der in der Lunge stattfindende Stoffwechsel – ist bei einer trainierten Lunge eindeutig besser.

Durch die vermehrte Durchblutung während des Trainings findet eine verbesserte Kapillarisierung statt (Kapillaren = Haargefäße, sind die kleinsten Blutgefäße) D.h. es werden Kapillaren wieder geöffnet, vergrößert und neue gebildet. Somit wird insgesamt eine bessere Durchblutung des gesamten Organismus erreicht, was u.a. zu einer verbesserten Sauerstoffversorgung führt.

Die Blutmenge nimmt um ca. 1–2 Liter zu und es entsteht eine Viskositätserniedrigung (Verdünnung des Blutes) und dadurch eine Hämatokritsenkung statt. [Anmerkung: Hämatokrit bezeichnet den zellulären Anteil am Blutvolumen]. Ein Ausdauertraining wirkt somit blutverdünnend und stellt oftmals eine gesündere Alternative zu blutverdünnenden Medikamenten wie Aspirin und Marcumar dar.

Bei richtiger Dosierung Ihrer sportlichen Betätigung und bei richtig durchgeführter Atmung (Bauchatmung) verteilen sich die Durchblutung und die Energie gleichmäßig im gesamten Körper und der Kopfbereich fühlt sich wieder leicht und frei an. Vorherig kalte Hände und Füße werden wieder warm, ein vorher prall blutgefüllter Kopf wird wieder normal durchblutet.

Sport zum Abbau von Stress

Unser Organismus ist ursprünglich darauf ausgelegt, bei Stress eine körperliche (Höchst-)Leistung erbringen zu können. In früheren Zeiten überlebten die Menschen eine Stresssituation nur durch Kampf oder Flucht. Doch was sollen wir heute mit den Stresshormonen und der Energieausschüttung anfangen, wenn wir bspw. in einem Büro oder einer Rezeption arbeiten und mit Kunden freundlich umgehen sollen? Sicher wäre es gut, wenn wir entspannt und gelassen blieben, so dass der biologische Stressmechanismus ausbleibt, jedoch gelingt dies nicht immer. Ein körperlich Arbeitender hat es hier einfacher, er kann bspw. mit Wut im Bauch Zementsäcke auf die Baustelle schleppen, den Schubkarren "spazieren" fahren, mit der Handsäge anstatt mit

der Kreissäge Holz sägen und so weiter.
Fakt ist, dass Muskelarbeit Stress abbaut. Aus diesem Grunde sollten Sie es sich durchaus erlauben, immer wieder einmal von Ihren Muskeln Gebrauch zu machen. Manche Unternehmen haben dies erkannt und haben für die Mitarbeiter einen Boxsack aufgehängt, an dem sie ihre Wut unmittelbar abbauen können. Aber auch mit etwas unauffälligeren Methoden wie bspw. der Progressiven Muskelentspannung, bei der in einer bestimmten Reihenfolge Muskeln fest angespannt und wieder gelöst werden, kann über die Muskelarbeit Stress abgebaut werden und Körper, Geist und Seele können sich wieder entspannen.

7.3.1 PRAKTISCHE DURCHFÜHRUNG DER PROGRESSIVEN MUSKELENTSPANNUNG

Ich habe mich entschieden, die Progressive Muskelentspannung hier unter dem Oberkapitel „Gesunde Bewegung" zu behandeln, wobei sie gleichwertig auch in das Kapitel „Regeneration und Entspannung" hätte integriert werden können. Sie können die Progressive Muskelentspannung mit großem bis maximalem Kraftaufwand durchführen oder mit nur sanftem. Die erste Ausführung (mit großer bis maximaler Anspannung) möchte ich zum Abbau eines höheren Stresslevels empfehlen, die zweite (mit sanfter Anspannung) zur Prävention und zur Verbesserung der Wahrnehmung beginnender Muskelverspannungen. Zu Beginn sollten Sie mit mittlerer Intensität beginnen. Sie werden mit zunehmender Übungszeit immer mehr ein Gefühl dafür entwickeln, welche Intensität zu welchem Zeitpunkt die beste ist. „Probieren geht über Studieren!"

Suchen Sie sich einen Ort, an dem Sie ungestört sind, stellen, setzen oder legen Sie sich hin und machen es sich bequem. Atmen Sie ruhig. Schließen Sie nun sanft die Augen und lenken Sie Ihre ganze Aufmerksamkeit nach innen und erlauben Sie sich, einmal Urlaub von Ihren Alltagsgedanken zu machen und stattdessen in Ihren Körper hineinzuhorchen.
Vor jeder Übung nehmen Sie die Empfindungen wahr und vergleichen bspw. die rechte mit der linken Körperseite. Nach der Übung vergleichen Sie die Empfindungen mit denen davor und bei einer einseitigen Übung zudem noch mit der Empfindung der anderen, nicht geübten Körperseite. Meist wird der Körperbereich anschließend angenehm warm.

1. Arme und Hände
Ballen Sie Ihre rechte Hand (Rechtshänder fangen mit rechts an) zur Faust, beugen den Ellbogen und drücken ihn an Ihren Körper, so dass Ihr gesamter Arm angespannt ist. Nach ca. 5–10 Sekunden lassen Sie bei der nächsten Ausatmung alle Anspannung los und nehmen den Unterschied zwischen An- und Entspannung wahr. Genießen Sie den Entspannungszustand ca. 30 Sekunden lang und vergleichen ihn mit dem linken Arm.
Nun spannen Sie die Hand und den Arm in Gegenrichtung an. Strecken Sie dabei Ihr rechtes Ellbogengelenk durch und ziehen Handrücken und die gestreckten Finger zum Ellbogen, so dass die Handinnenfläche gedehnt wird. Nach ca. 5–10 Sekunden, lassen Sie bei der nächsten Ausatmung alle Anspannung los und nehmen den Unterschied zwischen An- und Entspannung wahr.
Genießen Sie den Entspannungszustand ca. 30 Sekunden lang und vergleichen ihn mit dem linken Arm.
Dann wiederholen Sie diese Übung mit dem linken Arm.

2. Gesicht
Führen Sie folgende Abläufe gleichzeitig durch:
Augen schließen, Augenbrauen nach oben ziehen, Stirn runzeln, Augenlider zusammenpressen, Nase nach oben ziehen, Lippen aufeinander pressen, Zähne aufeinander beißen, Zunge nach oben an den Gaumen pressen und Mundwinkel in Richtung Ohren nach hinten ziehen. Nach 5–10 Sekunden lassen Sie bei der nächsten Ausatmung alle Anspannung los.
Sollten Sie noch eine Restspannung wahrnehmen, so wiederholen Sie die Übung ganz oder nur in Teilen oder atmen ganz bewusst Ruhe und Gelassenheit in diesen Bereich hinein.

3. Nacken und Schultern

Ziehen Sie das Kinn in eine "Doppelkinnposition" hin zur Brust und drücken gleichzeitig den Hinterkopf nach hinten. Wenn Sie liegen, drücken Sie den Hinterkopf gegen den Boden, wenn Sie sitzen oder stehen, drücken Sie gegen eine gedachte Wand oder Lehne. Ziehen Sie gleichzeitig die Schultern nach oben und halten Sie die Anspannung 5–10 Sekunden, ehe Sie beim nächsten Ausatmen alle Muskeln loslassen.
Spüren Sie noch ca. 30 Sekunden in die jetzt entspannten Muskeln hinein.

4. Oberkörper/Becken

Ziehen Sie die Schulterblätter nach hinten und unten, ziehen Sie Ihren Bauch ein und machen ihn ganz fest und kneifen Ihr Gesäß fest zusammen. Halten Sie diese Anspannung 5–10 Sekunden und lösen diese anschließend bei der nächsten Ausatmung wieder. Spüren Sie in Ihren Oberkörper hinein, atmen Sie ruhig weiter.
Danach drücken Sie Ihren Bauch nach außen und gleichzeitig Ihren Rücken gegen den Boden oder die Rückenlehne. Spüren Sie die gesamte Anspannung in Bauch, Becken und Rücken. Nach 5–10 Sekunden Anspannung lösen Sie diese und spüren nach.
Ziehen Sie noch einmal den Bauch fest nach innen ein und spannen Sie Ihre Pobacken für 5–10 Sekunden fest zusammen.
Lösen Sie die Anspannung bei der nächsten Ausatmung und spüren Sie nach.
Zuletzt bauen Sie einen Druck nach unten in Ihr Becken auf, indem Sie die Bauchmuskeln anspannen. Halten Sie diese Anspannung 5–10 Sekunden und lösen Sie sie wieder auf. Ihr Bauch, Becken, Rücken und die Brustmuskeln sind nun gelöst.

5. Beine und Füße

Drücken Sie die rechte Ferse in den Boden, ziehen Sie den rechten Fuß zum Schienbein hoch, so dass Sie eine Spannung von den Zehen über die Fußsohlen, die Waden und bis in den hinteren Oberschenkel des rechten Beines spüren und halten Sie die Spannung für 5–10 Sekunden.
Lösen Sie die Anspannung wieder, spüren nach und vergleichen Sie die Empfindungen mit dem linken Bein.
Nun spannen Sie die Gegenseite an, indem Sie den Fuß ganz nach unten drücken, krallen Sie mit den Zehen, als ob Sie einen Stift zusammendrücken, so dass Sie die Spannung von den Oberseiten der Zehen über Fußrücken und Schienbein bis hin in den vorderen Oberschenkel spüren. Halten Sie die Anspannung für 5–10 Sekunden aufrecht, entspannen Sie bei der nächsten Ausatmung und spüren Sie nach.
Das Gleiche führen Sie mit dem anderen Bein durch.

Alle Muskeln Ihres Körpers sind nun angenehm gelöst.
Wandern Sie mit geschlossenen Augen noch einmal durch Ihren Körper. Beginnen Sie an den Zehen und gehen Sie bis zur Kopfhaut und bis in die Fingerspitzen. Nehmen Sie ganz bewusst Ihren entspannten Körper wahr, bevor Sie dann Ihre Aufmerksamkeit wieder nach außen in den Alltag lenken. Sollten noch Verspannungen spürbar sein, so atmen Sie ganz bewusst Ruhe und Gelassenheit in diese Körperstellen hinein. Sie entscheiden sich nun wieder ganz bewusst, wach und fit in den Alltag zurückzukehren und nehmen die äußeren Einflüsse wie Geräusche, Ihre Atmung, Unterlage oder Stuhl etc. wahr. Öffnen Sie die Augen und strecken Sie sich aus. Die Übungseinheit ist beendet.

Wiederholen Sie diese Übungen 1–3 Mal täglich oder so oft es Ihnen gut tut.

Es empfiehlt sich außerdem, den entspannten Zustand, welcher sich nach der Übungseinheit eingestellt hat, zu speichern/zu verankern und ihn auch im Alltag immer wieder ins Bewusstsein zu rufen. Sie können diesen Zustand bspw. mit einem Wort, einem Satz, einem Bild, einer Zeichnung, einem Symbol, einem Lied, einer Melodie oder einer Berührung an einer Körperstelle verbinden. Nehmen Sie sich im Alltag immer wieder eine kurze Auszeit von 1–3 Minuten, in der Sie an diese Verankerung denken und so das gute Gefühl und die angenehme Empfindung wahrnehmen. Je öfter Sie dies üben, desto leichter und effizienter können Sie die positive Wirkung für sich nutzen.

7.3.2 BEWEGUNG UND HALTUNG AM SCHREIBTISCH/ARBEITSPLATZ

Zur Kommunikation und Information benötigen wir heute bei der Arbeit, aber auch privat einen Bildschirm, eine Tastatur und eine Maus. In der Regel sitzen wir vor diesen Geräten auf einem Bürostuhl mit Rückenlehne und höhenverstellbarem Sitz.

Bei dieser sitzenden Arbeitshaltung entstehen häufig Verspannungen von Muskeln, Nerven, Faszien, Blut- und Lymphgefäßen und somit auch Dauerdruck auf Gelenke, was sich negativ auf unsere Gesundheit auswirkt. Deswegen lohnt es sich ein paar Regeln für eine gute Sitzhaltung zu berücksichtigen und ausgleichende Bewegungsübungen in den Alltag zu integrieren.
Beobachten Sie Ihre Körperhaltung und registrieren Sie Spannungen bzw. Schmerzen, aber auch Wohlgefühl, damit Sie die richtigen Korrekturen Ihrer Haltung vornehmen können. Achtsamkeit geht vor!

Sitzhaltung
Schultern und Oberarme hängen gelöst am Oberkörper, die Unterarme befinden sich etwa in waagerechter Haltung, die Ellbogen liegen auf den Armlehnen, die Handballen auf der Auflage vor der Tastatur.
Die Oberschenkel sollten sich ausgehend vom Hüftgelenk in waagerechter bis leicht nach unten (Knie tiefer als Hüftgelenk) geneigter Haltung befinden. Dabei sollten die Füße stets flach auf dem Boden oder einer entsprechenden Unterlage aufliegen.
Der Rücken sollte sich in einer entspannten und aufrechten Position befinden und bei vorhandener Rückenlehne von dieser unterstützt werden.

Bildschirmposition
Der Bildschirm sollte möglichst frontal und in der Höhe so aufgestellt sein, dass sich der obere Sichtbereich (z.B. höchste Zeile eines Dokuments) des Bildschirms etwas unter Augenhöhe befindet und der Kopf sich für den mittleren Sichtbereich leicht senkt. Der Abstand zum Bildschirm sollte bei „kleineren" Bildschirmen so gewählt sein, dass er in etwa mit ausgestreckten Armen und Fingern noch berührt werden kann. Bei größeren Bildschirmen sollte der Abstand entsprechend größer sein.
Wenn die Möglichkeit besteht, so eignet sich auch eine zweite Sitzgelegenheit zum Abwechseln, bspw. ein Ball oder Kniestuhl.

Manuskripthalter vermeiden einen verspannt nach unten gerichteten Kopf.

Position von Tastatur und Maus
Tastatur und Maus recht nah am Körper platzieren, aber noch so viel Platz lassen, dass die Handballen auf der Unterlage aufliegen können.
Notebooks sind weniger dazu geeignet, ergonomisch gut zu sitzen. Es besteht jedoch die Möglichkeit, am festen Arbeitsplatz das Notebook "nur" als PC zu verwenden und es extern mit Tastatur, Maus und Bildschirm zu verbinden.

Farbgestaltung, Lichtverhältnisse
Zur Schonung der Augen empfiehlt sich eine helle (möglichst weiße) Tastatur mit dunklem Aufdruck, damit der Kontrast zum Bildschirm gering ist. Die Lichtverhältnisse sollten so sein, dass Sie die Augen nicht zukneifen oder den Kopf seitlich halten müssen, um sich bspw. dem durch das Fenster einstrahlende Sonnenlicht zu entziehen.

Bleiben Sie in Bewegung! Mindestens dreimal in der Stunde sollten Sie aufstehen und eine andere Haltung einnehmen, die Ihre zuvor angespannten Muskeln lockert und entspannt.
Nutzen Sie die Gelegenheiten, die sich Ihnen bieten, um den Arbeitsplatz zu verlassen, ein paar Schritte (Treppen statt Aufzug) zu gehen, im Stehen zu telefonieren oder spezielle Entspannungs- und Kräftigungsübungen durchzuführen. Auch die Pausen eignen sich für Spaziergänge oder andere wohltuende Aktivitäten. Schon zu viele Menschen haben sich während ihrer Berufszeit einen „Mouse-Potato-Körper" zugelegt (Der Begriff ist eine Anlehnung an „Couch-Potato"). Sie machen das besser!

Schlechte Sitzhaltung am Notebook
Bei einem Sitzhöhen-Kompromiss für "gute" Bein- und Unterarmposition müssen jedoch der Kopf nach unten geneigt und die Augen nach unten ausgerichtet werden: Kopf- und Augenstellung sind mangelhaft.

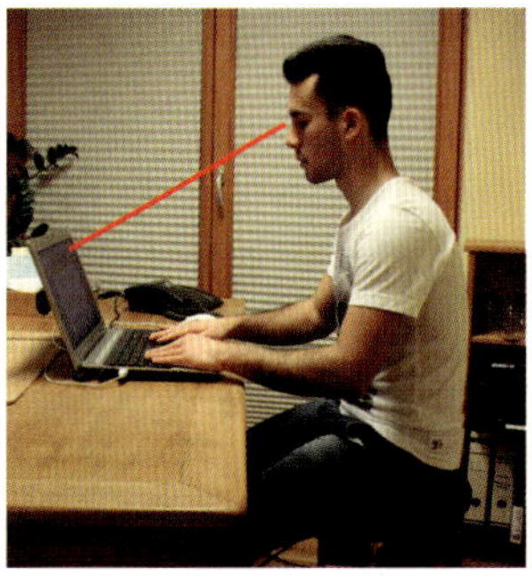

Bessere Sitzhaltung am Notebook
Durch externen Bildschirm und externe Tastatur ergibt sich eine deutlich bessere Haltung vor allem für den Kopf und somit für die Augenstellung.

Fazit: Die Arbeit am Notebook kann nur mit externem Bildschirm und/oder externer Tastatur optimal durchgeführt werden.

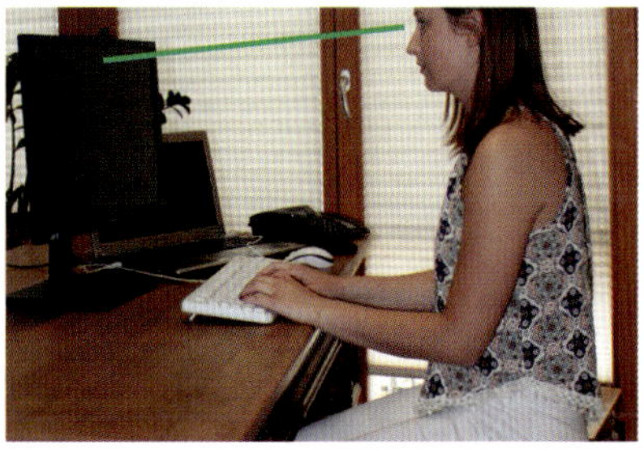

Abb. 7.3.2 - 1 Sitzhaltung am Notebook

7.3.3 ÜBUNGEN ZUR VORBEUGUNG VON KOPFSCHMERZEN UND MIGRÄNE

Ziel der Übungen ist eine Verbesserung der Beweglichkeit, der Dehnfähigkeit, eine Stärkung der Muskeln sowie eine Verbesserung der Körperhaltung. Kopfschmerz- und Migränepatienten benötigen nicht unbedingt Hightech-Gerätschaften oder regelmäßige Fitness-Studio-Besuche. Die meisten Übungen können und sollten Sie in Ihren Alltag integrieren. Wenn Sie zusätzlich noch ein Ganzkörpertraining, Yoga oder eine Wirbelsäulengymnastik durchführen wollen und können, so sollten Sie dies auf jeden Fall tun. Je stabiler und beweglicher Ihre Bein-, Rumpf- und Rückenmuskulatur ist, desto leichter fällt es Ihnen z.B., aufrecht zu sitzen, und dadurch benötigen Sie wiederum viel weniger Muskelaufwand, um Ihren Kopf aufrecht zu halten, was die Nackenmuskeln entlastet. Damit möchte ich u.a. zum Ausdruck bringen, dass ein isoliertes Nackentraining zwar sinnvoll ist, jedoch sollte die Gesamtstatik immer mit berücksichtigt werden. So kann bspw. ein Beckenschiefstand sich bis in die Halswirbelsäule und in das Kiefergelenk (Folge: Bissstörungen) auswirken und zu Kopfschmerzen führen.

Aus meiner langjährigen Erfahrung als Sportlehrer und Rückenkursleiter möchte ich Ihnen noch einen Hinweis in Bezug auf das Thema Rückentraining geben: Beachten Sie, dass ein Rückentraining das Ziel haben sollte, Sie **alltagstauglich** zu machen; dies bedeutet, dass Rückenübungen gemacht werden, die Sie für den Alltag fit und leistungsfähig machen sollen. Legen Sie Wert auf die Durchführung von Übungen mit freien Gewichten und Bewegungen, die auch aus einem runden Rücken heraus durchgeführt werden, um die abgeschwächten Muskeln optimal entwickeln zu können. Die größten Fehler die bei Rückenkursen und Rückenschulungen gemacht werden sind die, dass man Übungen aus dem Rehabereich, die bei frischoperierten Patienten selbstverständlich ihre Berechtigung haben, auf gesunde Menschen überträgt. Somit nehmen gesunde Menschen Schonhaltungen ein und erhalten dadurch langfristig Rückenprobleme. Auf einen

Nenner gebracht: Im Idealfall bewirkt ein gutes Rückentraining, dass Sie jederzeit Ihren Freunden beim Umzug die Möbel tragen und dem Bauern bei der Ernte helfen können, ohne dass es Ihnen in den Rücken fährt oder Sie anschließend anderweitige Probleme haben.

An dieser Stelle noch ein Hinweis zu Ursachen von Rückenbeschwerden: Neben einer in der Tat zu schwachen und/oder verkürzten Rückenmuskulatur bei vielen Menschen sind es oftmals organische Störungen im Bauchbereich, die zu chronischen Rückenproblemen führen. Ein möglicher Hinweis auf eine Ursache von Rückenbeschwerden, die aus dem Bauchbereich kommen, ist dadurch zu erkennen, dass schon ein paar Stunden nach einem effizienten Rückentraining oder einer entspannenden Massage die gleichen Beschwerden (Verspannungen, Schmerzen) wieder auftreten. Magen, Darm, Leber, Galle, Herz, Milz, Bauchspeicheldrüse, Blase, Nieren, Genitalien u.a. sind in den sog. Head'schen Zonen oder Reflexzonen auf dem Rücken präsent und können so zu Muskelverspannungen und Schmerzen in ganz bestimmten Segmenten auf dem Rücken führen. Auf die Head'schen Zonen wird im Kapitel „Schröpfen" eingegangen. Und so wird verständlich, warum bspw. eine Umstellung auf eine vollwertige Ernährung oder gar eine organspezifische Ernährung (Leber-Galle-Kur/Nieren-Kur) und/oder organunterstützende Medikamente zur Linderung und Ausheilung von Rückenschmerzen führen können.

7.3.3.1 KRÄFTIGUNGSÜBUNGEN FÜR DIE HWS (HALSWIRBELSÄULE)

Bei vorhandenen gesundheitlichen Problemen im Nacken-, HWS- und Halsbereich, aber auch bereits beim Verdacht darauf, sollte vor der Durchführung von Übungen an der HWS therapeutischer Rat eingeholt werden, da z.B. bei einem Karotissinus-Syndrom – ausgelöst durch eine arteriosklerotische oder tumorbedingte Blutgefäßverengung im Sinus carotis – es zu lebensbedrohlichen Zuständen kommen kann, ebenso nach Operationen an der HWS. Bei Unsicherheit fragen Sie bitte immer einen Therapeuten.

Statisches Kräftigungstraining für die HWS

Diese Übungen können mehrmals am Tage durchgeführt werden. Als Anfänger beginnen Sie mit geringerer Anspannung, später können Sie auch mit submaximalen bis maximalen Anspannungen trainieren, müssen aber nicht. Atmen Sie auch während der Anspannungsphase ruhig weiter und versuchen Sie, nur die dafür notwendigen Muskeln anzuspannen, so dass der restliche Körper entspannt bleibt.

Bei den statischen Übungen kommt es zu einer Anspannung der Muskulatur ohne Bewegung, im Gegensatz zu dynamischen Übungen, bei denen die Muskelkraft zu einer Bewegung führt.

Seitliche Nackenmuskeln (Beschreibung für rechten Nacken)
Die rechte Handinnenfläche liegt an der rechten Kopfseite etwa in Höhe des Ohres, der Kopf steht gerade. Nun drücken Kopf und rechte Hand gleich stark, so dass der Kopf und die rechte Hand in der gleichen Position verweilen und doch gegeneinander drücken. Die Nackenmuskeln der rechten Seite kontrahieren sich. Diese Anspannung ca. 10 Sekunden halten. Dann die andere Seite gegengleich trainieren. Achten Sie darauf, dass sich der Unterarm im rechten Winkel zur Handfläche befindet.

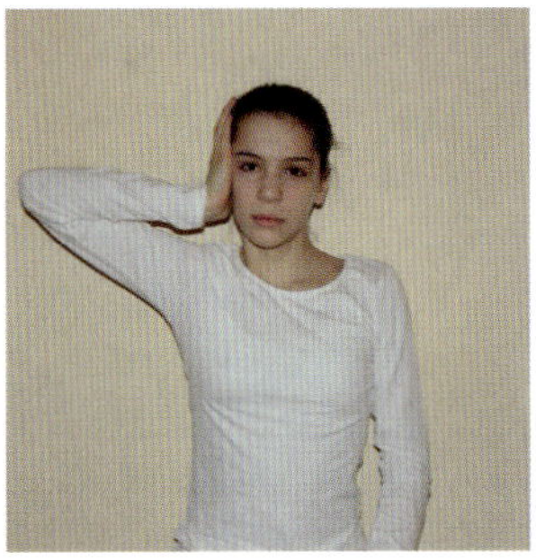

Kopfwendermuskeln (Beschreibung für rechten Kopfwendermuskel)
Die rechte Handinnenfläche liegt an der rechten Kopfseite vor dem Ohr auf dem Wangenknochen auf, der Kopf steht ca. 45 Grad nach links gedreht. Nun drückt der Kopf in Richtung Mittelposition (nach rechts), wobei die rechte Hand einen gleichstarken Gegendruck aufbaut, so dass der Kopf und die rechte Hand in der gleichen Position verweilen. Diese Anspannung ca. 10 Sekunden halten. Dann die andere Seite gegengleich trainieren. Achten Sie darauf, dass sich der Unterarm im rechten Winkel zur Handfläche befindet.

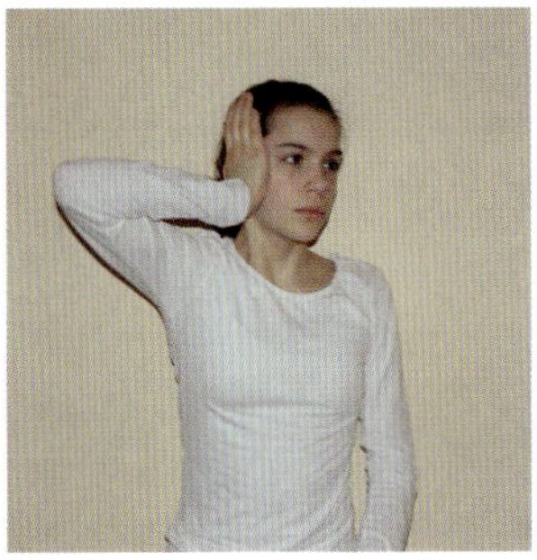

Vordere Halsmuskeln
Entweder mit dem Handrücken bei aufeinandergelegten Händen oder bei offenen Händen die Handballen oder bei Fäusten Daumen und Zeigefinger an die Stirn halten. Bei geradem Kopf drücken nun Kopf und Hände gleich stark gegeneinander, so dass die vordere Halsmuskulatur sich kontrahiert und der Kopf gerade bleibt. Die Anspannung ca. 10 Sekunden halten. Die Ellbogen befinden sich bei der Variante „Handrücken" möglichst weit außen, bei den anderen Varianten vorne.

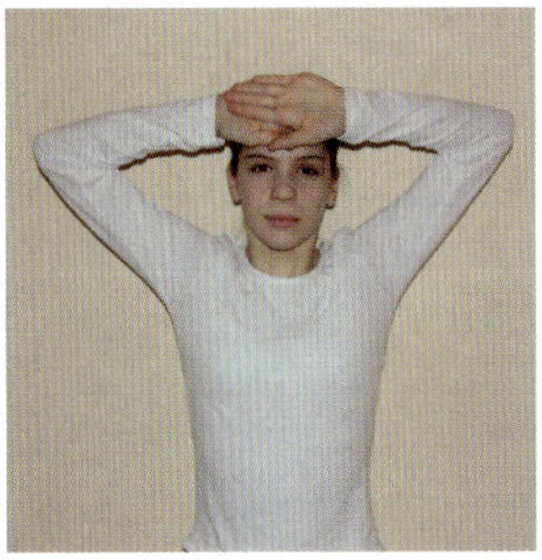

Hintere Nackenmuskeln
Die Hände ineinander falten und mit den Handinnenflächen auf den Hinterkopf auflegen. Die Ellbogen werden dabei möglichst weit nach hinten geführt. Nun drückt der Kopf nach hinten (Schubladen-Bewegung nach hinten) und die Hände nach vorne, so dass wiederum eine statische Muskelanspannung entsteht, dieses Mal in den hinteren Nackenmuskeln. Die Anspannung ca. 10 Sekunden halten.

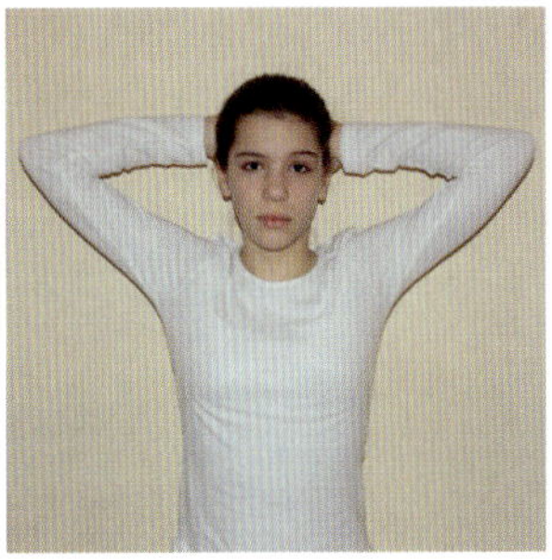

Abb. 7.3.3.1 - 1 Statische Kraftübungen für die HWS

Dynamisches Kräftigungstraining

Wie beim Krafttraining an Geräten (z.B. Zugapparat) werden die Übungen möglichst über den ganzen Bewegungsradius durchgeführt, so dass die beteiligten Muskeln sich durchaus von der maximalen Streckung in die maximale Verkürzung hineinarbeiten dürfen und dieses Training gleichzeitig auch zu einer Beweglichkeitsverbesserung beiträgt. Das dynamische Kräftigungstraining entspricht eher einem ganzheitlichen Bewegungstraining als "nur" statische Haltearbeit zu leisten. Die statischen Kräftigungsübungen sind durchaus wertvoll als Ergänzung zu den dynamischen, z.B. bei vorhandenen Bewegungseinschränkungen nach Verletzungen, OPs, Versteifungen und Arthrose. Bei allen Übungen wird bei der überwindenden Kraftarbeit ausgeatmet und bei der nachgebenden eingeatmet (wie auch beim Training an Geräten).

Seitliche Nackenmuskeln (Beschreibung für linken Nacken)

Der linke Arm und die linke Schulter werden nach unten gezogen. (Als Variation kann der linke Arm auch nach unten-außen gezogen oder hinter dem Rücken bei 90°-Ellbogenwinkel fixiert werden. Wählen Sie die Position, bei der Sie die Verspannungen am linken Nacken, an der linken Schulter oder gar im linken Arm am meisten spüren.). Der Kopf wird seitlich zur rechten Schulter geneigt. Der rechte Arm geht über den Kopf, so dass die rechte Handinnenfläche an der linken Kopfseite oberhalb des Ohres aufliegt. Nun drücken rechte Hand und Kopf gegeneinander, wobei der Kopf stärker als die rechte Hand drückt, so dass der Kopf sich aktiv in die normale aufrechte Kopfhaltung bewegt. Die Zugkraft durch die rechte Hand bleibt bestehen, während die Anspannung der Nackenmuskeln leicht verringert wird, so dass sich der Kopf wieder nach rechts zur Schulter bewegt. Ist der Kopf maximal nach rechts geneigt, wird die Anspannung der Nackenmuskeln wieder erhöht und der Kopf bewegt sich gegen den Handdruck wieder zur Mitte in die aufrechte Kopfhaltung. Atmen Sie bei der überwindenden Kraftarbeit (wenn der Kopf sich in die aufrechte Position drückt) aus und bei der nachgebenden Kraftarbeit (wenn der Kopf sich wieder in die Seitneigung bewegt) ein. Wiederholen Sie diese Übung 5–10 Mal. Danach wiederholen Sie die Übung auf der anderen Seite.

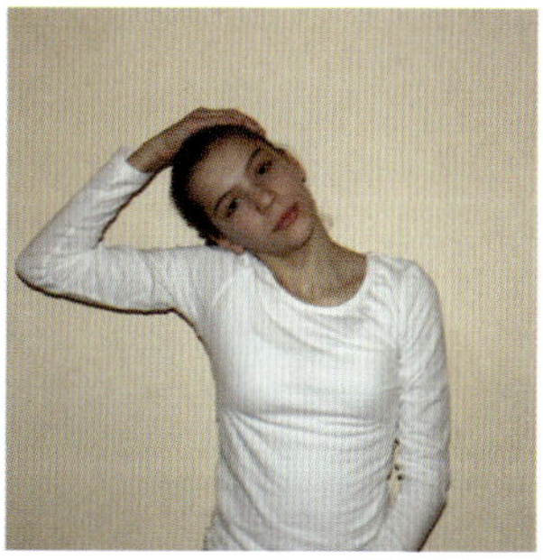

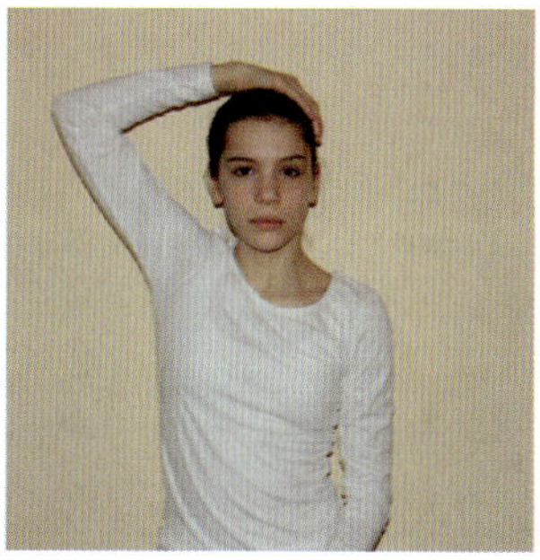

Abb. 7.3.3.1 - 2 Dynamische Kräftigungsübungen in alle 4 Richtungen

Kopfwendermuskeln
Die rechte Handinnenfläche liegt an der rechten Kopfseite vor dem Ohr auf dem Wangenknochen auf, der Kopf steht möglichst weit nach links gedreht (Kinn Richtung linke Schulter). Nun drückt der Kopf in Richtung Mittelposition (nach rechts), wobei die rechte Hand einen etwas geringeren Gegendruck aufbaut, so dass der Kopf und die rechte Hand sich in die Mittelposition bewegen. In der Mittelposition angelangt, drückt der Nackenmuskel weniger stark, so dass der Druck durch die rechte Hand überwiegt und der Kopf sich wieder nach links zur Schulter dreht. Atmen Sie bei der überwindenden Kraftarbeit (wenn der Kopf zur Mitte dreht) aus und bei der nachgebenden Kraftarbeit (wenn sich der Kopf nach außen zur Schulter dreht) ein. Wiederholen Sie diese Übung 5–10 Mal. Danach wiederholen Sie die Übung auf der anderen Seite.

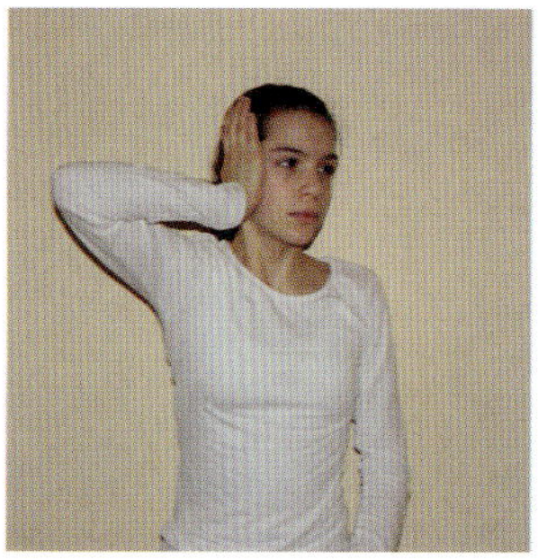

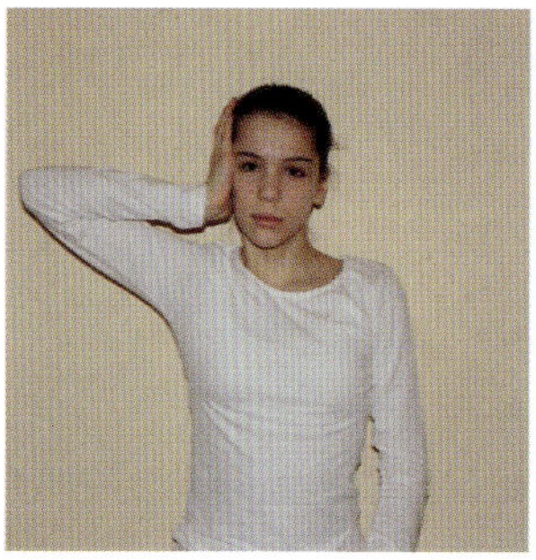

Vordere Halsmuskeln
Hände aufeinanderlegen, so dass beide Handrücken nach oben zeigen und mit dem Handrücken der oberen Hand auf die Stirn halten. Die Ellbogen zeigen nach außen. (Als Variation können beide Hände nebeneinander an die Stirn gehalten werden: entweder beide Handballen bei nach oben zeigenden Fingern oder mit Fäusten, wobei Daumen und Zeigefinger Kontakt zur Stirn haben. Bei diesen Ausführungen müssen die Ellbogen nach vorne zeigen.)
Beginn der Übungsausführung ist die Doppelkinnposition (= Schubladen-Bewegung des Kinns nach hinten, sog. Retraktion). Von dieser Position aus wird der Kopf überstreckt (Kopf wird in den Nacken gelegt). In der Überstreckung drücken Kopf und Hände gegeneinander, wobei die Halsmuskelkraft überwiegt (überwindende Kraftarbeit), so dass der Kopf sich gegen den Druck der Hände so weit nach vorne bewegt, wie es die Beweglichkeit des Nackens zulässt, also maximal bis das Kinn das Brustbein berührt. Vorne angekommen, wird die Halsmuskelkraft soweit reduziert, dass der Druck durch die Hände den Kopf wieder nach hinten in die Überstreckung führt (nachgebende Kraftarbeit). Dabei sollte der Kopf bei der Aufrichtung zuerst wieder über die Schubladen-Bewegung und dann in die Überstreckung bewegt werden. Wiederholen Sie diese Übung 5–10 Mal. Erfahrungsgemäß ist diese Bewegung für die meisten sehr ungewohnt und sollte deswegen zu Beginn sanft durchgeführt werden.

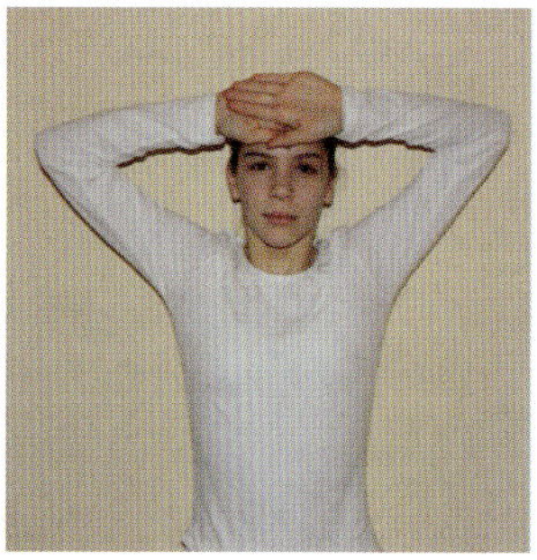

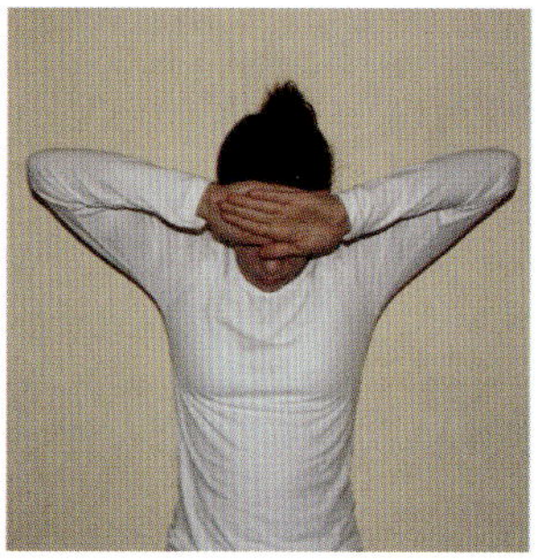

Abb. 7.3.3.1 - 3 Dynamische Kräftigungsübungen in alle 4 Richtungen

Hintere Nackenmuskeln

Die Hände ineinander falten und mit den Handinnenflächen auf den Hinterkopf auflegen. Die Ellbogen sind dabei möglichst weit nach hinten gezogen, die Schultern bleiben tief. Der Kopf wird, so gut es geht, nach vorne geneigt. Nun drückt der Kopf nach hinten und die Hände nach vorne, wobei die Nackenmuskelkraft überwiegt (überwindende Kraftarbeit). Auch hier empfiehlt es sich, den Kopf über die Schubladen-Bewegung nach hinten in die Überstreckung zu bringen. Ist die maximale Überstreckung erreicht, wird die Nackenmuskelkraft soweit reduziert, dass der Kopf sich wieder nach vorne neigt (nachgebende Kraftarbeit). Wiederholen Sie diese Übung 5–10 Mal.

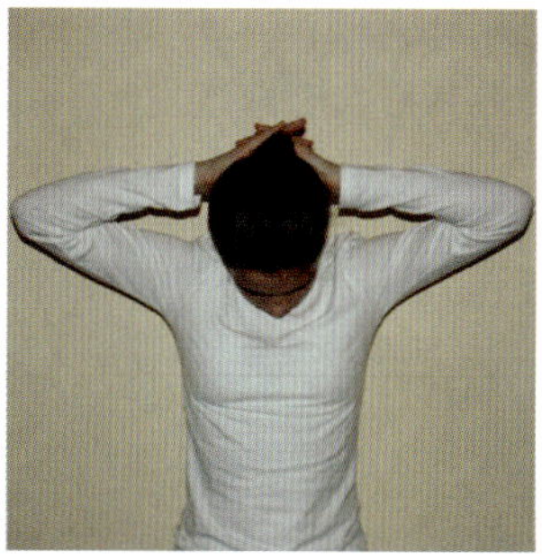

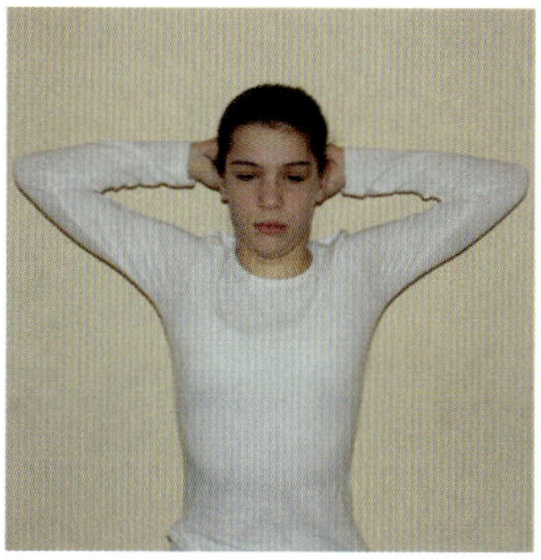

Abb. 7.3.3.1 - 4 Dynamische Kräftigungsübungen in alle 4 Richtungen

7.3.3.2 KOMBINIERTE KRÄFTIGUNGS- UND DEHNÜBUNGEN (CHRS-STRETCHING / ANSPANN-DEHN-METHODE)

Allgemeine Erklärung der Methode:

CHRS steht für die englischen Begriffe „Contract-Hold-Relax-Stretch", was im Deutschen mit „Anspannen-Halten-Loslassen-Dehnen" übersetzt werden kann.

Neben der hier vorgestellten CHRS-Methode gibt es weitere, die auf dem gleichen Wirkmechanismus basieren: z.B. Propriozeptive Neuromuskuläre Fazilitation (PNF). Meine Erfahrung ist die, dass bei manchen Übungen auf die Phase 3 „Relax/Entspannen" verzichtet werden kann, d.h., dass nach der 5–10-Sekunden dauernden Muskelanspannung gleichzeitig die Muskelanspannung aufgegeben und der Muskel in die neue Dehnposition (Phase 4) gebracht wird. Probieren Sie aus, welche Vorgehensweise Ihnen angenehmer oder effizienter erscheint.

Phase 1: Contract/Anspannen

In dieser Phase spannen Sie den zuvor in Dehnung gebrachten Muskel gegen einen Widerstand an – in den folgenden Übungen bewirkt dies die eigene Hand – bis die gewünschte Kraftanspannung erreicht ist.

Phase 2: Hold/Halten

In dieser Phase halten Sie die Kraftanspannung für 5–10 Sekunden aufrecht.

Phase 3: Relax/Entspannen

Nach dem Halten erfolgt für etwa 3 Sekunden ein kurzes Entspannen der betroffenen Muskelpartie. Tipp: Während dieser Phase können Sie ausgedehnt und tief einatmen.

Phase 4: Stretch/Statisch Dehnen

Abschließend wird der Muskel noch weiter in die Dehnung gezogen (Tipp: dabei die oben eingeatmete Luft ausgedehnt ausatmen) und in dieser Position für 10 bis längstens 30 Sekunden gedehnt belassen.

Wiederholen Sie die vier beschriebenen Phasen pro Muskelgruppe 1 bis maximal 3 Mal. Um eine langfristige Verbesserung zu erreichen, sollten Sie die Übungen mindestens 2–3 Mal wöchentlich wiederholen, bei Bedarf (z.B. bei schlechter/verspannter Arbeitshaltung) bis zu mehrmals täglich.

Seitliche Nackenmuskeln (hier rechte Seite)

Der rechte Arm und die rechte Schulter werden nach unten gezogen. (Als Variation kann der linke Arm auch nach unten-außen gezogen oder hinter dem Rücken bei 90 Grad-Ellbogenwinkel fixiert werden. Wählen Sie die Position, bei der Sie die Verspannungen am rechten Nacken, rechter Schulter oder gar im rechten Arm am meisten spüren.) Der Kopf wird seitlich zur linken Schulter geneigt, so dass das linke Ohr sich über der linken Schulter befindet. Der linke Arm greift über den Kopf, so dass die linke Handinnenfläche an der rechten Kopfseite oberhalb des Ohres aufliegt. Nun drücken Kopf und linke Hand ca. 10 Sekunden gleich stark gegeneinander, so dass der Kopf und die linke Hand in der gleichen Position verweilen. Nach der Anspannung erfolgt eine kurze Entspannungszeit (einmal tief einatmen), wobei Kopf und Hand in der Position entspannt verweilen.

Nun zieht der linke Arm den Kopf etwas weiter zur linken Schulter (bis eine Muskeldehnung der rechten Nackenmuskeln zu spüren ist). Dabei empfiehlt es sich auszuatmen. Wieder drücken Kopf und Hand ca. 10 Sekunden gegeneinander. Noch einmal wird in der neuen Lage kurz entspannt, um dann den Kopf weiter nach links zur Schulter zu dehnen. Diese Dehnung kann 10–30 Sekunden gehalten werden. Durch sanftes Drehen des Kopfes während der Dehnung können Sie empfinden, in welcher Kopfposition die Dehnung mehr benötigt wird. So kann es sein, dass der Kopf einfach nur seitlich bleiben soll, oder etwas mit dem Kinn in Richtung linker Schulter oder in Richtung rechter Schulter gedreht werden sollte. Dann die Übung auf der anderen Seite durchführen.

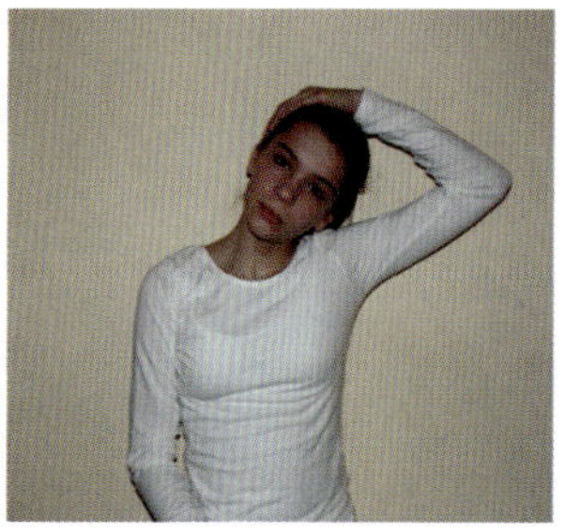

Dehnfähigkeit zu Beginn

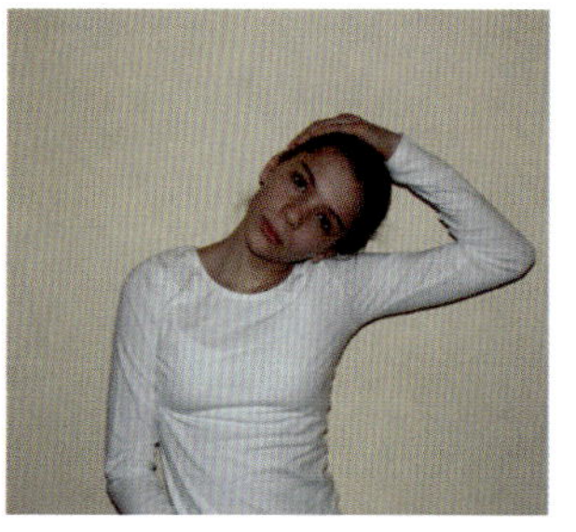

Dehnfähigkeit nach der Übung

Kopfwendermuskeln

Die rechte Handinnenfläche liegt an der rechten Kopfseite vor dem Ohr auf dem Wangenknochen auf, der Kopf steht möglichst weit nach links gedreht (Kinn Richtung linker Schulter). Nun drückt der Kopf ca. 10 Sekunden in Richtung Mittelposition (nach rechts), wobei die rechte Hand einen gleichstarken Gegendruck aufbaut, so dass der Kopf und die rechte Hand in der gleichen Position verweilen. Anschließend wird die Anspannung gelöst und für einen tiefen Atemzug verweilt. Der Kopf wird noch weiter nach links gedreht/gedehnt, und in dieser erneuten Position wird noch einmal die Anspannung für ca. 10 Sekunden gehalten. Noch einmal wird in der neuen Lage kurz entspannt, um dann den Kopf noch etwas weiter nach links zur Schulter zu dehnen. Diese Dehnung kann 10–30 Sekunden anhalten. Dann die Übung auf der anderen Seite durchführen.

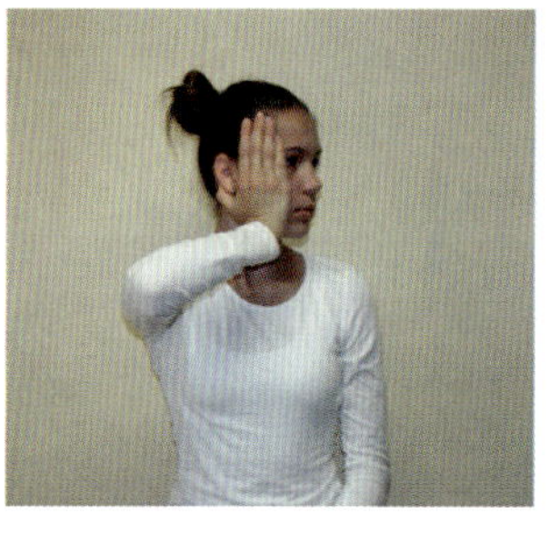

Dehnfähigkeit zu Beginn

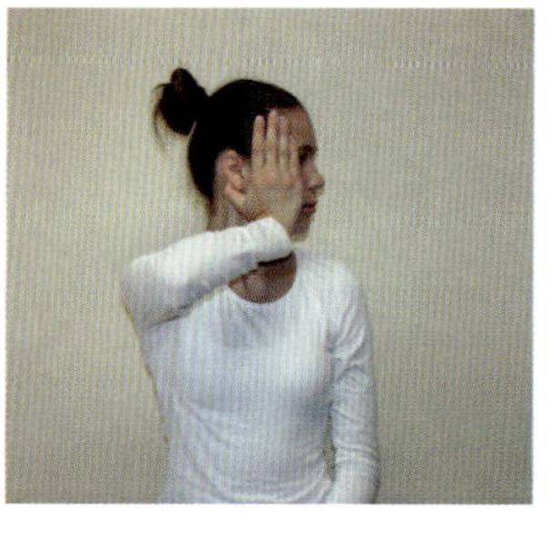

Dehnfähigkeit nach der Übung

Abb. 7.3.3.2 - 1 CHRS-Übungen

Vordere Halsmuskeln

Die Fäuste werden auf die Stirn aufgelegt (Daumen und Zeigefinger liegen auf der Stirn auf), die Ellbogen zeigen nach außen. Den Kopf bei geschlossenem Kiefer langsam überstrecken, bis eine Spannung in der Halsmuskultur spürbar wird. Nun drückt der Kopf ca. 10 Sekunden in Richtung Mittelposition (nach vorne), wobei die Hände einen gleichstarken Gegendruck aufbauen, so dass der Kopf und die Hände in der gleichen Position verweilen. Anschließend wird die Anspannung gelöst und für einen tiefen Atemzug verweilt. Der Kopf wird noch weiter in die Überstreckung gebracht/gedehnt, in dieser erneuten Position wird noch einmal ein Gegendruck aufgebaut und für ca. 10 Sekunden gehalten. Noch einmal wird in der neuen Lage kurz entspannt, um dann den Kopf noch etwas weiter in die Überstreckung zu dehnen. Diese Dehnung kann 10–30 Sekunden anhalten.

Variation: Die Übung kann auch mit offenen Händen durchgeführt werden. Dabei legen Sie die Hände ineinander, so dass die Handrücken zur Stirn zeigen.

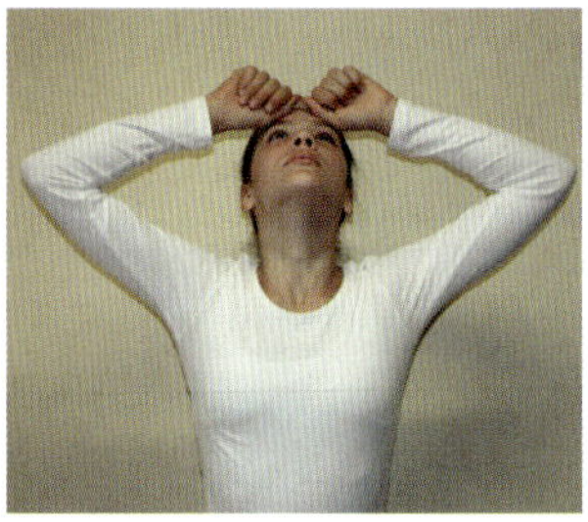

Dehnfähigkeit zu Beginn

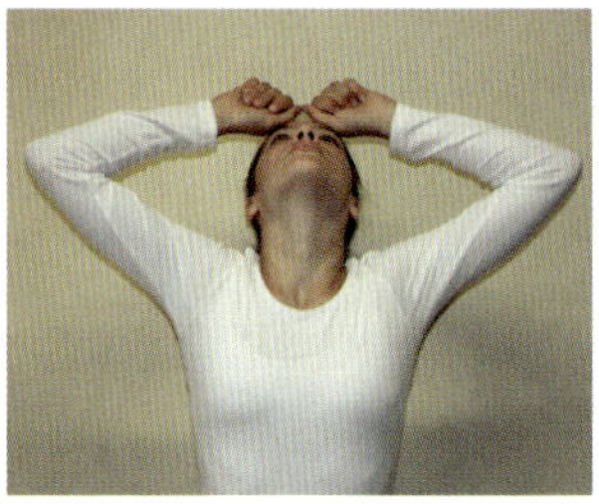

Dehnfähigkeit nach der Übung

Hintere Nackenmuskeln

Die Hände ineinander falten und mit den Handinnenflächen auf den Hinterkopf auflegen. Die Ellbogen sind dabei möglichst weit nach hinten gestreckt, beide Schultern bleiben tief. (<u>Variation für stärkere Dehnung:</u> Die Ellbogen fallen nach vorne unten, somit kommt das gesamte Armgewicht auf den Kopf. Dieses Gewicht sollte reichen, nicht noch zusätzlich am Kopf ziehen.) Der Kopf wird, so gut es geht, nach vorne geneigt. Nun drückt der Kopf ca. 10 Sekunden in Richtung Mittelposition (nach hinten), wobei die Hände einen gleichstarken Gegendruck aufbauen, so dass der Kopf und die Hände in der gleichen Position verweilen. Anschließend wird die Anspannung gelöst und für einen tiefen Atemzug verweilt. Der Kopf wird noch weiter nach unten gedehnt und in dieser erneuten Position wird noch einmal die Dehnung für ca. 10 Sekunden gehalten. Noch einmal wird in der neuen Lage kurz entspannt, um dann den Kopf noch etwas weiter nach unten zu dehnen. Diese Dehnung kann 10–30 Sekunden anhalten.

Variationen: Um primär den unteren HWS- und oberen BWS-Bereich zu dehnen, darf die BWS bei der Übung gerundet werden. Sollte dagegen hauptsächlich die obere HWS inkl. der Bereich des Atlaswirbels gedehnt werden, so sollte die BWS während der gesamten Übung gerade bleiben. Seitneigen und/oder drehen Sie in dieser Dehnposition den Kopf ein wenig, um zu erspüren, ob es noch Verspannungen gibt, die seitlich der HWS liegen (oft bei Migräne) und führen Sie genau in dieser Stellung die Übung durch.

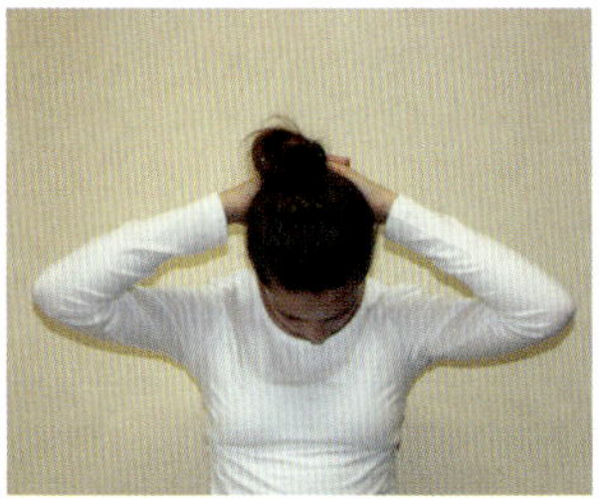

Dehnfähigkeit zu Beginn

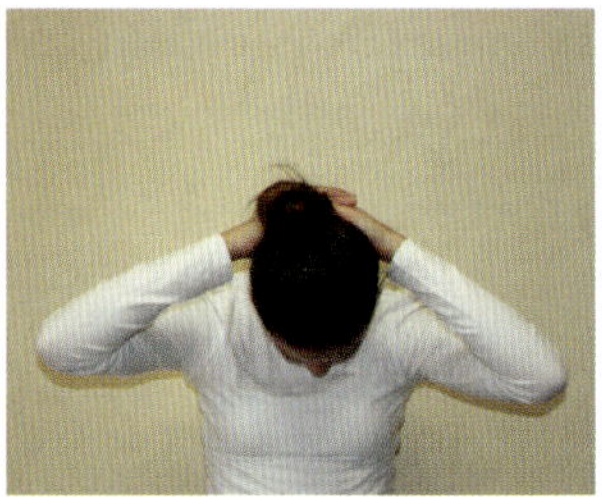

Dehnfähigkeit nach der Übung

Abb. 7.3.3.2 - 2 CHRS-Übungen

7.3.3.3 BEWEGLICHKEITSÜBUNGEN DER HWS

Einfache Beweglichkeitsübungen

Übung 1
Senken und Überstrecken der HWS nach vorne und hinten. Mit der Atmung begleiten.

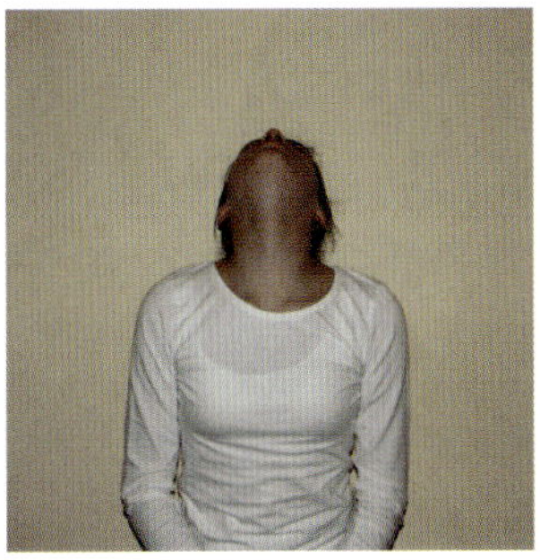
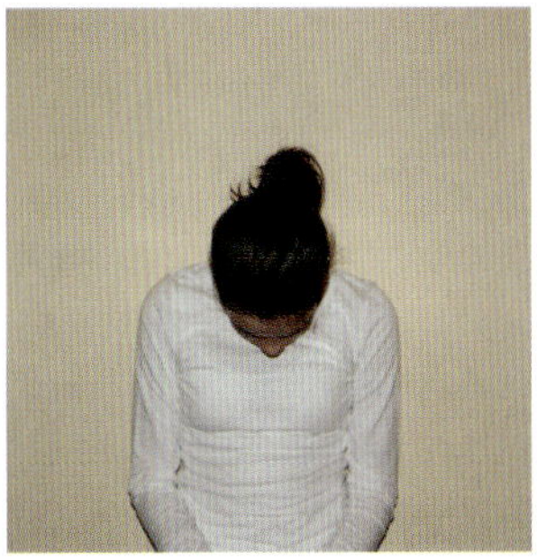

Übung 2
Drehen der HWS nach links und rechts. Mit Atmung begleiten.

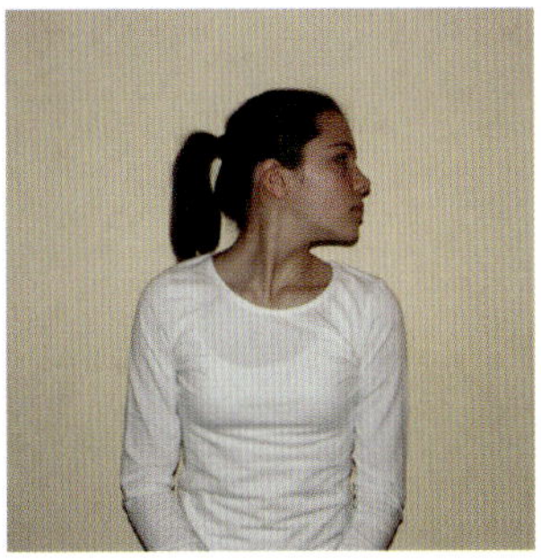
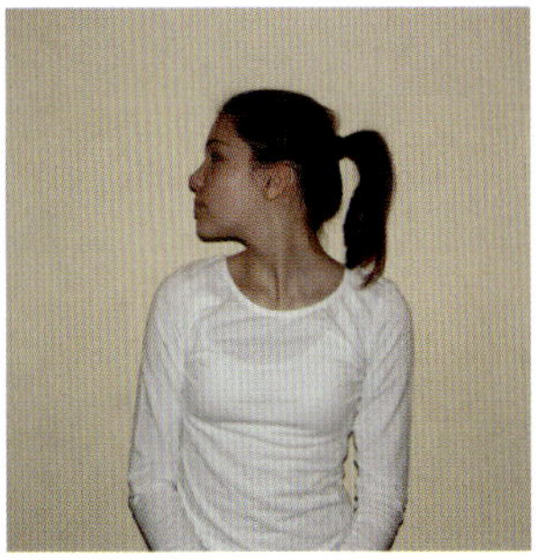

Übung 3
Senken der HWS nach links und rechts. Mit Atmung begleiten.

Bei der Übung können die Schultern bewusst unten gehalten werden oder auch im Bewegungsfluss passiv mitbewegt werden.

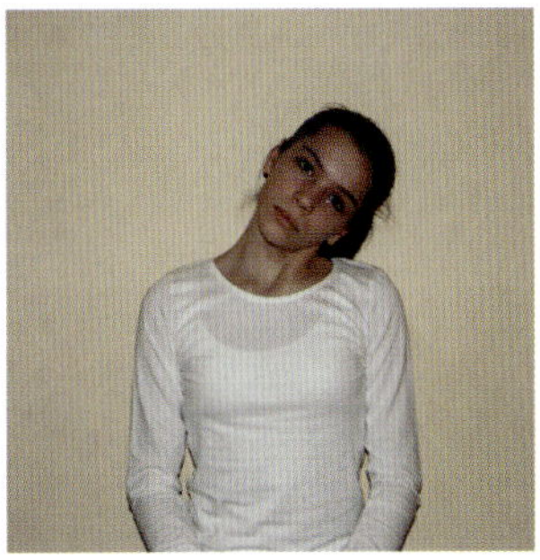
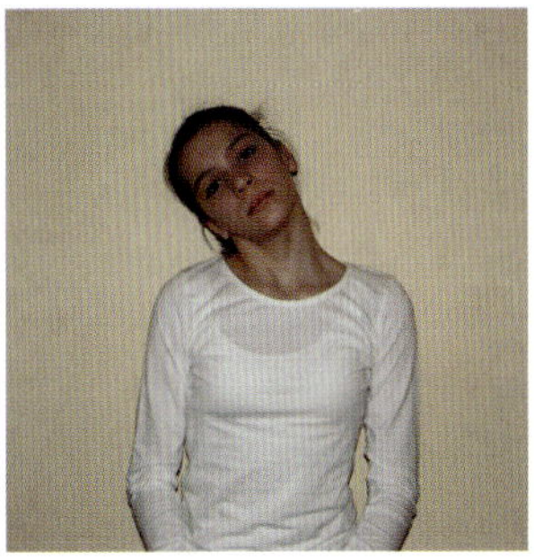

Abb. 7.3.3.3 - 1 Einfache Beweglichkeitsübungen

Sagittale Kopfbewegungen
(Sagittalebene = von vorne nach hinten verlaufende Ebene)

"Schubladen"-Bewegung
Aus der "normalen" Kopfposition wird der Kopf nach hinten (Retraktion) und nach vorne bewegt. Bei der Nach-hinten- und der Nach-vorne-Bewegung bewegen sich Kinn und Nase jeweils auf einer Horizontalen, so dass eine „Schubladen"-Bewegung stattfindet. Die Endposition bei der Nach-hinten-Bewegung wird auch Doppelkinnposition genannt. Diese Übung 5–10 Mal wiederholen.
Ergänzende Übungen: Nach dem gleichen Prinzip können auch Bewegungen des Kopfes nach links und rechts oder ein Kreisen auf der Horizontalen erfolgen.

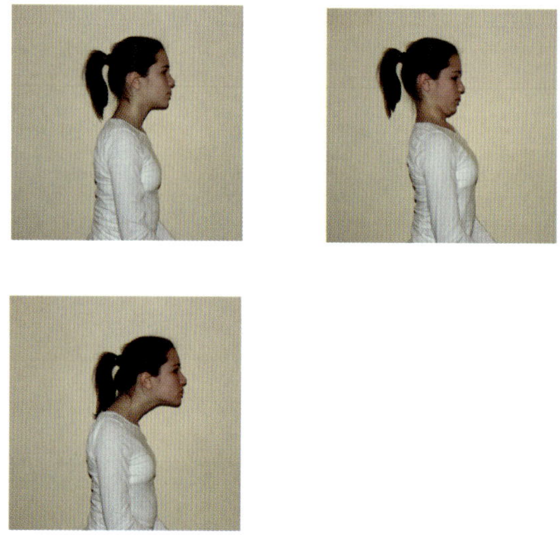

"Kranich"-Übung / Kopfkreisen sagittal
Bringen Sie den Kopf zuerst in die aufrechte Doppelkinnposition. Den Kopf nun so bewegen, dass das Kinn zum Brustkorb gelangt. Dann eine Bewegung nach vorne durchführen und schließlich in einem Bogen den Kopf nach oben führen, um ihn wieder in die Doppelkinnposition zu bringen.
Dieses Kreisen mit der Atmung verbinden. Bei der Nach-unten-Bewegung des Kopfes einatmen und bei der Nach-oben-Bewegung ausatmen. Insgesamt 5–10 Mal. Dann in die Gegenrichtung kreisen.

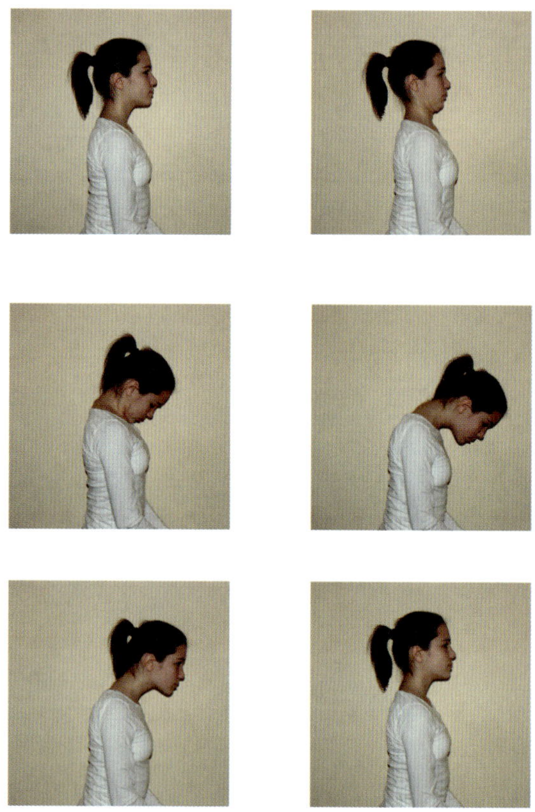

Abb. 7.3.3.3 - 2 Sagittale Kopfbewegungen

Selbstmobilisation der oberen HWS

Die folgenden zwei Übungen zielen auf die Mobilisation der zwei oberen Gelenke ab.

Retraktion und Extension
Aus der "normalen" Kopfposition wird der Kopf, nach hinten in die Doppelkinnposition bewegt (Schubladen-Bewegung nach hinten). Aus dieser Position wird der Kopf nach hinten sanft überstreckt (Extension), also in den Nacken geführt, soweit sich dies noch angenehm anfühlt. Dann wird der Kopf wieder über die Doppelkinnposition in die "normale" Kopfposition geführt. Diese Übung 5–10 Mal wiederholen.
Variation 1: Übung wie oben beschrieben, jedoch werden in der Überstreckung noch zusätzlich ganz kleine und schnelle „Nein"-Schüttel-Bewegungen (ca. 5 Mal hin und her) mit dem Kopf durchgeführt.
Variation 2: Die Übung „Kranich" (siehe oben) kann mit dieser Übung verbunden werden, so dass der gesamte Bewegungsspielraum der HWS (und der Übergang zur BWS) in der sagittalen Ebene mit einer Übung trainiert wird.

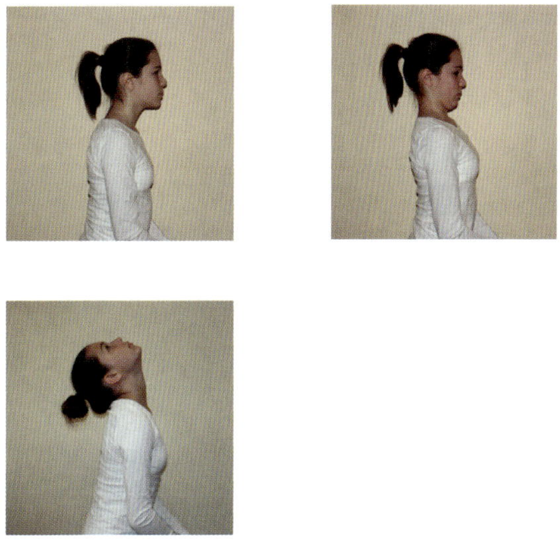

Selbstmobilisation Atlas-Schädel-Gelenk
Die Hände werden hinter dem Nacken verschränkt, so dass die HWS "verriegelt" ist. Nun wird der Kopf seitlich in beide Richtungen gekippt. Führen Sie die Kippbewegung sanft durch. Führen Sie die Übung so lange durch, bis sich die Bewegung im Gelenk angenehmer oder gar frei anfühlt.

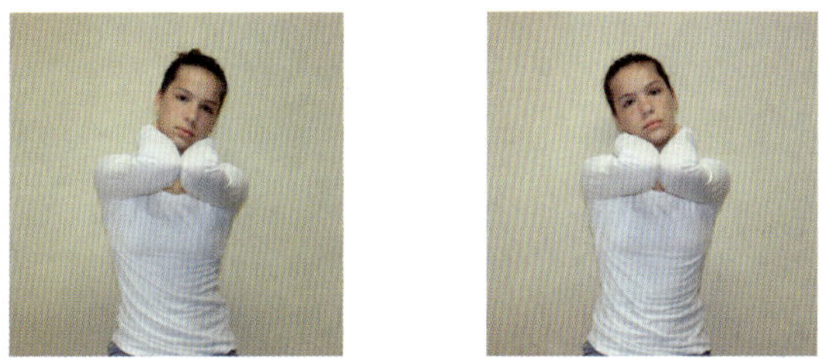

Selbstmobilisation Atlas-Axis-Gelenk
Der Kopf wird nach vorne gebeugt, bis die Sehne, die über den HWS-Wirbeln verläuft, spürbar gespannt ist. Nun wird der Kopf minimal angehoben, bis die Spannung nachlässt. In dieser Beugeposition wird der Kopf nach links und rechts gedreht. Führen Sie die Übung so lange durch, bis sich die Bewegung im Gelenk angenehmer oder gar frei anfühlt.

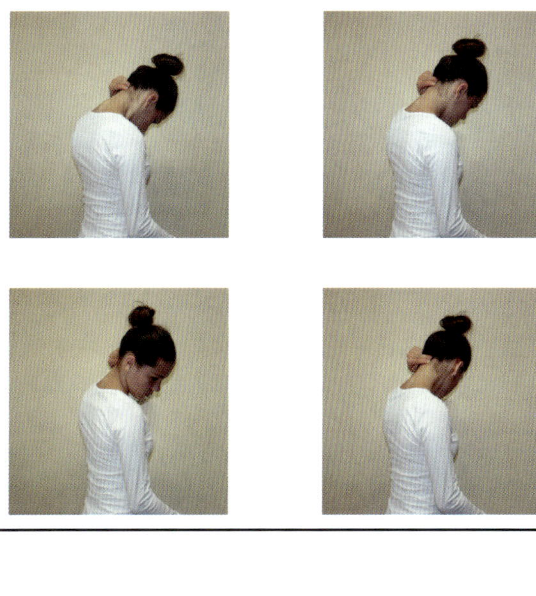

Abb. 7.3.3.3 - 3 Selbstmobilisation der oberen HWS

Verbesserung der HWS-Rotation durch Sehfelderweiterung

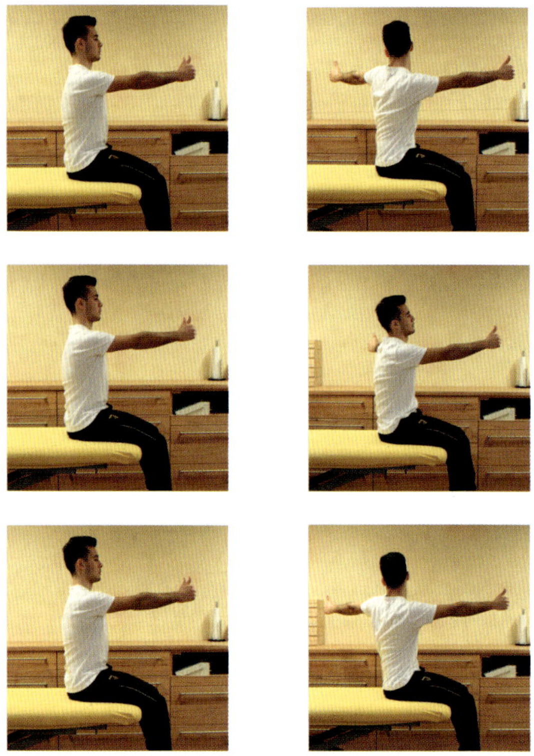

Ein erweitertes seitliches Sichtfeld verbessert gleichzeitig die Beweglichkeit der HWS-Rotation und löst Nackenverspannungen. [Anmerkung: Meine Erfahrung ist die, dass starrköpfige und dogmatische Menschen eher zu einer eingeschränkten HWS-Beweglichkeit neigen. Deswegen empfehle ich gerne Patienten bei HWS-Rotations-Übungen, zusätzlich während der Rotation das Wort „Loslassen" oder einen Satz wie „Ich bin offen für ALLES" auszusprechen oder innerlich mitzusprechen.]

Der Ausführende sitzt aufrecht.
Beide Arme werden mit dem Daumen nach oben vor dem Körper ausgestreckt, die Schultern bleiben unten und sind leicht nach hinten gezogen. Nun bewegt sich der linke Arm nach außen, wobei die Augen und der Kopf dem Daumen folgen und sich möglichst weit nach links drehen. Der Oberkörper sollte sich dabei nicht mitbewegen. Die erreichte Armposition wird nun gedanklich festgehalten (zur Orientierung dienen „Marker" an der Wand, ein Bildrahmen, eine Türe etc.). Nun wird der Arm wieder zur Ausgangsposition nach vorne geführt.
Der linke Arm wird bei ständiger Beuge-Streck-Bewegung des Daumens (um ihn besser wahrnehmen zu können) wiederum nach links geführt, jedoch folgen nur die Augen, der Kopf bleibt nach vorn gerichtet. Verschwindet der Daumen aus dem Sichtbereich, wird der Arm wieder nach vorne zur Ausgangsposition geführt.
Nun wird der linke Arm wieder nach links geführt, wobei Augen und Kopf dem Daumen folgen, bis die Endposition erreicht ist. Das Resultat ist ein deutlich verbessertes Sichtfeld und verbesserte HWS-Rotation. Die Übung auf der rechten Seite wiederholen. Mit welcher Seite begonnen wird, spielt keine Rolle.

Abb. 7.3.3.3 - 4 Verbesserung der HWS-Rotation durch Sehfelderweiterung

Kopfkreisen/Kopfdrehen mit Auflage des Hinterkopfes

Diese Übungen dienen vor allem der Mobilisation der oberen Halswirbel. Der Hinterkopfkontakt kann im Sitzen zur Wand oder einer Lehne und im Liegen auf dem Boden oder einer erhöhten Unterlage unter dem Hinterkopf – bei vorhandenem Rundrücken – erfolgen. Es empfiehlt sich, mit kleinen Kreisen zu beginnen, wobei die Konzentration auf das oberste Gelenk zwischen Atlaswirbel und Schädelbasis gerichtet ist. Diese Übungen sollten sehr behutsam und langsam durchgeführt werden.

Kopfkreisen mit minimalem Bewegungsradius
Bei dieser Mobilisations-Übung wird die Aufmerksamkeit auf den oberen HWS-Abschnitt – vor allem dem Übergang von C0/C1 (Schädel-Atlas-wirbel-Gelenk) – gelenkt.
Diese Übung 5–10 Mal in beide Richtungen durchführen.

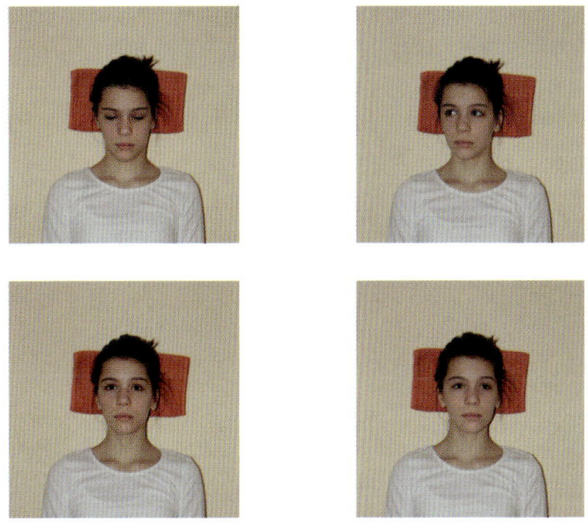

Kopfkreisen mit größerem Bewegungsradius
Hierbei kommen mehrere Wirbel zum Einsatz. Es empfiehlt sich auch hier, die Aufmerksamkeit auf den Übergang C0/C1 zu lenken.
Diese Übung 5–10 Mal in beide Richtungen durchführen.

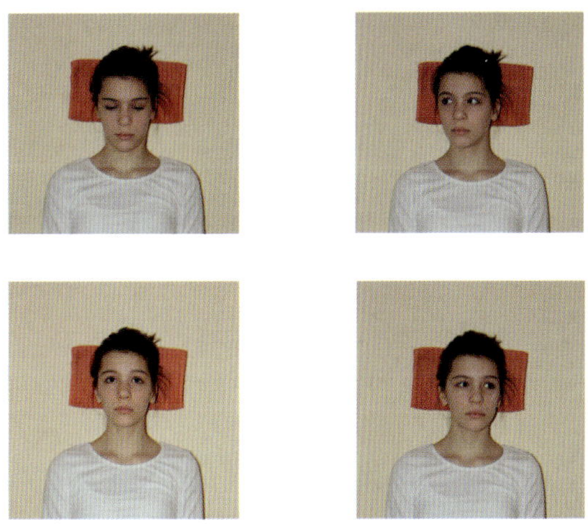

Kopf zur Seite drehen mit Zickzackbewegung
Es empfiehlt sich die Vorstellung, dass die Nase eine Zickzacklinie (hoch-runter) beschreibt.
Diese Übung 5–10 Mal in beide Richtungen durchführen.

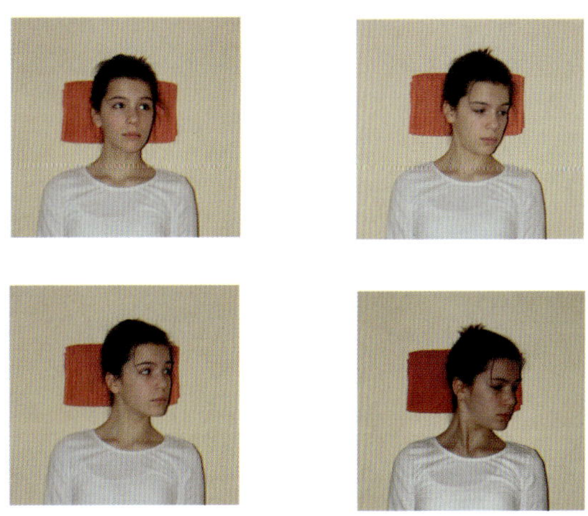

Abb. 7.3.3.3 - 5 Kopfkreisen/Kopfdrehen mit Auflage des Hinterkopfes

7.3.3.4 BEWEGLICHKEITS- UND KRÄFTIGUNGSÜBUNGEN FÜR DIE BWS (BRUST-WIRBELSÄULE) UND SCHULTERBLÄTTER

Dynamisches Seitneigen von BWS und HWS
Verbesserung der seitlichen Beweglichkeit der BWS und HWS. Im Stehen oder im Sitzen wird der Oberkörper im Wechsel zu beiden Seiten geneigt. Auf die eine Seite einatmen und zur anderen Seite ausatmen. Nach 10-maligem Hin und Her wird kurz pausiert und mit gewechselter Atmung die Übung wiederholt.

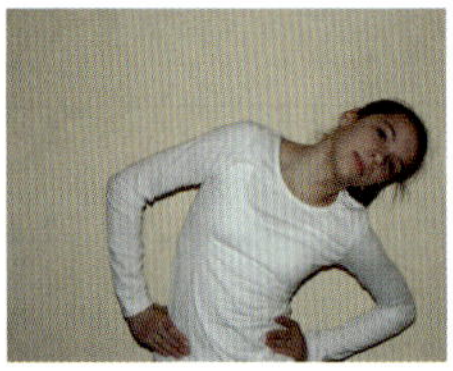

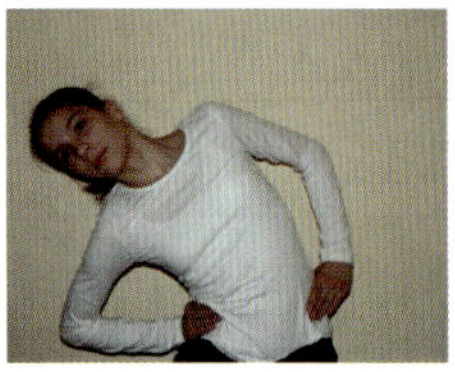

Abb. 7.3.3.4 - 1 Dynamisches Seitneigen von BWS und HWS

Dynamisches Heben und Senken der Schultern
Das Heben und Senken der Schultern lockert und kräftigt die Muskulatur im Nacken- und Schulterbereich und sorgt für eine angenehme Durchblutung. Finden Sie selbst heraus, ob Sie eher beim Heben oder beim Senken einatmen wollen. Die Übung kann 10 Mal und häufiger wiederholt werden. Variiert werden kann die Übung noch dadurch, dass die Schultern beim Hochziehen zusätzlich nach hinten oder auch nach vorne gezogen werden.

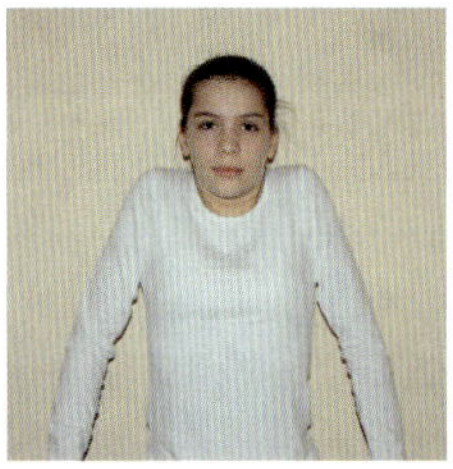

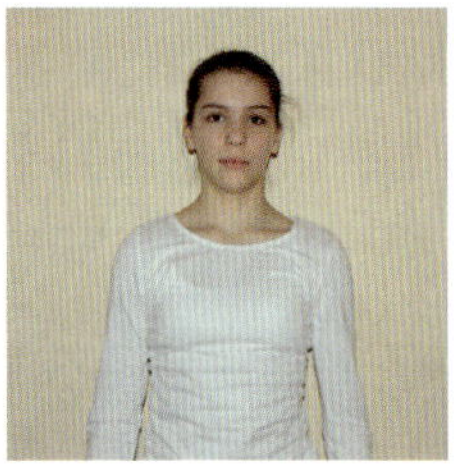

Abb. 7.3.3.4 - 2 Dynamisches Heben und Senken der Schultern

„Fäustepressen“

Aufrecht sitzen, Schultern tief und hinten lassen, Kopf aufrecht in Doppelkinnposition. Beide Hände zu Fäusten ballen und aufeinander legen (z.B. rechte Faust oben). Auf Bauchnabelhöhe beginnen die Fäuste gegeneinander zu drücken, 7–10 Sekunden lang, dann auf Höhe des Brustbeins und vor der Stirn wiederholen, wobei auch noch ein oder zwei weitere Stufen eingebaut werden können. Danach mit umgekehrten Fäusten (linke Faust oben) wiederholen. Wirkung: Dehnung der BWS nach vorne, Kräftigung der BWS-Muskeln und der Schulterblattmuskeln. Die Übung kann auch zu einer Entblockierung der Brustwirbel führen, weshalb sie unter „Entblockierungsübungen“ noch einmal erläutert wird.

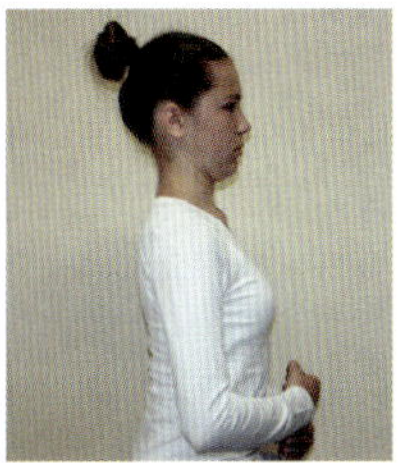

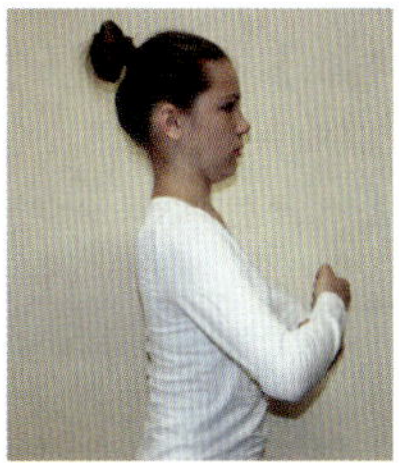

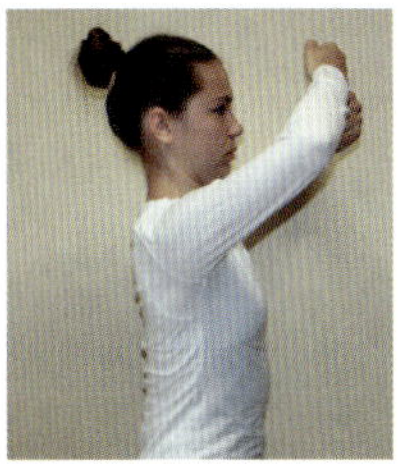

„Händehakeln“

Aufrecht sitzen, Schultern tief und hinten lassen, Kopf in Doppelkinnposition. Die Hände hakeln sich auf Bauchnabelhöhe ein und die Ellbogen ziehen nach außen, 7–10 Sekunden lang, dann auf Brustbeinhöhe und vor der Stirn wiederholen, wobei auch noch ein oder zwei weitere Stufen eingebaut werden können. Mindestens zwei Mal wiederholen, evtl. beim zweiten Durchgang die Position der Hände wechseln (andersherum einhaken). Die Übung kann auch zu einer Entblockierung der Brustwirbel führen, weshalb sie unter „Entblockierungsübungen“ noch einmal erläutert wird.

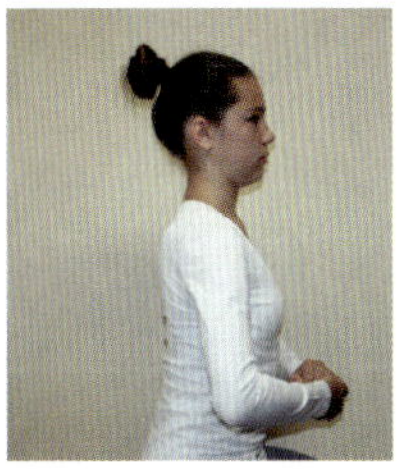

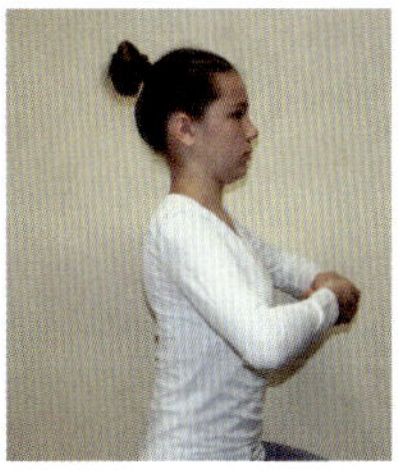

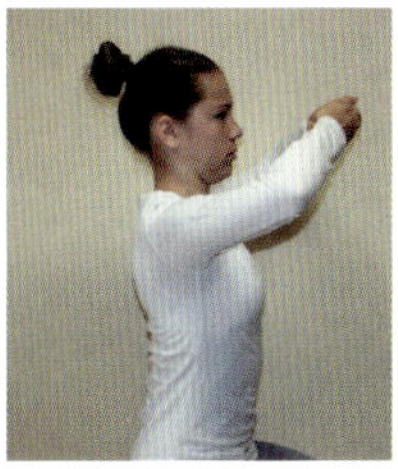

Abb. 7.3.3.4 - 3 Statische Anspannübungen zur Stärkung der Rückenmuskeln und Dehnung der BWS

Brust- und Schulterdehnung mit verschränkten Händen
Auf dem Stuhl sitzend oder im Stehen die Schultern nach unten-hinten fixieren, Kopf in Doppelkinnposition bringen und das Brustbein nach vorn-oben anheben, die Arme hinter dem Rücken verschränken und nach hinten-oben ziehen.
Die Dehnung kann 30–60 Sekunden gehalten werden.

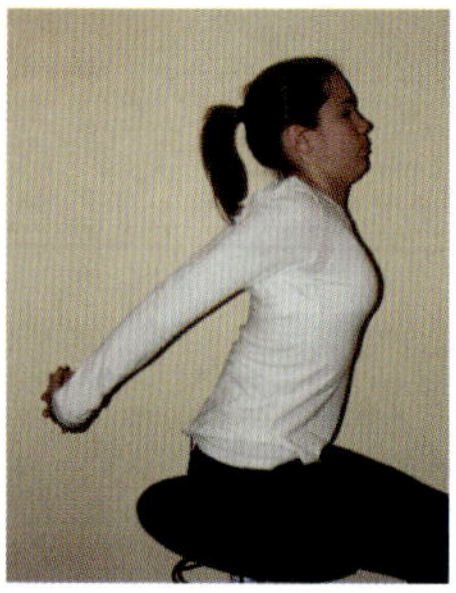

Brust-, Schulter-, Unterarm- und Fingerdehnung
Auf dem Stuhl sitzend oder im Stehen den Brustkorb nach vorne dehnen, den Kopf in die Doppelkinnposition ziehen, die Arme nach unten-hinten ziehen, dabei die Handgelenke nach hinten anwinkeln (so dass die Handrücken zum Unterarm ziehen) und die Finger strecken und spreizen.
Variationen: Die Arme in verschiedenen Höhen halten (z.B. waagerecht, schräg nach oben oder auch senkrecht) oder die Arme in der Dehnung langsam nach oben und unten bewegen. Wo die Dehnfähigkeit am geringsten ist, sollte am meisten geübt werden.
Die Dehnung 20–30 Sekunden halten. Mehrmals täglich wiederholen.
Hinweis zum letzten Bild: Beim Dehnen über die Lehne bei senkrechten Armen findet zusätzlich eine Dehnung von Hals- und Bauchmuskeln statt, vor allem, wenn der Kopf über die Doppelkinnposition in den Nacken gedehnt wird.

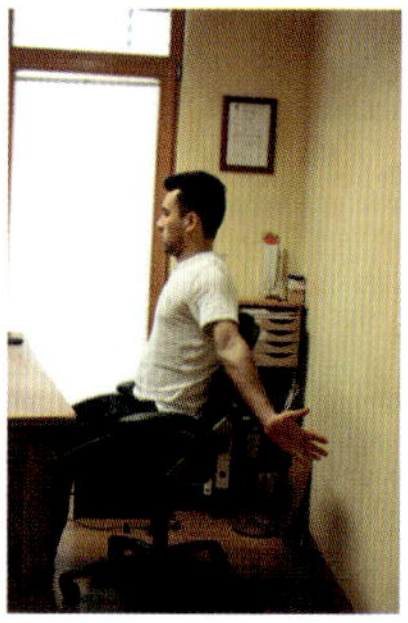
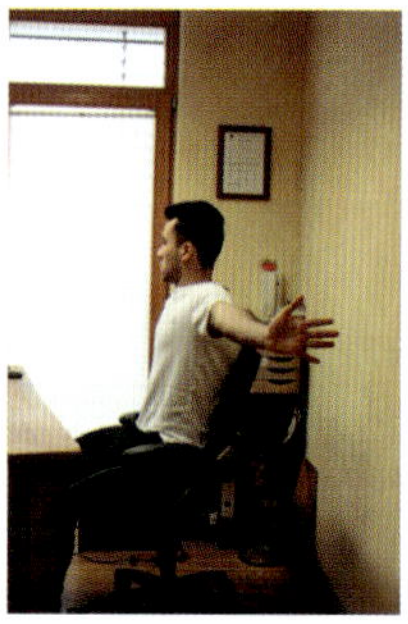
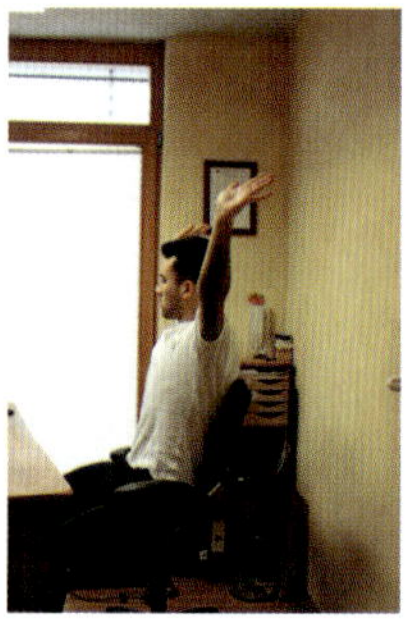
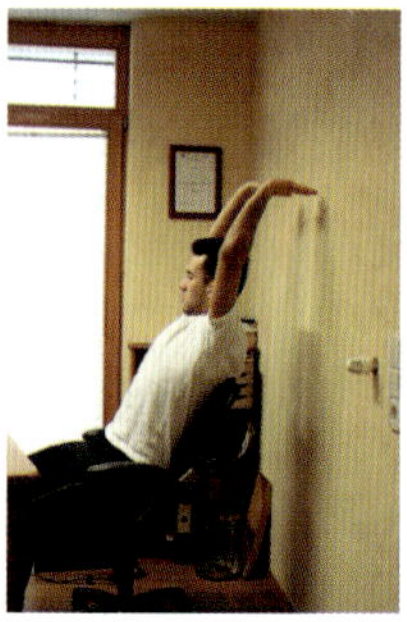

Brust- und Schulterdehnung am Türrahmen
Der Ausführende steht im Ausfallschritt mit etwas Abstand vor dem Türrahmen und dehnt mit Hilfe des Eigengewichtes die Brust- und Schultermuskeln. Je nach Winkel der Oberarme werden unterschiedliche Anteile von Brust- und Schultermuskeln gedehnt. Unterstützt wird die Dehnung noch dadurch, dass die Arme aktiv nach hinten gezogen werden, der Brustkorb nach vorne-oben gedehnt und der Kopf in eine Doppelkinnposition gezogen wird.

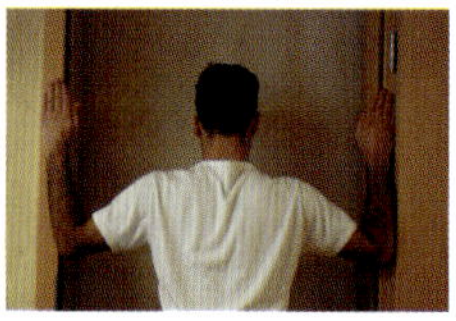
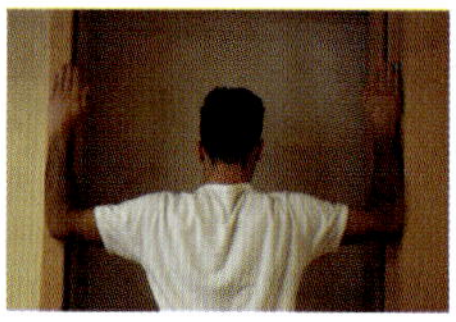
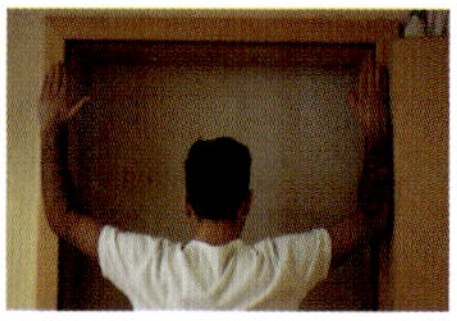
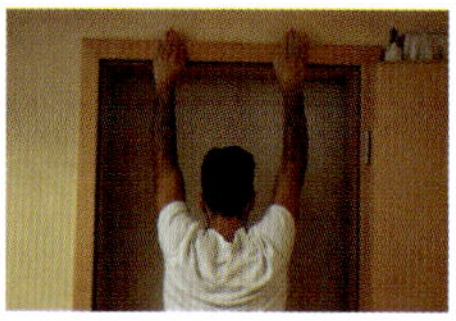

Abb. 7.3.3.4 - 4 Brust-, Schulter-, Unterarm- und Fingerdehnung

Kobra-Übungen in Bauchlage

Ausgangsposition ist die Bauchlage bei gestreckten Knien und Füßen mit Kontakt der Zehen zum Boden. Die Schultern werden nach unten und hinten gezogen, wo sie auch während der Übung bleiben sollen.

„Kleine Kobra"
Bei der "kleinen" Kobra-Übung wird der Oberkörper mit der Kraft der Rückenmuskeln nach oben in die Überstreckung gebracht. Die Arme helfen nicht mit und können zur Kontrolle (damit sie nicht doch mithelfen) auch hin und wieder von der Matte abgehoben werden. Der Kopf bleibt in Verlängerung des Rückens gestreckt bei leichtem Blick nach oben. Das Halten kann zwischen 10–30 Sekunden andauern. Anschließend langsam den Oberkörper wieder absenken und den Kopf mit der Stirn auf dem Boden ablegen. Die Arme können neben den Oberschenkeln abgelegt werden, während der Körper entweder ganz ruhig liegt oder aus dem Becken heraus der Körper leicht nach links und rechts geschaukelt wird.

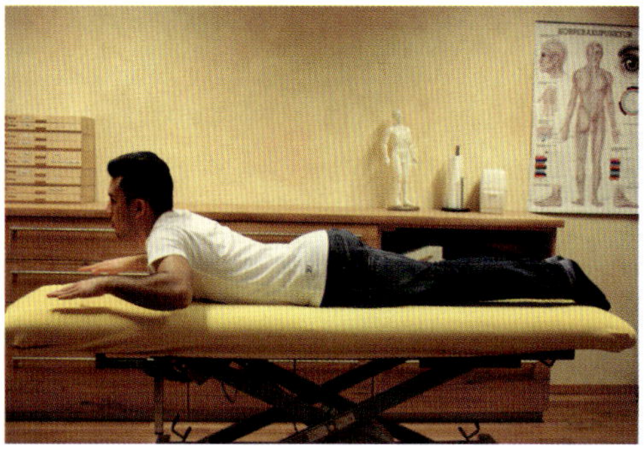

„Große Kobra"
Bei der "großen" Kobra-Übung kommen die Arme zum Einsatz. Die Hände werden bei Anfängern eher etwas weiter vorne und bei Geübten eher Richtung Kopf, Schultern bis Bauchnabel mit den Fingern nach vorne auf dem Boden abgelegt. Nun werden die Schultern nach unten und hinten gebracht und die Arme mit den Ellbogen nahe am Körper so weit in Richtung Streckung geführt, dass die Dehnung in Brust und Bauch zu spüren ist. Bei Problemen im unteren Rücken empfiehlt es sich, die Gesäßmuskeln anzuspannen, so dass der untere Rücken nicht zu sehr in eine Hohlkreuzposition gelangt. Der Kopf kann in gestrecktem Zustand weiter in den Nacken geführt werden, wobei immer darauf zu achten ist, dass die gesamte Wirbelsäule bis zum Kopf "groß", also gestreckt bleibt. Die Dehnung wird zu Beginn 30 Sekunden, später bis zu 90 Sekunden und länger gehalten.
Beide Übungen verbessern die Beweglichkeit in der Brustwirbelsäule und öffnen den Brustkorb.

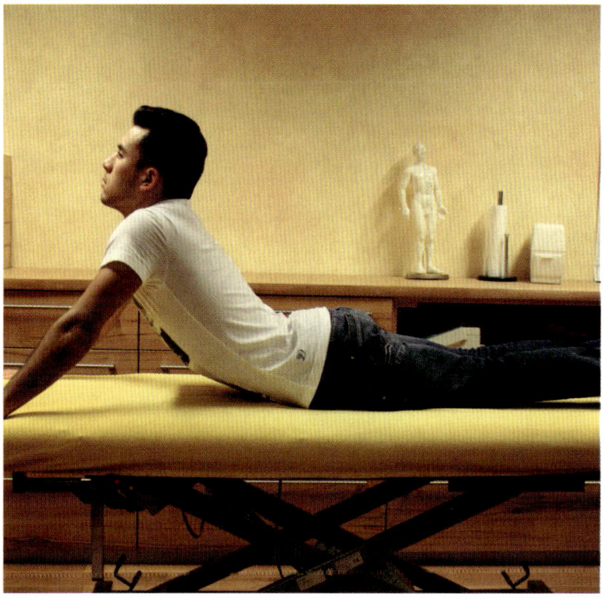

Abb. 7.3.3.4 - 5 Kobra-Übungen in Bauchlage

Brust- und Schulterdehnung im Bodensitz
Im Sitz mit rundem Rücken werden die Arme schulterbreit soweit wie möglich nach nach hinten geführt und stützen den Oberkörper ab. Nun wird der Rücken überstreckt und der Kopf in Doppelkinnposition gebracht, so dass eine Dehnung im gesamten Brustwirbelsäulenbereich und Schulter-Brustbereich zu spüren ist. Diese Dehnung wird ca. 30 Sekunden oder länger gehalten. Anschließend wird die Dehnung gelöst und der Abstand von Gesäß zu den Händen noch weiter vergrößert, so dass bei nochmaliger Überstreckung des Rückens die Dehnung noch verstärkt wird. Auch die zweite Dehnung wird ca. 30 Sekunden oder länger gehalten.

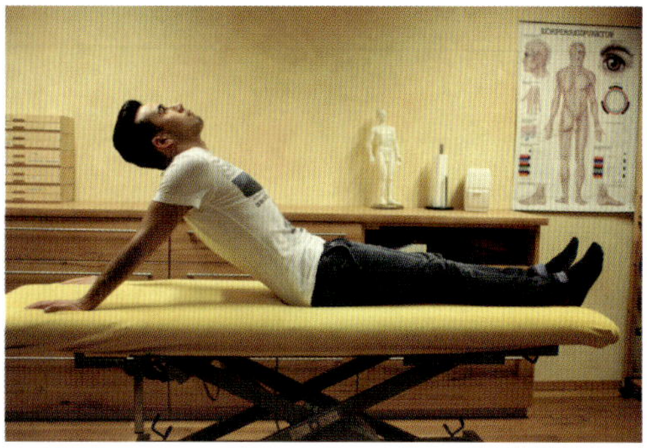

Brustkorb- und Halsdehnung in Rücklage auf dem Boden
Der Übende liegt auf dem Rücken, die Hände werden unter das Gesäß gelegt. Nun wird der Oberkörper nach oben gebracht, indem die Arme sich beugen und die Ellbogen – so weit es geht – zusammengeführt werden. Nun wird bei jeder Einatmung der Brustkorb weiter nach oben überstreckt. Bei der Ausatmung darf der Kopf sich immer mehr Richtung Boden bewegen, indem die Halsmuskeln die Anspannung mehr und mehr lösen. 5–10 Mal ein- und ausatmen, anschließend wieder auf den Rücken liegen und noch etwas entspannen.

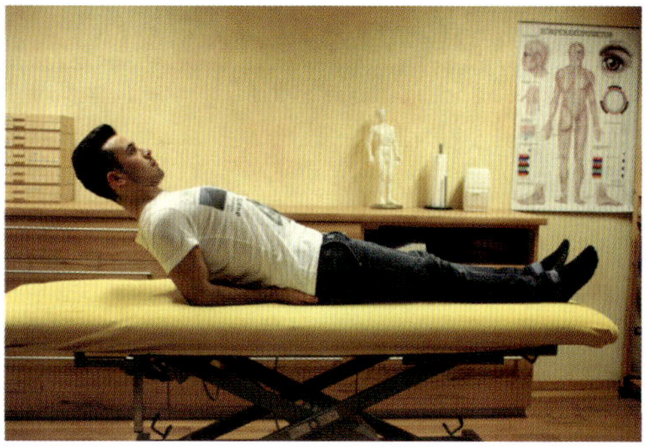

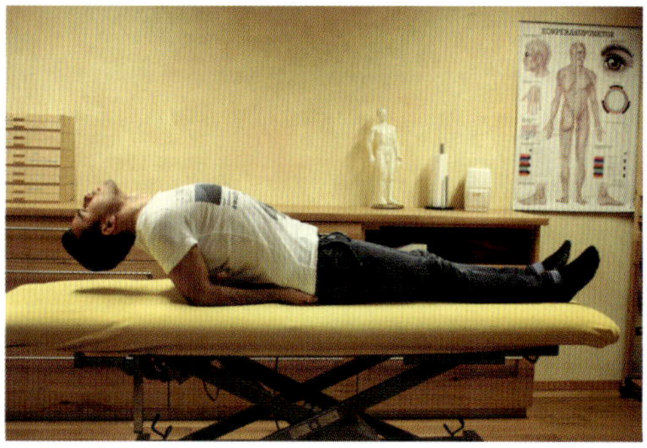

Abb. 7.3.3.4 - 6 Brust-, Hals- und Schulterdehnung in Rücklage auf dem Boden

Nacken- und Obere-Rückenstrecker-Dehnung in Rückenlage auf dem Boden

Auf dem Rücken liegend werden die Finger beider Hände am Hinterkopf ineinander verschränkt. Die Ellbogen werden nach oben gebracht und ziehen Kopf und Nacken, welche sich beide absolut passiv verhalten, in Richtung Füße. Der Zug sollte stets nur aus den Armen erfolgen, so dass Kopf und Nacken wie in einer Hängematte durchhängen. Die Dehnung kann 2 Mal ca. 30 Sekunden erfolgen.

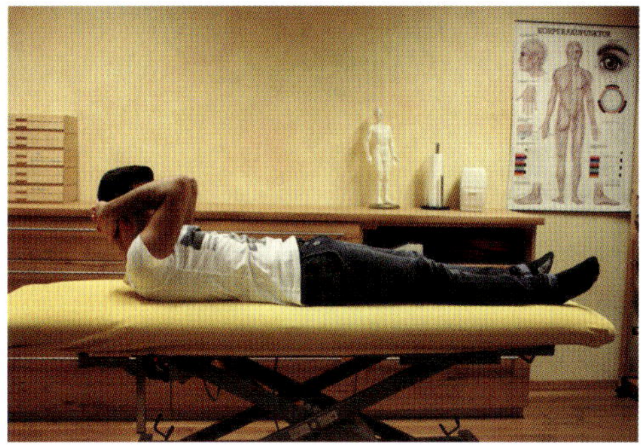

Abb. 7.3.3.4 - 7 Nacken- und Obere-Rückenstrecker-Dehnung in Rückenlage

BWS-Dehnungs- und Entblockierungsübungen

Bei den folgenden Übungen kann es oftmals zu einer Entblockierung von Wirbeln kommen, was sich unter Umständen durch ein Knacksen bemerkbar macht. Diese Übungen sollten nicht von Menschen mit Osteoporose, Versteifungen oder Gleitwirbeln durchgeführt werden. Konsultieren Sie im Bedarfsfall auf jeden Fall einen kompetenten Therapeuten.

Dehnungs- und Entblockierungsübungen der BWS

Dehnung und Entblockierung der unteren und mittleren Brustwirbel mit Hilfe einer Rolle

In Rücklage wird der Rücken über eine Rolle (zusammengerollte Isomatte, Handtuch oder eine "Blackroll") von der unteren BWS an nach vorne gedehnt. Zu Beginn sollte die Übung sehr vorsichtig und nur kurz durchgeführt werden. Nach jeder Dehnung wird die Rolle um ein paar Zentimeter nach oben gelegt, bis zur oberen BWS. Auf Höhe der Schulterblätter empfiehlt es sich, entweder eine schmale "Blackroll" oder ein schmales Handtuch unterzulegen, so dass die Schulterblätter nicht die Dehnung auf die BWS verhindern; oder aber die Arme werden nach vorne in eine Umarmung geführt, wobei sich die Schulterblätter nach außen bewegen und Platz zur Dehnung der BWS entsteht.

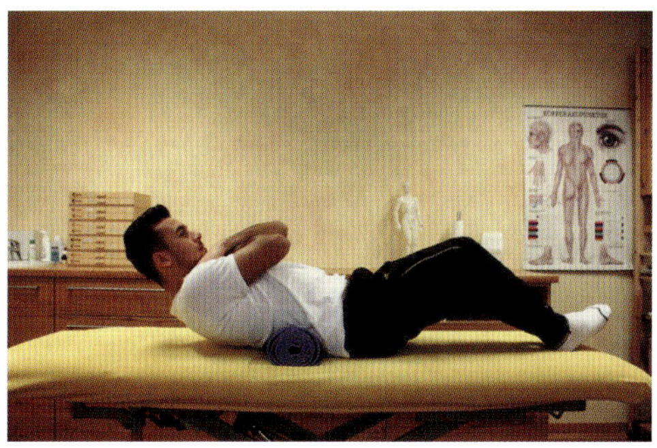

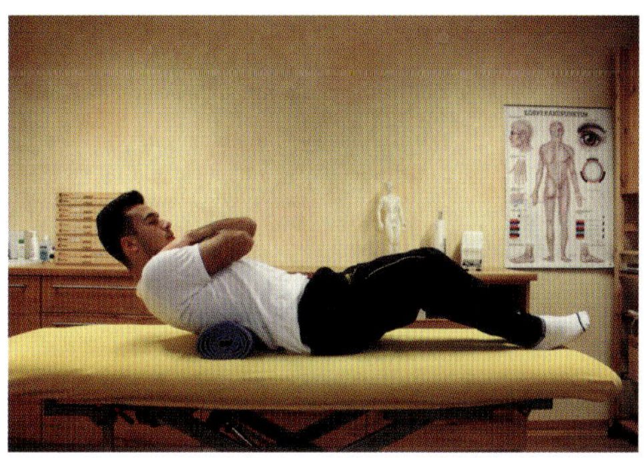

Abb. 7.3.3.4 - 8 Dehnungs- und Entblockierungsübungen der BWS

Dehnung und Entblockierung der BWS durch Rotation und Seitdehnung

Die Arme werden so angehoben, dass die Hände an der jeweiligen Kopfseite anliegen und die Ellbogen möglichst weit nach hinten zeigen. Nun wird der Körper so weit wie möglich in eine Richtung rotiert (im Bild nach links). In dieser Position erfolgt eine Seitneigung in die Richtung der rotierten Seite (im Bild nach links). Anschließend wird, bei Beihaltung der Rotation, die Seitneigung wieder aufgelöst und der Oberkörper noch weiter in die Rotation geführt. Es erfolgt nochmals eine Seitneigung. Dieser Vorgang wird 3 Mal wiederholt, ehe dann die Gegenseite beübt wird. Es empfiehlt sich, mit der Atmung den Vorgang zu unterstützen: Sowohl bei der Rotationsbewegung als auch bei der Seitneigung wird ausgeatmet, dazwischen erfolgt die Einatmung.

Das Resultat ist eine deutliche Verbesserung der Beweglichkeit von Rotation und Seitneigung.

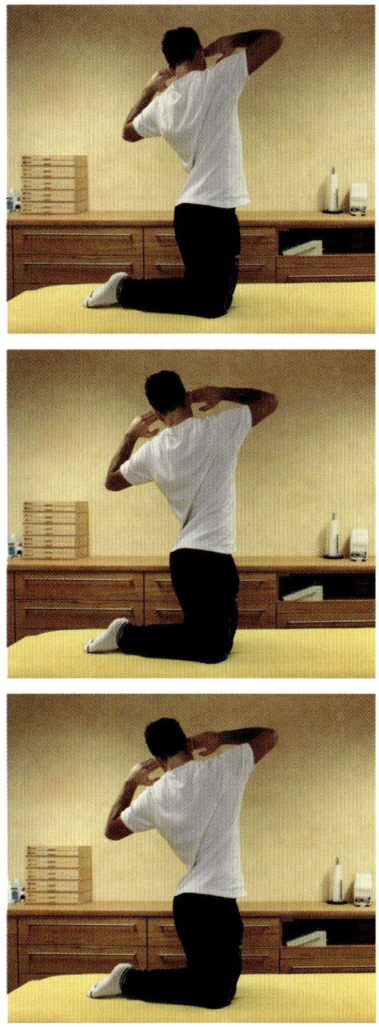

Abb. 7.3.3.4 - 9 Dehnungs- und Entblockierungsübungen der BWS

Dehnung und Entblockierung der BWS durch Rotationsdrehung im Stand
Die Hände werden vor dem Körper zusammengepresst, wobei die Finger nach oben zeigen und die Ellbogen möglichst weit außen sind. Der linke Ellbogen wird an die Außenseite des rechten Knie geführt, so dass sich Ellbogen und Knie gegenseitig abdrücken können und so der Oberkörper in eine Rotationsdehnung gebracht wird. Der Kopf und die Augen drehen dabei ebenfalls in die Rotationsrichtung. Die Dehnung ein paar Atemzüge lang durchführen, wobei bei der Ausatmung versucht wird, die Rotationsbeweglichkeit noch etwas zu steigern. Anschließend wird die Dehnung auf der Gegenseite durchgeführt.
Das Resultat ist eine deutliche Verbesserung der Beweglichkeit der Rotation.

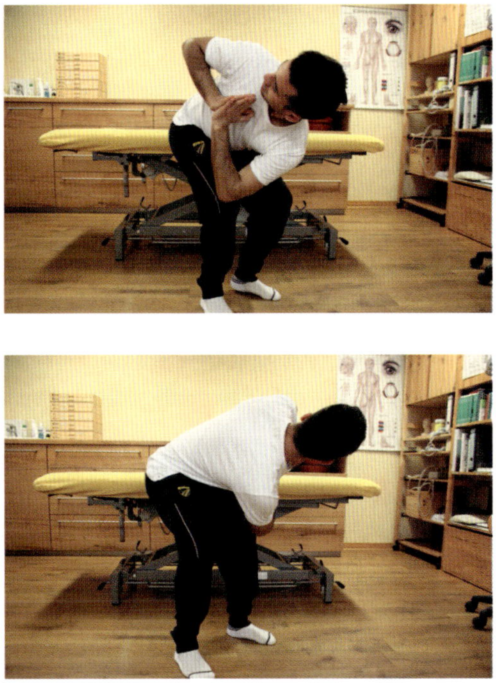

Entblockierung der BWS durch Überkreuzschwingen im Stehen
Im Stehen werden die waagerechten Arme vorne mit den Händen zusammengepresst. Die Finger zeigen nach oben. Nun steht der Ausführende in Schrittstellung. Während das rechte Bein mit Schwung nach vorne-oben zur Gegenseite geführt wird, dreht der Körper nach links und gleicht den Schwung aus. Danach wird das rechte Bein wieder in Schrittstellung geführt. Diese Übung wird 5–10 Mal wiederholt, bevor das Gleiche auf der Gegenseite ausgeführt wird.

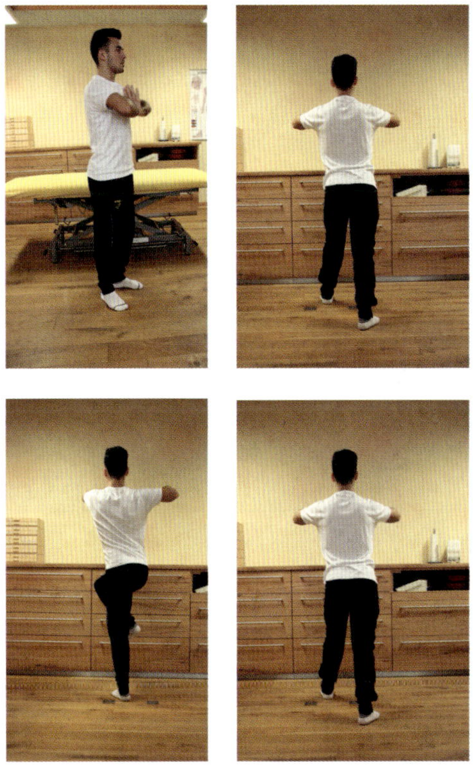

Abb. 7.3.3.4 - 10 Dehnungs- und Entblockierungsübungen der BWS

Dehnung und Entblockierung der BWS durch „Fäustepressen"

In aufrechter Sitzposition bei gesenkten Schultern und leichter Doppelkinnposition des Kopfes werden die Fäuste aufeinander gepresst. Auf drei verschiedenen Höhen wird der Zug 10–30 Sekunden gehalten: auf Bauchnabelhöhe, auf Brustbeinhöhe und auf Stirnhöhe.

Anschließend kann die Übung wiederholt werden, wobei die Hände die Position tauschen: also die untere Hand nach oben und die obere nach unten. Es können bei Bedarf auch noch zusätzliche Haltehöhen eingebaut werden und evtl. an vier oder fünf Höhen gedehnt werden. Die Übungen stärken zudem die oberen Rückenmuskeln und unterstützen eine aufrechte Körperhaltung.

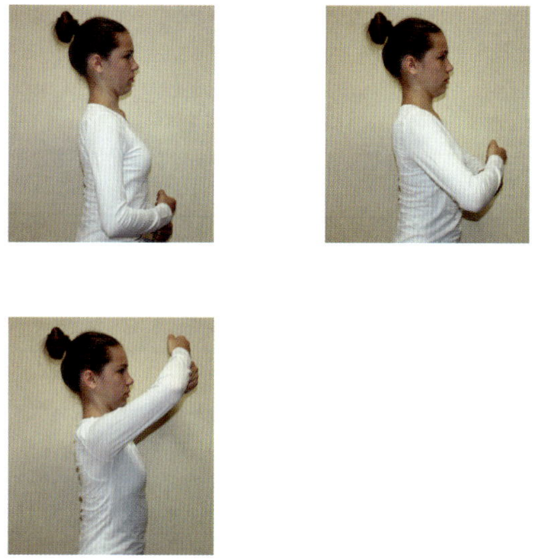

Dehnung und Entblockierung der BWS durch „Händehakeln"

In aufrechter Sitzposition bei gesenkten Schultern und leichter Doppelkinnposition des Kopfes werden die Hände ineinander gehakt und auf Zug nach außen gebracht. Auf drei verschiedenen Höhen wird der Zug 10–30 Sekunden gehalten: auf Bauchnabelhöhe, auf Brustbeinhöhe und auf Stirnhöhe.

Anschließend kann die Übung wiederholt werden, wobei die Hände die Position tauschen: also die untere Hand nach oben und die obere nach unten. Es können bei Bedarf auch noch zusätzliche Haltehöhen eingebaut werden und evtl. an vier oder fünf Höhen gedehnt werden. Die Übungen stärken zudem die oberen Rückenmuskeln und unterstützen eine aufrechte Körperhaltung.

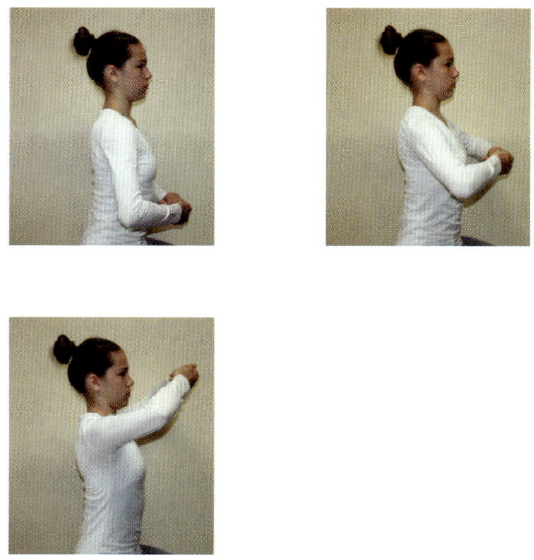

Abb. 7.3.3.4 - 11 Dehnungs- und Entblockierungsübungen der BWS

Dehnung und Entblockierung der oberen BWS und der 1. Rippe mit Hilfe von überkreuzter Armdehnung und ausgeprägter Einatmung
In aufrechter Sitzposition bei gesenkten Schultern und leichter Doppelkinnposition des Kopfes werden die Arme überkreuzt. Dabei wird zuerst der linke Ellbogen über den rechten gelegt und dann die linke Hand um die rechte geführt, so dass beide Handflächeninnenseiten aufeinander liegen. Die verschränkten Arme werden nun vor dem Körper nach oben gezogen, bis eine Dehnung entsteht. Bei gleichzeitiger ausgeprägter Einatmung werden die Arme noch weiter nach oben gezogen. Dies kann 3–5 Mal wiederholt werden. Anschließend werden die Arme gelöst, gegengleich überkreuzt und noch einmal mit der gleichen Wiederholungszahl bei jeder Einatmung nach oben gezogen.

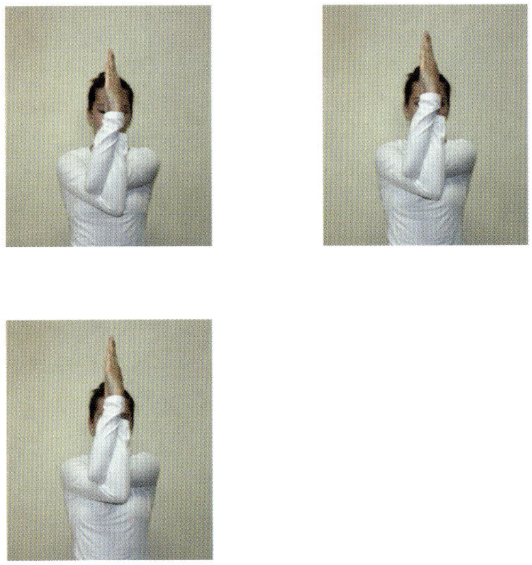

Abb. 7.3.3.4 - 12 Dehnung und Entblockierung der oberen BWS und der 1. Rippe

7.3.3.5 SELBSTKORREKTURÜBUNGEN MIT DER DORN-METHODE

Die Ausrichtung der Wirbelsäule nach Dieter Dorn ist eine sanfte Methode zur Behandlung der Wirbelsäule.
Das Ziel der Methode ist, die Statik wiederherzustellen, indem blockierte oder verschobene Wirbel wieder in ihre ursprüngliche Position gebracht werden.

Anwendungsgebiete sind Wirbelsäulenerkrankungen, Bandscheibenleiden, "Abnützung", Hexenschuss, Rücken-, Kreuz- und Ischiasschmerzen, Verkrümmungen der Wirbelsäule, aber auch Erkrankungen, die nicht die Wirbelsäule betreffen, wie z.B. Kopfschmerzen, Herzprobleme, Magendrücken und vieles mehr. Zwischen den Wirbeln treten Nerven aus, die durch Verschiebungen der Wirbel beeinträchtigt werden und so zu Problemen im ganzen Organismus führen können. Zu jedem Wirbel gibt es Zusammenhänge zu Organen und Meridianen.

Ob bei Behandlung durch einen Therapeuten oder bei Selbstkorrektur durch den Betroffenen, die Korrektur wird immer bei gleichzeitiger Bewegung des betroffenen Wirbelsäulenabschnitts durchgeführt. Dadurch gleitet der Wirbel leichter in seine ursprüngliche Position zurück.
Bei Behandlung der HWS wird der Kopf nach links und rechts gedreht oder beschreibt einen kleinen Kreis. Bei Behandlung des Überganges HWS zu BWS werden dazu noch die Arme gependelt. Bei der restlichen BWS werden die Arme gependelt, der Kopf kann dabei entspannt mitschwingen.

Die nun folgenden Übungen haben sich in der Praxis bewährt. Es empfiehlt sich, diese Übungen bei einem Dorn-Therapeuten zu erlernen. Auch gibt es Lehrvideos von erfahrenen Dorn-Therapeuten, mit deren Hilfe die Übungen gelernt werden können, wobei diese nicht vollständig den Besuch eines Seminars oder einer Privatstunde ersetzen.

Selbstkorrektur der unteren HWS und der oberen BWS

Tasten Sie links und rechts der Dornfortsätze und suchen Sie druckschmerzhafte Punkte. Befindet sich eine Stelle auf der linken Seite, so wird an dieser Stelle der Druck gegen den Dornfortsatz so ausgeübt, dass der Wirbel nach rechts oder rechts-vorne gedrückt wird, während der freie Arm nach vorne und hinten pendelt, so dass sich der behandelte Wirbelsäulenabschnitt in Bewegung befindet.
Stellen Sie sich dabei vor, wie das umgebende Gewebe immer geschmeidiger wird und der Wirbel wieder in seine ursprüngliche Position zurückgleitet. Sie können sowohl die linke als auch die rechte Hand zur Druckausübung auf die schmerzhafte Stelle verwenden. Diese Technik wird 30–60 Sekunden durchgeführt; anschließend wird die Stelle nochmals auf Druckschmerzhaftigkeit überprüft. Bei Erfolg fühlt sich die Stelle entweder schmerzfrei an oder der Schmerz hat sich verändert, ist bspw. nicht mehr so spitz oder so unangenehm. Auch kann es sein, dass Sie während der Übung bemerken, wie der Wirbel wieder zurückgeglitten ist, manchmal wird dies gespürt und/oder – durch ein leises Knacksen – gehört. Bei Bedarf wiederholen Sie den Vorgang, wobei es durchaus einmal vorkommen kann, dass eine Stelle hartnäckig ist und sich erst nach weiteren Behandlungen, die Stunden oder Tage später wiederholt werden, löst. Geduld und Sanftheit sind gefragt und lohnen sich!
Dann tasten Sie weiter, bis Sie die nächste Stelle gefunden haben, und behandeln dort weiter.
Führen Sie die gesamte Behandlung ruhig und so entspannt wie möglich durch und nehmen Sie sich Zeit dafür. Ihre Atmung sollte stets ruhig und gleichmäßig fließen und zur Entspannung beitragen.

Selbstkorrektur der unteren HWS und der oberen BWS
Am Beispiel eines zu weit rechts stehenden 7. Halswirbels: Auf der rechten Seite des 7. Halswirbels wird am Dornfortsatz mit einem oder zwei Fingern Druck nach links-vorne ausgeübt, während der Kopf eine "Nein"-Bewegung und der linke Arm eine Pendelbewegung durchführt.

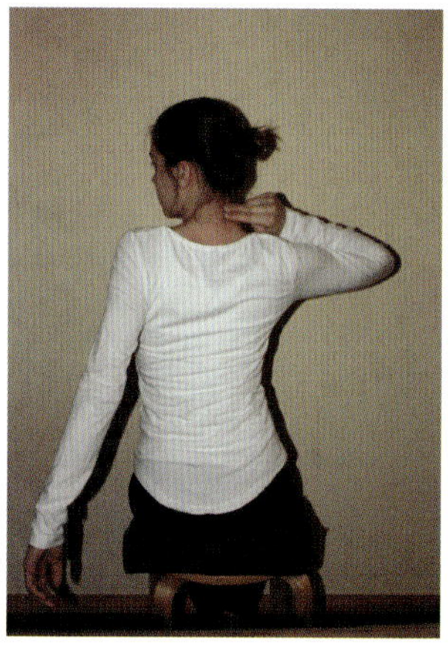

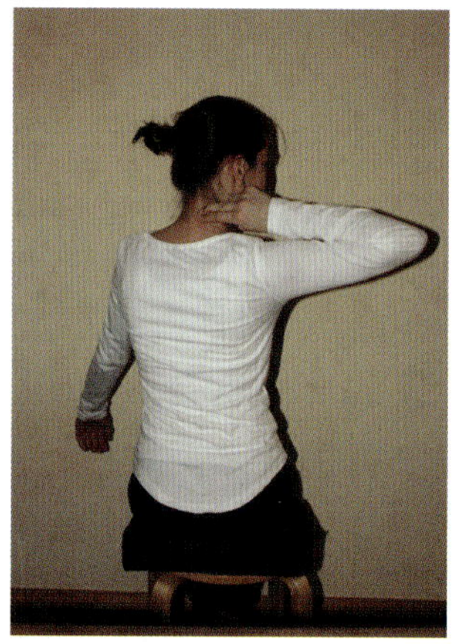

Abb. 7.3.3.5 - 1 Selbstkorrektur der unteren HWS und der oberen BWS

Selbstkorrektur der oberen Halswirbel

Bei den oberen Halswirbeln wird über die seitlichen Querfortsätze und dem Raum zwischen Dorn- und Querfortsätzen abgetastet. Wo sich eine schmerzhafte Stelle befindet, wird behandelt.
Die Behandlung der oberen HWS unterscheidet sich nur geringfügig von der Beschreibung der unteren HWS bzw. oberen BWS.
Befinden sich die Schmerzen im Bereich der Querfortsätze, wird mit zwei Fingern ein leichter seitlicher Druck zur Gegenseite ausgeübt. Bei Schmerzen, die zwischen Quer- und Dornfortsätzen liegen, wird der Druck ca. 45 Grad nach vorne (schräg) ausgeübt. Auch an diesem Wirbelabschnitt gilt: Geduld und Sanftheit sind auch bei den oberen Halswirbeln gefragt und lohnen sich!

Selbstkorrektur eines oberen Halswirbels
Am Beispiel eines zu weit rechts stehenden oberen Halsirbels: Auf den rechten Querfortsatz eines Halswirbels wird von rechts nach links mit einem oder zwei Fingern Druck ausgeübt, während der Kopf eine "Nein"-Bewegung durchführt.

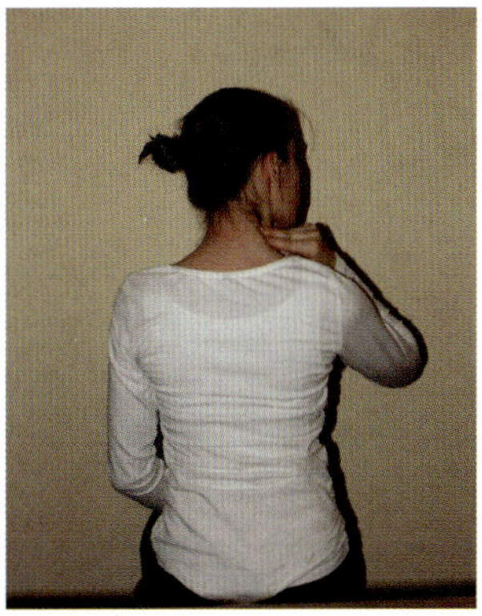

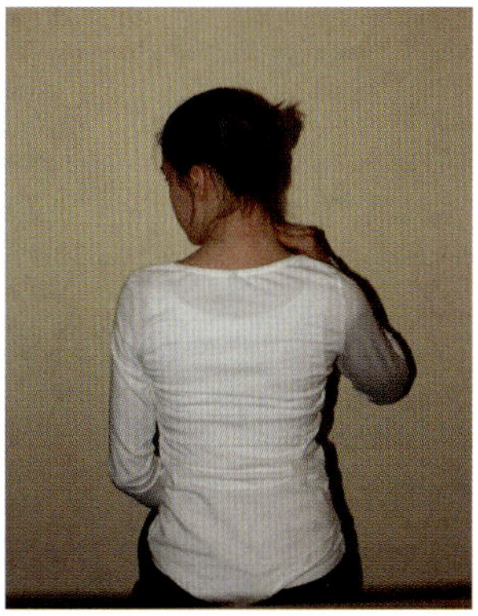

Abb. 7.3.3.5 - 2 Selbstkorrektur der unteren HWS und der oberen BWS

7.3.4 SPASS UND WOHLBEFINDEN HABEN VORRANG

Zugegeben, reine „Krankengymnastik" macht selten mehr Spaß als eine Runde Tennis oder Fußball zu spielen. Andererseits kenne ich genügend Patienten, die nach jedem Tennis- oder Fußballtraining über lang anhaltende, unangenehme Gelenk- und Muskelschmerzen klagen, welche bei einem ausgewogenen Ganzkörperfitnesstraining nicht in Erscheinung treten. Auch Kopfschmerzen oder Migräne können durch Sonneneinstrahlung, Hitze, ruckartige Wirbelbewegungen bei Aufschlägen etc. entstehen. Ich verbiete prinzipiell keinem Patienten eine Sportart, sehe dies eher ganzheitlich und berücksichtige damit eben auch den Spaßfaktor, der mit einer Sportart in Verbindung steht. Bewertet man nach Pro und Kontra, dann sollte unter dem Strich für die gewählte Bewegungsart natürlich mehr Pro stehen. Oftmals kann man mit anderen gesundheitsförderlichen Maßnahmen erreichen, dass die negativen Einflüsse gemindert oder ausgeglichen werden. So kann es gut sein, dass mit Hilfe der Anti-Kopfschmerz- und Migräne-Ernährung, einem Entspannungstraining oder einem gezielten Nackenmuskeltraining die Symptome gar nicht mehr oder zumindest nur noch gering vorhanden sind. Auch eine Änderung der Aufschlagtechnik – um im Beispiel Tennis zu bleiben – oder ganz einfach mehr miteinander als gegeneinander zu spielen, kann dazu beitragen, diese Sportart beschwerdefrei auszuführen. Bewusstes Warmmachen und Abwärmen (Lockerungs-, Dehnübungen und langsames "Runterfahren" mit dem Ziel einer verbesserten Regeneration) der sensiblen Körperpartien können ebenfalls einen großen Nutzen darstellen.
Wenn aber die Schmerzen unerträglich werden und nicht zu kompensieren sind, dann gibt es auch ein Leben nach dem aktiven Tennis, das mindestens genauso schön sein kann!

Wenn es Ihnen gut tut, ab und zu "die Sau raus zu lassen", sich also körperlich zu verausgaben, dann sollten Sie dies auch tun – vorausgesetzt Sie erhalten anschließend einen Zuwachs an Wohlbefinden. Jedoch setzen Sie sich bitte nicht auch noch nach einem stressigen Arbeitstag unter zusätzlichen Druck. Ihre Muskeln wollen genutzt und auch gefordert werden, dazu sind sie da. Doch wenn Sie sich während Ihres Trainings auch noch unter psychischen Leistungsdruck setzen, dann hat das nichts mehr mit einem Gesundheitstraining zu tun. Dann ist dies Willenstraining und das sollten Sie als Kopfschmerz- und Migränepatient nicht nur in Ihrer Freizeit, sondern generell eher meiden.

Sicher ist, dass Sie in einem Großraum-Fitness-Studio zur Rushhour nicht gerade <u>die</u> Atmosphäre vorfinden, um hinterher gleichermaßen fit und entspannt das Studio wieder zu verlassen. Es ist sinnvoll, einen gewissen körperlichen Leistungsstand zu erreichen und zu erhalten. Besonders für im Alltag unter Leistungsdruck stehende Menschen ist es sehr wichtig, den Erholungswert des Trainings in den Vordergrund zu stellen. Auch wenn Sie joggen, radfahren, skaten oder walken, möchte ich Ihnen mit Nachdruck ans Herz legen, weder die Zeit noch die verbrauchten Kalorien und auch nicht die zurückgelegten Kilome-

ter als Gradmesser für ein effizientes Training anzusehen, sondern den Erholungswert, den dieses Training Ihnen beschert hat. Ärgern Sie sich ein wenig, wenn Sie sich unter Druck haben setzen lassen, freuen Sie sich ausgiebig, wenn Ihnen das Training Erholung beschert hat.
Zudem möchte ich Ihnen empfehlen, sich mindestens 2 Mal in der Woche oder gar jeden Tag körperlich mit Sport, Gartenarbeit u.a. in der Natur zu betätigen. Ich erlaube mir an dieser Stelle, uns Menschen mit anderen Geschöpfen zu vergleichen: Unter einer artgerechten Tierhaltung stelle ich mir tägliche Naturaufenthalte und genügend Bewegungsauslauf der Tiere vor – was für jeden Hundebesitzer eine Selbstverständlichkeit darstellen sollte. Eine menschenartgerechte Lebensweise sollte dies ebenso beinhalten.

7.4 SÄULE 4: REGENERATION UND ENTSPANNUNG

Unser zivilisatorisches Leben bringt es mit sich, täglich regelrecht mit Informationen überschüttet zu werden. Dies geschieht unter anderem deswegen, weil ein "moderner" Mensch sich so manche Informations- und Kommunikationstechniken zunutze macht: Telefon, Handy, SMS, Mailbox, AB, Fax, Email, soziale Medien, Briefpost, Tageszeitung, Radio, Fernsehen und Internet. Dazu kommen noch Informationen über Fachzeitschriften und Fachbücher, Schulungen, Besprechungen, ehrenamtliche Tätigkeiten und die täglichen Gespräche mit Familienangehörigen, Nachbarn und Freunden.
Dies hat zur Folge, dass viele Menschen sich heute mehr von den psychischen Strapazen erholen müssen als von den körperlichen. Bis auf wenige Berufe sind heute die meisten überwiegend geistig-anspruchsvoll. Noch vor wenigen Jahrzehnten sind die Menschen nach einem Arbeitstag körperlich erschöpft in die Betten gefallen. Dieses Gefühl körperlicher Erschöpfung und gleichzeitig hoher Zufriedenheit über das Erreichte kennen viele Menschen nur noch nach einer ausgedehnten Wanderung, einem harten Training oder nach einem anstrengenden Wohnungsumzug.
Heute klagen viele Patienten darüber, dass sie geistig nicht abschalten können und sich nachts die Gedanken noch immer um die Tagesthemen drehen.

Fakt ist, dass alle Informationen, die wir erhalten, in irgendeiner Weise auch verarbeitet werden müssen. Die Verarbeitung dieser Informationen geschieht nun einmal in der Entspannung, also in einer Ruhephase, in der keine oder nur wenige weitere Informationen auf uns einwirken. Sicher spielt die Veranlagung, wie gut wir Erlebnisse verarbeiten können, eine Rolle. Wer Probleme mit der Erlebnisverarbeitung hat, ist weniger belastbar, benötigt mehr Verarbeitungszeit oder auch eine effiziente Entspannungstechnik und eventuell therapeutische Unterstützung.

Um es gleich vorwegzunehmen: Fernsehen hat mit geistiger Entspannung nichts zu tun! Entspannung bedeutet ja, nicht noch weitere Informationen aufzunehmen, sondern die alten zu verarbeiten. Das soll Sie nun sicherlich nicht davon abhalten, Ihre Lieblingssendung auch weiterhin anzuschauen,

zumal eine Ablenkung vom Alltag ja auch gut tut. Doch Vorsicht: Es handelt sich dabei keinesfalls um eine Tiefenentspannung mit all ihren positiven Auswirkungen.
Zudem sollten Sie wissen, dass Sie auch im Schlaf Informationen, z.B. durch einen noch laufenden Fernseher oder ein laufendes Radio, unbewusst aufnehmen und diese in Ihr Unterbewusstsein ungefiltert eindringen. Bei vorherigem Alkoholgenuss verstärkt sich die Wirkung zusätzlich. Also: wenn Sie müde sind, dann schalten Sie Fernseher und Radio aus und legen Sie sich lieber ins Bett; notfalls nehmen Sie noch ein entspannendes Buch in die Hand oder Sie legen noch eine wohltuende Entspannungs- oder Meditations-CD ein, deren Informationen sich gerne ins Unterbewusstsein "einbrennen" dürfen.

Geistige und körperliche Entspannungsphasen einbauen

Ich bin der festen Überzeugung, dass nahezu alle Zivilisationsmenschen, die in ihrem Beruf geistig gefordert sind und täglich Informationen über die Medien aufnehmen, effiziente Erholungsphasen und/oder Entspannungstechniken benötigen, um ganzheitlich in Balance zu bleiben, die Kraft des Unterbewussten zu nutzen und die richtigen Entscheidungen fällen zu können. Gute Entscheidungen fällt man am besten aus einem Entspannungszustand heraus. Dagegen erweisen sich unter Stress getroffene Entscheidungen meistens als falsch – und den Zeitverlust, den Sie dadurch erleiden, hätten Sie leicht einsparen können, wenn Sie sich ein paar Stunden oder Tage Entspannungszeit gelassen hätten.

Sie selbst werden herausfinden, welche Entspannungstechniken für Sie die richtigen sind. Vielleicht haben Sie schon einmal von Yoga, Autogenem Training, Progressiver Muskelentspannung, Atementspannung und Meditation gehört. Patienten, die noch keinerlei Erfahrungen gesammelt haben, empfehle ich, sich in einer Bibliothek verschiedene Entspannungs-CDs auszuleihen. Sie sollten darauf achten, dass die Stimme der Person, welche die Anleitung durchführt, als angenehm empfunden wird. Wird der Text einer guten Entspannungstechnik mit einer als unangenehm empfundenen Stimme gesprochen, verursacht dies bei Ihnen Unbehagen. Also: Testen Sie verschiedene Varianten aus!

Prinzipiell können passive von aktiven Entspannungsmaßnahmen unterschieden werden. Passive Entspannungsmaßnahmen sind z.B. Massage, Klangmassage, ein (Whirlpool-)Bad, geführte Meditationen, geführte Hypnose und geführtes Autogenes Training.
Aktive Entspannungsmaßnahmen sind z.B. Selbstmassage, Selbstmeditation, Selbsthypnose, Qigong und Yoga.
Der Vorteil einer aktiven Entspannungsmaßnahme ist oftmals der, dass Sie nicht auf entsprechende Umstände, Personen oder Gerätschaften angewiesen sind. Es ist von großem Nutzen, wenn Sie nur sich selbst benötigen und Ihre Meditation bzw. Technik zu fast jeder Zeit und an fast jedem Ort durchführen können.

Denken Sie daran, dass auch ein angenehmes Wannenbad zuhause, ein Spaziergang durch eine schöne Landschaft, ein Treffen mit Freunden, ein Saunabesuch und andere angenehme Dinge für eine gute Entspannung sorgen können.

Planen Sie Ihre Entspannungsaktivitäten fest in Ihren Tagesablauf ein. Die Erfahrung zeigt, dass bei den meisten Menschen gerade die Entspannungsaktivitäten immer wieder verschoben oder ersatzlos gestrichen werden, sobald andere, anscheinend viel wichtigere Ereignisse unvorhergesehen eintreten. Machen Sie also Ihre Entspannungsaktivitäten zu festen Bestandteilen Ihres Tages- und Wochenplanes. Überlegen Sie sich, wann Ihr persönlich günstigster Termin dafür ist, und beginnen Sie am besten noch heute damit. Morgen kann es schon wieder zu spät sein und Sie finden alle Ausreden der Welt. Also: Starten Sie jetzt gleich oder tragen Sie jetzt die ersten Termine in Ihren Kalender ein und schaffen Sie die Voraussetzungen zur erfolgreichen Umsetzung.

Im Rahmen dieses Buches werde ich Ihnen einfache Entspannungsmethoden vorstellen und einige aufwändigere zumindest erwähnen.

7.4.1 BAUCHATMUNG ALS ATEMTHERAPIE

Die Bauchatmung ist genial effizient und einfach. Meine Erfahrung ist, dass gerade weil sie so einfach ist von vielen Menschen unterschätzt wird. Sie können einen Teil Ihrer Aufmerksamkeit den ganzen Tag auf Ihre Bauchatmung lenken und geraten dabei nie in Stress! Sie können sich mit Hilfe der bewussten Bauchatmung nicht wirklich ausgeprägt ärgern, Sie können beim Essen nicht schlingen und haben klare Gedanken und Sie sind immer im „Hier und Jetzt".
Robert-Michael Kaplan schreibt in seinem Buch „Die integrative Sehtherapie – Entdecken Sie die heilende Kraft hinter Ihren Augen": „Das Atmen ist so grundlegend für das Programm der Sehtherapie wie das Fundament für ein Haus."
Habe ich Sie jetzt neugierig gemacht?

Grundübung

Sie können liegen, sitzen oder stehen. Zum Einüben ist es sinnvoll, sich die Zeit zu nehmen, ohne abgelenkt zu werden. Legen Sie beide Hände auf Ihren Bauch und konzentrieren Sie sich auf einen Punkt, welcher sich ca. fünf Zentimeter unterhalb des Bauchnabels befindet. Bei jeder Ein- und Ausatmung hebt und senkt sich die Bauchdecke und Sie spüren dabei, wie die eingeatmete Luft sich scheinbar bis ins Becken ausdehnt. Atmen Sie ca. zehn Mal ganz tief und voll in den Bauch und in das Becken ein, bis sich am Ende der Brustkorb etwas anhebt und lassen Sie sich bei der Ausatmung Zeit. Atmen Sie ganz bewusst und ruhig ein und aus. Danach überlassen Sie die Atmung Ihrem Körper. Sie werden erkennen, dass anschließend der Körper von ganz allein eine entspannte Bauchatmung fortführt, und Sie fühlen sich gleichzeitig viel ruhiger und gelassener.
Achten Sie nun einmal auf Ihre Empfindung an Ihrem Kopf, im Gesicht, an der Stirn, der Kopfhaut und der Nackenmuskulatur. Durch die Bauchatmung verteilt sich Ihre Energie gleichmäßig, so dass Ihr gesamter Nacken- und Kopfbereich viel leichter und freier wird. Erlauben Sie sich, Ihren ganzen Arbeitstag mit einem freien Kopfgefühl zu verbringen, auch wenn sich das vielleicht für Sie erst einmal ungewohnt anfühlt.

Die Grundübung dauert keine zwei Minuten. Führen Sie sie gleich morgens vor dem Aufstehen durch. Während Ihres Alltages denken Sie immer wieder an die Bauchatmung: beim Essen, während einer Autofahrt (im Stau, vor einer roten Ampel), am PC, bei der Arbeit und bei einer Besprechung. Korrigieren Sie nach Bedarf die Atmung, bis sie wieder einer entspannten Bauchatmung entspricht.
Sie gehen mit Hilfe der bewussten Bauchatmung ruhiger und gelassener durchs Leben und verbessern Ihre Intuition, indem Sie die Energie auf Ihr "Bauchgehirn" lenken.

Üben Sie mindestens zwei Mal täglich und wenden Sie die Methode immer auch dann an, wenn Sie in Stress geraten.

Auch wenn der Vergleich etwas hinkt: Vergleichen Sie Ihr Gehirn mit einem Muskel beim Krafttraining. Der Muskel benötigt einen Reiz, um zu wachsen und stärker zu werden. Aber ohne Erholung wird er dies nicht schaffen. Und wenn Sie ihn ständig überfordern, ihm durch ungenügende Atmung zu wenig Sauerstoff zukommen lassen, so wird der Muskel immer leistungsschwächer und kann krank werden.
Und noch etwas in diesem Zusammenhang: Ob Sie Yoga, Qigong oder andere energetische Techniken erlernen oder professionelles Krafttraining, Karate oder andere Sportarten durchführen, immer spielt die bewusste Atmung eine Rolle. Ohne bewusste Atmung werden Sie nicht annähernd ein Meister werden können.

Bauchatmung mit gleichzeitigen Suggestionen

Wenn Sie möchten, können Sie die Grundübung noch ausbauen, indem Sie sich dabei vorstellen:

- Wie Sie bei jeder Einatmung Ruhe und Gelassenheit einatmen und bei der Ausatmung jeden Rest an Unruhe und Stress ausatmen und Sie so mit jedem Atemzug immer mehr Wohlbefinden und Zufriedenheit aufbauen,
- wie bei jeder Einatmung die Bandscheiben entlastet und gefüllt werden und die Bänder, Muskeln und Sehnen der Wirbelsäule sich dehnen und bei jeder Ausatmung die Wirbel wieder sanft auf die Bandscheiben zurückgleiten und die Muskeln und Bänder sich wieder entspannen,
- wie die inneren Organe durch die Ein- und Ausatmung sanft massiert werden und sich wieder in ihre ursprüngliche Form ausrichten können,
- wie bei jeder Einatmung sich in Ihrem

Bauchbereich immer mehr Wärme entwickelt und diese sich beim Ausatmen über die Blutgefäße in die Beine bis zu den Zehen und in die Arme bis zu den Fingern ausbreitet,
- wie bei jeder Einatmung der Hals- und Nackenbereich wohlig und strömend warm und leicht wird, und sich alle noch so kleinen und tieferliegenden Verspannungen bei der Ausatmung auflösen,
- wie mit jedem Atemzug sich die Spannung in Ihrem Kopf immer mehr auflöst und Ihr Gehirn völlig gelöst und frei wird.

Bauchatmung mit gleichzeitiger Zungenberührung des Gaumens

Sie können den Entspannungseffekt noch unterstützen, indem die nach oben aufgerollte Zungenspitze den Teil des Gaumens berührt, wo der harte Gaumen zum hinteren weichen Gaumen übergeht.

Diese Zungenberührung wird in den ältesten Schriften des Yoga als sehr machtvolles Zungen-Mudra beschrieben und wird „Khecari Mudra" genannt. Diese Mudra bewirkt, daß wir in den Gedanken zur Ruhe kommen und konzentrierter im Hier und Jetzt sein können.

Im Yoga erklärt sich die positive Wirkung wie folgt:
- Die „Khecari Mudra" steht in Verbindung zu der Hypophyse (Hirnanhangsdrüse) und der Epiphyse (Zirbeldrüse).
- Khecari bedeutet: „Was in den Himmel fliegt".
- Die Zungenspitze zeigt in Richtung zum verlängerten Mark, dem eigentlichen Atemzentrum dem sog. Ajna-Chakra und dem Sitz der „individuellen Seele".
- Durch die sog. Nadis (Energiebahnen) kommt es zur Verbindung zu diesem Zentrum sowie in weiterer Verlängerung zur Fontanelle und dem Kronen-Chakra, wo sich der Sitz der universellen Seele befindet.
- Diese Mudra verbindet uns mit der göttlichen Kraft.

7.4.2 AUTOGENES TRAINING

Das Autogene Training (AT) wurde von dem Nervenarzt Dr. J. H. Schultz entwickelt und ist eine Form der Selbsthypnose. Autogen bedeutet von sich aus, Training bedeutet das Durchführen von Übungen. Beim AT werden durch Suggestionen eine Entspannung und eine Schwere der Muskeln erzielt, was sich reflektorisch auf den Gesamtorganismus auswirkt und zu einer hypnoiden Umschaltung des gesamten Nervensystems führt – also zu einem "einschlafähnlichen" Bewusstseinszustand.
Dr. Schultz, welcher ein Kenner der Hypnose und auch östlicher Meditationsverfahren war, schuf mit dem AT ein Verfahren der Selbsthilfe, das von jeder Person zu erlernen und universell einsetzbar ist.
Mittlerweile gibt es jede Menge Bücher und CDs, und in Volkshochschulen, Weiterbildungseinrichtungen, in Kuratorien und bei Krankenkassen werden dazu Kurse angeboten. Das AT ist sehr einfach zu erlernen und der Erfolg wird sich schon nach wenigen Tagen und Wochen einstellen. Die folgenden Angaben für die Übungszeit der einzelnen Schritte richten sich an einen Anfänger, der noch nie eine Entspannungstechnik ausgeübt hat.

Durchführung

Das AT kann sowohl im Sitzen als auch im Liegen durchgeführt werden. Achten Sie auf eine bequeme Position. Die Augen werden geschlossen. Wichtig beim Suggerieren (Vorstellen) ist, dass dies nie erzwungen werden darf. D.h. der Zustand (z.B. Wärme) soll sich von allein einstellen und darf nicht durch willentliche Anstrengung erzwungen werden. Dies würde ja genau das Gegenteil bewirken! Jedes Mal, nachdem Sie sich willentlich zum Üben des AT entschlossen und Ihre Position eingenommen haben, dürfen Sie den Willen abschalten. Beim Beenden jeder Hypnosesitzung dürfen Sie sich dann wieder willentlich aus dem AT-Zustand herausholen, indem Sie Ihre Muskeln anspannen (z.B. Ihre Hände zu Fäusten ballen) und sich vorstellen „Ich bin wieder vollkommen frisch, munter und hellwach" und dann zuletzt die Augen weit aufreißen. Überprüfen Sie, ob Sie noch ein bis zwei Minuten lang sitzen oder stehen möchten, bevor Sie sich wieder in den Alltag begeben. Sollten Sie das AT am Abend zuhause durchführen und anschließend ins Bett gehen, so verzichten Sie auf das Zurücknehmen des Wachzustandes, sondern nutzen die tiefe Entspannung, um in den Schlaf zu gleiten.

Jede Übung sollte ein bis zwei Wochen je drei Mal täglich eine Minute geübt werden. Sie beginnen mit der ersten Übung (Ruheübung), indem Sie innerlich den Satz „Ich bin ganz ruhig" sprechen bzw. denken. Das Ziel ist, ein Gefühl der tiefen Ruhe wahrzunehmen. Nach ein bis zwei Wochen Üben kommt die nächste Übung (Schwereübung) hinzu. Nach wiederum ein bis zwei Wochen, wenn Sie das Gefühl eines schweren rechten Armes wahrgenommen haben, ersetzt die dritte Übung (Schwere beider Arme) die zweite (Schwere rechter Arm). Die vierte Übung ersetzt dann die dritte Übung. Die fünfte ersetzt die vierte. Wer möchte, kann – sobald die Ruhe und Schwere deutlich wahrgenommen werden – die Sätze abkürzen und sich nur noch „Ruhe" für die erste Übung und „Schwere" für die zweite Übung vorstellen. Wenn sich diese Erklärung für Sie kompliziert anfühlt, dann lesen Sie sie zu einem späteren Zeitpunkt – wenn Sie die ersten Übungen bereits beherrschen – nochmals, dann erklärt es sich von selbst. Für Linkshänder kann es angenehmer sein, die erste Schwereübung mit dem linken Arm zu beginnen. Auch kann es sinnvoll sein, die Schwere der Beine erst einzeln zu üben ... Probieren geht auch hier über Studieren!

Erster Lernabschnitt: Ruhe und Schwere

Beginnen Sie mit dem **ersten Satz** „Ich bin ganz ruhig" und üben Sie ein bis zwei Wochen je drei Mal täglich eine Minute lang. Danach üben Sie den **ersten und den zweiten Satz** ein bis zwei Wochen lang. Anschließend üben Sie den **ersten und den dritten Satz** ein bis zwei Wochen lang. Verfahren Sie ebenso mit Satz vier und fünf. Das Ziel dieses Lernabschnitts ist, dass allein durch die Suggestion der Worte „Ruhe" und „Schwere" Sie diese Zustände erspüren:

1. „Ich bin ganz ruhig."
2. „Der rechte Arm ist ganz schwer."
3. „Beide Arme sind ganz schwer."
4. „Arme und Beine sind ganz schwer."
5. „Ganzer Körper schwer."

Zweiter Lernabschnitt: Ruhe, Schwere und Wärme

Nach erfolgreicher „Ruhe" und „Schwere" geht es dann folgendermaßen weiter:

1. „Ruhe."
2. „Schwere."
3. „Der rechte Arm ist ganz warm."
4. „Beide Arme sind ganz warm."
5. „Ganzer Körper warm." (bzw. „Wärme")

Dritter Lernabschnitt: Ruhe, Schwere, Wärme und Organe

Nach erfolgter „Ruhe", „Schwere" und „Wärme" kommen dann die Organübungen hinzu:
(Hinweis: Sollten Sie mit einem der nachfolgenden Organe ein Problem oder eine Erkrankung haben, so sollten Sie die jeweilige Organübung auslassen oder nur ganz kurz üben oder besser noch unter Anleitung und Anwesenheit eines Therapeuten durchführen.) Denken Sie stets daran, ohne Willenseinsatz zu üben!

1. „Ruhe."
2. „Schwere."
3. „Wärme."
4. „Die Atmung ist ganz ruhig." (Atmungsorgan-Übung)
5. „Das Herz schlägt ruhig und regelmäßig." (Herzübung)
6. „Das Sonnengeflecht ist strömend warm." (Nerven-/Bauchorganübung, Solarplexus ist das größte vegetative Nervenzentrum! Es befindet sich auf der Höhe des Magens und somit im Oberbauch unterhalb des Brustbeins.)
7. „Die Stirn ist angenehm kühl." (Kopfübung, Ziel: Minderung der Bewusstseinstätigkeit)
8. Als achte Übung könnten Sie noch persönliche Affirmationen hinzufügen, wobei Sie darauf achten sollten, diese immer positiv zu formulieren und nur eine nach der anderen dazu zu nehmen (Beispiele: „Ich bin liebenswert", „Ich habe Frieden", „Ruhe und Gelassenheit in jeder Situation").

Dies sind die Übungen der Unterstufe des AT, die Voraussetzung für die Oberstufe des AT sind, bei der meditative Zustände und eine Innenschau erreicht werden. Aber auch für eine tiefenpsychologische Therapie in Hypnose ist es von Vorteil, die Unterstufe bereits gut zu beherrschen.

Progressive Muskelentspannung

Diese Technik wurde bereits im Kapitel „Gesunde Bewegung" behandelt; die Übungen sind dort beschrieben.

7.4.3 MANUELLE SELBSTBEHANDLUNG ZUR ENTSPANNUNG VON KOPF UND NACKEN (SELBSTMASSAGE, SELBSTAKUPRESSUR UND LYMPHDRAINAGE DES NACKEN- UND KOPFBEREICHS, MIKROPRESSUR)

Sicher haben Sie schon öfter festgestellt, dass Sie sich unbewusst am Nacken oder an einer anderen Stelle massiert, gedrückt oder gezogen haben, da der Bereich verspannt war und es gut tat, an der Stelle zu „arbeiten". Dies sollten Sie auch bewusst tun! **Der Schmerz ist ein Schrei nach Zuwendung!** Sie können die Selbstbehandlung bereits morgens im Bett durchführen, um z.B. die Beweglichkeit Ihrer Halswirbelsäule zu verbessern und Verspannungen aufzulösen, und natürlich immer dann, wenn Sie das Bedürfnis danach verspüren und es die Umstände zulassen.

Druckschmerzhafte Bereiche können Sie an folgenden Stellen finden: Stirn, Schläfen, um die Augen, Wangen, Hinterkopf, Nacken und oberer Rücken-Schulterbereich. Aber auch bestimmte Akupunkturpunkte, die in Verbindung zu den Kopfschmerzen und Verspannungen stehen, können empfindlich oder schmerzhaft sein. Manche dieser Punkte befinden sich an weiter entfernten Stellen, so z.B. an der Hand, weshalb sie auch Fernpunkte genannt werden. Die Punkte, die am oder in der Nähe des Schmerzortes liegen, werden Lokalpunkte genannt.

Wichtig bei allen Akupressurtechniken ist, dass möglichst der Kontakt zur Haut erhalten bleibt und es ausschließlich zu einer Verschiebung der Haut und des darunter liegenden Gewebes führt und nicht zu einer oberflächlichen Streichung. Je nach Befinden des Patienten kann eine Akupressur oder eine Massage bevorzugt werden. Während eines Migräneanfalls kann eine Akupressur als angenehmer empfunden werden als eine Massage.

Selbstmassage

Die Selbstmassage eignet sich für alle verspannten Muskelbereiche am Nacken und oberen Rückenbereich. Sie können ohne oder mit Öl massieren. Es können spezielle Massageöle verwendet werden, aber auch kaltgepresstes Bio-Olivenöl eignet sich sehr gut dafür. Achten Sie darauf, dass Sie sich während der Selbstmassage nicht verspannen, zumal es für Ihre Arme und Schultern eine ungewohnte Belastung darstellt und „über Kopf" zu arbeiten nicht gerade angenehm ist.

Tipp: Versuchen Sie einmal, Ihren Nacken und oberen Rücken in Rückenlage (ohne Öl) zu massieren; dies wird von Vielen als einfacher und sehr angenehm empfunden.

Mittlerweile gibt es eine Menge geeigneter Hilfsmittel, die eine Selbstmassage erleichtern. Darunter fallen auch Hartschaumrollen, die es in unterschiedlichen Größen und Stärken gibt. Auch Rollen mit einer Aussparung in der Mitte sind zu empfehlen, so dass die Rolle vor allem die Muskeln und Faszien bearbeitet und nicht so sehr die knöchernen Strukturen der Wirbelkörper.

Streichungen

Die Streichungen werden mit mehreren Fingerkuppen einer oder beider Hände bei mittlerem bis starkem Druck durchgeführt. Folgende Streichungen haben sich bewährt:

Von oben nach unten

- Vom Hinterkopf links und rechts neben der Wirbelsäule Richtung Rücken.
- Vom seitlichen Kopf Richtung Trapezmuskel und zur Schulter (M. trapezius [M. = Abkürzung für Musculus]).
- Vom Mastoid (Knochen hinter dem Ohrläppchen) bis zur Schulter (u.a. M. scaleni).
- Vom Mastoid bis zum Schlüsselbein/Brustbein (M. sternocleidomastoideus).
- Vom Jochbein/Kiefergelenk bis zum inneren Kieferwinkel (M. masseter).

Von unten nach oben

- Links und rechts neben den oberen Brustwirbeln bis zur unteren Halswirbelsäule (Rückenstrecker).
- Von den Schulterblättern bis zum Schlüsselbein (M. trapezius).
- Vom Jochbein/Kiefergelenk ausgehend die Schläfen hoch bis zum Beginn des Schädeldachs (M. temporalis).

Knetungen

Die Knetungen werden an den Muskelsträngen durchgeführt, insbesondere dort, wo sich schmerzhafte und verspannte Stellen befinden. Die Knetungen werden mehrmals wiederholt.

- Am Kopfwendermuskel (M. sternocleidomastoideus), der vom Brustbein und inneren Drittel des Schlüsselbeins hoch zum Mastoid verläuft.
- Am oberen Trapezmuskel, der von den Schultern in den Nacken und bis zum Hinterkopf verläuft.
- Am Brustmuskel (M. pectoralis), der vom Brustbein und den oberen vorderen Rippen zum vorderen Anteil der Schulter verläuft.
- Am Schultermuskel (M. deltoideus), der sich vorne, seitlich und hinten am oberen Oberarm befindet.

Kneifungen/Muskelspindeln

Um verspannte Muskeln zum „Abschalten" zu bringen, haben sich Kneifungen (sogenanntes Muskelspindeln) in den Muskelbauch im Faserverlauf sehr gut bewährt. Ein Kneifen dauert nur ca. zwei Sekunden und wird mit Daumen und Zeigefinger oder Mittelfinger durchgeführt. Es wird mehrmals auf dem Muskelbauch und an verschieden Stellen wiederholt, wobei die Fingerspitzen nicht auf der Haut gleiten oder streichen, sondern durch genügend Druck Hautkontakt halten sollten. Prinzipiell kann diese Technik bei allen Muskeln durchgeführt werden. Bei Kopfschmerzen und Migräne kommen die Muskeln, die bereits oben beschrieben wurden, in Frage und insbesondere bzw. zusätzlich die Kaumuskeln:

- M. masseter („Kaumuskel"): Die Kneifungen finden im Faserverlauf des Muskels statt. Der Muskel ist beim Zubeißen sehr gut zu ertasten. Es empfiehlt sich, den Muskel sowohl bei leicht geöffnetem Kiefergelenk als auch bei geschlossenem Kiefergelenk (leichtes Zubeißen) an ein bis zwei Stellen zu kneifen.
- M. temporalis („Schläfenmuskel"): Die Kneifungen finden sternförmig um das Ohr herum an vielen Stellen statt. Oft spürt der Betroffene, wo es besonders notwendig ist, den Muskel zu entspannen. Auch dieser große Muskel lässt sich durch Zubeißen des Unterkiefers sehr gut ertasten. Viele Menschen sind überrascht, wie weit dieser Muskel im Stirn-Schläfenbereich und bis hinter das Ohr verläuft.

Tennisballmassage

Zwei Tennisbälle (möglichst schon eine Tennissaison lang benutzt und somit weicher und ausgedampft) werden in eine Socke so eng hineingeknotet, dass sie beim Rollen nicht auseinandergleiten.

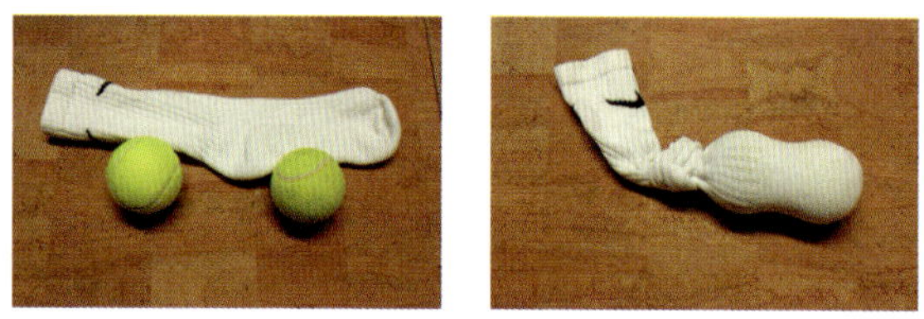

Abb. 7.4.3 - 1 Massagehilfe Tennisballsocke

Mit diesem Massagewerkzeug können Sie im Liegen, im Stehen oder im Sitzen auf einem Stuhl mit Lehne Ihre Muskeln massieren.
Variation: Sie können bis zu sechs Tennisbälle in die Socke einknoten, dann verteilt sich der Druck etwas mehr und es werden größere Bereiche mitbehandelt. Ich würde Ihnen jedoch empfehlen, mit zweien zu beginnen.
Die Tennisballsocke oder auch ein Tennisball eignet sich zudem hervorragend für eine Massage und Akupressur von Akupunkturpunkten und verspannten und schmerzhaften Muskeln und Faszien an Nacken, Schulter, Schlüsselbein, Kiefer, Schläfe u.a. Nehmen Sie den Tennisball in die Hand und drücken oder rollen Sie ihn auf den schmerzhaften und verspannten Bereichen, bis Linderung und Entspannung eintritt. Sie können dies mehrmals täglich durchführen. Probieren Sie aus, an welchen Stellen sich bei Ihnen eine Anwendung mit dem Tennisball bewährt.

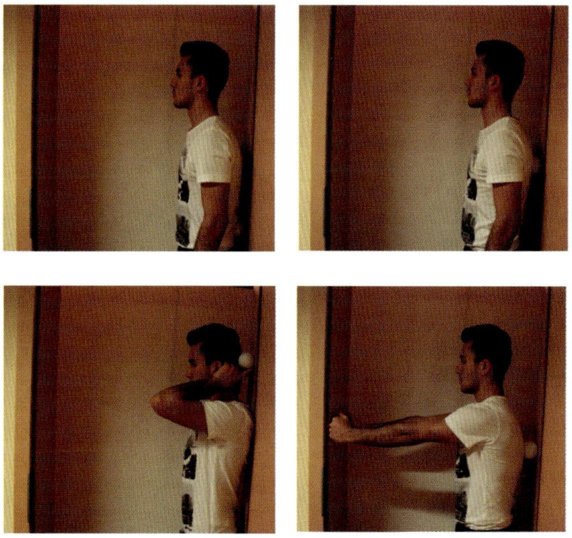

Tennisballmassage im Stehen

Sie können sich gegen eine Wand oder einen Türrahmen lehnen und, wenn Sie möchten, unten am Kreuzbein mit der Tennisballsocke beginnen. Je nachdem wie weit Ihre Füße von der Wand entfernt sind, erhöht oder reduziert sich der Druck der Bälle. Mit geringen Kniebeugen bringen Sie die Bälle in eine Auf- und Abbewegung und führen so die Massage durch. Positionieren Sie die Bälle Stück für Stück immer etwas weiter nach oben, bis Sie am Nacken und Hinterkopf angekommen sind. Die Dornfortsätze der Wirbelsäule liegen immer in der Kuhle zwischen den zwei Bällen, so dass die Bälle nur die Muskeln massieren. Sie können auch einfach nur ruhig an einer behandlungsbedürftigen Stelle verweilen, so wie es Ihnen guttut. Stellen, die sehr schmerzhaft sind, benötigen einen sanfteren Druck oder Sie lassen diese aus.

Am Hinterkopf angekommen, können Sie den Kopf seitlich rollen oder auch kleine Kreise beschreiben. Bei der Arbeit am Hinterkopf empfiehlt sich, mit den Händen eine "Leitplanke" zu bilden, damit die Bälle dort bleiben, wo Sie sie haben wollen.

Variation Um die oft verspannten Muskeln zwischen Brustwirbeln und Schulterblättern zu massieren, positionieren Sie die Bälle untereinander angeordnet, so dass die Bälle sich neben der Wirbelsäule befinden. Dann bewegen Sie Ihren Oberkörper nach links und rechts, um die Bälle ins Rollen zu bekommen. Die Bälle sollten jedoch nicht über die Dornfortsätze der Wirbelsäule massiert werden. Das Gleiche wiederholen Sie auf der anderen Seite.

Die Übung fördert die Durchblutung, löst Verspannungen, oftmals auch kleine Wirbelblockaden, und verbessert die Beweglichkeit (Mobilisierung) kleiner Wirbelsäulenabschnitte, was sonst schwierig zu erreichen ist.

Wenn Sie die Übung in einem geeigneten Türrahmen durchführen, in dem Sie sich mit den Armen auf der anderen Türrahmenseite abdrücken können, so haben Sie die Möglichkeit, die Bälle an einer gewünschten Stelle zusammenzupressen und so eine Akupressur durchzuführen.

Tennisballmassage des M. trapezius

Es lohnt sich, den M. trapezius auch von oben zu massieren und zu akupressieren. Dazu beugen Sie Ihren Oberkörper fast waagerecht nach vorne und lehnen sich z.B. mit dem rechten M. trapezius gegen den Türrahmen, der Kopf befindet sich dann links des Türrahmens. Den Tennisball lagern Sie zwischen Türrahmen und dem rechten M. trapezius. Dosieren Sie den Druck und führen Sie eine Akupressur oder mit kleinen Bewegungen eine Massage durch. Danach wechseln Sie die Seite.

Abb. 7.4.3 - 2 Tennisballmassage im Sitzen, Liegen und Stehen

Tennisballmassage im Liegen auf dem Rücken
Hinweis: Die Übungsausführung entspricht im Wesentlichen der oben beschriebenen „Im Stehen". Bitte lesen Sie diese zuerst durch.

Falls der Druck im Liegen noch zu groß ist, kann eine Decke oder eine Isomatte auf den Boden gelegt werden, worin die Tennisbälle etwas einsinken.

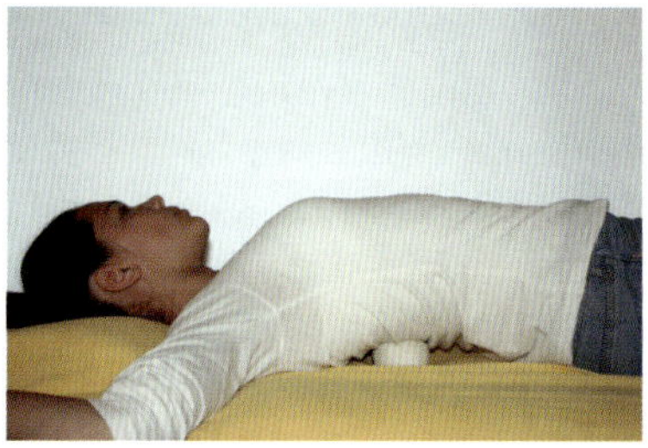

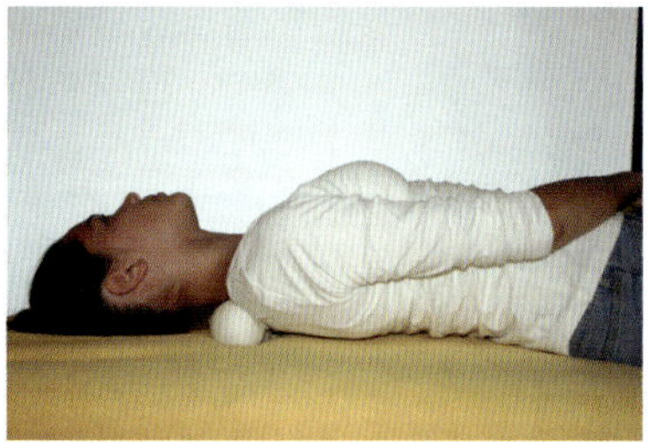

Beginnen Sie mit dem Kreuzbein am unteren Ende der Lendenwirbelsäule und legen Sie dort die Tennisbälle quer zu Ihrer Körperlängsachse. Bewegen Sie den Oberkörper ein paar Zentimeter nach oben und unten (fuß- und kopfwärts). Die Beine können aufgestellt oder gestreckt sein, so wie es für Sie angenehm ist. Wenn die Bälle unter dem Kreuzbein sind, können Sie auch ein wenig mit dem Becken kreisen.
Dann gehen Sie mit den Bällen Stück für Stück weiter nach oben und bewegen den Körper an jeder neuen Stelle nach oben und unten, um die Bälle ins Rollen zu bekommen.
Arbeiten Sie sich bis zum Schädelrand hoch.

Variation: Um die verspannten Muskeln zwischen Brustwirbeln und Schulterblättern zu massieren, positionieren Sie die Bälle untereinander angeordnet, so dass die Bälle sich neben der Wirbelsäule befinden. Bewegen Sie Ihren Oberkörper nach links und rechts, um die Bälle quer ins Rollen zu bekommen. Die Bälle sollten jedoch nicht über die Dornfortsätze der Wirbelsäule massiert werden. Das Gleiche wiederholen Sie auf der anderen Seite.

Entspannungslagerung auf Tennisbällen und Wärmflasche in Rückenlage
Bei dieser Lagerung werden die Muskeln von Brustwirbelsäule und Nacken entspannt. Besonders wohltuend ist dies bei Kopfschmerzen, die von verspannten Nackenmuskeln verursacht werden bzw. die von Nackenverspannungen begleitet sind.

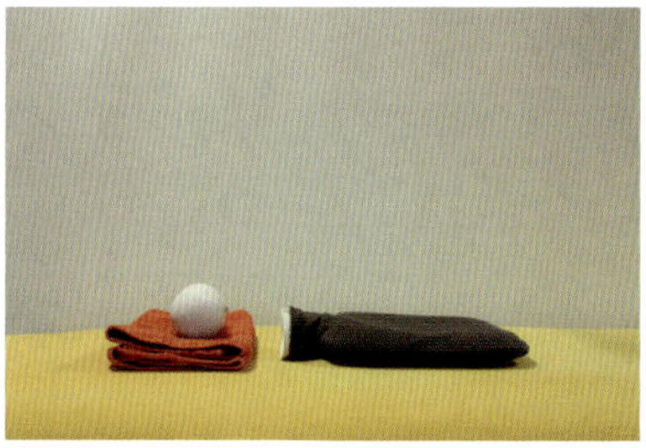

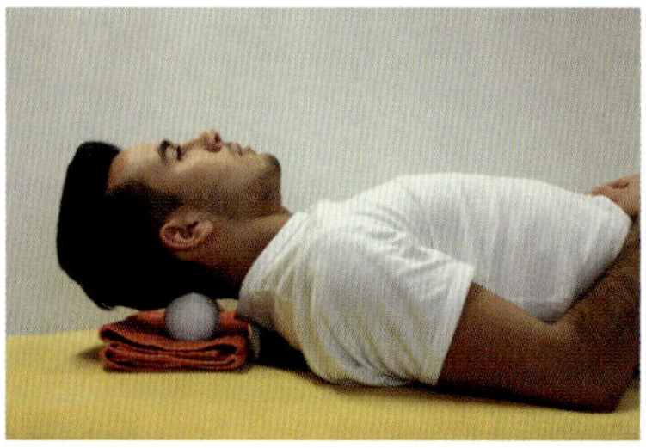

Abb. 7.4.3 - 3 Tennisballmassage im Sitzen, Liegen und Stehen

Im Sitzen auf einem Stuhl mit Lehne

Das Prinzip ist das gleiche, wobei Sie hier die Bewegung der Bälle durch den Wechsel eines Rundrückens zur Überstreckung und wieder zurück erreichen. Je nach Höhe der Rückenlehne kann es sein, dass Sie sich evtl. nicht ganz bis zur Halswirbelsäule oder zum Hinterkopf hocharbeiten können. Der große Vorteil im Sitzen ist jedoch: Sie können, während Sie sitzend weiterarbeiten, Ihrem Rücken etwas Bewegung und Massage gönnen.

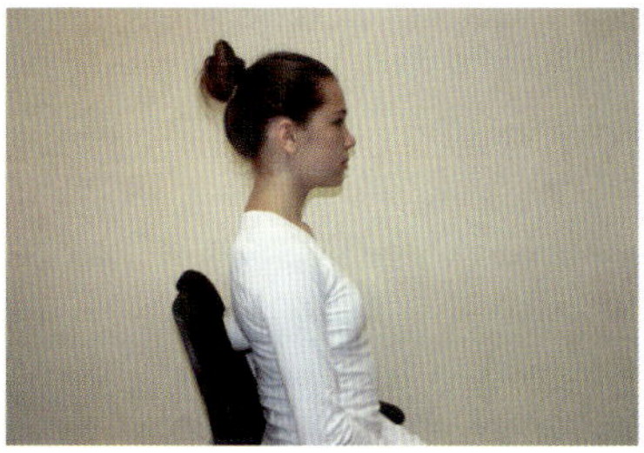

Variation: Um die oft verspannten Muskeln zwischen Brustwirbeln und Schulterblättern zu massieren, positionieren Sie die Bälle untereinander angeordnet, so dass die Bälle sich neben der Wirbelsäule befinden. Dann bewegen Sie Ihren Oberkörper nach links und rechts, um die Bälle ins Rollen zu bekommen. Die Bälle sollten jedoch nicht über die Dornfortsätze der Wirbelsäule massiert werden. Das Gleiche wiederholen Sie auf der anderen Seite.

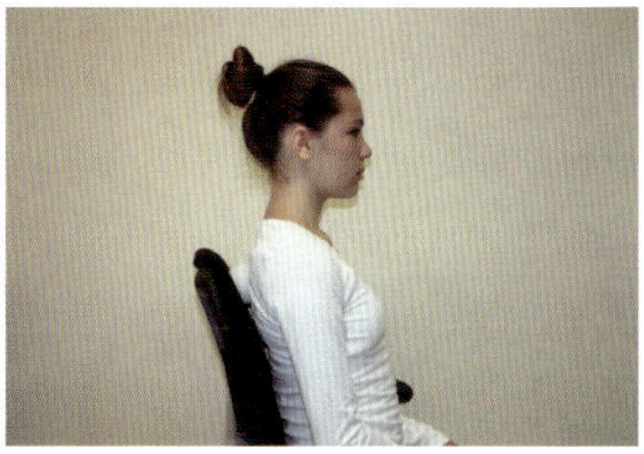

Sanftes Kopfkreisen mit Tennisbällen im Sitzen oder Stehen

Die Tennisballsocke mit zwei Tennisbällen darin wird so zwischen Hinterkopf und Wand positioniert, dass ein kleines Kopfkreisen ermöglicht wird. So werden zwei Effekte erreicht: eine Akupressur der Kopfhaut des Hinterkopfes und die Mobilisierung der oberen Halswirbel.

(Es empfiehlt sich ein Handtuch zwischen Wand und Tennissocke zu legen.)

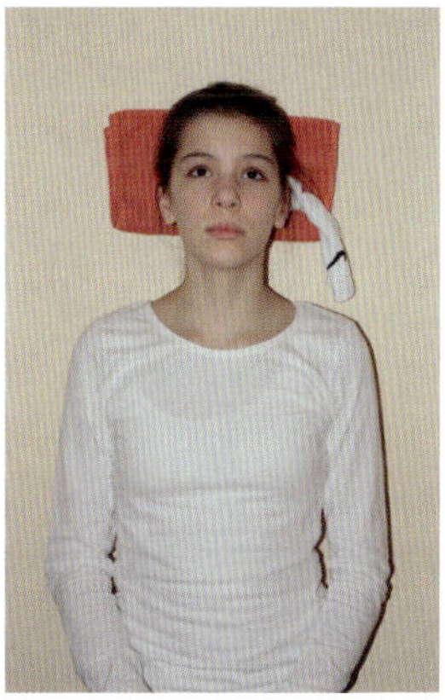

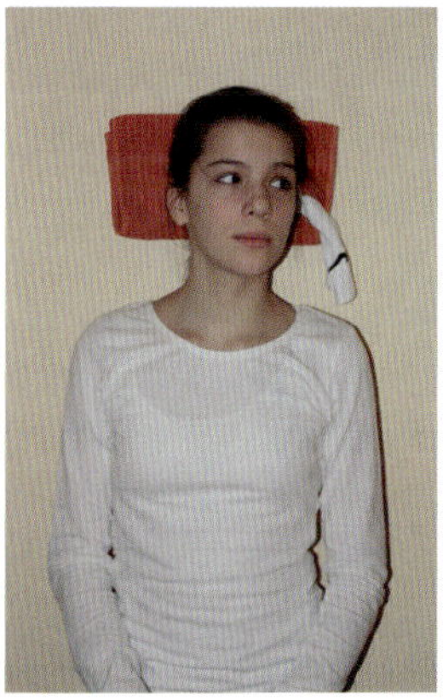

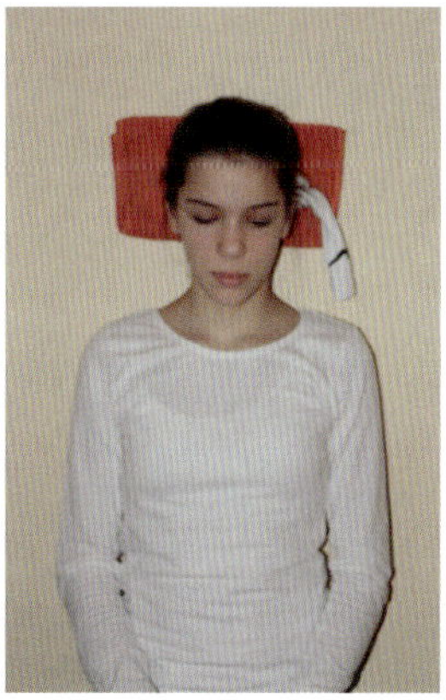

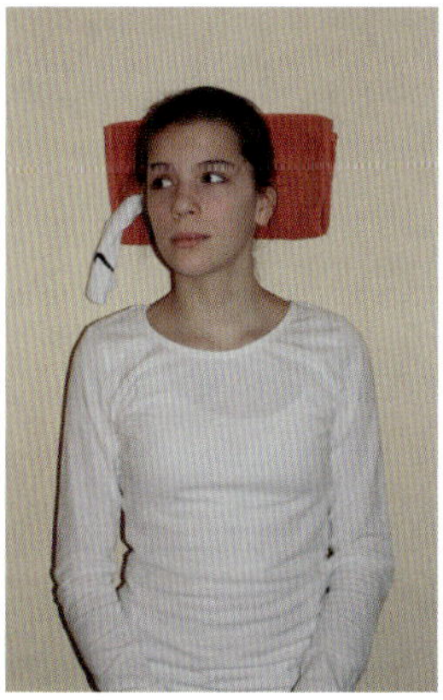

Abb. 7.4.3 - 4 Tennisballmassage im Sitzen, Liegen und Stehen

Selbstakupressur

Sie können die Selbstakupressur an lokalen Schmerzstellen am Kopf, an Schädelknochen (Knochenhaut/Periost), im Gesicht, an Hals-, Nacken-, Rücken-, Schulter- und Brustmuskulatur oder auch an Fernpunkten (siehe im folgenden Text und später beim Thema Akupunktur) und an Reflexzonen durchführen. Alle Akupressurtechniken sollten nicht angewandt werden, wenn sich an der Stelle ein Tumor befindet, die Stelle verletzt, gerötet, entzündet, warm/heiß ist oder der Schmerz sich dadurch verstärkt oder nicht abnimmt.

Akupressurtechnik 1 (Periosttechnik)

Wenn Sie lokale Schmerzstellen spüren, so gehen Sie mit dem Daumen oder zwei übereinanderliegenden Fingern möglichst genau auf die Stelle und üben 20–30 Sekunden einen leichten, aber deutlich spürbaren Druck aus. Es empfiehlt sich, während der Ausatmung den Druck zu verstärken und diesen zu halten. In dieser Zeit konzentrieren Sie sich auf die Stelle und atmen mit einer intensiven Bauchatmung gedanklich liebe- und lichtvolle und heilende Energie in die schmerzhafte Stelle hinein. Sie sollten nicht mit der Stelle kämpfen, sondern sich ihr stattdessen sanft zuwenden. Während einer Einatmungsphase lösen Sie dann wieder den Druck auf. Danach führen Sie allgemeine Streichungen an anderen Stellen durch und überprüfen noch einmal, ob sich die Schmerzqualität verändert hat und die Stelle sich etwas angenehmer anfühlt. Wenn Sie möchten, können Sie die Stelle noch einmal behandeln oder eine Stelle, die evtl. direkt daneben oder auf der anderen Körperseite liegt. Diese Technik wird auch an der Knochenhaut angewandt, weshalb sie auch Periosttechnik genannt wird. Mit ihr können Sie z.B. die Schmerzpunkte an den Knochen des Schädels, aber auch des Schlüsselbeins, der Schulterblätterränder und des Schultergelenks behandeln.

Akupressurtechnik 2

Sie bearbeiten die Punkte in einer Kombination aus fünf Sekunden Druck, zehn Kreisbewegungen und nochmals fünf Sekunden Druck.

Akupressurtechnik 3

Sie bearbeiten die Punkte, indem Sie 20 Mal mit mittlerem Druck in eine Richtung kreisen und dann 20 Mal in die andere.

Probieren Sie aus, mit welcher Technik Sie die größere Entspannung und Linderung erfahren. Vielleicht finden Sie auch eine für Sie persönlich bessere Technik. Probieren Sie aus, welche Druckdauer, welche Druckstärke und wie viel Wiederholungen für Sie individuell gut und richtig sind.

Akupressur bei Kopfschmerzen

Die folgenden häufig indizierten Akupunkturpunkte können 20 Mal im Uhrzeiger- und 20 Mal gegen den Uhrzeigersinn massiert/akupressiert werden.

Gallenblasenpunkt 20
Die Punkte Gb 20 befinden sich links und rechts am Nacken in einer Vertiefung, welche sich kurz unter dem Unterrand des Hinterkopfknochens (Occiputunterrand) und zwischen dem Trapezmuskel (verläuft direkt neben den oberen Wirbeln) und dem Kopfwendermuskel befindet. Tasten Sie sich mit Druck von der Mitte des Occiputrandes aus am Unterrand entlang nach außen, bis Sie den empfindlichen Bereich spüren.

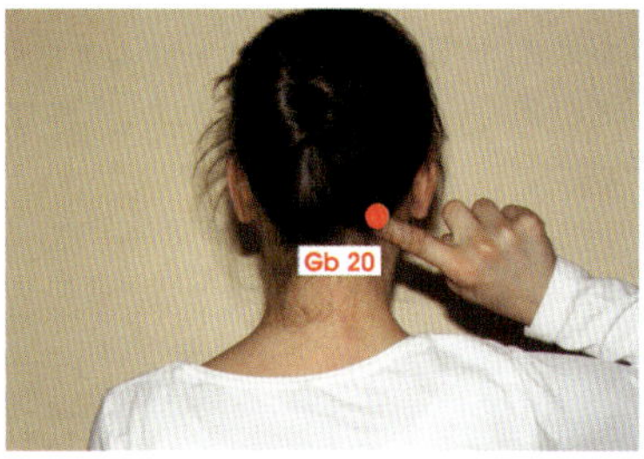

Yintang (Ex-HN 3 oder PaM 3 oder Ex 1)
Der Punkt Yintang befindet sich in der Mitte zwischen den Augenbrauen. Tipp: Indem Sie eine vertikale Hautfalte bilden und etwas drücken, spüren Sie den empfindlichen Bereich recht gut.

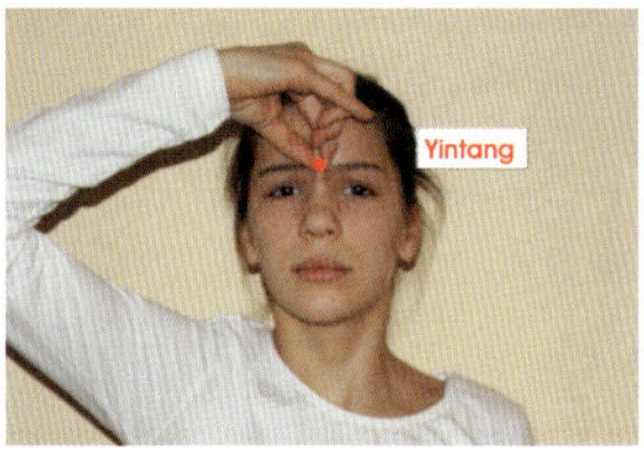

Taiyang (Ex-HN 5 oder PaM 9 oder Ex 2)
Die Taiyang-Punkte befinden sich links und rechts zwischen äußerem Augenwinkel und Schläfe. Tasten Sie sich vom äußeren Augenwinkel ausgehend Richtung Schläfe und finden Sie den empfindlichen Bereich.

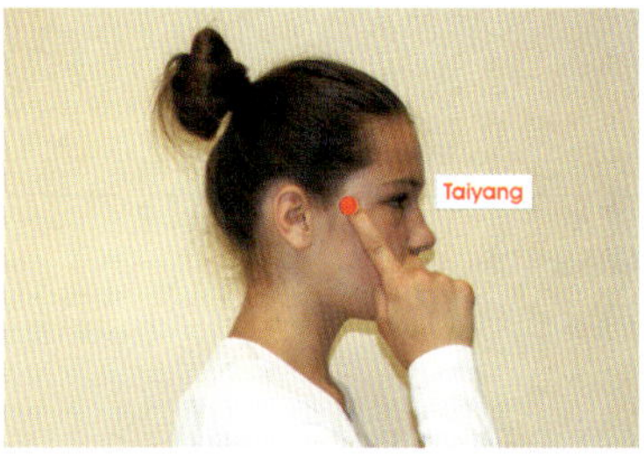

Dickdarm 4
Die Punkte Di 4 liegen an beiden Händen am jeweiligen daumenseitigen Mittelhandknochen des Zeigefingers in der Mitte des Mittelhandknochens. Legen Sie den Daumen an den Zeigefinger an, so dass Sie die höchste Stelle des jetzt enstandenen Muskelbauches zwischen Daumen und Zeigefinger auffinden können. Von dieser Stelle aus üben Sie Druck zum Mittelhandknochen des Zeigefingers aus. Auch hier finden Sie den empfindlichen Bereich.
Achtung: Der Punkt darf nicht bei Schwangerschaft oder Verdacht auf Schwangerschaft angewandt werden, da er die Wehenaktivität fördert.

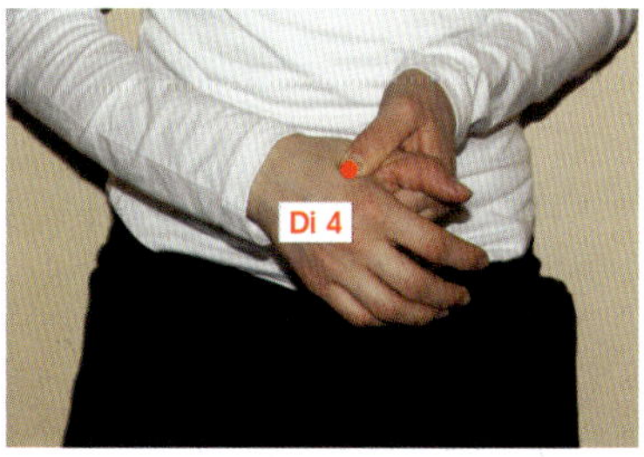

Abb. 7.4.3 - 5 Akupressur bei Kopfschmerzen: Beschreibung der Akupunkturpunkte Gb 20, Yintang, Taiyang, Di 4

Akupressur bei Migräne und bei beginnender Migräne wie Augenflimmern, Sehstörungen, Aura

Die folgenden häufig indizierten Akupunkturpunkte können 20 Mal im Uhrzeiger- und 20 Mal gegen den Uhrzeigersinn massiert/akupressiert werden.

Pericard 6 / Kreislauf-Sexus 6 (KS 6)
Hauptpunkt bei Übelkeit und Erbrechen, harmonisiert Magen, entspannt den Brustkorb.
Lage: an der Innenseite des Unterarms, 2 Daumenbreiten von der Handgelenksfalte entfernt. Der Punkt liegt in der Mitte zwischen den beiden Sehnen. Wenn Sie die Finger zusammendrücken, dann zeigen sich die beiden Sehnen sehr deutlich.

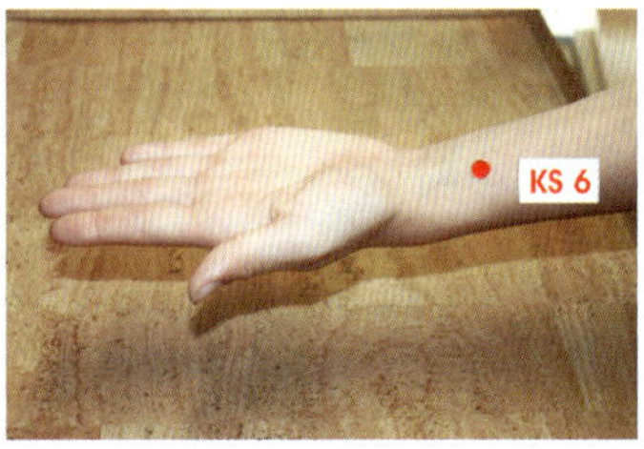

Lunge 7
Unterstützt Nacken und Kopf
Lage: an der daumenseitigen Unterarmseite, ca. 1,5 Daumenbreiten von der Gelenksspalte entfernt. Gut zu finden über den „Tigermundgriff": Abspreizen von Daumen und Zeigefinger an beiden Händen und Ineinanderlegen der Tiefe zwischen Daumen und Zeigefinger. Dort, wo die obenliegende Zeigefingerspitze den Processus styloideus radii (Griffelfortsatz) berührt, ist Lunge 7. Den druckempfindlichen Punkt erspüren.

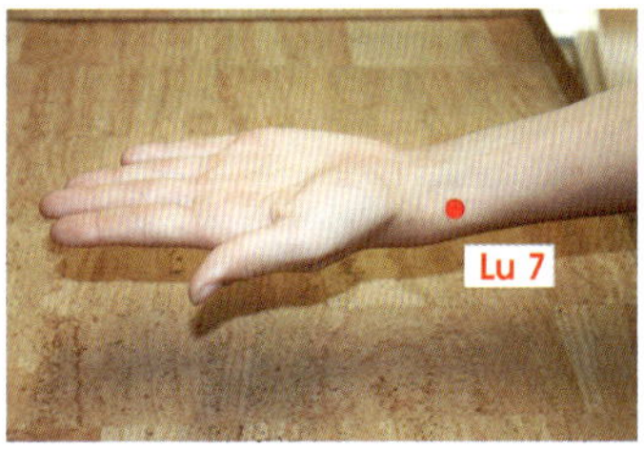

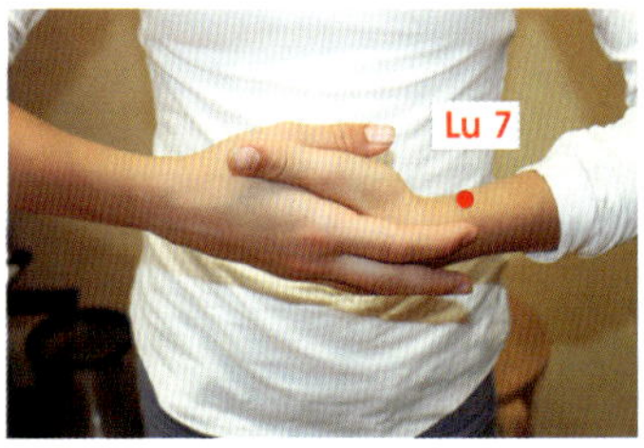

Gallenblase 39
Fernpunkt bei HWS-Beschwerden. Klärt Hitze in der Gallenblase.
Lage: 4 Fingerbreit (oder 3 Daumenbreiten) über dem Mittelpunkt (höchste Stelle) des äußeren Knöchels, dort die schmerzempfindliche Stelle suchen.

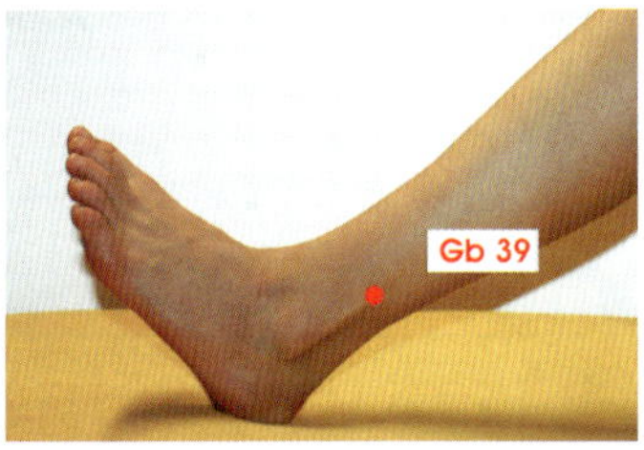

Magen 44
Beseitigt Hitze aus dem Gesicht- und Kopfbereich, schmerzlindernd.
Lage: zwischen dem 2. und 3. Zeh etwas oberhalb der Hautfalte zwischen den beiden Zehen (Interdigitalfalte).

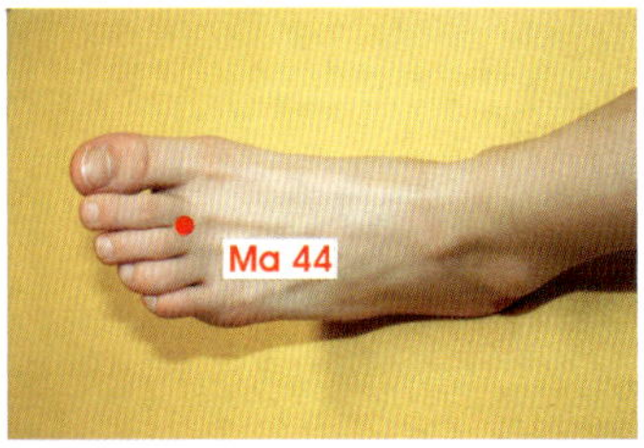

Taiyang (wie oben beschrieben)
Und weitere Punkte, die sich nach den individuellen Bedürfnissen richten.

Abb. 7.4.3 - 6 Akupressur bei Migräne: Beschreibung der Akupunkturpunkte Pericard 6, Lunge 7, Gb 39, Ma 44

Punktlokalisationsübersicht der Schmerz- und Behandlungsstellen am Kopf

Sowohl für Patienten als auch für Behandler ist es von Nutzen, wenn eine möglichst exakte Beschreibung der schmerzhaften und druckschmerzhaften Stellen vorliegt.

Markieren Sie die Schmerzstellen auf den Schädelansichten der nachfolgenden Vorlage gut sichtbar und beschreiben Sie die Intensität und Charakteristik des Schmerzes. Auch eignet sich die Vorlage dafür, um Behandlungsstellen (z.B. Akupunkturpunkte, Periostpunkte) und die Behandlungsmethoden übersichtlich darzustellen. Zur Orientierung eignen sich die Schädel-, Gesichts- und Kieferknochen und die Schädelnähte, die am Kopf gut abgetastet werden können. Tasten Sie Ihren gesamten Kopf ab und untersuchen Sie dabei auch die tieferliegenden Knochenränder an der Hinterhauptlinie, am Mastoid, am Orbitarand (knöcherne Augenhöhle) und Kieferbereich.

Kopieren Sie die Tabelle und verwenden Sie diese als Vorlage für die Beschriftung. So können Sie bei Veränderungen jederzeit wieder eine neue Kopie anfertigen und beschriften. Auch empfiehlt es sich, z.B. am Arbeitsplatz eine zweite beschriftete Kopie als Erinnerungshilfe aufzubewahren, denn die Erfahrung zeigt, dass die Punkte schnell in Vergessenheit geraten.

Punktlokalisationsübersicht der Schmerz- und Behandlungsstellen am Kopf Kopiervorlage

Name des Patienten: ______________________________ **Datum:** ______________

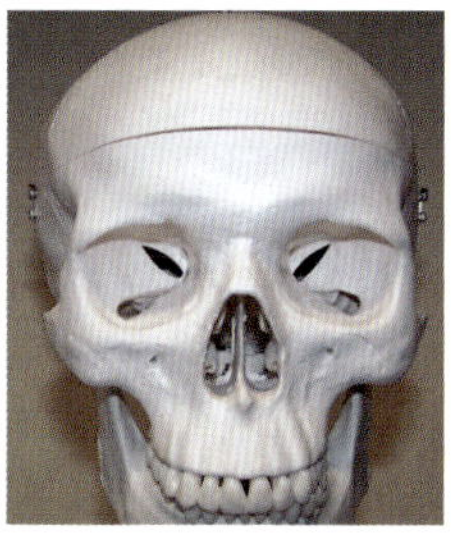	**Kopf vorne**
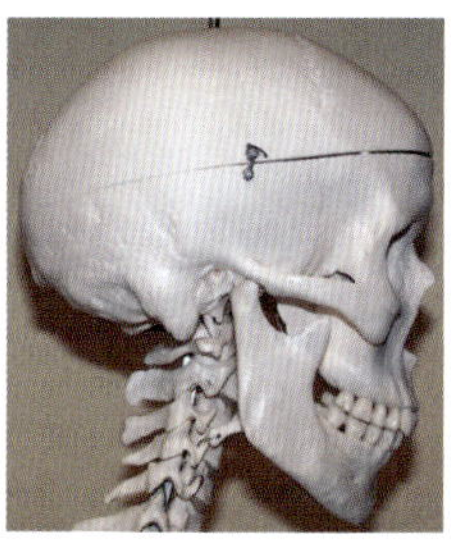	**Kopf rechte Seite**
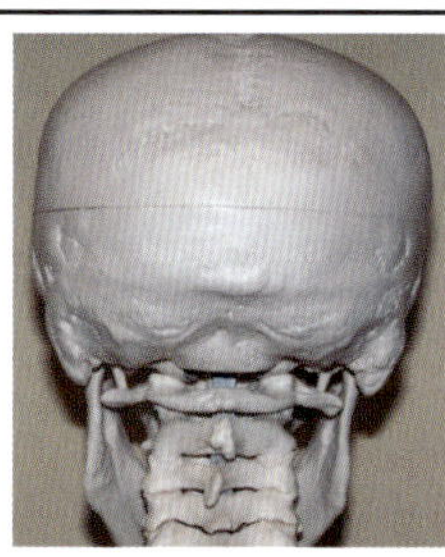	**Kopf hinten**
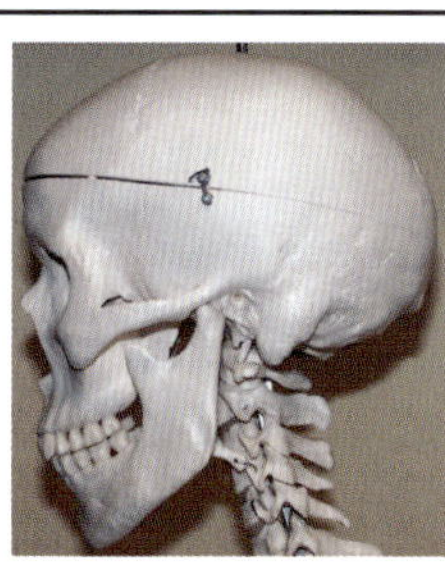	**Kopf linke Seite**
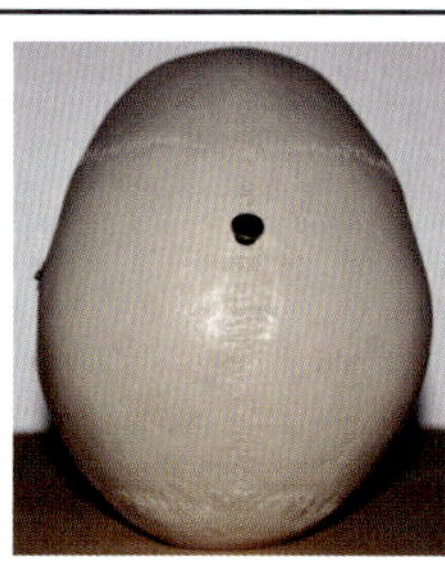	**Kopf oben**

Abb. 7.4.3 - 7 Kopiervorlage: Punktlokalisationsübersicht der Schmerz- und Behandlungsstellen am Kopf

Akupressur mit Hilfe einer Akupressurmatte

Eine Akupressurmatte enthält eine große Anzahl kleiner Akupressurspitzen, die sich in die Haut eindrücken, ohne sie jedoch zu durchdringen, wie dies bei der Akupunktur mit der Nadel der Fall ist.
Die Anwendung kann je nach Befinden ca. 10–30 Minuten andauern. Nach einigen Anwendungen wird die Schmerzintensität durch die Akupressurspitzen geringer. Es stellt sich nach dem anfänglichen Schmerz beim Auflegen auf die Matte ein wärmender Effekt ein, und oftmals werden Verspannungen und Kopfschmerzen spürbar gelindert. Die Matte kann so ausgerichtet werden, dass auch die Akupunkturpunkte am Hinterkopfbereich mittherapiert werden. Aber auch andere Stellen am Körper können mit Hilfe der Matte akupressiert werden. Sollte eine Stelle am Körper während der Anwendung zu sehr schmerzen, so ist die Mattenlagerung oder die Lage der auslösenden Akupressurspitze ein wenig zu verändern.

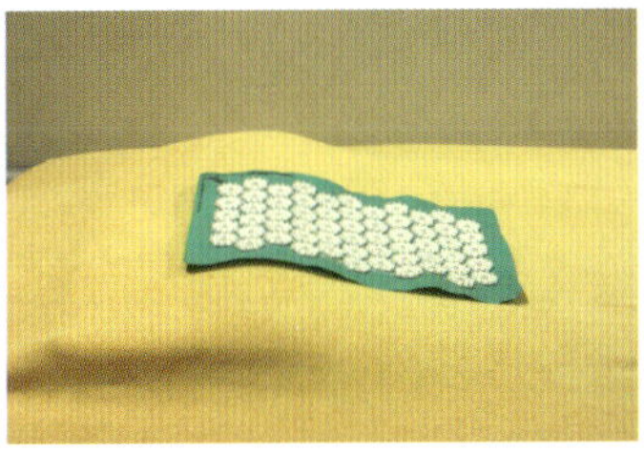

Akupressurmatte auf einem Nackenkissen gelagert.

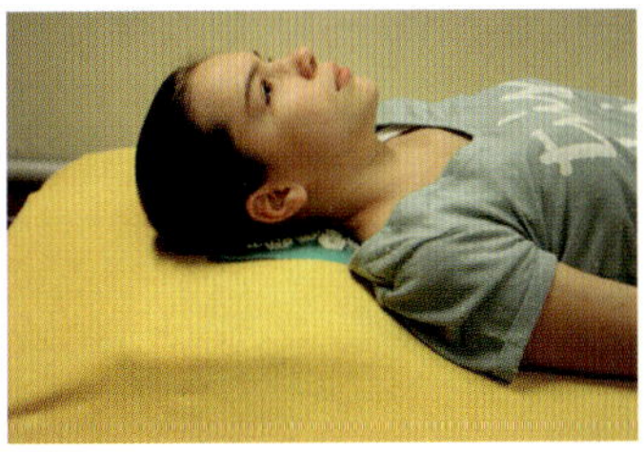

Die Akupressur findet im Nacken bis zum Ansatz des Hinterkopfes statt und erreicht somit wichtige Gallenblasen- und Blasenmeridianpunkte, die bei Kopfschmerz und Migräne indiziert sind.

Abb. 7.4.3 - 8 Akupressur mit Hilfe einer Akupressurmatte

Hautverschiebetechnik

Die Hautverschiebetechnik ist eine sehr sanfte Methode und eignet sich als eigenständige Behandlungsmethode, aber auch als Ergänzung und zum Abschluss einer Akupressurbehandlung oder jeglicher anderweitiger Behandlung. Dabei werden mit den Fingern oder der ganzen Hand sanfte – an manchen Stellen von außen fast nicht sichtbare – Hautverschiebungen unter ständigem Hautkontakt durchgeführt, die kreisförmig oder auch linear sind. Diese Technik hat eine sedierende Wirkung auf unser vegetatives Nervensystem, löst Hautverspannungen und auf reflektorischem Wege auch Muskelverspannungen. Voneinander „getrennte" Körperbereiche, wie sie bspw. bei der Migräne als Missempfindungen und Taubheitsgefühle entstehen, verbinden sich wieder. Die Hautverschiebetechnik kann überall am Körper zum Einsatz kommen: auf der Kopfhaut, der Stirn, dem Gesicht, den Schläfen, aber auch auf Brustkorb und Bauch, an den Oberschenkeln und dem Fußrücken. Optimal ist es, eine Stelle so lange zu behandeln, bis sich die Stelle „integriert" und angenehm anfühlt und sich ein emotionales Wohlbefinden einstellt.
Empfehlung: Im Buch „Migränetherapie nach Kern" ist diese Methode sehr gut beschrieben.

Lymphdrainage des Nacken- und Kopfbereichs

Nicht selten sind bei Kopfschmerzen oder Migräne auch Gesichts-, Nacken- und Kopfschwellungen zu beobachten.
Aus diesem Grund bietet eine Lymphdrainage gute Dienste bei Spannungskopfschmerzen und Migräne, aber auch nach Zahnoperationen und Halswirbelsäulen-Schleudertrauma. Das Gewebe entspannt sich und der Druck wird abgebaut.

Die Lymphdrainage unterstützt die Lymphfunktion durch:

- Verbesserung der Lymphbildung (verstärkte Drainagewirkung)
- Verschieben von Lymphe und Gewebsflüssigkeit
- Anregung der Lymphangione („Lymph-Herzchen") zu mehr Eigenbewegung

- Ausrichtung des Lymphflusses, Bildung von Anastomosen (natürliche Verbindung zwischen Blut-, Lymphgefäßen und Nerven)

Der Lymphfluss kann vermindert sein durch eine genetisch bedingte zu geringe Anzahl von Lymphgefäßen, durch Verletzungen, Operationsnarben, Verbrühungen u.a.

Sie sollte nicht durchgeführt werden bei einer Überfunktion der Schilddrüse, bei akuten durch Keime verursachten Entzündungsprozesse, akuter Thrombose, Emboliegefahr oder anderen, den behandelnden Bereich betreffenden Kontraindikationen. Beim Karotissinussyndrom – ausgelöst durch eine arteriosklerotische oder tumorbedingte Blutgefäßverengung im Sinus carotis – sollte keine Halsbehandlung stattfinden. Bei Unsicherheit fragen Sie bitte einen Therapeuten.
In aller Regel wird die Lymphdrainage an Kopf und Hals als sehr angenehm und entspannend empfunden.

Die Lymphflüssigkeit besteht aus Wasser, Eiweiß, Fett, Zellen, sonstigen lymphpflichtigen Stoffen wie Keimen, Staub, Farbpartikeln nach Tätowierungen u.a. Die Lymphgefäße pumpen mit einer Eigenfrequenz von 8–10 Mal pro Minute.

„Die Lymphe, das ist das Allerfeinste, Intimste und Zarteste in dem ganzen Körperbetrieb..."
Thomas Mann, „Der Zauberberg"

Um einen Lymphstau an Kopf und Nacken zu vermeiden bzw. zu beheben, möchte ich Ihnen die aufgeführten Lymphdrainagetechniken empfehlen. Sie können sie vorbeugend oder auch im Kopfschmerzzustand durchführen. Die Techniken können von Ihnen selbst oder von einer zweiten Person durchgeführt werden.
Zu beachten ist, dass nur mit sehr leichtem Druck gearbeitet wird, keine Streichung der Haut erfolgt, sondern nur eine sanfte Verschiebung. Bei zu starkem Druck wird das Gegenteil, also eine Lymphstauung, erreicht. Ihre Hände sollten möglichst großflächig auf der Haut aufliegen und die Druckzunahme sollte in Richtung des Lymphabflusses erfolgen (zu den Lymphknoten). Da die Lymphknoten oft bereits schon gefüllt sind und sich auch während der Behandlung immer wieder füllen, empfiehlt es sich, die Lymphknoten zu Beginn und auch während der Behandlung immer wieder zu entleeren, indem die sanfte Ausstreichung vom Brustbein zum Schultergelenk (Effleurarge) mehrfach wiederholt wird.

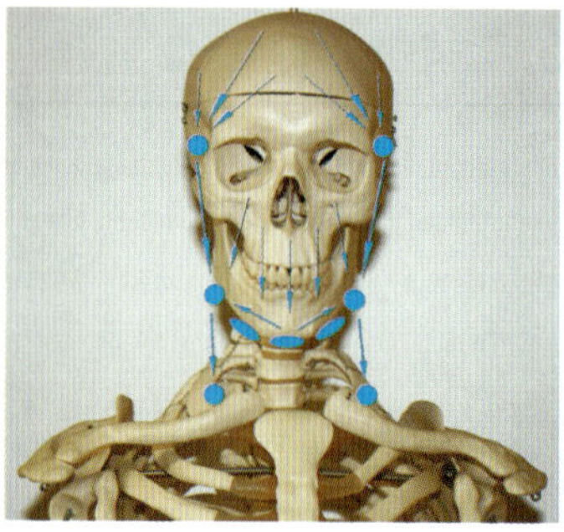

Lymphknoten und Abflussrichtung am Kopf vorne

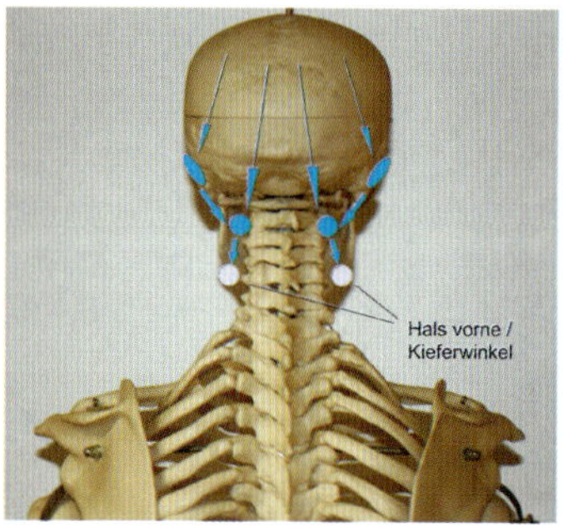

Lymphknoten und Abflussrichtung am Kopf hinten

Abb. 7.4.3 - 9 Lymphknoten und Abflussrichtung an Kopf und Nacken

Der Druck beim „Stehenden Kreis" (hier im Uhrzeigersinn) verteilt sich folgendermaßen:

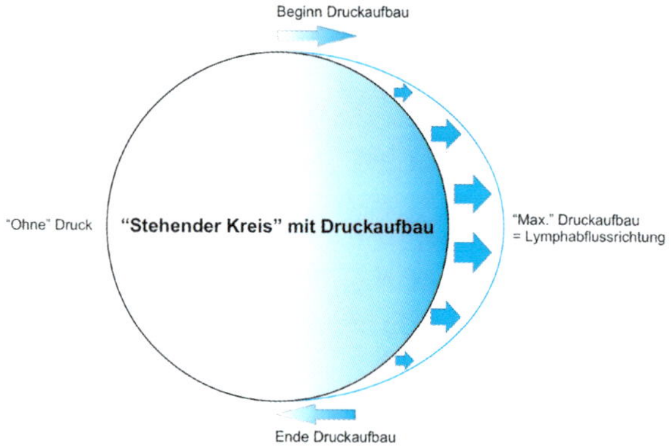

Abb. 7.4.3 - 10 Druckverteilung beim „Stehenden Kreis"

Lymphdrainage des Halses

Falls die Lymphdrainage des Halses von einer zweiten Person durchgeführt wird, befindet sich die zu behandelnde Person in Rückenlage und der Behandler steht oder sitzt seitlich.

1. Flächige, ganz sanfte Ausstreichung vom Brustbein zum Schultergelenk (sog. Effleurage).

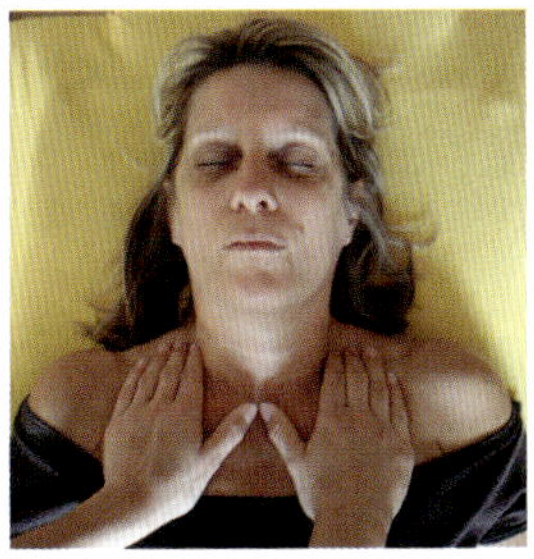

2. Kreisendes Durchbewegen beider Schultergürtel (Dehnreiz der großen Lymphstämme).

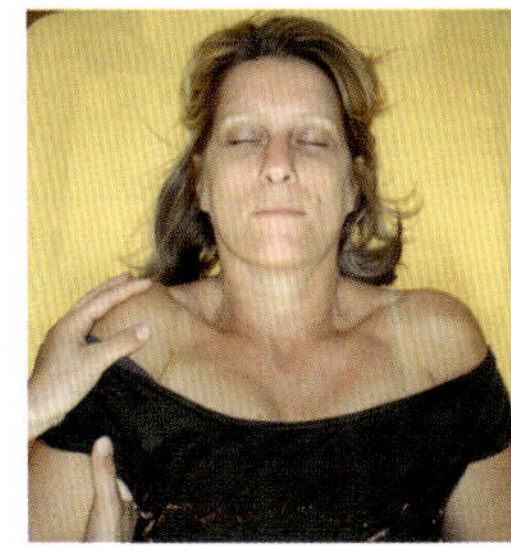

3. „Stehende Kreise" in der Schlüsselbeingrube mit Druckaufbau hin zu den Schultern („Schwimmen im Terminus" genannt). Die großen Lymphbahnen münden hier in die Venenwinkel ein.

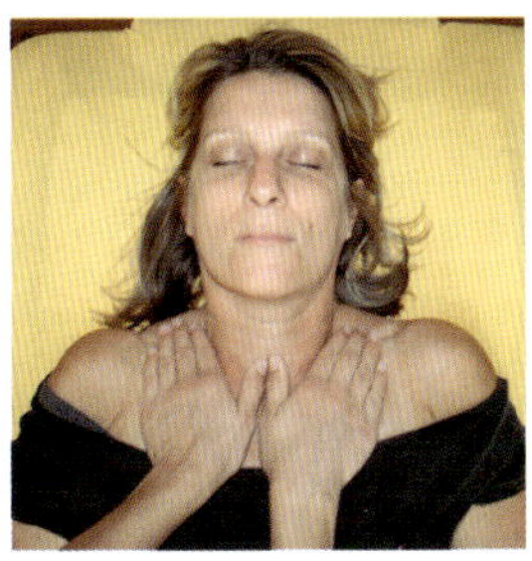

4. „Stehende Kreise" seitlich am Hals mit Druckaufbau nach unten, je nach Größe des Halses bzw. der Hände an einer oder mehreren Stellen.

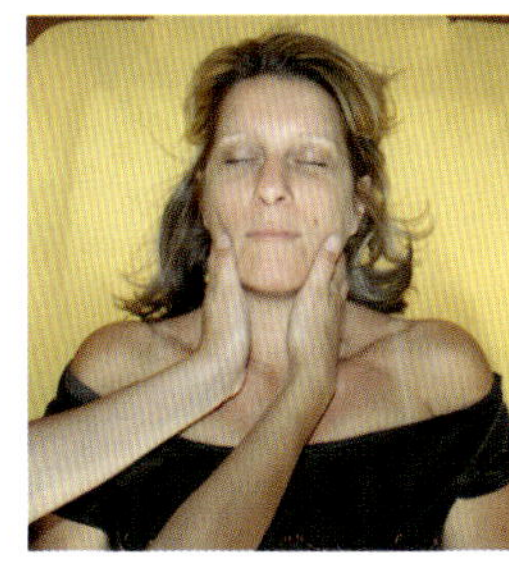

5. „Stehende Kreise" entlang des Hinterhaupts, Druckaufbau gesichtwärts zu den Halslymphknoten.

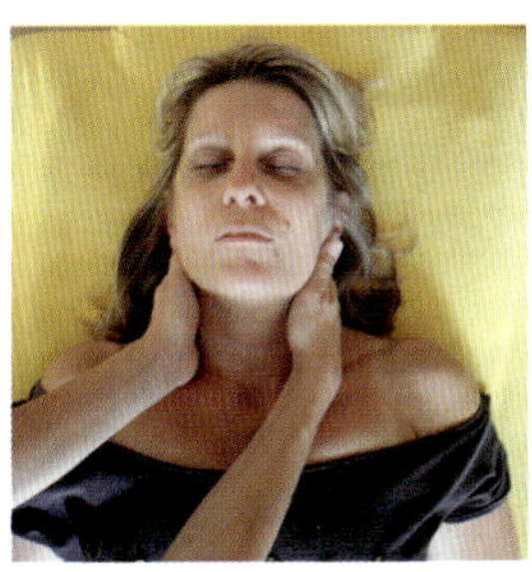

6. „Ohrspeicheldrüsen-Gabelgriff" nach Dr. Vodder: Zeigefinger liegt vor, die anderen Finger hinter dem Ohr flächig auf. Es folgen „Stehende Kreise" mit Druckaufbau Richtung Halslymphknotenkette.

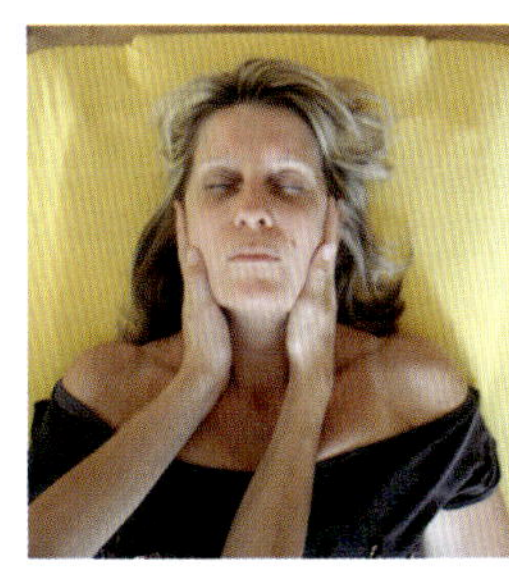

7. Kreisendes Durchbewegen des Schultergürtels (Dehnreiz der großen Lymphstämme).

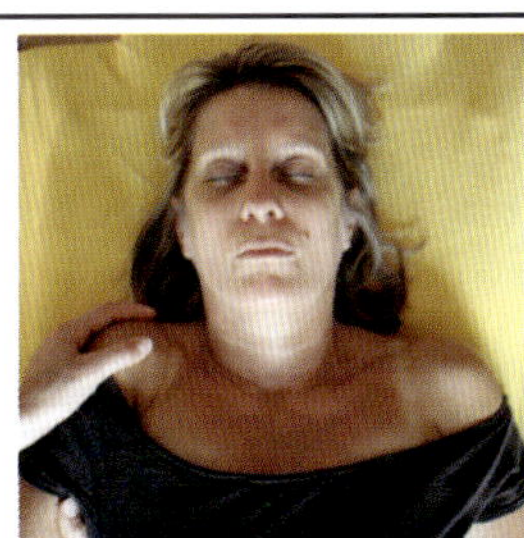

8. „Stehende Kreise" auf dem absteigenden Trapezmuskel, Druckaufbau Richtung Schlüsselbeingrube.

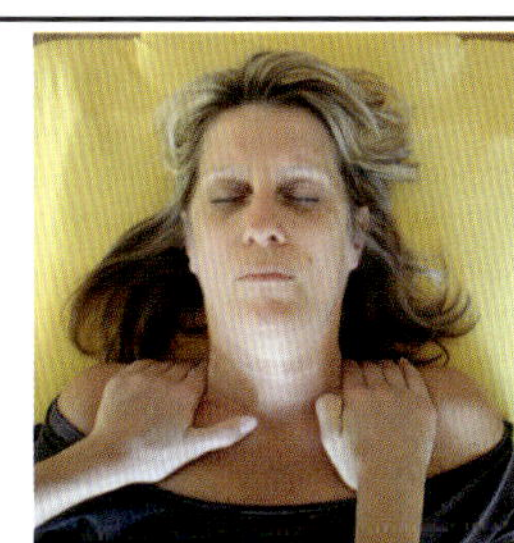

9. Flächige, ganz sanfte Ausstreichung vom Brustbein zum Schultergelenk (sog. Effleurage).

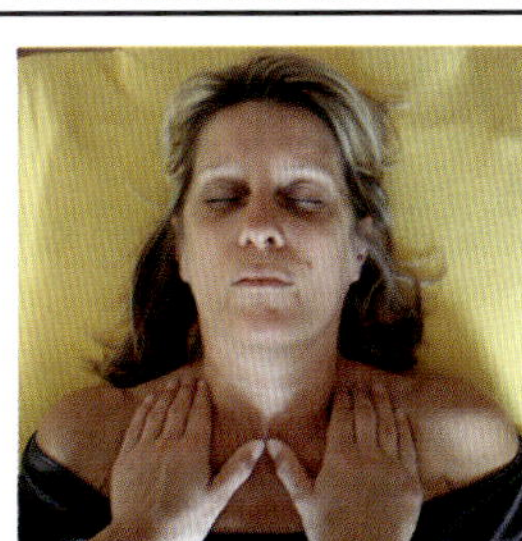

Abb. 7.4.3 - 11 Ablauf der Lymphdrainage des Halses

Lymphdrainage des Gesichts

Falls die Lymphdrainage des Gesichts von einer zweiten Person durchgeführt wird, befindet sich die zu behandelnde Person in Rückenlage und der Behandler kann am Kopfende sitzen.

Als Vorbehandlung sollte die Lymphdrainage des Halses durchgeführt werden.

1.1 Sanfte Streichung über Unterkiefer (sog. Effleurage).

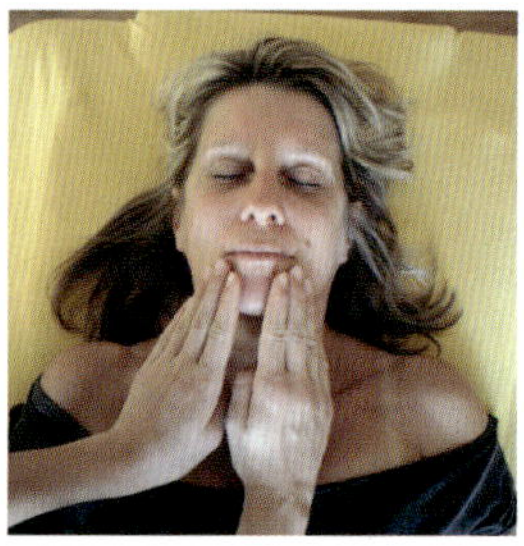

1.2 Sanfte Streichung über Oberkiefer (sog. Effleurage).

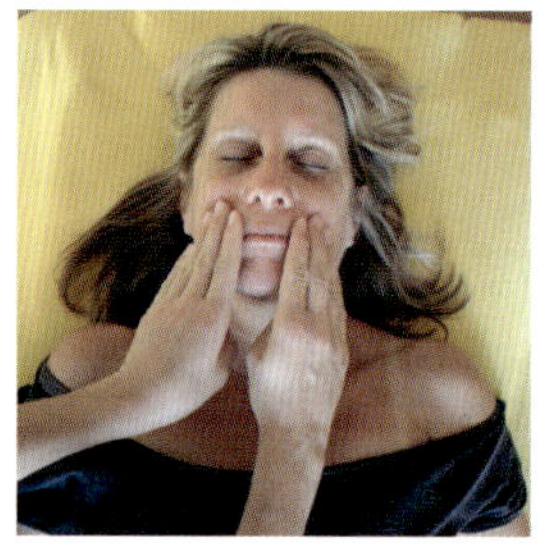

1.3 Sanfte Streichung über Wangen (sog. Effleurage).

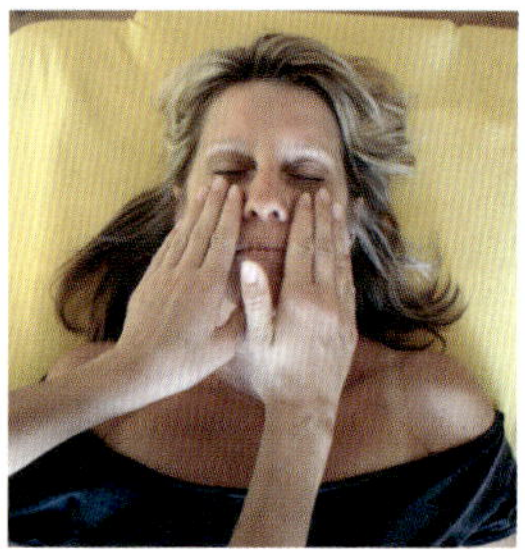

1.4 Sanfte Streichung über Stirn (sog. Effleurage).

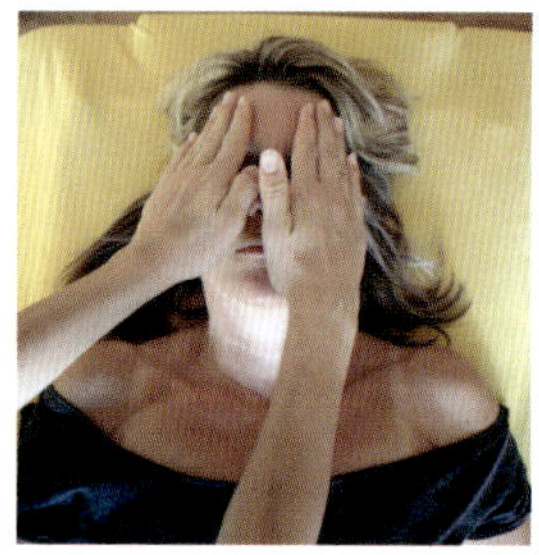

2. „Stehende Kreise" von der Unterseite des Kinns bis zum Kieferwinkel mit Druckaufbau zu den seitlichen Halslymphknoten.

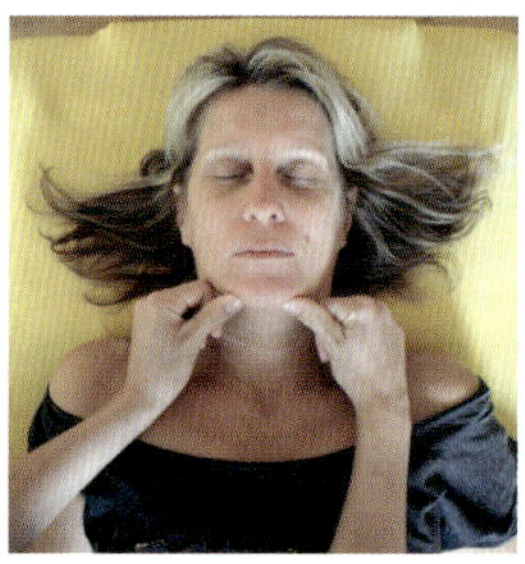

3. „Stehende Kreise" seitlich am Hals mit Druckaufbau nach unten.

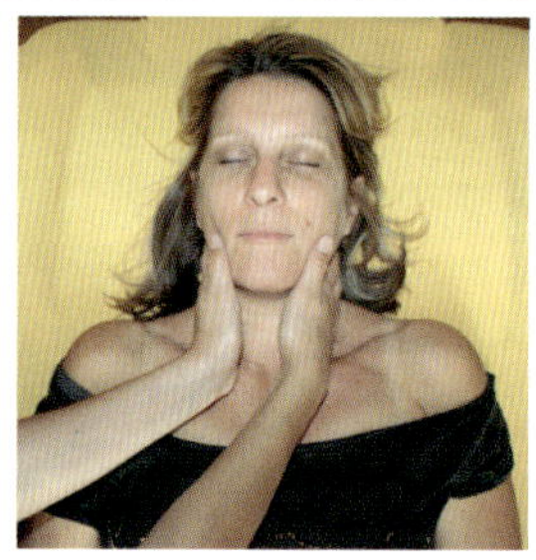

4. „Stehende Kreise" auf dem Unterkiefer und den Wangen mit Druckaufbau nach unten und zu den Halslymphknoten.

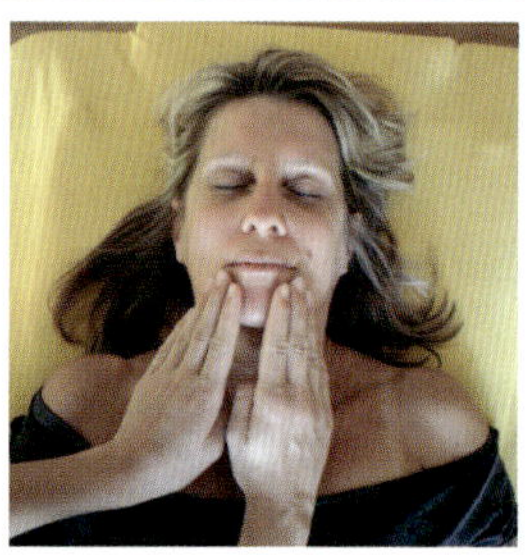

5. „Stehende Kreise" auf dem Oberkiefer und der Wange mit Druckaufbau zu den Halslymphknoten.

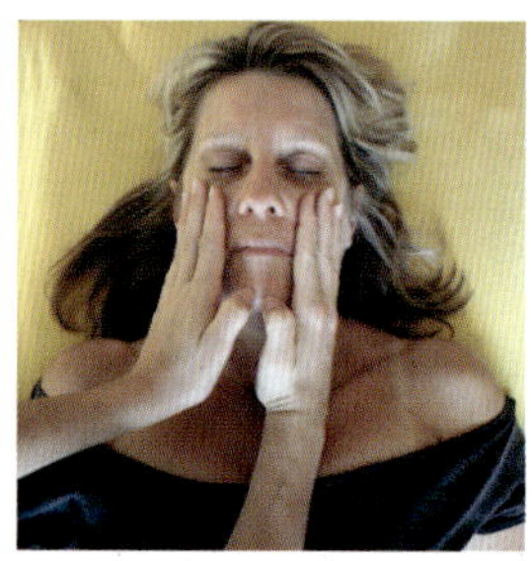

6.1 „Stehende Kreise" auf der Nase mit Druckaufbau nach außen.

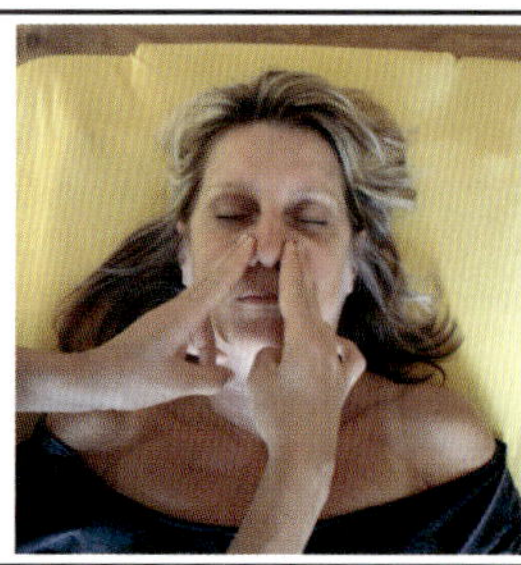

6.2 „Stehende Kreise" auf der Nasenspitze mit Druckaufbau nach unten.

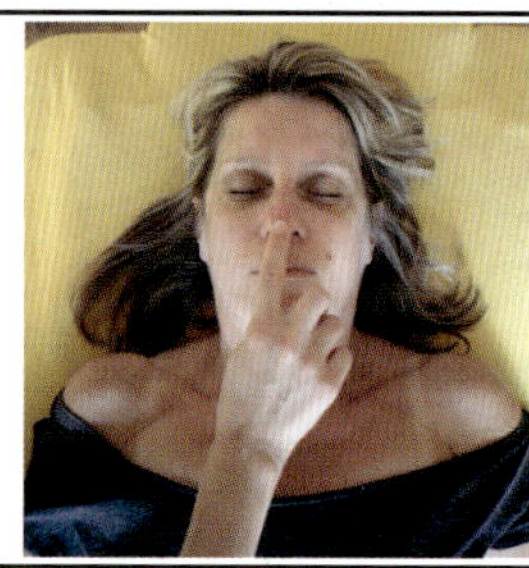

Abb. 7.4.3 - 12 Ablauf der Lymphdrainage des Gesichtes (Teil 1)

7.1 „Lange Reise" nach Dr. Vodder: Mit „Stehenden Kreisen" unter den Augen beginnen, ...

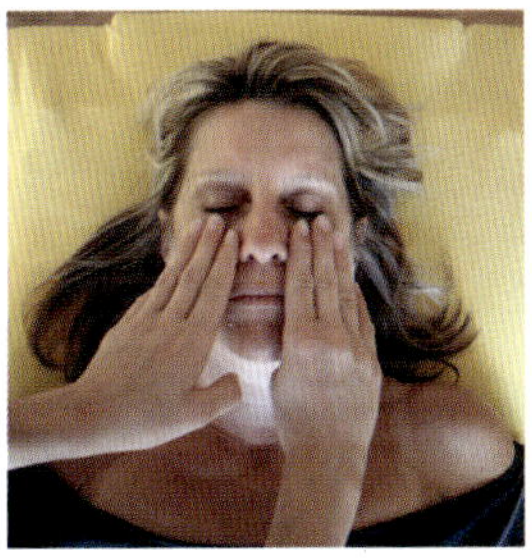

7.2 ... über die Wangen an den Mundwinkeln vorbei zum Kinn, ...

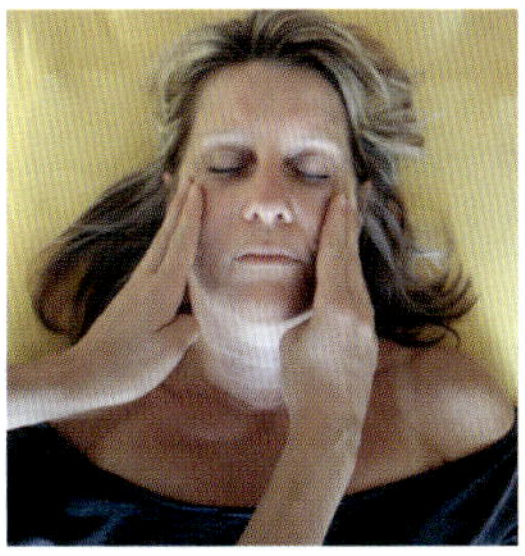

7.3 ... von dort aus Richtung Kieferwinkel, ...

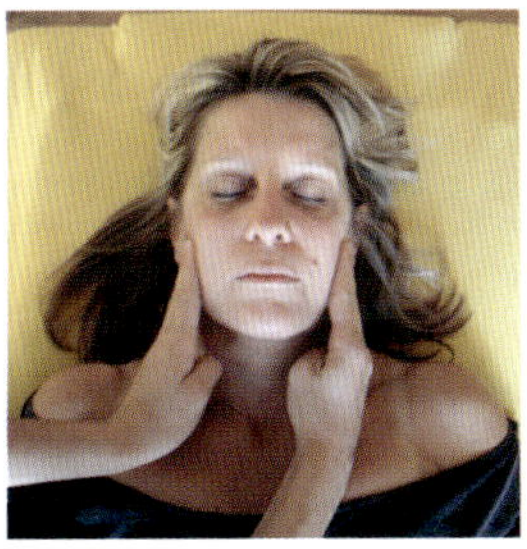

7.4 ... seitlich am Hals ...

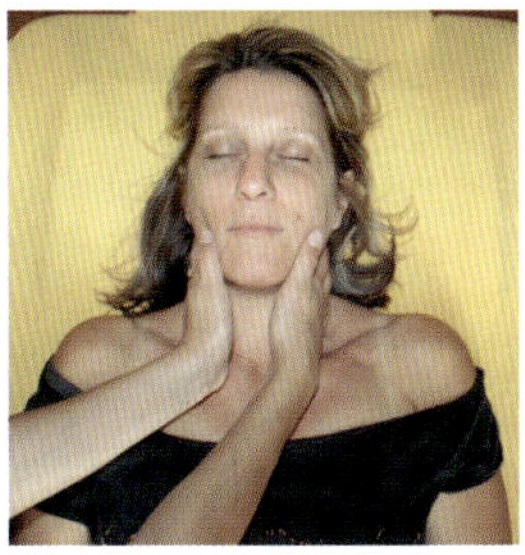

7.5 ... und schließlich an der Schlüsselbeingrube enden. Druckaufbau immer in die Richtung des nächsten „Stehenden Kreises", außer an der Schlüsselbeingrube, dort ist der Druckaufbau nach außen Richtung Schultergelenk.

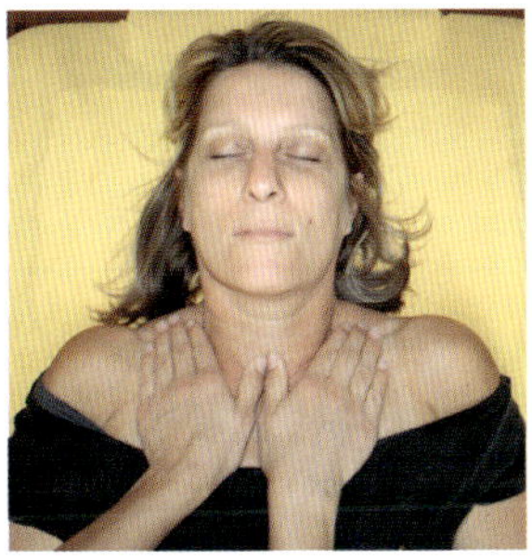

8. Tränensäcke: „Stehende Kreise" mit Druckaufbau in die Tiefe, anschließend ein paar „Stehende Kreise" an Stellen zwischen Tränensäcken und Kieferwinkel mit Druckaufbau Richtung Kieferwinkel bzw. seitlichem Hals.

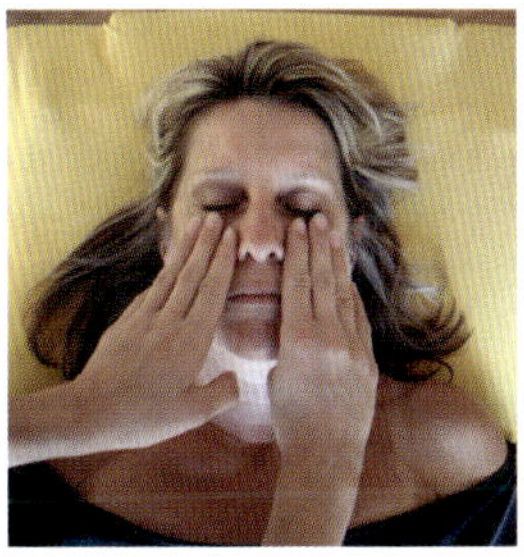

9.1 Oberlid und Augenbrauen: flächige „Stehende Kreise" mit Druckaufbau in Richtung vor das Ohr, wo sich ein Lymphknoten befindet. An der Nasenwurzel beginnen ...

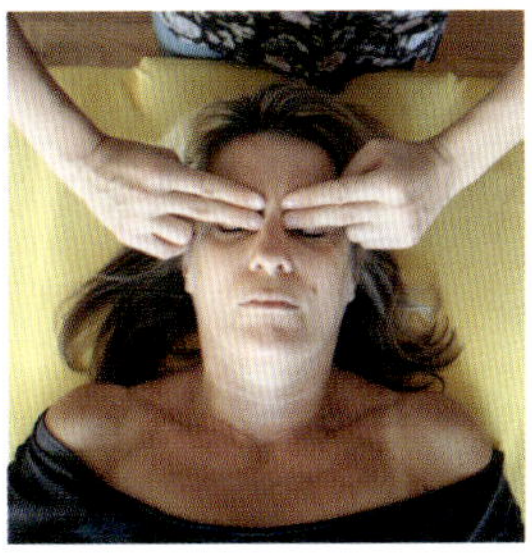

9.2 ... bis zu den äußeren Augenwinkeln und Schläfen.

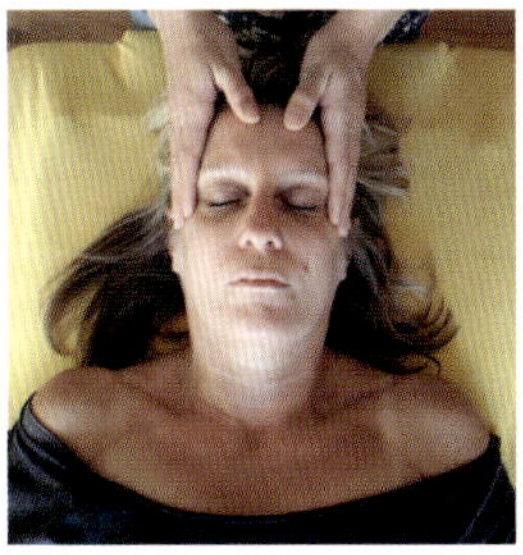

10. Stirn: flächige „Stehende Kreise", von der Stirnmitte zu den Schläfen und von dort zum Kieferwinkel, Druckaufbau immer Richtung Abfluss.

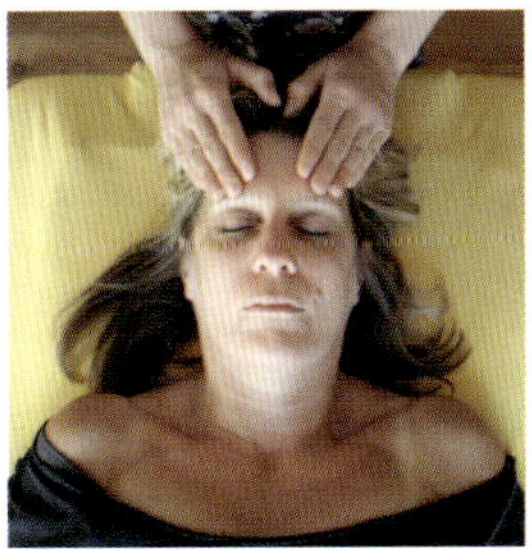

11. Halslymphknotenkette seitlich am Hals: „Stehende Kreise" mit Druckaufbau nach unten.

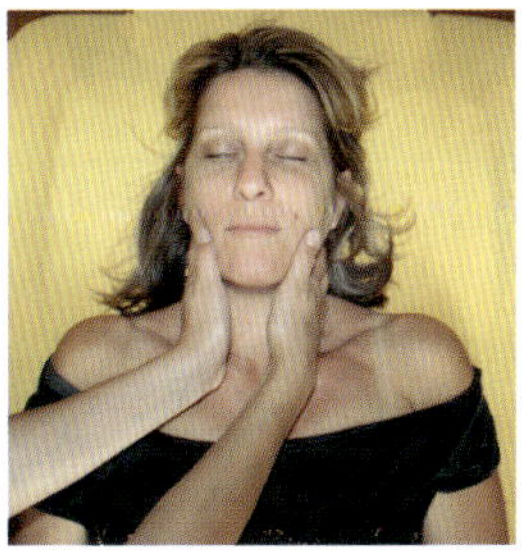

Abb. 7.4.3 - 13 Ablauf der Lymphdrainage des Gesichtes (Teil 2)

12. Schlüsselbeingrube: „Stehende Kreise“ mit Druckaufbau zu den Schultern.

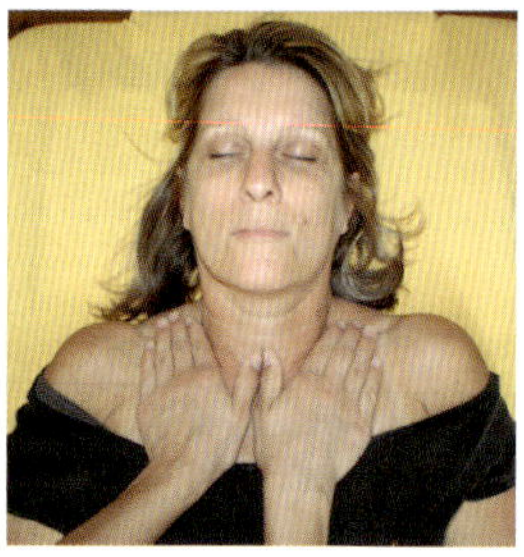

13. Flächige, ganz sanfte Ausstreichung vom Brustbein zum Schultergelenk (sog. Effleurage).

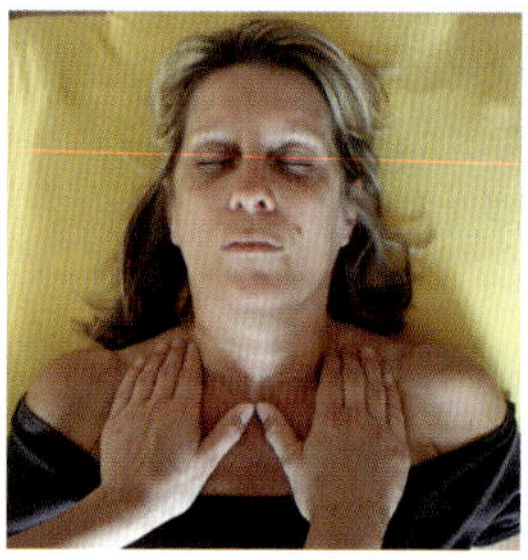

Abb. 7.4.3 - 14 Ablauf der Lymphdrainage des Gesichtes

Lymphdrainage des Nackens und des Hinterkopfes

Falls die Lymphdrainage des Nackens und des Hinterkopfes von einer zweiten Person durchgeführt wird, kann die behandelte Person sich in die Bauchlage begeben und der Behandler steht seitlich oder bei manchen Griffen auch am Kopfende.

Als Vorbehandlung sollte die Lymphdrainage des Halses durchgeführt worden sein.

1.1 Flächige, ganz sanfte Ausstreichung vom Hinterhaupt ...

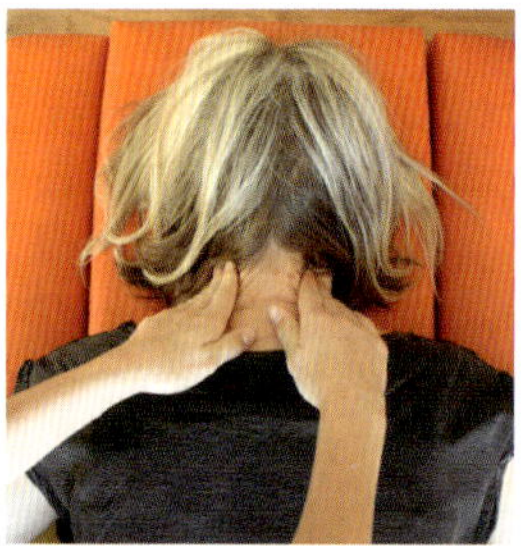

1.2 ... bis zum Schultergelenk (sog. Effleurage).

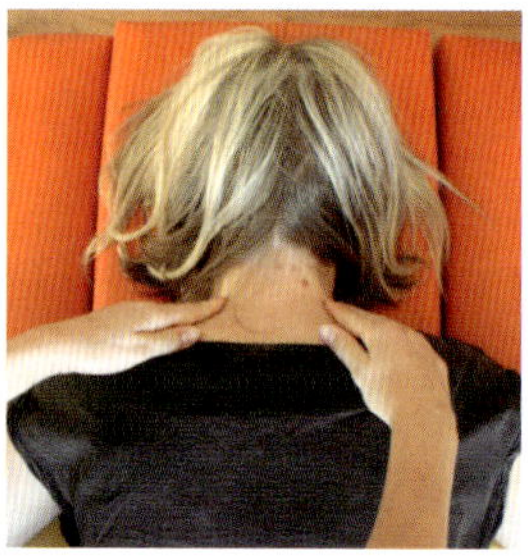

2. Halslymphknotenkette seitlich am Hals: „Stehende Kreise“ mit Druckaufbau nach unten.

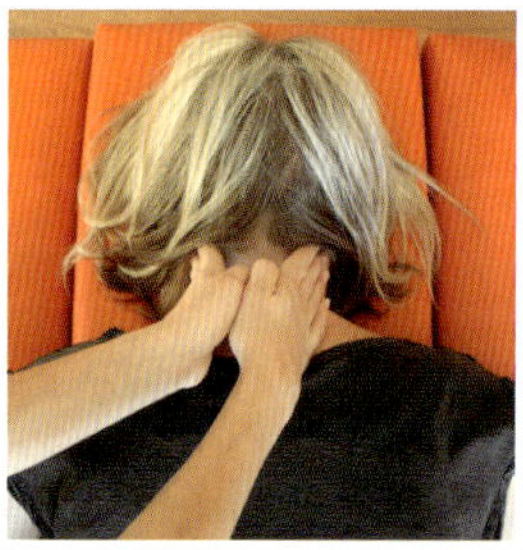

3.1 „Stehende Kreise“ am Hinterkopf: Beginnend am Hinterhaupt.

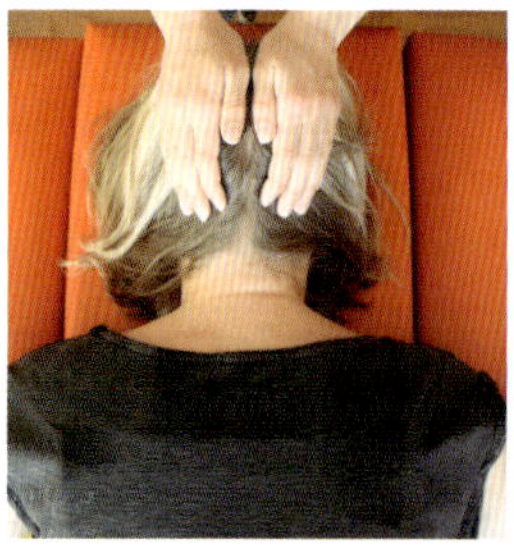

3.2 Druckaufbau Richtung der Lymphknoten am Hinterhaupt (Richtung Nacken) und hinter den Ohren.

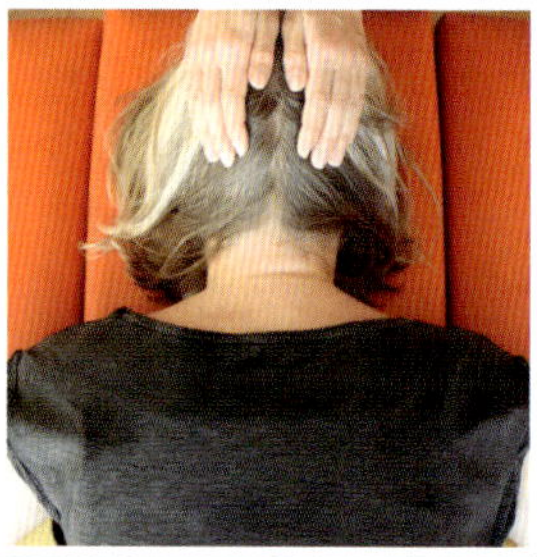

Abb. 7.4.3 - 15 Ablauf der Lymphdrainage des Kopfes und des Nackens (Teil 1)

3.3 ... über den mittleren Hinterkopfbereich ...

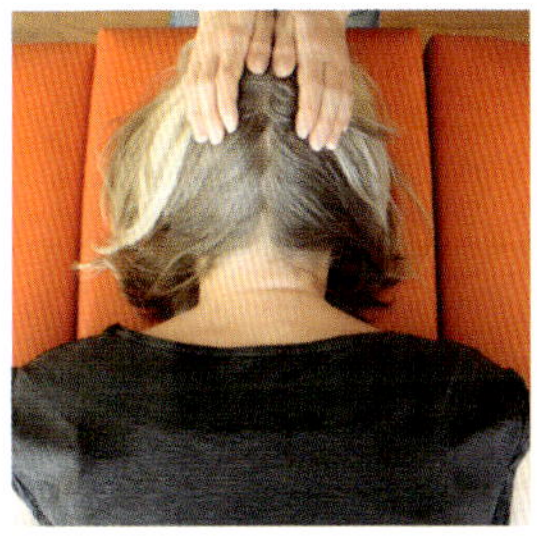

3.4 ... bis zum oberen Hinterkopfbereich hocharbeiten.

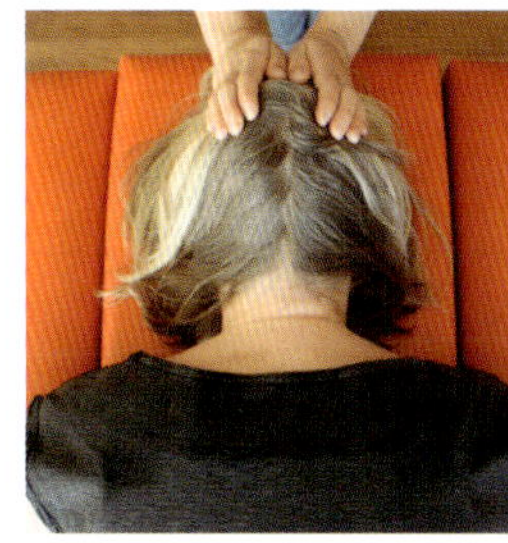

4. „Ohrspeicheldrüsen-Gabelgriff" und/oder „Stehende Kreise" hinter dem Ohr.

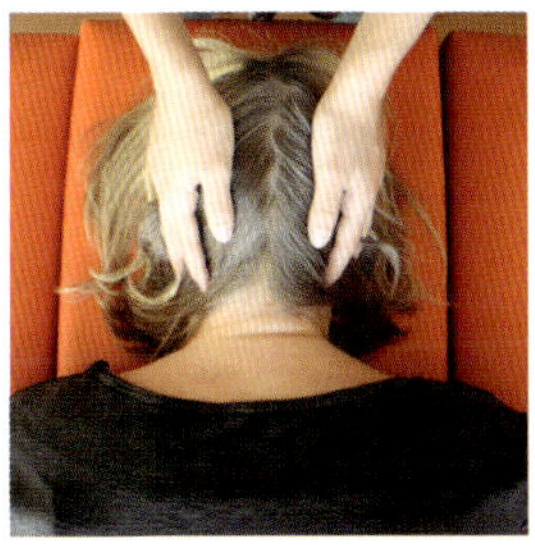

5. Halslymphknotenkette seitlich am Hals: „Stehende Kreise" mit Druckaufbau nach unten.

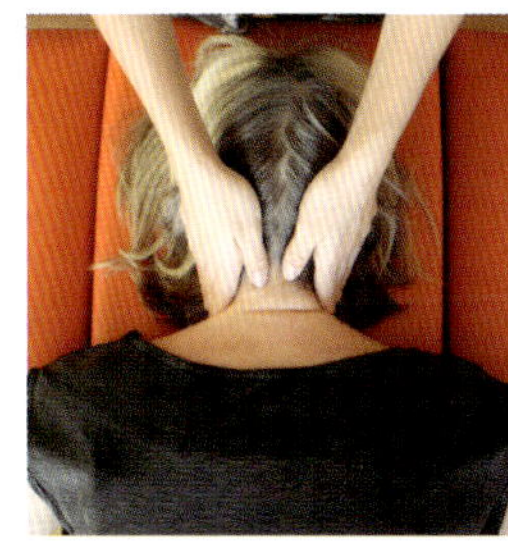

6. Schlüsselbeingrube: „Stehende Kreise" mit Druckaufbau zu den Schultern.

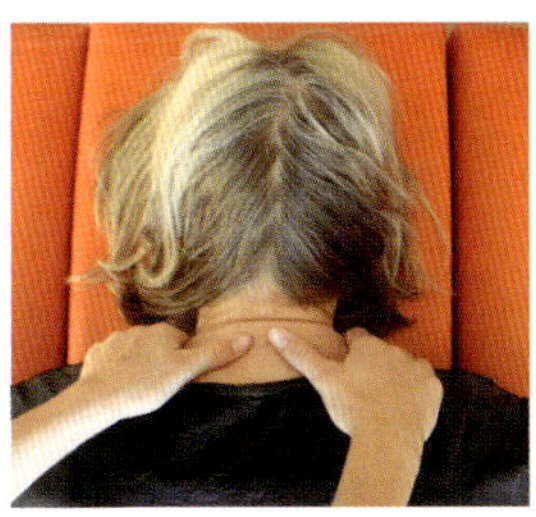

7. „Stehende Kreise" auf dem absteigenden Trapezmuskel mit Druckaufbau Richtung Schlüsselbeingrube.

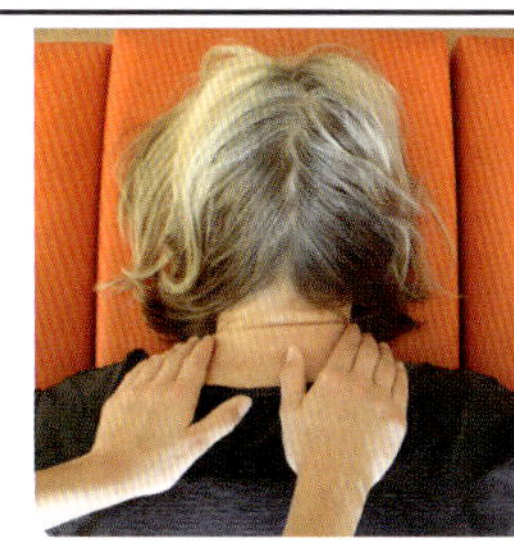

8.1 „Paravertebralbehandlung" (para = neben, vertebra = Wirbel): „Stehende Kreise" mit den Fingerbeeren, die jeweils seitlich direkt neben den Dornfortsätzen aufgelegt werden.

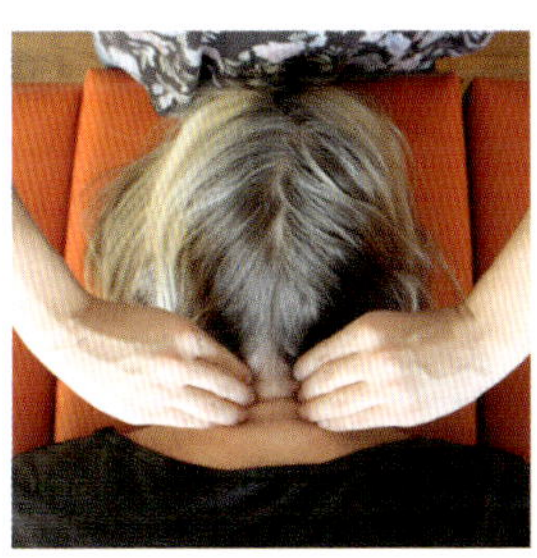

8.2 Dabei wird ein Druckaufbau in die Tiefe durchgeführt. Behandelt wird vom Ende des Hinterhauptes bis zu den ersten Brustwirbeln.

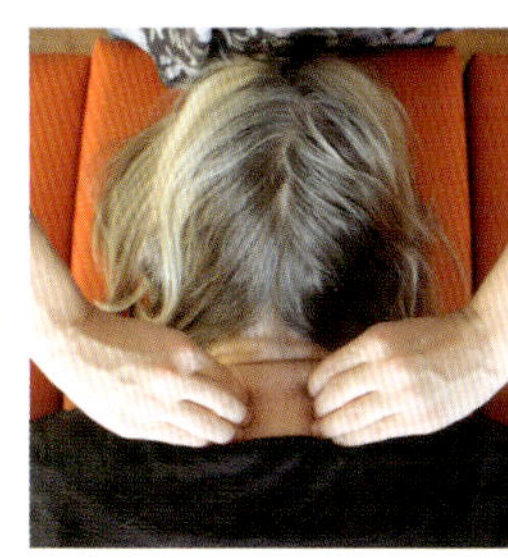

9.1 Flächige, ganz sanfte Ausstreichung von Hinterhaupt ...

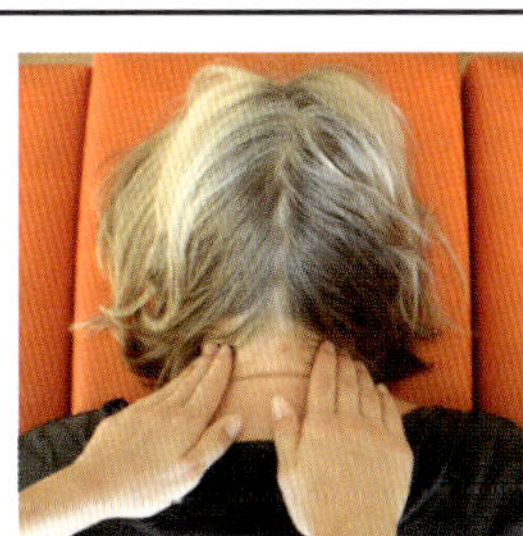

9.2 ... zum Schultergelenk (sog. Effleurage).

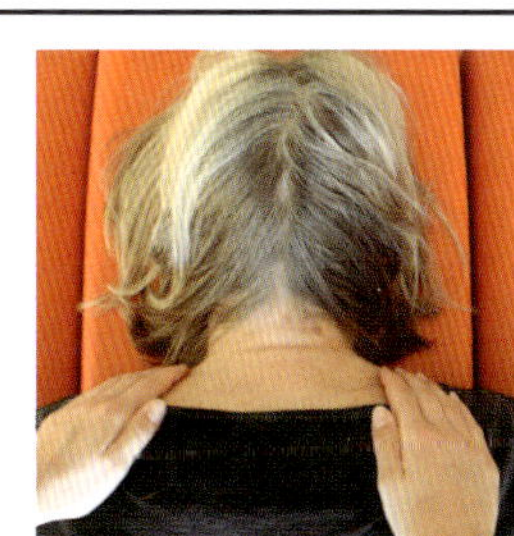

Abb. 7.4.3 - 16 Ablauf der Lymphdrainage des Kopfes und des Nackens (Teil 2)

Zusatzbehandlung bei Spannungskopfschmerz

Diese Techniken bieten sich im Rahmen einer Lymphdrainagebehandlung an.

„Stehende Kreise" mit den Zeige- oder Mittelfingern entlang des Orbitarandes (Knochenrand um die Augen herum).

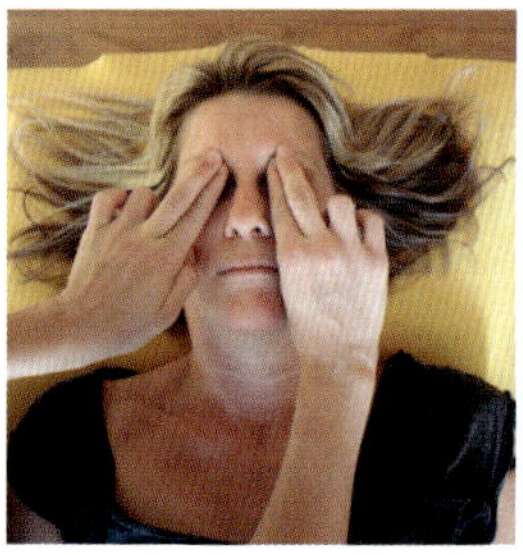

Bei geschlossenen Augen mit den Daumen sanft **Druck auf die Augäpfel** ausüben. Den Druck soweit erhöhen, bis ein Flimmern einsetzt oder Punkte gesehen werden oder der Druck als unangenehm empfunden wird, dann wieder loslassen. 2–3 Mal wiederholen.

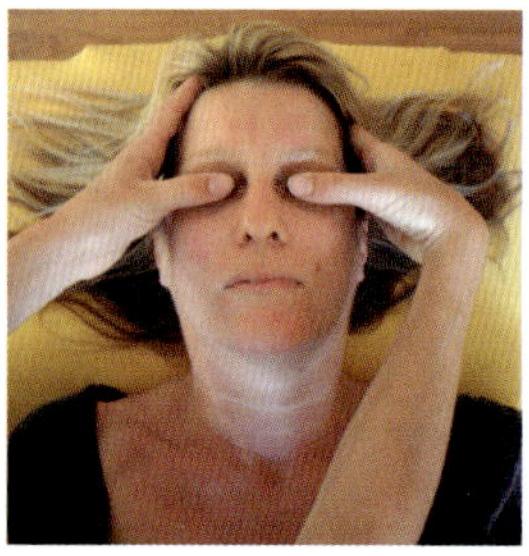

Abb. 7.4.3 - 17 Zusatzbehandlung bei Spannungskopfschmerz

Lymphdrainage durch Fernpunkte

Wadenbeinköpfchen

Die Fernpunkte am Wadenbeinköpfchen (prominenter Knochen direkt unterhalb der Außenseite des Kniegelenks) stimulieren die Lymphbahnen am Kopf und seitlich der Halswirbelsäule. Bitte behandeln Sie zuvor jedoch die Venenwinkel im Schlüsselbeinbereich wie oben als „Stehende Kreise" in der Schlüsselbeingrube mit Druckaufbau zu den Schultern beschrieben, damit die freigesetzte Lymphe gut abfließen kann und es zu keinem Druckgefühl am und im Hals kommt.

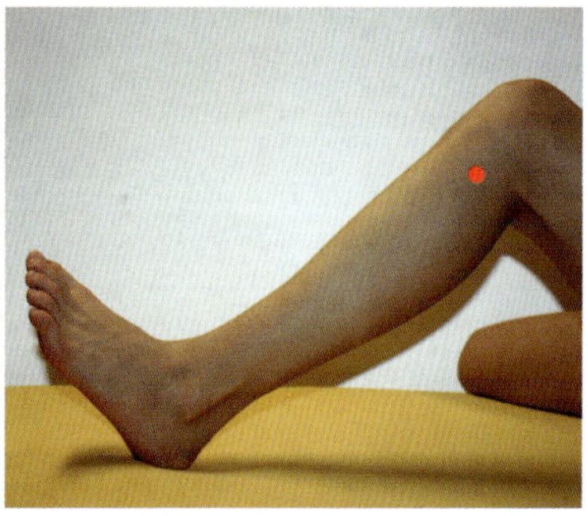

Abb. 7.4.3 - 18 Lymphpunkt Wadenbeinköpfchen an der Außenseite des linken Unterschenkels

Lymph-Belts (= Lymphpunktkette Lymphgürtel, „lymphatic belts")

Die Lymph-Belts am oberen Brustkorb sind lymphbezogene Reaktionspunkte, die sich bei einem Lymphstau im Kopf-Halsbereich schmerzhaft zeigen. Über die Behandlung dieser Punkte wird die Lymphe an Kopf und Hals entstaut, Hals- und Nackenmuskeln entspannen sich und die Beweglichkeit der Halswirbelsäule wird verbessert.

Die Punkte befinden sich vorne am Brustbein und Schlüsselbein und hinten am und um den 7. Halswirbel bzw. dem Akupunkturpunkt **LG 14** herum (Areal 6. HW bis 1. BW) und links und rechts davon.

Durch die Behandlung des vorderen Brustbeinpunktes **KG 20/21** verbessert sich bspw. der Zustand einer eingeschränkten Neigung der HWS nach hinten. Der Brustbeinpunkt **KG 17** ist oftmals stark druckempfindlich, was auf eine psychisch-seelische Belastung hinweisen kann und bei der Behandlung unter Umständen zu emotionalen Reaktionen führt. Bei auffällig einseitigen Beschwerden an den Lymphpunkten sollte an ein Störfeld im Kopf-Kiefer-Bereich auf der gleichen Seite gedacht werden. Während die vorderen Punkte mit Hilfe der Palpation (Abtasten) recht gut zu finden sind, müssen die Punkte im Nackenbereich etwas aufwändiger gesucht werden, z.B. mit Hilfe der Feindetektion (mit einer flach gehaltenen Akupunkturnadel wird über das Hautareal gestrichen und der „Very Point" gesucht, also der schmerzhafteste Punkt).

Die Behandlung der Punkte kann über Akupressur, Akupunktur, Mikropressur, Neuraltherapie, Laser und andere Techniken erfolgen.

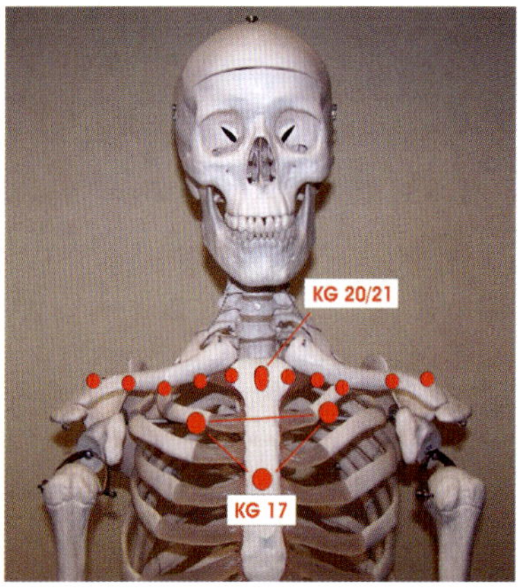

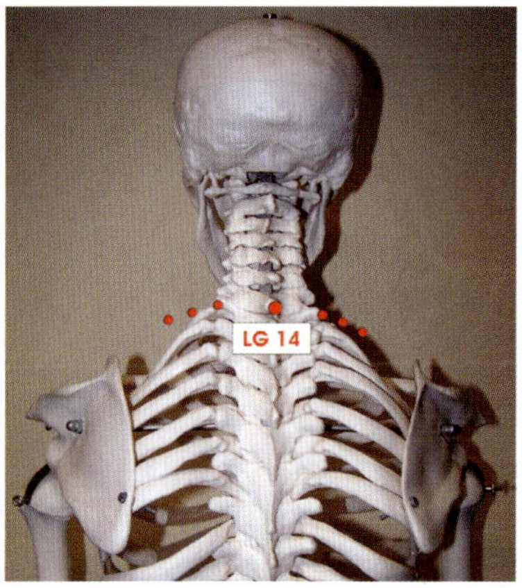

Abb. 7.4.3 - 19 Lymph-Belts ventral (vorne) und dorsal (hinten)

Mikropressur

Diese Schmerz-Therapieform eignet sich sowohl für Behandler als auch zur Selbsttherapie und zur Therapie durch Familienangehörige/Freunde. Die Wirkung ist vergleichbar mit der der Akupunktur, wobei die Mikropressur nur mit einem kurzen und sanften Reiz auf der Hautoberfläche arbeitet und somit insbesondere von Kindern und schmerzempfindlichen Menschen sehr gut angenommen wird.
Alle von außen zu erreichende Schmerzpunkte – auch Reflexpunkte von Organen – reagieren auf die sanfte Berührung z.B. eines Therapiestiftes. Ich empfehle, als "Therapiestift" beispielsweise einen Golfnagel (genannt „Tee") zu verwenden, welcher beim Golfen in den Boden gesteckt wird, um den Golfball darauf zu lagern. Es kann auch jeder andere Gegenstand verwendet werden, der eine Spitze aufweist, die aber nicht so spitz beschaffen sein darf, dass es zu einer Verletzung der Haut kommen könnte.

Die Mikropressur ist zeitsparend, effizient, nahezu schmerzfrei und zur Selbstbehandlung bestens geeignet.

Durchführung der Mikropressur
Aufsuchen der zu behandelnden Reflexpunkte, Trigger- oder Tenderpoints (empfindliche Druckpunkte):

- Durch Abtasten auf druckschmerzhafte Stellen mit den Fingerbeeren
- Durch Abtasten mit einem Drucktaster oder Griffel
- Mit Hilfe eines Akupunkturpunktsuchers mit Hautwiderstandsmessung.

Wichtig ist, dass möglichst exakt der schmerzhafte/-ste Punkt (auch „Very Point" genannt) gefunden und anschließend therapiert wird.
Vor der Behandlung mit dem Therapiestift sollte der zuvor durch Abtastung gefundene Punkt 5–10 Sekunden „in Ruhe gelassen werden". Erst dann wird möglichst exakt die Spitze des Therapiestiftes auf den Punkt nur ganz sanft platziert. Manche Behandler beschreiben den Berührungsvorgang mit „Touchieren der Hautstelle", was die Sanftheit des Drucks noch einmal verdeutlichen soll. Merke: „Schwache Reize fachen die Lebenskräfte an!"
Nach diesem therapeutischen Reiz sollte für ca. zwei Minuten eine Ruhephase erfolgen, in der der Patient die behandelte Stelle möglichst nicht bewegen sollte. Dann ist die Behandlung des Punktes abgeschlossen.
Manche Behandler haben die Erfahrung gemacht, dass bei der Behandlung von Muskelverspannungen (d.h. bei Punkten, die sich über einem Muskel befinden) keine anschließende Ruhephase notwendig ist. So kann der Muskel nach dem Reiz sogleich ausgeschüttelt und sofort die nächste Stelle gesucht und behandelt werden.

Ablauf in Kürze:
1. Punktsuche (z.B. auf Druckschmerzhaftigkeit)
2. Regenerationszeit von 10 Sekunden
3. Therapeutischer Reiz von 10 Sekunden durch spitzen Gegenstand möglichst exakt am Maximalpunkt
4. Reaktionszeit von ca. 2 Minuten ohne Anspannung oder Bewegung

Merke:
- Arndt-Schultz'sche Regel: Je geringer der Reiz, desto größer ist die Wirkung!
- Alles, was pathologisch verhärtet ist, wird durch Mikropressur weich!

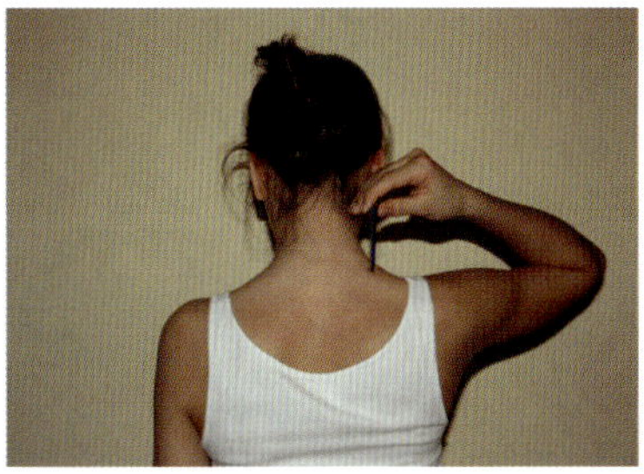

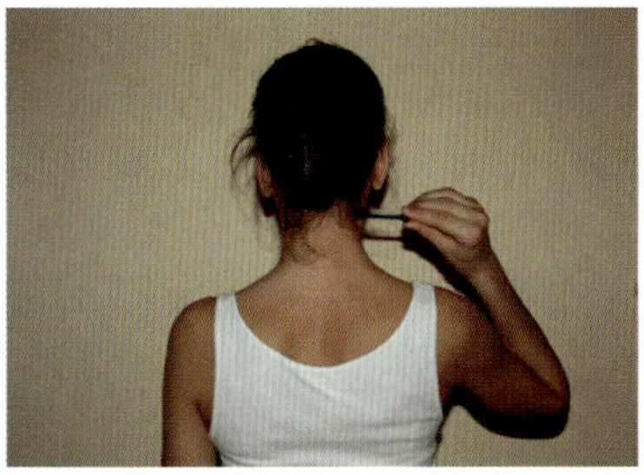

Abb. 7.4.3 - 20 Mikropressur von Muskeln und Akupressurpunkten

7.4.4 TIEFENENTSPANNUNG UND LÖSUNG SEELISCHER KONFLIKTE

Um in tiefe Entspannungszustände und gar an seelische Konflikte und Traumen zu gelangen, bedarf es bestimmter Methoden. Bekannte Methoden sind (Selbst-)Hypnosen und (Selbst-)Meditationen (bspw. Transzendentale Meditation [TM], die „Quantum Light Breath"-Atemmeditation [QLB] nach Jeru Kabbal und Gebete). Anfängern möchte ich empfehlen, sich beim Erlernen solcher tiefgreifender Techniken zu Beginn durch einen Therapeuten betreuen zu lassen, bis Sie selbst genügend Sicherheit erworben haben.

In meiner Praxis führe ich Heilhypnosesitzungen durch, die unter anderem dazu führen, dass die Patienten lernen, mehr und mehr mit ihrem eigenen Unterbewusstsein zu kommunizieren und das daraus „erweiterte Bewusstsein" auch im Alltag zu nutzen. Häufig gebe ich Hausaufgaben mit, die zuhause durchgeführt werden sollen. Hierzu gehört es, sich täglich die erlernte Wohlfühltrance und die neuen inneren Bilder bewusst zu machen und je nach Bedarf die im Buch beschriebenen Methoden „Autogenes Training", „Progressive Muskelrelaxation", „Bauchatmungsmeditation" sowie die QLB-Atemmeditation und die Herzmeditation zu üben.

QLB-Atemmeditation

„Quantum Light Breath" (QLB) ist eine tiefgreifende Atemmeditation zur Reinigung und Klärung von Körper, Geist und Seele. Sie führt bei vielen Anwendern zu tieferen Einsichten, kreativen Einfällen, Stärkung der Selbstheilungskräfte, erweitertem Energiefeld, einer „Herzöffnung", deutlicher Entspannung und größerer Klarheit und somit zu einem persönlichen Wachstumsprozess, indem alte unerwünschte Programme und Blockaden, die noch im Unterbewusstsein schlummern, aufgelöst werden.

Sie können QLB mit Hilfe von CDs allein oder in der Gruppe durchführen.

Herzmeditation

Diese Meditation ist sehr einfach durchzuführen und sehr effizient. Sie können sie zudem auch im Alltag immer wieder in vielen Situationen mit geringem Zeitaufwand üben und die positiven Wirkungen abrufen. Die Herzmeditation hat sich in meiner Praxis vielfach bewährt, um bspw.:

- Stress abzubauen,
- Erwartungsängste/-druck zu reduzieren,
- Erdverbundenheit zu erspüren,
- seine Selbstliebe wahrzunehmen,
- sich von negativen Einflüssen abzugrenzen,
- wieder in einen positiven und lebensbejahenden Gemütszustand zu gelangen.

Ablauf für Zuhause

Planen Sie eine ungestörte Zeit von ca. 15 bis 20 Minuten ein. Wenn Sie möchten, erschaffen Sie eine angenehme Atmosphäre (Stille oder leise Musik, Wärme, Duft, angenehme Beleuchtung etc.)

Setzen Sie sich auf einen Stuhl oder in einen Sessel und versuchen Sie den Rücken entspannt in einer aufrechten Position zu belassen. Sie atmen ruhig und überlassen die Atmung mehr und mehr ihrem eigenen Rhythmus. Wenn Gedanken kommen, dann lassen Sie sie vorbeiziehen, ohne dass Sie ihnen Energie geben.
Sie nehmen sich jetzt Zeit für sich selbst! Spätestens jetzt dürfen Sie auch die Augen schließen.

<u>Erdung</u>

Richten Sie Ihre Aufmerksamkeit auf die Fußsohlen, die auf dem Boden aufliegen. Stellen Sie sich vor, dass aus Ihren Fußsohlen Wurzeln ganz tief in das Erdreich hineinwachsen. Es bilden sich kurze und lange, dicke und dünne Wurzeln und aus jedem Fuß wachsen zudem Wurzeln bis hin zum Erdmittelpunkt. Sie sind jetzt ganz tief mit Mutter Erde verwurzelt und geerdet. Mit jeder Ausatmung geben Sie alles, was nicht mehr zu Ihnen gehört, was Ihnen nicht mehr dienlich ist, ab: alte Ängste, Sorgen, Grübeln, Probleme ...
Mutter Erde nimmt all das Alte auf und transformiert es für Sie.
Beim Einatmen nehmen Sie frische, kraftvolle Erdenergie auf. Mit jedem Atemzug werden Sie nun freier und energievoller und spüren mehr und mehr die tiefe Verbundenheit mit Mutter Erde.

<u>Herzmeditation</u>

Legen Sie beide Hände übereinander auf die Herzgegend auf und gehen mit Ihrer Aufmerksamkeit in Ihr Herz.
Spüren Sie die Energie in Ihrem Herzen. Machen Sie sich bewusst, dass die Herzenergie durch die Verbindung mit Mutter Erde endlos und unerschöpflich gespeist wird.
Ihre Atmung unterstützt die sich immer mehr und mehr expandierende Energie in Ihrem Herzen. Vielleicht können Sie die Farbe Ihrer Herzensenergie erkennen oder erahnen.
Nun stellen Sie sich vor, wie sich das Tor Ihres Herzens öffnet und Ihre Liebesenergie um Ihr Herz und in Ihren Körper strömt. Seien Sie großzügig und öffnen Sie das Tor Ihres Herzens so weit es Ihnen möglich ist. Je mehr Energie aus Ihrem Herzen strömt, desto mehr strömt frische, kraftvolle Erdenergie durch Ihre Wurzeln in den Körper nach.
Ihre Herzenergie breitet sich in alle Richtungen aus und erfüllt immer mehr den Rumpf und schließlich Kopf, Arme, Hände, Beine und Füße.
Von den Haarspitzen bis in die Fingerspitzen und Zehenspitzen ist Ihr gesamter Körper nun erfüllt mit Ihrer Herzenergie.
Mit jedem Atemzug breitet sich Ihre Herzenergie noch weiter aus und bildet einen schützenden Kokon um Sie herum. Dieser Herzenergiekokon darf sich so weit ausdehnen, wie Sie ihn benötigen, um sich geborgen und geschützt zu fühlen. Lassen Sie sich Zeit dafür und spüren Sie, wie groß und kräftig Sie sich fühlen, wenn Sie sich in Ihrer eigenen Energie befinden ... Ihrer eigenen Liebesenergie ... Ihrer Selbstliebe.
Machen Sie sich bewusst, wie wichtig es für Sie ist, diesen Zustand zu erleben und mit ihm zu leben und sich immer wieder die Zeit zu nehmen, Ihre Verbundenheit mit Mutter Erde und Ihrer Selbstliebe zu pflegen.

<u>Ausklang</u>

Sie wenden nun Ihre Aufmerksamkeit auf die Atmung, um langsam wieder in den Alltag zurückzukehren. Nehmen Sie Ihren Herzschlag und den Atemrhythmus wahr, und spüren Sie Ihren Körper, wie und wo er auf dem Stuhl aufliegt. Dann atmen Sie tief ein und aus, strecken Ihre Arme und Beine aus und machen sanft Ihre Augen auf.
Die Herzmeditation ist beendet, Sie sind wieder ganz wach und fit für die Alltagsaufgaben.

Je besser Sie diese Meditation verinnerlicht haben, desto leichter können Sie sie im Alltag abrufen. So kann bereits eine ein- bis dreiminütige Herzmeditation den gewünschten Erfolg erbringen.

7.4.5 REGENERATION DES KÖRPERS DURCH AUSLEITUNG VON SCHÄDLICHEN SUBSTANZEN

Ausleiten von Schwermetallen und Toxinen

Wie bereits erwähnt, hat die geistige Beanspruchung in unserem zivilisatorischen Leben gegenüber der körperlichen überhandgenommen: Somit kann weniger Entgiftung über Schweiß und Lunge erfolgen, als dies früher der Fall war.
Auch nehmen wir heute durch (Fabrik-)Nahrung, Getränke, Luft, Medikamente und Kosmetika immer mehr schädliche Substanzen zu uns bzw. in uns auf; unser Organismus hat größte Schwierigkeiten, diese wieder auszuscheiden oder ohne Nebenwirkungen einzuspeichern. Hier empfehlen sich Ausleitungsmaßnahmen, die dem Organismus helfen, sich davon zu befreien. Zur Anwendung kommt die Einnahme von Algen, pflanzlichen Tees und Kräutertinkturen, Basenkonzentraten, homöopathischen Mitteln, ebenso das Fasten oder verschiedene Kuren. Wenn Sie in puncto Ausleitung Laie sind, so möchte ich Ihnen empfehlen, sich von einem erfahrenen Therapeuten begleiten bzw. einweisen zu lassen, da bei falscher Anwendung es zu einer großen Belastung und im schlechtesten Fall zu einer Rückvergiftung kommen kann. Allein bei der Qualität der angebotenen Produkte gibt es große Unterschiede, so dass eine Dosierung von der Wirksamkeit abhängt und davon, wie gut Ihr Körper die Gifte ausscheiden kann.

Für den Kopfschmerz- und Migränepatienten ist es enorm wichtig, Gifte aus dem Kopf- und Gehirnbereich auszuleiten. Schwermetalle zerstören nicht nur Zellen, sondern wirken wie Antennen, an denen elektromagnetische Strahlungen sich bündeln und so Einfluss auch auf die Hirnfunktionen nehmen. Um Gifte und Schwermetalle aus dem Gehirn auszuleiten, hat sich die Einnahme von Koriandertinktur empfohlen. Zwei Dinge sind dabei zu beachten: Bei einer bereits grundlegenden Vergiftung des Organismus sollte Koriandertinktur nicht zu Beginn einer Ausleitung eingenommen werden. Koriandertinktur sollte immer nur zusammen mit einem Bindemittel (z.B. Chlorella-Alge) eingenommen werden, damit die freigesetzten Gifte gebunden und ausgeschieden werden können. Dazu ist jedoch erforderlich, dass Leber, Nieren und Darm die nun freiwerdenden Gifte auch ausscheiden können, weshalb oftmals gleichzeitig unterstützende Substanzen eingesetzt werden sollten.

Sonderfall Borreliose
Es würde den Rahmen des Buches sprengen, auf das Thema Borreliose umfänglich einzugehen. Jedoch sollte es Erwähnung finden, da zu den Auswirkungen der Borreliose unter Umständen auch Kopfschmerzen zählen können und diese nicht selten sind.
Eine ganzheitliche Borreliose-Therapie berücksichtigt nicht nur die Zerstörung der Borrelien und deren Ausleitung, sondern auch den Zustand des Gesamtorganismus, der sich offensichtlich nicht selbst ausreichend davor schützen, und ausheilen konnte. Wichtig zu wissen ist, dass die Borrelien über Jahre und Jahrzehnte im Körper symptomlos schlummern können und bei einer Schwäche des Organismus in Erscheinung treten, manchmal mit heftigen bis lebensbedrohlichen Symptomen. Aus diesem Grunde ist es hierbei wichtig, einen kompetenten Therapeuten zu konsultieren.

In meiner Praxis kommen unter anderem zum Einsatz:
- Bärlauchtinktur: zur Unterstützung der Entgiftung des Blutes und zur Bindung der freiwerdenden Gifte,
- Bockshornkleetinktur: zur Unterstützung der Entgiftung der Lymphe,
- Löwenzahntinktur: zur Unterstützung von Leber und Galle (vermehrter Gallefluss),
- Koriandertinktur: zur Unterstützung der Entgiftung aus den Zellen, inkl. der Gehirnzellen (intrazelluläre Entgiftung),
- Chlorella-Alge: zur Bindung der freiwerdenden Gifte und Ausleitung,
- Klinoptilolith-Gesteinsmehl: zur Bindung und Ausleitung der Gifte im Darm,
- Huminsäure: zur Bindung und Ausleitung der Gifte im Darm und zur Darmschleimhautregeneration,

- Wilde-Karde-Tinktur: zur Ausleitung von Bakterien (Wilde Karde gehört in der Borrelientherapie zu einer der wirkungsvollsten Substanzen. Bitte nur in Absprache mit Therapeuten verwenden),
- MSM (Methylsulfonylmethan, eine organische Schwefelverbindung): zählt unter vielen Naturheilkundlern zu den wirkungsvollsten Substanzen bei Entzündungszuständen, gegen Gifte in totem Gewebe, z.B. bei toten Zähnen etc.,
- Basenkonzentrate: zur Entsäuerung übersäuerter und somit stoffwechseleingeschränkter oder gar inaktiver Zellen (Medikamente erreichen wieder die therapiebedürftigen Zellen),
- Homöopathische Einzel- und Komplexmittel verschiedener Hersteller zur Ausleitung und Unterstützung der inneren Organe (Leber-Galle, Niere, Lymphe, Bauchspeicheldrüse, Haut).

Die Notwendigkeit und Dosierung der Ausleitungsmittel werden in meiner Praxis meist kinesiologisch ausgetestet.
Prinzipiell möchte ich Ihnen empfehlen, die Ein- und Aufnahme von Giften durch eine gesündere Lebens- und Ernährungsweise möglichst gering zu halten und immer wieder kurweise Ihren Körper mit Hilfe von Substanzen zu entgiften. Vor allem bei chronischen und schweren Krankheiten ist eine gute Entgiftung eine unersetzliche Maßnahme im Rahmen einer Heilbehandlung.

abesana©
Naturprodukte

Dr. Angelika Bartholomä
Heidelberg

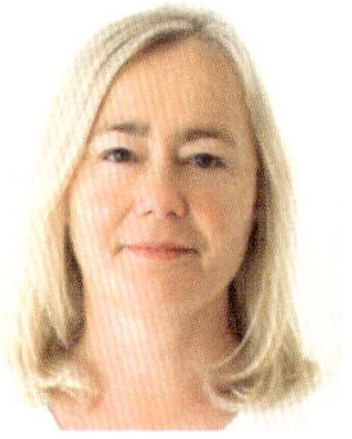

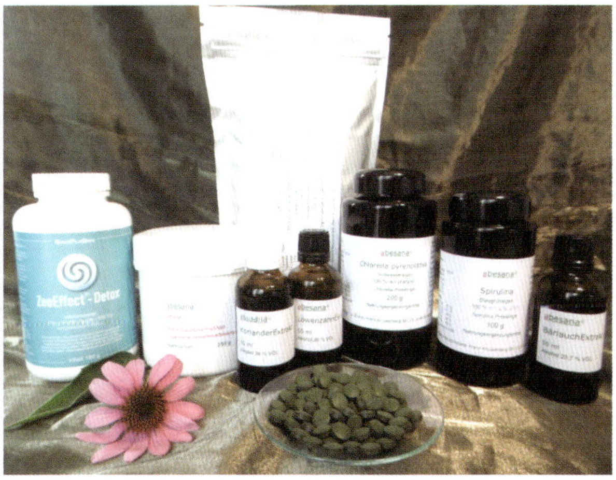

Beste Qualität
Gute Preis-Leistung

Mit viel Erfahrung aus langjähriger wissenschaftlicher Forschung und der eigenen Naturheilpraxis biete ich Ihnen:

- Chlorella-Algen Presslinge und Pulver
- Spirulina-Algen
- Bärlauchtinktur
- Löwenzahntinktur
- Koriandertinktur
- MSM
- Klinoptilolith Pulver u.a.m.

Dr. rer. nat. Angelika Bartholomä · Diplom-Molekularbiologin und Heilpraktikerin
www.abesana-naturprodukte.de · Heidelberg · Tel. (+49) 06221 - 337 94 71

7.4.6 FASTEN ALS GANZHEITLICHE REGENERATION

Fasten richtig durchgeführt, gehört wohl zu den erfolgreichsten Therapien, die uns zur Verfügung stehen. Fasten bedeutet nicht nur, keine Nahrung zu sich zu nehmen, sondern auch eine Reinigung des Körpers und der Seele. Zudem ist Fasten die kostengünstigste Methode, und man kann sie – bei entsprechender Erfahrung – auch allein zuhause durchführen. Leider gibt es wenig Therapeuten, die über die Effizienz von Fastenkuren Bescheid wissen. Andere trauen sich nicht, ihre Patienten darauf hinzuweisen, da viele Menschen mit Fasten etwas Negatives verbinden. Meine langjährige Erfahrung in der Fastenbetreuung ist die, dass nur ganz wenige Menschen während des Fastens eine medizinische Betreuung benötigen. Ein erfahrener Fastenbetreuer wird Sie gut durch die Fastentage bringen und Sie im Vorfeld über die zu erwartenden Unannehmlichkeiten informieren. Parallel dazu können selbstverständlich medizinische Maßnahmen durchgeführt werden, die eine Ausleitung giftiger Substanzen unterstützen, wie z.B. Bäder, Leberwickel, Einläufe, Sauna oder die Einnahme spezieller Substanzen. Meine Erfahrung hat gezeigt, dass es im Regelfall beim Fasten keiner „intensivmedizinischen" Betreuung bedarf.

Die Erfolge, die ich schon habe miterleben dürfen, sind so großartig, dass ich sie, wenn ich sie nicht selbst erfahren hätte, nicht glauben könnte.

Unser Organismus kann sich in besonderer Weise der Heilung und dem Ausleiten von Ablagerungen und Giften widmen, wenn er sich nicht ständig mit der Verdauung – besonders von unnatürlicher Nahrung – beschäftigen muss. Es grenzt an ein Wunder, wie unser Körper nach einem genauen Schema vorgeht und sich Stufe für Stufe von dem trennt, was er zu diesem Zeitpunkt abarbeiten kann. Zudem ist immer wieder beeindruckend, wie während einer Fastenzeit alte seelische Konflikte z.B. in Träumen wieder hervortreten, uns bewusst werden und dadurch gelöst werden können. Viele Menschen nehmen Fasten zum Anlass, sich anschließend wieder gesünder zu ernähren und ganzheitlich besser mit sich umzugehen. Wann planen Sie Ihre nächste Fastenzeit?

7.4.7 EIWEISSSPEICHERKRANKHEITEN UND DEREN HEILBEHANDLUNG

Wie schon im Kapitel „Ernährung" aufgeführt, ist es bei manchen Kopfschmerz- und Migränepatienten notwendig, auch die Eiweißaufnahme – zumindest einige Wochen lang – einzuschränken. Ich beziehe mich im Folgenden auf die Erkenntnisse von Prof. Lothar Wendt (1907–1989), welcher die Auswirkungen von krankhafter Eiweißspeicherung in unserem Organismus wissenschaftlich untersuchte.

Prof. Wendt wies nach, dass unser Körper Eiweiße auf unterschiedliche Weise speichern kann. Prinzipiell können wir eine gesunde von einer krankhaften Speicherung unterscheiden. Wenn Sie zu viel denaturierte Nahrungseiweiße zu sich nehmen – was durch die übliche zivilisatorische Ernährung (erhitzte/pasteurisierte/homogenisierte tierische und pflanzliche Eiweiße wie Quark, Käse, Joghurt, Eier, Fleisch, Wurst, Fisch, Tofu, vegetarische „Fleischersatznahrung" aus isoliertem Pflanzeneiweiß) die Regel ist, dann kann der Körper die Nahrungseiweiße nicht mehr vollständig verstoffwechseln und die entstehenden Stoffwechselzwischenprodukte werden schließlich in Ihrem Organismus eingelagert. Diese Einlagerung kann an den Kapillarwänden (Kapillaren sind die kleinsten Blutgefäße), im ungünstigen Fall auch an den größeren Blutgefäßen, z.B. an den Arterien und auch in den Gelenken stattfinden. Prof. Wendt veröffentlichte seine Erkenntnisse bereits 1949. Allerdings passte dieses Wissen nicht mit der Lehre der Schulmedizin zusammen, die davon ausging, dass Eiweißspeicherung im Organismus nicht stattfinden kann. Somit bleiben diese Erkenntnisse einem größeren Teil der Bevölkerung vorenthalten. Prof. Wendt bewies außerdem, dass bspw. die Ablagerungen auf den Basalmembranen der Kapillaren – also auf den Kapillarwänden – durch eine eiweißreduzierte Diät oder Fasten abgebaut werden können und dadurch wieder eine optimale Versorgung der Zellen gewährleistet wird. Die Erfolge, die diese eiweißreduzierte Diät oder auch das Fasten hierbei bewirken, sind natürlich nur möglich, weil sich die Betroffenen vorher jahre- oder jahrzehntelang falsch ernährt haben.

So habe ich erleben dürfen, wie Menschen mit jahrelangem Bluthochdruck wieder einen normalen Blutdruck und Menschen mit zu hohem Blutzuckerspiegel wieder normale Blutzuckerwerte bekamen und sich nicht mehr mit blutdrucksenkenden Mitteln oder Insulinmedikamenten versorgen mussten. Auch Menschen mit therapieresistenten Gelenkschmerzen verloren die Schmerzen und die auf dem Röntgenbild sichtbar gewesenen Ablagerungen waren verschwunden. All diese Erfolge bewegen mich noch heute dazu, nicht nur Kopfschmerz- und Migräne-Betroffene zu ermuntern, eine „Eiweißablagerungs-Ausscheidungskur" durchzuführen, bei der bis zu drei Monate lang keine tierischeiweißhaltigen Speisen und auch keine pflanzlichen Eiweißkonzentrate (z.B. Tofu) verzehrt werden. Auch schon ein paar Tage oder Wochen ohne Aufnahme von tierischen Eiweißen und Eiweißkonzentraten haben eine abbauende Wirkung. Die Dauer und Konsequenz der Maßnahme richten sich nach den individuellen Gegebenheiten des Patienten.

7.4.8 SCHLAF – NATÜRLICHE, HOMÖOPATHISCHE UND PHYTOTHERAPEUTISCHE EIN- UND DURCHSCHLAFHILFEN

Der Schlaf hängt nicht vom Willen des Menschen ab. Eher könnte man sagen, dass derjenige, der den Schlaf nicht einfordert, ihn am leichtesten erhält. In der Tat sollte der Schlaf die beste Regeneration darstellen. Im Schlaf schalten die meisten Organe auf „Standby-Betrieb" um, und das Bewusstsein tritt in den Hintergrund, so dass das (Noch-)Unbewusste zum Vorschein (Träume) gelangt. Tagsüber nicht verarbeitete Ereignisse werden noch einmal „durchgekaut". Viele Menschen haben den berechtigten Wunsch nach erholsamem Schlaf und anschließendem morgendlichen Wohlbefinden.
Wer an Einschlaf- oder Durchschlafproblemen leidet und die Ursachen nicht selbst findet und abstellen kann, sollte auf jeden Fall Hilfe in Anspruch nehmen, denn Schlafmangel kann zu Schläfrigkeit, Leistungsverminderung, Depressionen, Halluzinationen u.a. führen.

Die Ursachen für Schlafstörungen können folgende sein:

- **Schlafpositionsbedingte** (falsche Matratze, falsches Kopfkissen)
- **Seelisch bedingte** (Ängste, Sorgen, Grübeln, Überforderung, Leistungsdruck, Unzufriedenheit, mangelnde Geborgenheit)
- **Umweltbedingte** (elektromagnetische Strahlung, Radiowecker, Handy- und Schnurlostelefonstrahlung, Energiesparlampen, Geopathie [Wasseradern, Verwerfungen, Global- und Diagonalgitter], Umweltgifte in Möbeln und Teppichen und anderes mehr)
- **Ernährungsbedingte** (Zucker, Alkohol, Koffein, zu spätes Essen, Hunger)
- **Bewegungsbedingte** (zu wenig körperliche Betätigung, extreme körperliche Betätigung, evtl. mit zu wenig Abstand zum Schlafengehen)
- **Krankheitsbedingte** (Erkrankungen von Drüsen und anderen inneren Organen, Schmerzen des Bewegungsapparates u.a.).

7

Der Einsatz von üblichen verschreibungspflichtigen Schlafmitteln sollte dringlichst unterbleiben. Damit werden die Ursachen der Grunderkrankung nicht berücksichtigt und bei langer Einnahmedauer kann dies zu unheilbaren Erkrankungen führen. So darf eine medikamentöse Behandlung nur in absoluten Ausnahmefällen erfolgen, während parallel die Grunderkrankung therapiert werden muss. Schlafmittel können Träume unterdrücken, was wiederum zu psychischen Störungen führen kann.
Bei den meisten Menschen mit Schlafstörungen liegt eine Störung im Nervensystem vor. So können wir den guten Schlaf als Zeichen eines gesunden Menschen ansehen. Schenken wir dem Satz „Ein gutes Gewissen ist ein sanftes Ruhekissen" Glauben, dann ist die Schlafqualität ein Spiegel des Gesamtbefindens – ausgenommen Ihr Schlafplatz selbst wäre belastet. Ob dies der Fall ist, können Sie eventuell selber herausfinden, indem Sie Ihren Schlafplatz zuhause wechseln. Wenn Sie im Urlaub besser schlafen, kann dies allerdings mehrere Ursachen haben.
Da der Schlafplatz der Ort ist, an dem Sie sich am längsten ohne Unterbrechung aufhalten, sollte der Platz störungsfrei sein. Meine Empfehlung: Wenn Sie Zweifel an Ihrem Schlafplatz haben, lassen Sie einen erfahrenen Rutengeher ins Haus kommen, der Ihren Schlafplatz auf geopathische Felder und Elektrosmog überprüft.

Ich kann mich an einen ca. zehnjährigen Patienten mit Albträumen und massiver morgendlicher Unausgeschlafenheit erinnern, bei dem ich kinesiologisch den Schlafplatz austestete. Es ergaben sich geopathische Störungen. Die Testung ergab, dass das Bett nur um 20 cm von der Wand weggerückt werden musste, um der Belastung aus dem Weg zu gehen. Beim nächsten Besuch teilte mir die Mutter freudig mit, dass seit der Bettumstellung ihr Kind wieder gut schläft und morgens ausgeschlafen erwacht.

Oftmals ist auch die Schlafdauer Anlass zur Beunruhigung. Die Schlafdauer richtet sich allein nach dem Befinden. Manche Menschen benötigen eben nur ein paar Stunden Schlaf und andere mindestens acht Stunden und mehr. Mit einem Mehr an Schlaf als notwendig ist natürlich nichts zu gewinnen und man sollte überprüfen, ob die Schlafqualität evtl. nicht ausreichend ist. Auch könnte es sein, dass sich der Betroffene vor seinen anstehenden Alltagsaufgaben fürchtet und so morgens lieber länger im Bett bleibt.

Natürliche Hilfen

Ein kaltes Luftbad vor dem Fenster im unbekleideten Zustand von ca. einer Minute Dauer oder eine kalte Waschung mit einem kaltnassen Waschtuch, von den Füßen ausgehend (Hals und Gesicht bleiben "ungewaschen") und anschließend unabgetrocknet in den Schlafanzug und ins Bett legen sind einfache und effiziente Methoden. Auch kalte Wadenwickel mit kurzer Dauer oder ein kurzer barfüßiger Spaziergang (auch ein paar Runden auf dem Balkon) haben eine vorzügliche Wirkung. Leiden Sie an kalten Füßen und werden diese auch durch die obigen Maßnahmen nicht warm, so sollten Sie eher vor dem Zubettgehen ein ansteigendes Fußbad durchführen oder eine Wärmflasche an die Füße legen.
Fallen Ihnen im Bett noch wichtige Dinge ein, so legen Sie sich einen Block und einen Stift oder ein Diktiergerät neben das Bett. Sind die Gedanken aufgeschrieben oder aufgezeichnet, so können Sie sie loslassen. Auch können Sie bei einem wichtigen Gedanken bspw. einen Pack Papiertaschentücher vor die Schlafzimmertür werfen, so dass Sie am nächsten Morgen beim Verlassen des Schlafzimmers wieder an den Gedanken erinnert werden.

Homöopathische Hilfen

An homöopathischen „Ein- und Durchschlafmitteln" gibt es eine größere Auswahl. Die nachfolgenden Mittel stellen einen Auszug dar, wobei Sie stets beachten sollten, dass die Ursachen bzw. der Nährboden der Schlafstörungen immer mitbehandelt werden sollte/n. So kann es durchaus sein, dass z.B. durch den Einsatz von homöopathischen Konstitutionsmitteln die Schlafprobleme automatisch beseitigt werden.
Der Besuch bei einem homöopathisch arbeitenden Behandler oder ein detaillierteres Studium homöopathischer Fachliteratur unterstützt die richtige Mittelwahl.

Aconitum (Eisenhut)
Aufschrecken aus dem ersten Schlaf, ruhelos, immer in Bewegung, wälzt sich hin und her, schlaflos durch Furcht, Schreck, Schock, Angst; meint am Morgen, nicht geschlafen zu haben, ist aber nicht schwach; lebhafte, angsterfüllte Träume, träumt von den Ereignissen des Tages; Schlaflosigkeit im Alter.

Ambra (Pottwalausscheidung)
Schüchtern, ängstlich, Furcht vor Menschen, schnell beeindruckt, schnell aufgeregt, Folge von Überarbeitung, schlaflos wegen Sorgen, nach Erlebtem, wegen beängstigender Träume, kann vor lauter Sorgen nicht einschlafen, schläfrig, antriebslos, konzentrationsschwach, langsames Verstehen, teilnahmslos, verträumt während des Tages, nimmt sich gerne eine Auszeit.

Antimonium tartaricum (Brechweinstein)
Schläfrigkeit, Schwäche, Schweiß, unwiderstehliches Schlafbedürfnis bei fast allen Beschwerden, starkes Bedürfnis, zu gähnen, Schlaf tief, jedoch nicht erquickend, unfreiwilliges Schließen der Augen und Einschlafen, Schlaf voller Träume, sind morgens meist noch präsent.

Apis (Honigbiene mit Gift)
Große Neigung zum Schlafen (schläfrig), kann aber aufgrund nervöser Unruhe nicht einschlafen, schreit im Schlaf, fährt plötzlich hoch, wirft Decke weg, Träume voller Sorge und Mühe, kalte Füße verhindern Schlaf.

Argentum nitricum (Silbernitrat)
Angst führt zu Unruhe, Angst, es könnte etwas Schlimmes passieren, Angst vor bevorstehenden Ereignissen, Lampenfieber, Ängstlichkeit, allgemeine Unruhe, innere Spannung; der Patient muss aufstehen und umhergehen wegen der inneren Unruhe. Allgemein: ängstlich, abgemagerter, durch Krankheit ausgezehrter, vorzeitig gealterter Mensch.

Arsenicum album/Acidum arsenicosum (Arsen-Sauerstoffverbindung, Arsen(III)-oxid)
Nach kurzem Schlaf (meist nach Mitternacht bis 1 Uhr) kommt es zu großer Ruhelosigkeit (körperlich wie geistig), Angstträume vom Tod, sorgenvoll, Angst im Schlaf, brennende Schmerzen, Angst und Unruhe, Schlaflosigkeit bei Angst mit Atemnot.

Belladonna (Tollkirsche)
Sehr ruheloser Schlaf, stöhnt und wälzt sich herum, hört den eigenen Pulsschlag im Kopf pulsieren – was wach hält, Zuckungen im Schlaf, starker Harndrang in der Nacht, reichliches Wasserlassen; schläfrig, kann aber nicht schlafen – auch aus Angst vor den Träumen, Träume vom Fallen.

Cactus grandiflorus (Kaktus mit großer Blüte)
Schlaflosigkeit, aufgrund starken Pulsierens in verschiedenen Körperregionen, bei Herzbeschwerden, erwacht voller Schrecken.

Causticum Hahnemanni (Ätzkalk)
Extrem schläfrig am Tag, kann kaum wach bleiben, gähnt ständig, erwacht bereits nach wenigen Minuten wieder, da er nicht mehr auf dieser Stelle liegen kann, wirft sich ständig umher und schläft dann irgendwann vor Erschöpfung ein, leichtes Erwachen, schon bei geringstem Geräusch; Kinder wollen nicht allein ins Bett gehen, ständig Angst, etwas vergessen zu haben, erträgt keine Ungerechtigkeit, empfindlich gegen Autorität.

Chamomilla (Kamillenblüten)
Sehr schmerzhaft und überempfindlich, reizbar, wenn aus dem Schlaf geweckt, extrem empfindlich gegenüber Geräuschen, kann dann sogar gewalttätig werden, sehr wehleidig, Wimmern, Weinen und Heulen im Schlaf, Folge von Missbrauch von Stimulantien: Kaffee, Alkohol u.a., Narkotika, schläfrig, kommt aber nicht zur Ruhe.

Cimicifuga rasemosa (Wanzenkraut)
Schlaflosigkeit und Niedergeschlagenheit, Traurigkeit, Mutlosigkeit, depressive Stimmung, "typisches Frauenmittel", kommt bei Unterleibsbeschwerden in Frage, Schlafstörungen während der Menses, schlaflos oder benommener, trunkener Schlaf, mit den Armen über dem Kopf oder Gähnen.

Cocculus indicus (Kockelskörner)
Schlaflosigkeit nach Nachtwachen (Pflege von Angehörigen), durch geistige oder körperliche Erschöpfung, besonders bei überaus empfindsamen Menschen, völlige Erschöpfung mit großem Leeregefühl, Leeregefühl im Kopf, aber auch im Magen, dabei oft Schwindelgefühl beim Aufrichten, muss sich wieder hinlegen, mit Übelkeit und Brechreiz, dabei oft ärgerlich, empfindsam, niedergeschlagen, Angstträume, ständige Schläfrigkeit.

Coffea tosta (gerösteter Kaffee) oder Coffea cruda (ungeröstet)
Ständig überdreht, Nerven überreizt, abnorme Aktivität des Geistes, dann nicht abschalten können, nach einem ereignisreichen Tag (neue Freunde, Besuch bei Bekannten) nicht einschlafen, redet zigmal über das Ereignis, voller Ideen, Phantasien, sehr reizbar – besonders wenn übermüdet, besonders freudige Ereignisse (kommende oder vergangene) führen zu Schlaflosigkeit, erwacht gegen 3 Uhr und kann dann nicht wieder einschlafen, döst, Katzenschlaf (jedes kleinste oder entfernte Geräusch macht wach), enormer Tatendrang in der Nacht (Kinder spielen und singen), schlaflos durch Kaffeegenuss, Herzklopfen.

Cypripedium pubescens (Frauenschuh)
Erwacht nach kurzem, tiefem Schlaf und ist absolut munter, sehr geringes Schlafbedürfnis, erledigt Arbeiten gern in der Nacht, ohne davon erschöpft zu sein, kann allerdings später einmal zu nervösen Kopfschmerzen führen, Redefluss in der Nacht, Ansturm positiver Gedanken, Euphorie in der Nacht, nach Kaffee oder Tee so überdreht, dass er nicht schlafen kann.

Digitalis (Roter Fingerhut)
Erwacht durch angstvolle Träume vom Fallen, ständig schläfrig, sehr unerquicklicher Schlaf, zuckt im Schlaf, Gefühl eines elektrischen Schlages, schläft gern auf dem Rücken.

Gelsemium* (Gelber Jasmin)
Kann nicht einschlafen, döst nur, Schlaflosigkeit durch Juckreiz, während der Zahnung, durch Erschöpfung, sehr schläfrig, müde, kann aber nicht einschlafen aufgrund starker Unruhe, kann sich nicht von den vorhergegangenen Ereignissen lösen, ungewöhnlich tiefer Schlaf, besonders morgens, schwer zu wecken, schläft erst gegen Morgen ein und hat dann Schwierigkeiten, aufzuwachen, redet im Schlaf, halbwache Zustände.

Kalium carbonicum (Kaliumkarbonat, Pottasche)
Schlafstörung aufgrund Nervosität infolge geistiger Erschöpfung, schreckhaft, reizbar, häufiges Erwachen, wacht um 1 Uhr oder 2 Uhr auf und kann nicht wieder einschlafen. Erwachen zwischen 2 Uhr und 4 Uhr morgens bei fast allen Beschwerden, Allgemein: Neigung zu Erkältungen, Atemnot, nächtliche Verschlimmerung zwischen 3 Uhr und 5 Uhr, Neigung zu Ödemen, dicke und betagte Menschen.

Lachesis muta (Gift der Buschmeisterschlange)
Patient schläft sich in die Verschlimmerung hinein, unruhiger Schlaf, schlaflos und dabei geschwätzig, oft bei Patientinnen im Klimakterium, vorwiegend linksseitige körperliche Beschwerden, Verschlimmerung nach Schlaf, bei Kindern unruhiges Umherwerfen nachts, unter Ächzen, fährt im Schlaf auf, wie durch Erstickungsgefühl, schläfrig, ohne schlafen zu können; schreckliche Träume, Träume von Schlangen, Schlaflosigkeit durch zerebrale Überreizung bei Trinkern.

Nux moschata* (Muskatnuss)
Starke Wechselhaftigkeit der Beschwerden, benebelter Zustand, kein Blick für die Realität, „Außenwelt existiert nicht"; alle Beschwerden sind von Schläfrigkeit begleitet, komatöser Schlaf, plötzlich einsetzende (anfallsartige) überwältigende Schläfrigkeit, Ohnmachtsneigung, schreckt im Schlaf zusammen, wacht aber nicht auf.

Nux vomica (Brechwurz)
Schlafstörungen, wacht um 3 Uhr oder 4 Uhr auf und kann nicht wieder einschlafen, endlich gerät er am hellen Morgen in Schlaf (voll schwerer Träume), beim Erwachen fühlt er sich elend. Abends schläfrig oder schlaflos aufgrund von Ideenzudrang; beim Aufstehen unausgeschlafen, unlustig und verdrossen, Gedanken über die Arbeit oder Erledigungen halten ihn wach, nach Ärger. Allgemein: ärgerlich,

verdrießlich, nörgelnd, Choleriker mit Ausbrüchen zur Heftigkeit, viel Sorgen und ständig unter Strom, oft Genussmittel (Alkohol, Nikotin, Koffein) oder andere Exzesse.

Opium* (Schlafmohn)
Setzt die Reizleitungsgeschwindigkeit der Nerven herab, hochgradige Schläfrigkeit, schwerer, benommener, komatöser Schlaf, schwer zu unterbrechen, überempfindliches Gehör, leiseste (leise, weit entfernte) Geräusche hindern am Schlafen, schlimmer bei Drogenentzug, erwacht plötzlich mit Erstickungsgefühl.

Passiflora incarnata (Passionsblume)
Schlechtes Einschlafen, häufiges nächtliches Erwachen, schlaflos durch Erschöpfung, trotz ruhelosem Schlaf erwachen die Patienten relativ erfrischt, hilft auch bei Patienten, die lange Zeit Schlaf- bzw. Beruhigungsmittel eingenommen haben.

Phosphorus (Gelber Phosphor)
Häufiges Erwachen, schläfrig am Tag, sehr nervös, schnell erregbar, Schlafstörungen durch Erregung, Eindrücke des Tages, träumt von geschäftlichen Belastungen, kann nicht abschalten, träumt, wichtige Arbeiten nicht schaffen zu können, bleiches Gesicht im Schlaf, schläft spät ein und erwacht unausgeschlafen und müde, überwältigende Müdigkeit nach dem Mittagessen, besser nach Mittagsschlaf, Kinder können nicht allein einschlafen, wachen auf und kommen zu den Eltern ins Bett. Allgemein: sehr ängstlich, konfliktscheu, deswegen sehr genau und zuverlässig, immer Dinge im Kopf, die noch zu erledigen sind, will Gesellschaft (die er kennt, braucht einen Bezugspunkt).

Sepia (Sekret des Tintenfischs)
Passt für dunkelhaarige Frauen in den Wechseljahren, müde, erschöpft, Interesse an Familie und Haushalt verloren, tagsüber schon schläfrig, können aber abends doch nicht in den Schlaf kommen, Unruhe in der Nacht, häufiges Erwachen, Täuschung im Schlaf, als werde man gerufen, (Angst-)Träume schlimmer im Liegen auf der linken Seite.

Silicea* (Kieselerde)
Schlafstörungen bei Neumond, allgemeine Verschlimmerung bei Neu- oder Vollmond, Schlafwandeln, schreckliche Träume wecken die Person gleich nach dem Einschlafen auf, unruhiger Schlaf, Aufschrecken aus dem Schlaf, mit Zittern am ganzen Leibe; spricht laut, jammert oder lacht im Schlaf, schläfrig, kann aber nicht schlafen, kein erquickender Schlaf, morgens unausgeschlafen.

Stramonium (Weißer oder Gemeiner Stechapfel)
Verlangen nach Gesellschaft, nach hellem Licht, Angst vor Dunkelheit, will Händchen halten, manische Depression, erwacht völlig verwirrt, erkennt Familienangehörige oder Partner nicht, schreckt völlig verängstigt aus dem Schlaf auf, lacht, spricht, schreit im Schlaf, tiefer komatöser Schlaf, erwacht unausgeschlafen, keine Erholung im Schlaf. Allgemein: aufmerksam, diskutiert gerne, kann es nicht ertragen, aus der Gesellschaft ausgeschlossen zu werden, bis hin zu manischen Depressionen beim Alleinsein.

Strychninum phosporicum (Strychninphosphat)
Alle Sinnesorgane sind überreizt, überreiztes Vegetativum, Schlaflosigkeit durch äußere Reize (Lärm, Gerüche, Licht u.a.), Menschen in Großstädten oder in lauten Gegenden, unregelmäßiger Puls, unkontrollierter Lachzwang, kalte, klamme Hände und Füße, kalte Schweiße.

Zincum metallicum (Zink)
Sehr geräuschempfindlich, Somnambulismus (Schlafwandeln), tagsüber sehr schläfrig, teilnahmslos, lethargisch, stumpfsinnig, Beine ständig in Bewegung („restless legs"), allgemeine Zuckungen, Zuckungen und Zusammenfahren beim Einschlafen, Rucken, das ständig aufweckt, lautes Aufschreien im Schlaf.

Zincum valerianicum (Zinkisovalerianat)
Überempfindlich, nervös, schlaflos, völlig verwirrt durch geistige Anstrengung, starke Schlaflosigkeit durch Melancholie, Depression, Kopfschmerzen, zappelige, unruhige Beine und Füße („restless legs"), Zuckungen im Körper, muss sich immerzu bewegen.

* Diese Mittel kommen zudem bei zu starkem Schlafbedürfnis in Frage

Dosierung: Meist werden die Mittel in tieferen Potenzen eingesetzt C6/D6 bis max. C30/D30. Am Abend und vor dem Schlafen gehen und evtl. auch bei Nacht eine Dosis von 5 Globuli bzw. bis zu 20 Tropfen kann der groben Orientierung dienen. Evtl. können auch tagsüber noch Gaben folgen. Bei C30/

D30 kann die Wasserglasmethode eingesetzt werden, wobei 5 Globuli oder 5 Tropfen in einem Glas Wasser aufgelöst werden und von dem Wasser wird jeweils ein Teelöffel (kein Metalllöffel) als Gabe verabreicht.
Auch gibt es homöopathische Mischungen verschiedener Arzneimittelhersteller. Hier eine Auswahl:
Fa. Kattwiga: „Synergon Nr. 168 Avena sativa" (Erwachsene 20 Tropfen), „Sedakatt" (Erwachsene 1 Tablette)
Fa. Pekana: „Somcupin spag. Peka N" (Erwachsene 20–25 Tropfen)
Fa. Phönix: „PHÖNIX Zincum spag.", „PHÖNIX Valeriana spag." (Erwachsene 20–25 Tropfen)
Fa. Weleda: „Avena sativa comp." (Erwachsene 20–40 Tropfen)

Die Einnahme erfolgt ca. ½ Stunde vor dem Schlafengehen und kann bei Durchschlafstörungen in der Nacht wiederholt werden.

Phytotherapeutische Hilfen

Die Pflanzenwirkstoffe können als Teeauszug oder Tinkturen eingesetzt werden.
Eine Beschreibung von ausgewählten Heilpflanzen finden Sie im Kapitel „Effiziente Heilmethoden" unter „Phytotherapie".

Urtinkturen

Als bewährte Phytotherapeutika stehen unter anderem in Urtinktur zur Verfügung: Humulus lupulus (Hopfen), Avena sativa (Hafer), Valeriana (Baldrian), Passiflora (Passionsblume), Pomeranze (Bitterorange).

Diese können einzeln oder gemischt wie folgt eingenommen werden:

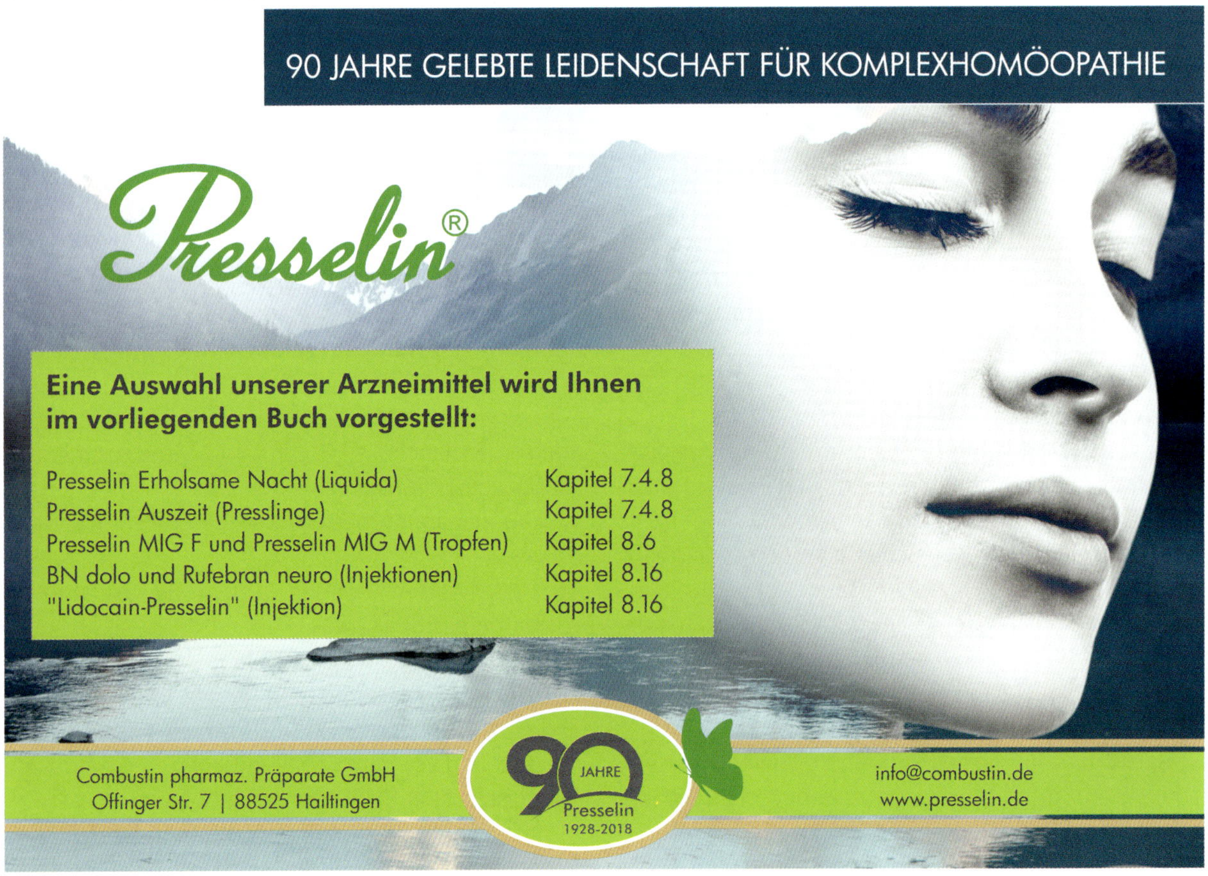

Urtinktur-Mischung 1:
Avena sativa Urtinktur
Valeriana Urtinktur
Passiflora Urtinktur
zu gleichen Anteilen.

Urtinktur-Mischung 2:

Passiflora Urtinktur	30,0 ml
Valeriana Urtinktur	30,0 ml
Pomeranzen Urtinktur	5,0 ml

Dosierung für Erwachsene: ca. 20–30 Tropfen 1–½ Stunde vor dem Schlafengehen in etwas Flüssigkeit schluckweise einnehmen.

Als Fertigpräparate stehen bspw. von der **Fa. Combustin** zwei Produkte zur Verfügung:

- Alkohollösung „Presselin Erholsame Nacht" mit den Auszügen von Baldrian, Hopfen, Lavendel, Melisse und Passionsfruchtsaftkonzentrat. Erwachsene 2 Mal täglich ½–1 Messbecher (je ca. 4–9 ml).
- Presslinge „Presselin Auszeit" mit den Wirkstoffen Sibirische Ginsengwurzel, Passionsblumenkraut, Rosenwurzel-Extrakt, Baldrian-Extrakt, Mutterkraut und Nicotinamid (Niacin/Vitamin B3). (Erwachsene 3 Mal täglich 1 Pressling zerkaut oder unzerkaut mit Wasser oder Fruchtsaft einnehmen).

Tee

Die oben genannten Kräuter können in getrockneter Form für einen schlafunterstützenden Tee verwendet werden. Auch andere Kräuter wie Melisse, Majoran, Lavendel u.a. können den Tee bereichern. Ein Teelöffel pro Tasse mit heißem Wasser übergießen und 7–10 Minuten ziehen lassen. Bei Bedarf können 1–3 Tassen am Tag getrunken werden.

Wie schon erwähnt sollten die Arzneimittel nur vorübergehend und in besonderen Lebenssituationen eingenommen werden, bis die Grunderkrankung beseitigt oder das Ereignis vorbei ist.

Gesunder und erholsamer Schlaf mit Zirbenholz

Es ist wissenschaftlich erwiesen, dass Zirbenholz durch Duftstoffe und ätherische Öle den Schlaf und vor allem den Tiefschlaf verbessert, der Puls senkt sich.

Als Zirbenprodukte stehen zur Verfügung:

- Betten aus Zirbe (meist Massivholzbetten)
- Zirbenbettdecken
- Zirbenkissen (= Zirbenpolster)
- u.a.

7.5 SÄULE 5: GESUNDE UMWELT UND LEBENSRÄUME

Eine gute Qualität der Luft, des Wassers und des Bodens ist für unsere Gesundheit essentiell. Leider ist den meisten Menschen noch nicht ausreichend bewusst, dass wir ein Teil der Natur sind. Leidet die Natur, so leiden wir mit! Würden wir nach dem Motto „Wir haben die Erde nur von unseren Kindern und Enkelkindern geliehen" leben, so müssten wir mit allem Einsatz unsere Natur intakt halten. Wir finden heute in unserem Trinkwasser Rückstände von Medikamenten wie bspw. der Anti-Baby-Pille, Hormonen, Lipidsenkern, Psychopharmaka, Anti-Rheumatika, u.a. mehr; Gentechnik und Nanotechnik bescheren uns weitere, unkalkulierbare Belastungen.

7.5.1 KOPFSCHMERZAUSLÖSENDE CHEMIKALIEN

Folgende Chemikalien sind mögliche Auslöser:
Aluminiumstaub, Autoabgase, Benzin, Brennöl, Chrom, Diesel, Fabrikabgase, Farben, Farbstoffe, Formalin (wässrige Lösung des Gases Formaldehyd), Fluorchlorkohlenwasserstoffe (FCKW), Holzstaub, Insektenvernichtungsmittel, Klebstoffe, Kobalt, Kohlenstaub, Lösungsmittel, Mehlstaub, Motorenöl, organische Phosphatverbindungen, Platinsalze und -säuren, Polyvinylchloride (PVC), Zement u.a.

Mit Hilfe der Kinesiologie und anderer Testverfahren können Substanzen auf individuelle Verträglichkeit ausgetestet werden. Bringen Sie Ihrem Kinesiologen z.B. eine Probe mit in die Praxis (Stück Teppich, Spielzeug, Hausstaub aus dem Staubsauger, Holzstaub u.a.) und lassen Sie die (Un-)Verträglichkeit austesten.

Verbannen Sie prinzipiell erst einmal alle Substanzen aus Ihrem Wohn- und Arbeitsbereich, bei denen Sie Verdacht schöpfen, dass sie für Sie und andere schädlich sind. Achten Sie zudem auf gute Lüftung der Räume und geeignete Schutzmaßnahmen am Arbeitsplatz.

7.5.2 GEOPATHISCHE STÖRUNGEN

(Wasseradern, Verwerfungen, Global- und Diagonalgitter, radioaktive Strahlung)

Wie schon im Kapitel Regeneration und Entspannung erwähnt, können Wasseradern und andere geopathische Störungen den Menschen schwächen und krank machen. Daher kann ich Ihnen nur empfehlen, bevor Sie ein Haus bauen oder in ein Haus oder eine Wohnung einziehen, aber auch wenn Sie bereits darin wohnen, einen Rutengänger zu konsultieren. Er wird Ihnen sagen, in welchen Wohnbereichen Sie den besten Schlafplatz finden.
Geopathische Einflüsse können so massiv sein, dass sie ein Heilungshindernis darstellen und dass selbst sonst erfolgreiche Therapien versagen.
Am Schlafplatz ist dies vor allem so gefährlich, da Sie sich in der Regel an keinem anderen Ort ohne Unterbrechung so lange aufhalten und der Organismus sich in der Nacht erholen und regenerieren sollte. Manche Plätze sind derart belastet, dass Rutengeher gar von einem „Krebsplatz" reden. Wie Sie in den Abbildungen erkennen können, kommen an manchen Plätzen mehrere Einflüsse (Wasseradern, Verwerfungen und Diagonal- und Globalgitterkreuzungen) gebündelt vor. Ein guter und heilfördernder Schlafplatz sieht anders aus!

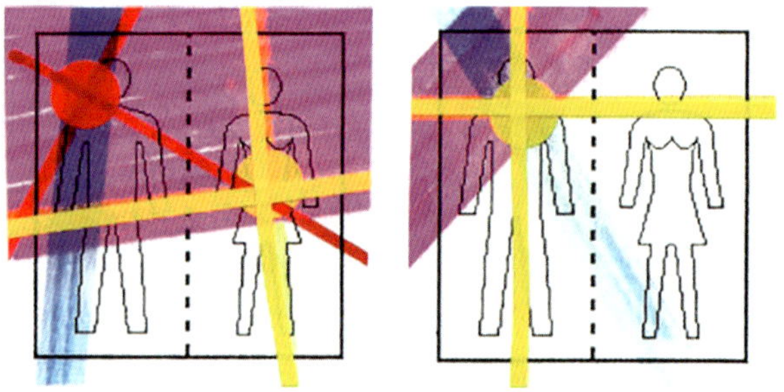

Abb. 7.5.2 - 1 Geopathisch belastete Schlafplätze. Die Abbildungen wurden freundlicherweise vom www.rutengaenger-verein-sued.de zur Verfügung gestellt.

Wenn Sie das Thema Rutengehen interessiert, so möchte ich Ihnen den Besuch eines Kurses empfehlen. Manche Menschen haben sofort das Gespür für Erdstrahlen, Wasseradern und Co.

7.5.3 GESTALTUNG DER LEBENSRÄUME

Gesunde Lebensräume bedeuten zum einen Schadstofffreiheit in den Wohnräumen und zum anderen Wohlbefinden.

So groß die Verführung von High-Tech-Einrichtungsgegenständen mit all ihren Vorzügen der Unverwüstlichkeit, der Resistenz gegen Schädlinge, der Farbenfreude usw. ist, so groß kann auch die Gefährdung von Menschen sein, die sich in solchen Wohn- und Arbeitsräumen aufhalten.

Leider können Sie sich auf die – meist von den Herstellern oder Verbänden selbstkreierten – Ökolabels nicht verlassen. Nur weil ein Hersteller sich an die gesetzlich vorgeschriebenen Richtwerte hält, bedeutet es keinesfalls, dass das Produkt gesundheitlich unbedenklich ist. Die wichtigsten Fragen lauten: Welche Rohstoffe wurden verwendet? Erfolgte die Produktion nach ökologischen Kriterien? Wie wurde das Produkt verpackt und transportiert? Wie lang ist die Lebensdauer des Produkts? Wie kann das Produkt später wieder entsorgt werden?

Das Umweltlabel „Blauer Engel" oder der Zusatz „Umweltzeichen, weil ..." oder „Umweltfreundlich, weil ..." reichen nicht aus, da ihre Kriterien völlig unzureichend sind.

Um hierbei die größtmögliche Sicherheit zu haben, kann ich Ihnen nur empfehlen, sich an ein Öko-Einrichtungshaus bzw. an einen Öko-Versand zu wenden. Die dabei berücksichtigten Richtlinien sind um ein Vielfaches strenger als die von den Herstellern selbst kreierten.

Am besten besuchen Sie einmal ein Öko-Raumausstatter-Geschäft oder ein Öko-Möbelhaus. Es kann gut sein, dass Sie überrascht sind, dass Ihre Vorstellung von Öko-Ausstattung falsch war. Mittlerweile erwartet Sie eine riesige Produktpalette, die kaum noch Wünsche offen lässt.

GINKGO
Ralf Barth, Raumausstattung für **gesundes Wohnen**

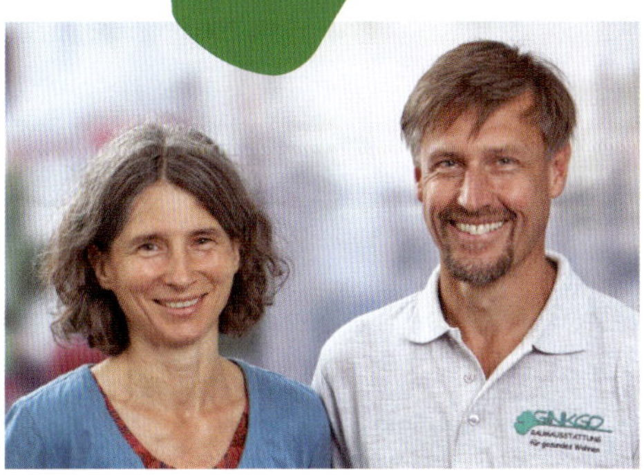

Wir bedanken uns sehr herzlich bei Thomas Bezler für die langjährige, sehr freundschaftliche Zusammenarbeit und die Möglichkeit unsere einzigartigen Produkte für ein natürliches, echtes Wohngefühl, sowie unsere authentische Arbeit in seinem Buch zu präsentieren.
Naturstoffe, wie z.B. Lehm- oder Kalkputze, kommunizieren unmittelbar mit uns. Deshalb können unsere Kunden sehr schnell feststellen, welche Materialien die richtigen sind.

Wir haben immer Ideen und Lösungen, natürlich!

Petra Kaiserauer-Barth
Wohn- und Umweltberaterin
Wohnfarbberaterin
Feng Shui-Beraterin

Ralf Barth
Raumausstattermeister
Wohnschimmelpilzsanierer

Wagnerstraße 14 · 70734 Fellbach · Telefon 07 11 - 58 32 91
Öffnungszeiten Laden: jederzeit nach Vereinbarung
Freitag 10-18 Uhr · Samstag 10-15 Uhr
info@ginkgo-raumausstattung.de · www.ginkgo-raumausstattung.de

Die optimale Kombination von ökologischen Materialien, einer individuellen Farbgestaltung und die Berücksichtigung von Feng-Shui-Richtlinien bewirken energievolle Lebensräume. Bei der Gestaltung eines Schlafzimmers gelten andere Kriterien als bspw. bei der Gestaltung eines Kinderzimmers oder eines Arbeitszimmers. Lassen Sie sich durch Farb- und Feng-Shui-Berater professionell beraten. Ihr Wohlbefinden lässt sich dadurch enorm steigern und Sie erreichen einen Zuwachs an Erholung und Lebensfreude.

„In meinen Augen gab die Natur dem Menschen drei Materialien, auf dass diese ihm in seinem Leben dienen: die Erde, auf der er seine Lebensmittel zieht, das Holz, mit dem er seine Möbel herstellt, und Steine, um sein Haus zu bauen."
Frazier Peters, Houses of Stone, 1933

Zudem sollten Sie als Kopfschmerz- oder Migränepatient beachten, dass Sie möglichst in einer ruhigen Gegend mit viel Grün und in einer gut geräuschgedämmten Wohnung wohnen.

7.5.4 KLEIDUNG UND KOSMETIKA

Achten Sie beim Kleidungskauf darauf, angenehme Stoffe zu kaufen. Viele Menschen fühlen sich in ihrer Kleidung nicht wohl, ohne dies bewusst wahrzunehmen. Nach modischen Kriterien ausgesuchte Kleidung scheint oftmals eine höhere Priorität zu besitzen als funktionelle und verträgliche. Kontrollierte Bio-Textilien sind zu bevorzugen.
Auch bei der Auswahl von Kosmetika, Deos und Parfüms sollten Sie darauf achten, dass Sie diese auch wirklich vertragen. Eine kinesiologische Testung kann hier sehr aufschlussreich sein. Und achten Sie darauf, dass Sie Parfüm und Deo ganz sparsam verwenden, nicht nur für Sie selbst bringt ein zu starker Duft negative Auswirkungen, sondern manchmal viele Meter um Sie herum auch für Andere.

7.5.5 GENTECHNIK

Die gentechnische Veränderung unserer Nahrungs-, Reinigungs- und Arzneimittel ist letztlich ein groß angelegtes Experiment mit einem nicht vorhersehbaren Ausgang. Der Mensch greift in eine Millionen Jahre alte Evolution und somit in die Symbiose aller Lebensformen in noch nie da gewesenem Ausmaß ein. Damit gehen Eigenschaften, die sich über Jahrtausende entwickelt und bewährt haben, verloren. Die Ausmaße dieses Eingriffs können voraussichtlich erst nach Jahren und Jahrzehnten vollständig erkannt werden. Doch dann ist eine Wiedergutmachung vielleicht nicht mehr möglich. Die Gen-Befürworter verharmlosen bekanntlich jegliche Gefahren und heben hervor, dass durch die Gentechnik die großen Ziele – ausreichende Ernährung der Weltbevölkerung, das Heilen und Aussterben sog. unheilbarer Krankheiten – erreicht werden können.
Egal von welcher Seite ich dieses Thema betrachte, es dreht sich bei der Gentechnik um Geld und Macht. Ethik und Nachhaltigkeit sind nicht gefragt. Der Nahrungsmangel auf dieser Erde ist bekanntlich ein Umverteilungsproblem und es gibt bis heute kein Medikament, das eine Krankheit wirklich heilen kann. Der Slogan für eine bessere Welt durch Gentechnik beschränkt sich auf die Züchtung unkrautvernichtungsmittelresistenter Pflanzen und den Wahn auf Verbesserung der Schöpfung.
Es ist sicher, dass nur wir Verbraucher diesen Wahn stoppen können, indem wir eine lückenlose Information über den Anbau und die anschließende Verarbeitung der Produkte und deren eindeutige Kennzeichnung fordern. In einer freien Marktwirtschaft hat immer noch der Verbraucher die Macht. Achten Sie beim Einkauf auf qualitative und damit ökologische Kriterien. Das Einkaufen ökologischer Produkte ist längst nicht mehr nur Sache von in Sandalen steckenden Öko-Freaks. Ich kenne mittlerweile unzählige Klienten und Patienten, für die eine ökologische Ernährung und ein möglichst ökologisches und baubiologisches Wohnen ein nicht mehr wegzudenkendes Privileg darstellen, da sich dadurch die Gesundheit und das Wohlbefinden auf einem Höchstmaß befinden, das sie nie wieder missen möchten.
Als Kopfschmerz- oder Migränepatient sollten auch Sie sich diesen Zugewinn ebenfalls zu eigen machen und konsequent – zumindest jedoch überwiegend – Bio-Ware verzehren und auf gentechnisch veränderte Produkte verzichten.

7.5.6 NANOTECHNIK

Strukturen und Materialien, die kleiner als 100 Nanometer (nm) sind, werden als Nanoteilchen bezeichnet. Alle Auswirkungen dieser isolierten Nanoteilchen (in unserer Nahrung, in Sonnenschutzmitteln, in Verpackungen, Medikamenten und Impfstoffen) werden erst in vielen Jahren im Detail bekannt sein. Jedoch geben die aktuellen Untersuchungen Anlass genug, sich dieser Gefahr nicht auszusetzen. Die Nanoteilchen werden von unserem Abwehrsystem nicht erkannt, d.h. die Teilchen verbleiben im Körper und schlüpfen quasi durch das Kontrollsystem unseres Organismus. Auch gibt es Hinweise, dass die Nanoteilchen über die Nerven ins Gehirn gelangen und sich dort ansammeln. Auch über die Nahrungsmittel aufgenommene Nanoteilchen gelangen ungehindert ins Gehirn, da sie die Blut-Hirn-Schranke überwinden.

Die gesetzlichen Vorgaben und Deklarierungen sind völlig unzureichend. Das bedeutet, es gibt schon seit Jahren Lebensmittel, denen Nanoteilchen zugesetzt wurden, ohne dass dies gekennzeichnet werden muss(te), so dass letztlich – wie leider oft – es keine Alternative zum Bio-Anbieter gibt. Zertifizierte Bio-Produkte dürfen nicht mit Nanoteilchen angereichert werden.

7.5.7 ELEKTROSMOG

Wissenschaftler in der ganzen Welt erforschen seit vielen Jahren verstärkt die Folgen der ständig zunehmenden elektromagnetischen Strahlenbelastung, für die der Begriff „Elektrosmog" immer zutreffender wird. Dieser bewirkt, dass die natürlichen elektrischen und magnetischen Signale, die die gesamte Informationsübertragung im Organismus des Menschen und mit der Umwelt steuern, durch die elektromagnetische Umweltverschmutzung verfälscht, blockiert und fehlgesteuert werden. (...) Nach Kenntnissen zahlreicher Wissenschaftler verursacht die gegenwärtige elektromagnetische Strahlenbelastung nicht nur folgenschwere biochemische Veränderungen und ständigen Stress im zentralen Nervensystem, sondern auch Gehirnfunktionsstörungen und psychische Erkrankungen. Als typische Anzeichen werden genannt: nervöse Beschwerden, Depressionen, Angst, Kopfschmerzen, schlechter Schlaf, Nackenmuskelverspannungen, Panikattacken, Gehirnfunktionsstörungen und Vitalitätsverlust. Das Problem bei dieser Art der Umweltverseuchung ist, dass Elektrosmog von außen in unsere Wohnungen eindringt, auch wenn Türen und Fenster geschlossen sind. Zu den üblichen Quellen kommen noch Tausende von Satelliten und andere technische Objekte, die uns aus dem Kosmos lebensfeindliche elektromagnetische Strahlen in Richtung Erde schicken, vor denen wir uns kaum schützen können.

Die von staatlicher Seite vorgegebenen, angeblich unbedenklichen Grenzwerte erlauben eine elektromagnetische Strahlenbelastung der Gesamtbevölkerung, die weit über den Intensitäten liegt, mit denen in der Psychiatrie und zu militärischen Zwecken mit elektromagnetischen Feldern Verhaltensänderungen erzeugt werden. Auch bei der Genmanipulation und zur Therapie von Bluthochdruck, Asthma und Infarkten werden elektromagnetische Felder erfolgreich angewendet, die weit unter den vom Bundesamt für Strahlenschutz (BfS) propagierten Grenzwerten zum Schutz der Bevölkerung vor elektromagnetischer Strahlung liegen (Rose, Elektrosmog, 1998, S.17 u. 18).

1992 kamen die ersten großen Sendeanlagen und mit ihnen die ersten Handys. Einige Jahre später kamen die schnurlosen DECT-Telefone. In allen europäischen Ländern gibt es zigtausend Sendeanlagen (sog. Basisstationen) auf Dächern, Kaminen, Masten, Silos, Türmen, Rathäusern und selbst auf Kirchtürmen, welche die mit Lichtgeschwindigkeit übermittelten Handysignale verarbeiten und weiterleiten.

Der Ausbau von WLAN-Sendeanlagen in Städten, öffentlichen Gebäuden, Zügen, Bussen und Straßenbahnen wird massiv vorangetrieben. Somit haben wir eine flächendeckende Bestrahlung von mehreren verschiedenen Technologien und Anbietern erreicht. Hunderte ernst zu nehmende wissenschaftliche Studienergebnisse liegen vor, die von besorgniserregenden biologischen Effekten berichten. Gäbe es vor der Einführung eines neuen Medikamentes derart viele Warnungen und Belege wie beim Mobilfunk, würde dieses nicht für den Markt zugelassen werden.

Mittlerweile gibt es Studien, die eindeutig beweisen, dass mit zunehmender Handynutzung und umso früherem Einstiegsalter das Hirntumorrisiko steigt. Weitere Studien bescheinigen beschleunigtes Tumorwachstum, Hodenschrumpfungen, verminderte Spermien- und Eiqualität etc. unter Handy-

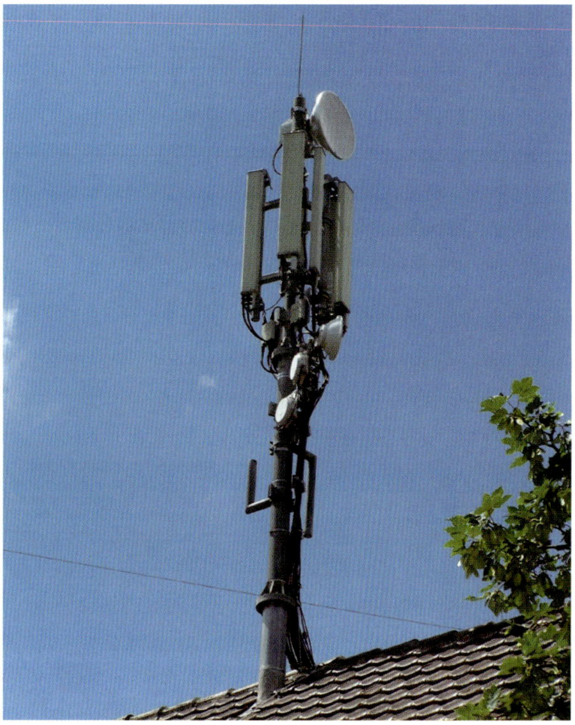

Abb. 7.5.7 - 1 Mobilfunkantenne mit GMS 1800, UMTS, LTE und Richtfunk

bzw. WLAN-Strahlung. Schon lange ist bewiesen, dass durch jedes noch so kurze Handytelefonat die Blut-Hirn-Schranke geöffnet wird und so Gifte und Schwermetalle noch Stunden später ins Gehirn gelangen können, die dort überhaupt nicht sein sollten und die schwere Schäden an den Hirnzellen anrichten können.

Ich möchte Ihnen hier die häufigsten Ursachen für Elektrosmog nennen: Heizdecken, beheizbare Wasserbetten, elektrisch verstellbare Betten, Babyphone, Radiowecker, Stromkabel in der Erde und in der Schlafumgebung, Schreibtisch- bzw. Nachttischlampen mit Glühbirnen, mit Nachtstrom betriebene Boiler und Heizungen, Leuchtstofflampen, Mikrowellenherde, Hochspannungs-, Mittelspannungs- und Niederspannungsleitungen, Trafostationen, Fernsehgeräte, Mobiltelefone, WLAN, Walkie-Talkies, schnurlose Telefone, Computer, elektrische Schreibmaschinen, Küchenmaschinen, Bügeleisen, Bügelmaschinen, Nähmaschinen, Halogenlampen und Energiesparlampen.

Bei manchen Verursachern reicht es aus, ein bis zwei Meter Abstand zu nehmen oder sie nachts auszuschalten. Bei Hochspannungsleitungen sollten Sie mindestens jedoch 150 Meter, besser 200 bis 300 Meter Abstand nehmen. Ich empfehle Ihnen, lieber normale Glühbirnen anstatt Energiesparlampen, ein schnurgebundenes Telefon anstatt schnurlosem, LAN-Kabel fürs Internet anstatt WLAN zu verwenden und kein Handy zu benutzen, bzw. es nur dann einzuschalten, wenn Sie es wirklich benötigen.
Auch bedenken Sie, dass die Arbeit vor einem Bildschirm zu einer Strahlenbelastung führt. Ein Patient berichtete mir, dass zwei seiner Mitarbeiter mittleren Alters, welche den ganzen Tag am Bildschirm sitzen, Netzhautablösungen bekommen haben. Zufall?

Wenn Sie auf Nummer Sicher gehen möchten, dann lassen Sie sich einen Baubiologen ins Haus oder an den Arbeitsplatz kommen, der Ihnen dann mit Ruten und elektrischen Messgeräten die Belastungen aufzeigen und Lösungsvorschläge unterbreiten kann.

Leider sieht es in der Praxis mittlerweile meist so aus, dass ein strahlenarmes Zuhause nur noch mit Abschirmmaßnahmen möglich ist.
Bis endlich die schädlichen Mobilfunkwellen abgeschaltet und gesundheits- und umweltverträgliche Techniken (die es schon gibt) eingesetzt werden, bleiben uns zum Erhalt unserer Gesundheit nur eben Abschirmmaßnahmen. Ich kenne Menschen, die nachts im Keller schlafen oder unter einem Abschirmbaldachin (ähnlich einem Moskitonetz), welcher über dem Bett aufgehängt wird und für eine Rundumabschirmung sorgt. Und es werden jeden Tag mehr Menschen, die diese Maßnahmen durchführen.

Als Kopfschmerz- und Migränebetroffener möchte ich Ihnen ans Herz legen, speziell auf Ihren Kopf aufzupassen. Meiden Sie Strahlung, so gut und so oft es geht. Setzen Sie beim Spazieren in der Nähe von Mobilfunksendeanlagen ein Strahlenschutzkäppi auf, welches zumindest die Strahlenintensität in Ihrem Gehirn stark vermindert. So ein Käppi hat im Inneren einen Strahlenschutzstoff eingenäht und unterscheidet sich optisch nicht von einem normalen. Auch gibt es etliche Hersteller, die Unterwäsche, T-Shirts und Jacken mit Abschirmwirkung herstellen.

Die (scheckkartengroße) Karte eines Gesundheits- und Naturheilvereins soll die Menschen dazu bewegen, die Strahlenfunktion schnurloser Geräte zu deaktivieren („Flugmodus", „Ecoplus-Funktion") und nur dann einzuschalten, wenn sie benötigt wird.

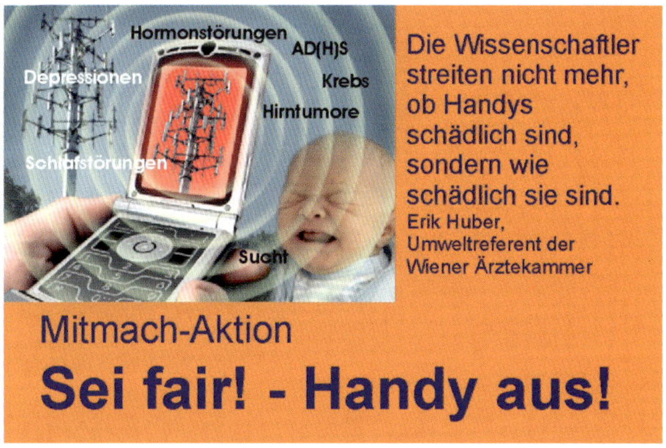

Werden Sie sich bewusst:
Jedes Handytelefonat bestrahlt tausend Mitmenschen. Das ist nicht fair! Machen Sie mit und werden Sie zum Vorbild!

Sei fair! - Handy aus!

Jeder Mensch ist elektrosensibel auf die heute verwendete Mobilfunktechnik. Hirnströme und Hormone verändern sich. Noch ist nicht jeder elektrohypersensibel und erspürt die Stahlung oder ist daran erkrankt.

Fordern Sie mit uns eine neue gesundheits- und umweltverträgliche Mobilfunktechnik und die Reduzierung der Strahlenbelastung.

Gesundheits- und Naturheilverein GGL - Ganzheitlich Gesünder Leben e.V., Kelterstraße 13/1, 71394 Kernen, www.ggl-verein.de
Dieser Druck ist von Mitgliedsbeiträgen finanziert.

Abb. 7.5.7 - 2 Vorder- und Rückseite der Karte „Sei fair! – Handy aus!"

7.5.8 ZAHNMEDIZINISCHE MATERIALIEN

Lassen Sie sich niemals ungeprüft Fremdmaterialien einbauen oder gar implantieren. Stellen Sie sich vor, Sie würden irgendeinen Fremden heiraten, ohne vorher überprüft zu haben, ob Sie sich zumindest vertragen. Es gibt zwar keine Garantie, dass Ihr Körper mit der Zeit nicht doch gegen die Fremdmaterialien allergisch reagiert, aber von Anfang an ungeprüft das Risiko einzugehen, an den Fremdmaterialien zu erkranken, empfinde ich als unangemessen. Wenn Ihr Zahnarzt selbst nicht testen kann oder will, dann lassen Sie sich von ihm einen Testsatz mitgeben, in dem alle Materialien gesammelt sind, die bei der Behandlung in Frage kommen. Viele Zahnärzte haben einen Testsatz, in dem auch Betäubungsmittel und Klebstoffe enthalten sind.

Im Falle von chronischen Kopfschmerzen und Migräne sollte auch eine Gebiss-Sanierung in Betracht gezogen werden. Amalgamfüllungen, tote (wurzelbehandelte) Zähne und anderes mehr sind nicht gesundheitsförderlich. Ein gesunder Körper kann dies evtl. lange tolerieren, doch wenn das Fass schon durch andere Baustellen gefüllt ist, kann es notwendig sein, die Stressoren im Gebiss zu entfernen.

Vor einem leichtfertigen Umgang mit Implantaten möchte ich Sie warnen. Ich kenne mittlerweile einige ganzheitlich und ursächlich arbeitende Therapeuten und Zahnärzte, die Implantate gut begründet ablehnen. Vielleicht wird es in Zukunft verträglichere und metallfreie Materialien geben, die der Körper besser verträgt. Durch verschiedene Einflüsse (auch durch eine Antennenwirkung durch Elektrosmog) kommt es an der Spitze des Implantates zu einem Temperaturanstieg von bis zu einem Grad Celsius. Ebenfalls zu beachten ist, dass das Implantat an einen Platz (z.B. Akupunkturpunkt oder Reflexzone im Kieferbereich) eingesetzt werden könnte, der wiederum in Beziehung zu inneren Organen steht und es so zu Organstörungen kommen kann.

Sollten bei Ihnen die Kopfschmerzen oder die Migräne trotz aller Bemühung noch Bestand haben, so sollten Sie auch an eine Überprüfung vorhandener Implantate denken.

Ich möchte Ihnen auch im Zusammenhang mit Zahnmaterialien, toten (wurzelbehandelten) Zähnen und Implantaten die Inanspruchnahme eines Behandlers mit kinesiologischen oder anderen Testverfahren ans Herz legen. Optimal ist es, wenn Zahnärzte mit Kinesiologen kooperieren.

7.5.9 IMPFUNGEN

Von Seiten der Pharmaindustrie wird ein immenser Aufwand betrieben, Impfungen als unabdingbare und prophylaktische Notwendigkeit darzustellen. Wer sich aber die Mühe macht und sich mit dem Thema Impfungen auseinandersetzt, der wird sehr schnell erkennen, dass es leider auch hier offensichtlich in erster Linie um wirtschaftliche Interessen geht, und dies bedauerlicherweise auf Kosten der Gesundheit. Ich denke, dass es spätestens nach der Schweinegrippe-Hysterie in den Jahren 2009/2010 (nur ca. 7 % der Deutschen sind der Impfempfehlung gefolgt) zu einer vermehrt kritischen Sichtweise gekommen ist. Aber auch die Vorstellung, dass Säuglinge durch 7-fach-Impfungen mit sieben Krankheiten gleichzeitig konfrontiert werden sollen, macht viele Menschen skeptisch.

7

Ich kann Ihnen hier nicht in Kürze meine Kenntnisse, Erfahrungen und Auseinandersetzungen mit Ärzten, Krankenkassen, Ämtern u.a. mitteilen, sondern möchte Ihnen als Kopfschmerz- oder Migränebetroffenen wärmstens empfehlen, sich mit impfkritischer Literatur auseinanderzusetzen. Besonders das Buch „Impfen mit dem Auge des Herzens betrachtet – Tatsachen statt Expertenmeinungen" von Jürgen Fridrich, Pirolverlag 2006, ist hierfür geeignet. Es bedarf lediglich eines üblichen Schulabschlusses und keiner besonderen Kenntnisse, dieses Buch zu lesen und zu verstehen. Und da sich das Buch auf Tatsachen offizieller Statistiken stützt, ist es für mich in Auseinandersetzungen mit "Experten" ein profundes Vorzeigewerk geworden.

Da eine Schutzwirkung von Impfungen nach den offiziellen Statistiken nicht bewiesen werden kann, stellt sich die Frage nach dem Sinn, zumal jeder Impfstoff viele Neurotoxine, gentechnisch veränderte Substanzen, artfremde Eiweiße etc. beinhaltet, die zu gesundheitlichen Schädigungen bis hin zu Lähmungen, Gehirnschäden und Tod führen können. Warum also ein solches Risiko eingehen, wenn der Nutzen offensichtlich nicht gegeben ist? Hinzu kommt, dass durch den Glauben (suggerierte Sicherheit) an einen wirksamen Impfschutz oftmals eine gesunde Lebensführung sowie andere effiziente Vorsorgemaßnahmen vernachlässigt werden.
Impfungen stehen im Verdacht, jugendlichen Diabetes, Ekzeme, plötzlichen Kindstod u.a. zu verursachen.

Mir ist bewusst, da es sich bei der Beschäftigung mit dem Thema Impfen um ein heißes Eisen handelt. Es könnte sein, dass Sie nach Erhalt des Kenntnisstandes nicht nur eine als sicher geglaubte Medizin in Frage stellen, sondern auch erkennen, dass Selbstverantwortung übernommen werden muss. Mir sagte einmal eine Ärztin ganz offen und ehrlich: „Wenn ich die Wirksamkeit von Impfungen anzweifle, dann müsste ich ja mein ganzes Studium in Zweifel ziehen – nein, das kann und will ich nicht machen!"

Rechtlicher Hinweis: Impfberatungen dürfen in Deutschland nur von Ärzten durchgeführt werden.

8 EFFIZIENTE HEILMETHODEN

Machen Sie sich bewusst, dass aus ganzheitlicher Sicht betrachtet alle bisher angesprochenen Lebensbereiche zu einer ursächlichen Heilung beitragen können. Die Umsetzung von gesunder Ernährung, ausreichender Bewegung, das Ausleben Ihrer spirituellen Bedürfnisse u.a.m. führen oftmals dazu, dass Kopfschmerzen und Migräne der Vergangenheit angehören.

Wenn sich trotz Ihres Bemühens nach einer konsequenten gesundheitsförderlichen Lebensweise der erwünschte Erfolg noch nicht einstellt, so werden Ihnen hoffentlich die folgenden effizienten Heilmethoden weiterhelfen. Bevor Sie selbst die eine oder andere Heilmethode ausprobieren, berücksichtigen Sie stets das ethisch-medizinische Grundprinzip von Hippokrates aus dem 4. Jahrhundert vor Christus: „Zuallererst nicht schaden". Sie werden sicherlich einen Behandler finden, der Sie in Ihrem Anliegen unterstützt. Da es sich bei den folgenden Heilmethoden um sog. Außenseiter- oder Alternativmethoden zur herrschenden medizinischen Lehrmeinung handelt, möchte ich Sie auch aus rechtlichen Gründen noch einmal darauf hinweisen, bei Kopfschmerzen und Migräne sich zuerst schulmedizinisch untersuchen zu lassen, so dass eine eventuell bösartige Erkrankung ausgeschlossen werden kann. In Notfallsituationen müssen Sie sich selbstverständlich der schulmedizinischen Versorgung anvertrauen!
Im Folgenden stelle ich Ihnen nun einige mir bekannte und für die Behandlung von Kopfschmerzen und Migräne wichtige und effiziente Heilmethoden vor.

8.1 DARMSANIERUNG (S. KAPITEL 7.2.8 VITALSTOFFREICHE ERNÄHRUNG – DARMFLORA UND DARMSANIERUNG)

8.2 HEILHYPNOSE

Hypnose ist in der Geschichte der Heilkunst das älteste und am häufigsten verwendete Heilmittel zur Linderung von Leid.
Bei der von mir angewandten Heilhypnose wird der Patient in einen angenehmen und tiefen Ruhezustand gebracht, welcher auch als Trancezustand bezeichnet wird. Entgegen der nichttherapeutischen Hypnose (Show-Hypnose) – und der meist verbreiteten Vorstellung, dass der Hypnotisierte nichts von der Sitzung mitbekommt – ist der Patient während der gesamten Heilhypnose stets in einem Zustand, in dem er sich aller Informationen bewusst ist und sich jederzeit äußern und bei Unwohlbefinden willentlich den Trancezustand beenden kann. Zumindest ist dies meine Vorgehensweise und entspricht meinen Kenntnissen über seriöse heilhypnotische Behandlungen. Es gibt einige Schulen, die „therapeutische" Hypnoseausbildungen anbieten, bei denen die Patienten sich nach der Hypnosesitzung nicht mehr bewusst an die Sitzung erinnern können. Dies widerspricht meiner Vorstellung von Persönlichkeitserweiterung durch die Hypnose, da ich gezielt die Kommunikation des Patienten mit seinem eigenen Unbewussten oder Noch-Nicht-Bewussten fördern möchte, damit der Patient sein Bewusstsein erweitern und auf seinen inneren Arzt und inneren Heiler mehr und mehr vertrauen kann.

Durch die induzierte Trance entsteht ein hypnotischer Raum (hypnotisch-magische Atmosphäre), in dem sowohl der Patient als auch der Therapeut auf erweiterte Handlungsmöglichkeiten und Kreativität zurückgreifen können, was im "Alltags"-Bewusstsein meist nicht möglich ist. Das (kontrollierende) Bewusstsein soll in den Hintergrund gelangen, um mit dem "Unter"-Bewusstsein zu kommunizieren. Es wird davon ausgegangen, dass alle Informationen des vergangenen Lebens im Unterbewusstsein gespeichert sind, weshalb eine Kommunikation mit dem Unbewussten zu den Ursachen von Blockaden, Ängsten u.a. führt und verschüttete Potenziale wieder reaktiviert werden können. Durch diesen veränderten Bewusstseinszustand ist ein besserer Zugang zu einem bestimmten emotionalen und körperlichen Erleben möglich (auch zurück in die Vergangenheit, sog. Altersregression) und es werden die Suggestibilität (Beeinflussung) und die Vorstellungskraft verbessert.

Das für mich Wertvollste bei der Therapie mit Hypnose sind die Erweiterung des Bewusstseins und die Reaktivierung verschütteter Ressourcen, da dem Hypnotisierten mit Hilfe des Unterbewussten vieles erst bewusst wird und er dadurch letztlich in die Veränderung gelangen kann, was letztlich zu einer positiven Persönlichkeitsentwicklung führt: Selbstbestimmt sein Leben leben.

Die Behandlung von Kopfschmerzen und Migräne mit Hypnose kann als Akutbehandlung, zur Vorbeugung und auch als ursächliche Heilbehandlung durchgeführt werden.

In der **Akutbehandlung** geht es um die Linderung und Verkürzung der Schmerz- und Begleitsymptome. Suggestive Verfahren in der Hypnose führen zu einer Auflösung der Verspannungen und Verkrampfungen und zu einer Normalisierung der Kopfdurchblutung. Die Schmerzen werden bspw. in Wärme oder Kälte "verwandelt", je nachdem was hilfreich und lindernd für den Patienten ist. Bei Übelkeit, welche bspw. die Migräne begleiten kann, wird auch das Sonnengeflecht mit Suggestionen in einen entspannten Zustand gebracht. Es ist zudem erwünscht, dass der Patient mit Hilfe des Autogenen Trainings selbst in die Lage gelangt, die Stirn und den Kopf angenehm frei und den Nacken angenehm warm werden zu lassen. So lassen sich Kopfschmerz- und Migräneanfälle vorbeugen, sofort lindern oder sogar zum Verschwinden bringen. Ein solches suggestives Verfahren in Hypnose („Suggestive Hypnose") stellt eine deutlich gesündere Alternative zu Schmerzmitteln dar.

Die **Vorbeugebehandlung** hat das Ziel, die Auslöser für Kopfschmerzen und Migräne erst gar nicht in einem solchen Maß aufkommen zu lassen, dass es zum Ausbruch kommt. Hierbei kommen überwiegend suggestive Techniken zum Einsatz, die bewirken, bewusster mit sich und seinem Körper umzugehen, frühzeitig Stressoren wahrzunehmen und diese konsequent in die Grenzen zu weisen und ausreichende Wohlfühlaktivitäten in den Alltag zu integrieren.

Für eine **ursächliche Heilbehandlung** ist es jedoch notwendig, die individuelle seelische Entstehungsgeschichte ausfindig zu machen. Schließlich gibt es Gründe, warum es bspw. zu einem perfektionistischen Vollkommenheitsstreben, einer extremen beruflichen oder familiären Forderungssituation, chronischer Überanstrengung und Überforderung, überzogenen Erwartungen, psychischen und/oder physischen Überreizungen, aber auch zu Nikotin- oder Alkoholmissbrauch u.a. kommt. Die Ursachen können in der frühen Kindheit, mindestens jedoch vor dem ersten Auftreten der Symptome liegen. Verdrängte Konflikte und traumatische Erlebnisse (Zangengeburt) können mitverursachende Faktoren sein. Diese aufzudecken und zu verarbeiten („Lebensgeschichtliche Hypnose") stellt eine ursächliche Heilbehandlung dar.

Nach Werner J. Meinhold bietet die integrative tiefenpsychologische Behandlung in Hypnose die besten Möglichkeiten, die Migränepatienten dauernd von ihrem Leiden zu befreien. Seine Erfahrung ist jedoch die, dass es vielen Migränepatienten schwer fällt, eine seelische Verursachung ihrer Beschwerden anzunehmen und somit relativ wenige sich einer entsprechenden Behandlung unterziehen. Wurde zuvor bereits eine erfolglose psychotherapeutische Behandlung hinter sich gebracht, nimmt die Bereitschaft zusätzlich ab; die Patienten wissen ja nicht, dass die integrative tiefenpsychologische Therapie in Hypnose völlig neue Therapiedimensionen eröffnet, die mit keinem anderen psychotherapeutischen Verfahren erreicht werden können (Meinhold, Werner J., Das große Handbuch der Hypnose, 2006, S. 534, Ariston-Verlag).

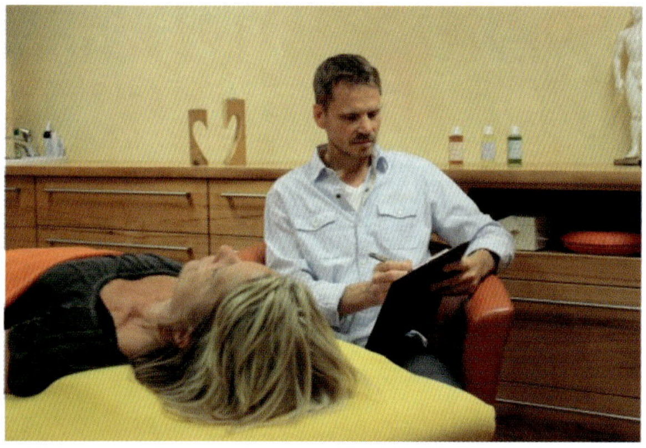

Abb. 8.2 - 1 Heilhypnosesitzung in der Naturheilpraxis Thomas Bezler

Anamnesefragen zur Hypnosetherapie bei Kopfschmerzen und Migräne

Um die Hypnose individuell auf den Patienten auszurichten, ist es von großer Bedeutung, möglichst genaue Kenntnisse über Entstehung, Auslöser, Quantität und Qualität des Kopfschmerzes sowie verstärkende oder lindernde Maßnahmen zu haben. Was dem einen gut tut, kann für den anderen zu einer Verschlimmerung führen, weshalb es keine für jeden gültigen, optimalen Standardhypnosetexte geben kann.

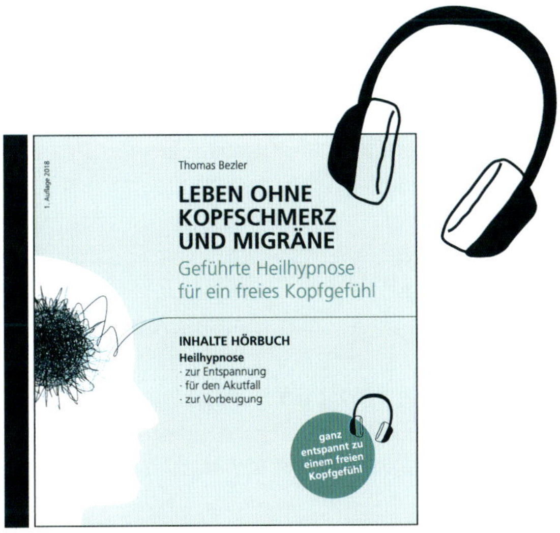

Das Hörbuch gibt es als CD und in digitaler Form zum Downloaden: www.thomas-bezler.de

Einige wichtige Fragen vor einer Hypnosetherapie bei Kopfschmerzen und Migräne:

- Wie ist der momentane Stand der derzeitigen Schmerzen und Begleitsymptome?
- Wo ist der Schmerz oder wo sind die Schmerzen, wo ist das Maximum/Schmerzzentrum und wohin strahlt der Schmerz evtl. aus? Wandert der Schmerz?
- Gibt es Auslöser wie bestimmte Situationen, bestimmte Nahrungsmittel, Schlaf, Stress, Überforderung, Erholung, hormoneller Wechsel, Wetterwechsel u.a., die den Kopfschmerz oder die Migräne entstehen lassen?
- Wie lange dauert der Schmerz an? Kommt er plötzlich? Welchen Verlauf nimmt er üblicherweise?
- Wann sind die Schmerzen zum ersten Mal aufgetreten?
- Wie waren damals der Verlauf, die Heftigkeit und die Häufigkeit und wie sind sie heute?
- Wie können Sie den Schmerz beschreiben (ziehend, stechend, pochend, drückend, brennend)?
- Wie stark ist der Schmerz auf einer Skala von 0 bis 10, wobei 10 die höchste Schmerzstufe ist?
- Was verschlimmert den Schmerz (z.B. Sitzen, Liegen, Bewegen, im Freien, im Raum, Kühle, Wärme, Ablenkung, Geräusche, Gerüche) und wie sehr?
- Was lindert den Schmerz (z.B. Sitzen, Liegen, Bewegen, im Freien, im Raum, Kühle, Wärme, Duft, Ablenkung) und wie sehr?
- Was kann den Schmerz sonst noch lindern oder gar abstellen?
- Welche Medikamente, Therapien etc. bringen Hilfe?
- Auf welcher Schmerzstufe lässt sich der Schmerz noch "gut" aushalten?
- Werden derzeit noch Therapien durchgeführt?
- Haben Sie bereits Erfahrung mit der Hypnosetherapie? Wenn ja, welche Erfahrung haben Sie damit gemacht? Oder was haben Sie darüber in Erfahrung bringen können, darüber gehört oder gelesen?
- Was wünschen Sie durch die Hypnosetherapie zu erreichen und/oder was wünschen Sie sich vom Therapeuten? Was sollte (mindestens) erreicht werden? Welche Besserung sollte sich eingestellt haben, so dass Sie von einer erfolgreichen Therapie sprechen können?

Kopfschmerzhypnose – Lesetexte

Wie oben bereits erwähnt, sollten sich die Inhalte einer Hypnose inkl. der verwendeten Suggestionen individuell nach den Erfordernissen des jeweiligen Patienten richten. Die folgenden Texte dürften nach meiner Erfahrung dennoch für die Mehrzahl von Kopfschmerz- und Migränepatienten hilfreich sein. Die Texte sind in kursiver Schrift gedruckt und sollten mit ruhiger und angenehmer Stimme dem Patienten vorgelesen werden; sie können auch aufgezeichnet werden, so dass der Patient den Hypnosetext bei Bedarf anhören kann. In einem weiteren Werk von mir steht Ihnen die mit meiner Stimme geführte Heilhypnose zur Verfügung: **„Leben ohne Kopfschmerz und Migräne – Das Heilhypnose-Hörbuch"**
Die Hypnose sollte nicht während konzentrationsbedingter Tätigkeiten durchgeführt werden (Arbeitsplatz, Straßenverkehr u.a.).

**Teil 1:
Erklärung zum Ablauf der Hypnose**
Dieser Text ist nur bei der ersten und evtl. zweiten Sitzung oder nach einer längeren Therapieunterbrechung notwendig.

Während du bequem sitzt oder liegst, wird die Hypnose durch eine Augenfixation eingeleitet, bei der du einen fixen Punkt anschaust, dabei die Augenmuskeln etwas anstrengst und anschließend bei geschlossenen Augen eine wunderschöne Entspannung des ganzen Körpers erfährst. Sollte es dir unangenehm sein, die Augen offen zu halten, dann kannst du die Augen von Beginn an geschlossen lassen. Meine Stimme wird dich durch die Hypnose führen und du darfst dich dabei so tief entspannen, dass du dich nach der Hypnose so gut fühlst wie nach einem kurzen, erholsamen Mittagsschlaf. Du wirst erfrischt sein, energiegeladen und dein Kopf wird sich mit zunehmendem Üben freier und freier anfühlen.
Es ist normal, dass bei der ersten Hypnose dein Bewusstsein sich noch etwas auf Hab-Acht-Stellung befindet. Doch schon bei der ersten Wiederholung der Hypnose freut sich dein Bewusstsein auf die erholende Auszeit und mit jeder weiteren Hypnose gelangst du schneller und tiefer in den wohltuenden Trancezustand.
Am Ende der Hypnose zähle ich von eins bis sechs, wobei ich bei jeder Zahl ein paar Sätze spreche und du von Zahl zu Zahl wieder mehr und mehr in den Wachzustand zurückkehrst und schließlich bei der Zahl sechs deine Augen öffnest und wieder vollkommen wach und auf den Alltag konzentriert bist – die Hypnose ist dann beendet.

**Teil 2:
Entspannungseinleitung – Induktion**

Mache es dir auf einem Sessel, auf einem Stuhl oder auf einer Liege – nach Wunsch mit einem etwas erhöhten Kopfteil – ganz bequem, und stell dir vor, dass du dir einen freien Tag oder ein paar Stunden Zeit für dich allein genommen hast. Entspanne dich jetzt. Während der Hypnose wirst du dich ganz von selbst immer mehr und mehr entspannen.
Lasse einfach los, lasse dich fallen. Alles, was jetzt zählt, ist nur noch meine Stimme, die dich begleitet und führt, alle anderen Einflüsse von außen, insbesondere Geräusche, werden zunehmend völlig gleichgültig und unterstützen sogar noch die Entspannung, da du mit jedem Geräusch von außen, mit jedem Wort, das ich nun gleich zu dir sage, immer tiefer in einen wunderschönen Entspannungszustand sinkst, den man auch Hypnose oder Trance nennt.
Wenn das Befinden deiner Augen es zulässt, lass die Augenlider nun eine Zeit lang geöffnet, ohne zu blinzeln, und fixiere einen Punkt an der Wand oder an der Decke, für den du deine Augen nach oben und innen – also Richtung Nasenwurzel und Stirn – ausrichten musst. Sollte es dir zu unangenehm sein, so fixiere bei geschlossenen Augenlidern den Punkt zwischen und hinter den Augenbrauen; dieser Punkt wird auch "Drittes" Auge genannt.
Du strengst dich mit den Augen hierbei etwas an und spürst mehr und mehr die angespannten Augenmuskeln, die dabei müder werden und die immer wieder die Anspannung aufgeben möchten. Der restliche Körper bleibt entspannt. Bei der Fixation eines Punktes mit offenen Augen verschwimmt dieser Punkt immer wieder und es wird immer schwieriger, die Augenlider, die zunehmend schwerer werden, offen zu halten. Die Augen werden trocken und fangen vielleicht an, etwas zu brennen. Sobald du einen Impuls spürst, deine Augenmuskeln von dieser Anstrengung zu befreien, schließe sanft die Augenlider.
Wenn du das Gefühl hast, die Augenmuskeln noch weiter auf Anspannung halten zu wollen, dann tue dies noch ein paar Sekunden, ehe du dann die

Augenlider unbewusst oder bewusst schließt und die Spannung der Augenmuskeln aufgibst.

Deine Augen sind jetzt geschlossen und du spürst deutlich, wie entspannt die Muskeln rund um die Augen herum sind. Entspanne nun deine Augenlider so sehr, dass du sie nicht mehr öffnen möchtest. Sehr gut.
Spüre die sich ausbreitende Entspannung in deinen Augenhöhlen. Deine Augen liegen nun völlig gelöst und geborgen in den Augenhöhlen.

Alles, was zählt, ist nur noch meine Stimme, auf die du dich konzentrierst, und mit jedem Wort von mir sinkst du ganz automatisch in eine immer tiefergehende wunderschöne Trance, bei der du dich immer wohler und wohler fühlst.

Die von den Augen ausgehende Entspannung breitet sich nun mehr und mehr auf deinen gesamten Körper aus. Dein Gesicht und deine Stirn werden jetzt ganz weich, glatt und gelöst. Und ganz gleich, ob alles schon heute so eintritt, wie ich es sage, oder nicht, spielt überhaupt keine Rolle. So, wie es jetzt ist, ist es gut und richtig.

Sollten Alltagsgedanken aufziehen, so lasse sie einfach kommen und sogleich wieder gehen, ohne sie festzuhalten oder ihnen Energie zu geben. Du lässt sie vorüberziehen wie Wolken oben am Himmel, die kommen und gehen, bis sie nicht mehr zu sehen sind oder sich von selbst aufgelöst haben.

Alles, was ich dir sage, wirkt auf seine eigene Art und Weise, so wie es für dich gut und richtig ist. Vielleicht bemerkst du bereits, dass du dich schon etwas wohler fühlst. Und du kannst dich darauf freuen, wie wohl du dich erst im Laufe der Hypnose fühlen wirst, wenn die Entspannung in deinem ganzen Körper sich wie eine warme Welle ausgebreitet hat. Von den Haarspitzen bis in die Finger- und die Zehenspitzen wirst du dich vollkommen gelöst und angenehm warm fühlen.

Und je wohler du dich fühlst, desto tiefer sinkst du, und je tiefer du sinkst, desto wohler fühlst du dich. Und je wohler du dich fühlst, desto tiefer sinkst du in eine wunderschöne und wohltuende Trance. JETZT. Lass alles geschehen und lass das Träumen und Wohlfühlen immer mehr zu. Mit jedem Atemzug und mit jedem Wort von mir breiten sich Geborgenheit und Sicherheit mehr und mehr aus.

Ich zähle nun rückwärts von sechs bis eins und mit jeder Zahl sinkst du immer tiefer und tiefer in die Wohlfühltrance, in der du jedes meiner Worte aufsaugst, wie ein trockener Schwamm das Wasser.

Sechs: *Du sinkst tiefer und lässt dich fallen. Du fühlst dich vollkommen wohl. Deine Füße und deine Beine werden immer schwerer und wärmer allein durch meine Worte und dein Fallenlassen. Deine Füße und Beine sind jetzt ganz schwer und warm. Und ob du das schon jetzt wahrnehmen kannst oder nicht, spielt überhaupt keine Rolle, denn jeder hat sein individuelles Tempo, in Trance zu gehen. Mit jeder weiteren Hypnose wird es dir immer leichter gelingen.*

Fünf: *Du fühlst dich vollkommen geborgen und sicher, während deine Arme und deine Hände immer schwerer, müder und träger werden. In deinem gesamten Körper stellt sich eine schläfrige Müdigkeit ein, vielleicht so wie damals als Kind, als es dir ganz leicht gefallen ist, in einen tiefen Schlaf hineinzugleiten. Du kannst diese positive Müdigkeitserfahrung nutzen und diese wiedererleben, wie damals … Genieße nun die angenehme Schwere und Müdigkeit und tauche noch tiefer in das Gefühl von Geborgenheit und Sicherheit ein.*

Vier: *Dein ganzer Körper fühlt sich immer schwerer und müder an, mehr und mehr mit jedem Atemzug und jedem Wort, das ich zu dir sage. Schwer und müde. Jetzt.*

Drei: *Du sinkst noch tiefer. Und je mehr du dich fallen lässt, desto angenehmer und wohliger geht es dir. Mehr und mehr stellt sich deine angestrebte Wohlfühltrance ein. Du genießt diesen tiefen Entspannungszustand deiner Wohlfühltrance, indem du an nichts denkst, sondern nur geschehen lässt, ohne Erwartung. Und du kannst sicher sein, dass alles, was ich zu dir sage, sich tief in dein Unterbewusstsein einprägt und du jederzeit wieder darauf zurückgreifen kannst, so wie du es möchtest, so wie es für dich gut und richtig ist.*

Zwei: *Mehr und mehr loslassen und sich fallen lassen. Du genießt diese tiefe Trance und die Tatsache, dass sich meine Worte wie von allein in dein Unterbewusstsein einprägen und sich von dort aus in die Realität umsetzen.*

Eins: *Du bist nun in deiner Wohlfühltrance, losgelöst von allem. Du sinkst nun noch tiefer und genießt dieses wohlige Gefühl vollkommener Geborgenheit, welches sich jetzt in deinem ganzen Körper und deiner Seele ausbreitet. Du bist erfüllt von Ruhe und Gelassenheit. Dieses angenehme Gefühl lässt dich während der Wohlfühltrance noch tiefer sinken, so tief, wie es für dich gut und richtig ist.*

Du kannst diesen wunderbaren entspannten Zustand mit dem Wort „Wohlfühltrance" tief in deinem Unterbewusstsein verankern. Und jedes Mal, wenn du dir innerlich das Wort „Wohlfühltrance" sagst, stellt sich derselbe Zustand ein und du fühlst dich sicher, geborgen und entspannt wie jetzt. Das Wort „Wohlfühltrance" ist von nun an der Code dorthin.

Hinweis: Soll die Hypnose als reine Entspannungshypnose/Wohlfühlhypnose durchgeführt werden, dann überspringen Sie die nun folgende Akut-Hypnose und die Vorbeuge-Hypnose und führen gleich den Teil 5 „Hypnoseausleitung" durch.

Teil 3: Akut-Hypnose für einen freien und kühlen Kopf und ein angenehmes Bauchgefühl

Während du dich weiter in deiner Wohlfühltrance befindest, darf nun vor deinem inneren Auge oder auch in Gedanken oder als Gefühl ein innerer Ort erlebbar werden, an dem du dich vollkommen wohl fühlst und an dem du gerne eine Auszeit oder einen Urlaubstag verbringen möchtest. Dies kann ein Spaziergang über eine schöne Wiese sein, der Aufenthalt an einem Strand bei angenehmen Temperaturen oder auch auf einer Alm oder auch jeder andere Ort, an dem du dich wohl fühlst, du auftanken und dir eine schöne Auszeit nehmen kannst. Vielleicht wünschst du dir eine angenehm kühle Umgebung, wo deine Füße, Beine und der Oberkörper warm und deine Stirn und dein Kopf angenehm kühl sind. Der Ort, der sich nun auftut, kann ein realer Ort sein, den du bereits kennst, oder auch ein Ort in deiner Phantasie oder eine Mischung aus beiden. ... Lass deiner Vorstellungskraft freien Lauf ...

Mach es dir nun an einer Stelle ganz bequem, du kannst dich auf einen Stuhl, eine Bank oder auf den Boden setzen, an einen Baum anlehnen oder – wenn du lieber liegen möchtest – es dir auf dem Boden, einer Decke oder einer Liege bequem machen. Du genießt das angenehme Klima, deine Füße, Beine, Oberkörper und Arme sind dabei stets angenehm warm durchflutet. Vielleicht möchtest du dich zusätzlich in eine Decke einhüllen.

Du darfst dich nun immer noch weiter entspannen, um völlig frei und losgelöst von allem zu werden. Je mehr du das freie Gefühl von Leichtigkeit in deinem gesamten Körper fließen lässt, desto mehr fällt auch noch die kleinste Anspannung von dir ab.

Überprüfe an deinen Füßen, ob du dort noch irgendeine Anspannung wahrnehmen kannst, und lass auch dort, so gut es geht, Leichtigkeit und Wärme einströmen. Je mehr du loslässt, desto leichter gelingt es dir, diese wunderschöne und warme Welle der Entspannung von den Füßen nach oben in die Waden und die Oberschenkel strömen zu lassen. Und ganz gleich, ob es dir schon gut gelingt oder nicht, früher oder später und mit jeder Wiederholung dieser Hypnose wird es dir immer leichter und leichter gelingen. Du darfst dich immer mehr wohlfühlen und genießen, wie nun fast schon von allein auch deine Waden und Unterschenkel und beide Oberschenkel von der Entspannungswelle durchströmt werden. Die Entspannung fließt über die Hüften in den gesamten unteren Oberkörperbereich und bis tief in das Becken hinein. Deine Bauchmuskeln werden vollkommen gelöst und es stellt sich über deinem gesamten Bauchbereich ein angenehmes Wohlgefühl ein. Die Entspannung fließt weiter in deinen Brustraum hinein und du erlebst eine völlig gelöste und befreiende Atmung. Du spürst, wie die Entspannung nun auch deine Schultern, deinen Nacken und deinen Hals erreicht und der gesamte Schulter-Nackenbereich vollkommen gelöst ist. Nun lasse die Entspannungswelle auch in deinen Kopf einströmen. Dein Gesicht und deine Stirn sind jetzt weich und glatt. Dein Kopf wird leer und klar, völlig frei und klar, und es stellt sich eine wohltuende Leichtigkeit ein. Je mehr du dieses freie Gefühl der Leichtigkeit strömen lässt, desto klarer und freier wird dein gesamter Kopf. Der Energiefluss in deinem gesamten Körper ist nun optimal verteilt, auch in deinem Kopf. Dein Kopf ist frei von Schmerzen, klar und völlig entspannt. Dein gesamter Körper ist vollkommen entspannt, du bist ruhig und gelassen. Genieße nun noch ein paar Minuten diesen angenehmen, leichten und freien Zustand. Du darfst es dir nun gut gehen lassen ...

Du kannst sicher sein, dass diese hypnotische Erfahrung sich tief in dein Unterbewusstsein geschrieben hat, und du kannst auf all diese positiven Fähigkeiten zurückgreifen. Mit jeder Wiederholung – mit jeder weiteren Übung – ist es für dich leichter und leichter, dich tief zu entspannen und somit deinen Kopf frei und klar zu bekommen. Deinem Körper und deiner Seele gelingt es immer besser, Schmerzfreiheit und Entspannung als neues Grundprogramm zu installieren und das alte Programm durch dieses neue zu ersetzen.

Teil 4: Vorbeuge-Hypnose

Während du dich weiter in deiner Wohlfühltrance befindest und dein Unterbewusstsein meine Worte aufmerksam aufnimmt, biete ich dir nun Suggestionen an, die schon vielen Menschen geholfen haben, sich dauerhaft von Kopfschmerzen und Migräne zu befreien, und die sich heute an einem freien Kopf erfreuen. Du entscheidest, welche Suggestionen zu dir passen und welche du dir zunutze machen möchtest. Viele Menschen kennen bereits die Ursachen und Auslöser, die zu Kopfschmerzen führen, und auch körperliche und seelische Frühwarnsignale, die wir bei achtsamem Umgang mit uns selbst wahrnehmen können. Es ist eine Tatsache, dass unser Körper jeden Tag das Beste versucht, um für uns zu funktionieren und das, was wir uns vorgenommen haben, durchzustehen. Dabei ist es wie in jeder guten Freundschaft, dass zumindest ein in etwa ausgewogener Ausgleich zwischen Geben und Nehmen vorhanden sein sollte. Vielen Menschen ist es bereits bewusst, dass unser Körper es gut mit uns meint, wenn er uns Unwohlbefinden und Schmerzen als Warnsignale zukommen lässt.

Aus diesem Grund ist es wichtig, sich immer wieder selbst zu fragen: „Wie sollte mein Körper mir denn sonst aufzeigen, dass ich überfordert bin und langfristig sogar zerstörenden Raubbau betreibe?" Mein Körper kann sich eben nur mit körperlichen und seelischen Symptomen melden, nicht als Feind, sondern als optimaler Freund und Helfer, denn was meinem Körper schadet, schadet auch mir. Ich sehe ein, dass er es gut mit mir meint. Und wie gut meine ich es mit meinem Körper? Was tue ich, damit es meinem Körper gut geht? Wenn mein Körper stets alles versucht, um für mich da zu sein, so sollte es eine Selbstverständlichkeit sein, ihn dabei zu unterstützen, dass es ihm auch bestmöglich gelingt; schließlich trage ich die Verantwortung für meinen Körper. Vieles, was mein Körper dringend benötigt und ihm guttut, kenne ich bereits. Oftmals verliere ich im Alltag das Bewusstsein für die körperlichen Bedürfnisse, da ich abgelenkt bin und meine, dass andere Dinge vorgehen. Aber mit Hilfe des hypnotischen Zustandes wird mir wieder bewusst, was mein Körper so dringend benötigt und was ihm gut tut. Welche körperlichen oder sportlichen Tätigkeiten, welche Erlebnisse in der Natur, welche Lebensmittel, welche Hobbys und welches soziale Umfeld bewirken bei mir und meinem Körper Freude, Lebendigkeit und Regeneration? Welche Tätigkeiten bauen Stress ab und welche fördern die Kreativität? Mit welcher Einstellung und Ausstrahlung möchte ich meine Arbeitszeit verbringen, so dass ich auch in schwierigen und stressigen Phasen meine Lebensfreude bewahre? Auf welche Frühwarnsignale meines Körpers sollte ich achten, damit Kopfschmerzen und Migräne der Vergangenheit angehören? Wenn ich weiß, dass Stress und Überforderung Auslöser dafür sind, dann sorge ich dafür, dass ich sie abbaue oder diese Zeit auf ein minimal notwendiges Maß begrenze und ich einen Ausgleich dafür schaffe, indem ich eine entspannende Auszeit nehme, um wieder zurück in meine Mitte zu finden. Wenn ich weiß, dass geregelter und ausreichender Schlaf für meine Gesundheit wichtig ist, dann sorge ich dafür, dass ich rechtzeitig ins Bett gehe und evtl. noch ein entspannendes Buch zum Einschlafen lese. Wenn morgendlicher Stress mir nicht gut tut, so werde ich mir morgens genügend Raum und Zeit nehmen, um den Tag angenehm zu beginnen. Wenn Heißhunger ein Vorbote für Kopfschmerzen und Migräne darstellt, dann sorge ich dafür, dass ich anstatt ungesunder und kopfschmerzauslösender Lebensmittel gesunde Nahrung und viel Wasser zu mir nehme, um dadurch einen Anfall zu vermeiden. Wenn ich weiß, dass Wetterumschwünge oder monatliche hormonelle Veränderungen negative Auswirkungen haben, dann nehme ich mir an solchen Tagen nicht zu viel vor und versuche Aufgaben zu delegieren, damit ich den Tag entspannter und ruhiger und vielleicht sogar mit mehr Zeit für Wohlfühlaktivitäten wie Meditation, Selbsthypnose, Spaziergänge, Sport, Entspannungsbad, Mittagsschlaf etc. verbringen kann.

Ich weiß, dass wenn ich Frühsignale meines Körpers wahrnehme, ich mich von Kopfschmerzen und Migräne befreien und damit viel selbstbewusster und freier mein Leben gestalten kann.

Mir gelingt es täglich besser, schädlichen Verführungen, aber auch nahestehenden Personen gegenüber Nein zu sagen, um meiner Verantwortung gegenüber meinem treuesten und geliebten Freund – meinem Körper – gerecht zu werden. So wie es viele Menschen vor mir geschafft haben, mit zunehmendem Gesundheitsbewusstsein nebenwirkungsbehaftete Schmerzmittel auf ein minimales und notwendiges Maß zu reduzieren oder sogar vollständig abzusetzen oder durch gesündere naturheilkundliche Maßnahmen zu ersetzen, kann auch ich es erreichen. Es lohnt sich also für mich, in meine Gesundheit zu investieren. Mehr und mehr erfüllt es mich, die gesundheitliche Verantwortung anzunehmen und in den Vordergrund zu stellen, denn schließlich ist es enorm wertvoll, mit einem freien Kopf und einer – mir selbst bewussten – Leistungsfähigkeit erfüllt meinen Alltag bestreiten zu können. Ich bin des unerschütterlichen Glaubens, dass ich mich von den Kopfschmerzen oder der Migräne befreien werde. Ich weiß, dass ein gesünderer, bewussterer und liebevollerer Umgang in meiner Verantwortung liegt und schließlich die beste Medizin für mich darstellt. Fürsorge ist ab sofort meine ständige Begleiterin.

Teil 5:
Hypnoseausleitung

Ich zähle nun von eins bis sechs und bei sechs bist du dann wieder wach und fühlst dich fit wie nach einem kurzen, erholsamen Schlaf.

Eins: *Alles, was du gehört hast, hat sich tief in dein Unterbewusstes eingeprägt und du kannst jederzeit darauf zurückgreifen.*
Zwei: *Deine Arme und Beine sind nun wieder angenehm leicht und deine Gelenke sind wieder frei beweglich. Mehr und mehr kommst du wieder zurück in deinen Alltag.*
Drei: *Herz und Kreislauf passen sich wieder dem Alltagsniveau an. Dein Blutdruck nimmt wieder Normalwerte an.*
Vier: *Kopf und Gehirn sind leicht und frei und die Konzentration ist wieder vollkommen zurückgekehrt.*
Fünf: *Deine Augenlider sind wieder entspannt und frei. Mit der nächsten Zahl bist du wieder im Hier und Jetzt.*
Sechs: *Augen auf, du bist wieder im Alltag angekommen, fühlst dich frisch und fit wie nach einem kurzen, erholsamen Schlaf. Die Hypnose ist jetzt beendet.*

8.3 NEUE MEDIZIN

Die Neue Medizin nach Dr. Hamer wurde bereits im Kapitel „Positive Lebenseinstellung und Konfliktlösung" erwähnt und die Entstehung von Kopfschmerzen und Migräne durch spezielle Konflikte erläutert. Dr. Hamer bewies, dass seelische Konflikte auf einem Hirn- oder Schädel-CT sichtbar sind.

Mit den Erkenntnissen der Neuen Medizin nach Dr. Hamer sind wir in der Lage, bei vielen Krankheiten die Ursachen aufzudecken und eine ursächliche Therapie einzuleiten. Es ist eine Tatsache, dass jeder von uns zu jedem Zeitpunkt einen seelischen Konflikt erleiden kann. So lange wir leben, setzen wir uns naturgemäß immer wieder konfliktwürdigen Gefahren aus. Das Leben ist mehr oder weniger immer lebensgefährlich.
Ich möchte Sie ermuntern, sich mit den Kenntnissen der Neuen Medizin, mit ihren fünf biologischen Naturgesetzen auseinanderzusetzen. Es gibt mittlerweile genügend Literatur, Vorträge, Seminare und Studienkreise in vielen Orten Deutschlands, Österreichs, Italiens und anderen Ländern. Die Neue Medizin wurde zwar in Teilen universitär bestätigt und verifiziert, wird aber nicht von der "herrschenden" Medizin anerkannt. Da sie der Schulmedizin in vielen Punkten widerspricht und sich zudem in bestimmten Kreisen ein großer Dogmatismus auf beiden Seiten entwickelt hat, möchte ich an dieser Stelle mein Bedauern darüber aussprechen – denn hierdurch bleibt einer großen Mehrheit von Patienten eine bessere Behandlung verwehrt; diese Situation dient nicht dem Gemeinwohl. Bitte berücksichtigen Sie, wenn Sie sich über die Neue Medizin informieren, dass es bei diesem Medizinerstreit politisch und emotional hoch hergeht. Ich möchte ausdrücklich darauf hinweisen, dass eine individuelle Kombination von Schulmedizin, den Kenntnissen der Neuen Medizin nach Dr. Hamer und vielen erfolgreichen naturheilkundlichen Heilmethoden die beste Therapie für Patienten darstellen würde. Jeglicher Dogmatismus ist hier fehl am Platze.
Jedoch verhält es sich in der Medizin nicht anders und nicht besser als in anderen Bereichen des Lebens: Viele Menschen halten noch an ihrer Macht und an ihrem Ego fest, auch wenn sie bereits gemerkt haben, dass sie den falschen Weg gehen und sie dadurch mehr Schaden anrichten als Gutes.
Meine Erfahrung ist, dass ich immer mehr Behandler kennenlerne – darunter auch niedergelassene schul-

medizinische Behandler – die offen für die Neue Medizin und andere alternative Ansätze sind. Dies macht mir Hoffnung, auch wenn es noch längere Zeit dauern wird, bis es zur Selbstverständlichkeit geworden ist.

Im Internet können Sie sich u.a. über die Homepage www.neue-medizin.de einen ersten Eindruck verschaffen. Der Bezug zur Entstehung von Kopfschmerzen und Migräne wurde im Kapitel „Positive Lebenseinstellung und Konfliktlösung" ausführlich dargestellt.

8.4 KINESIOLOGIE

Das "Muskeltesten" wurde schon vor 2000 Jahren von Hippokrates angewandt, um neurologische Verletzungen an Soldaten zu diagnostizieren. Mittlerweile hat sich die Kinesiologie in fast allen medizinischen Disziplinen bewährt und findet Anwendung bei der Diagnostik in der Orthopädie, Neurologie, Psychologie, Umweltmedizin u.a.
Ich selbst wende seit Beginn meiner Heilpraktikertätigkeit die kinesiologische Testung täglich an.
Besonders bei der Austestung von Belastungen und Störungen (Schwermetalle, Gifte, Störfelder, Narben, Geopathie, Allergien) und von heilbringenden und unterstützenden Therapien und Arzneimitteln (Homöopathie, Bachblüten, Ausleitungsmittel, Heilpflanzen) unterstützt die Kinesiologie eine individuelle Behandlung. Auch bei der Aufdeckung und Lösung psychisch-seelischer Konflikte und Traumata wird die Methode angewandt (z.B. „Psycho-Kinesiologie" nach Dr. Klinghardt). Hierbei geht es wie bei der Hypnose um eine Kommunikation mit dem Unterbewusstsein. Zur Konfliktlösung werden u.a.

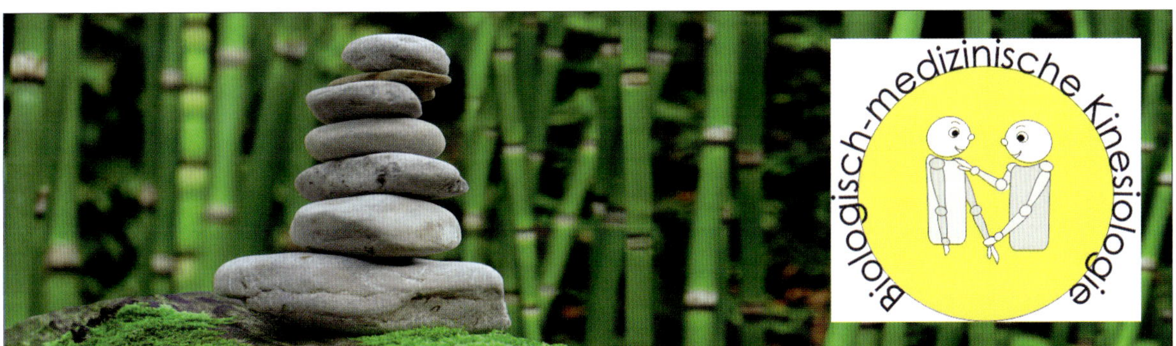

Kinesiologie-Ausbildung für Fachleute und Laien

Günter D o b l e r
Heilpraktiker seit 40 Jahre
Kinesiologie seit 30 Jahre
Lehrer und Prüfer MTK-DGAK
Autor zahlreicher Bücher

Maienweg 6, 89160 Dornstadt
Telefon: +49 (0)7348-23860
Mail: g.dobler@bio-med-kinesiologie.de
www.bio-med-kinesiologie.de
www.dobler-heilpraktiker.de

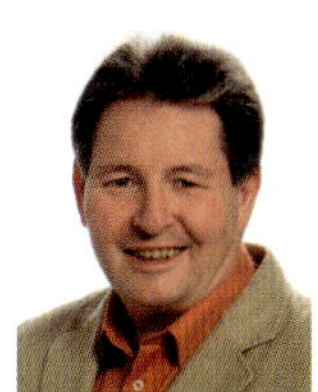
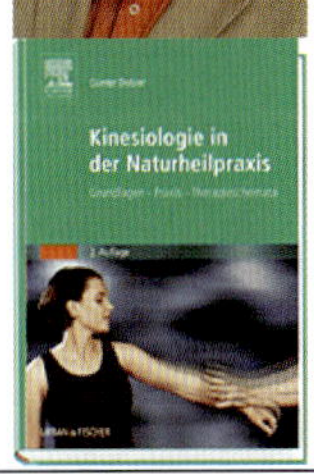

Seminare:
- Kinesiologie für Einsteiger
- Bio-med Kinesiologie
- Energie Psychologie
- Touch for Health

Unterricht und Training:
- Lebendig und praxisnah
- Viele praktische Übungen
- Ausführliches Skript
- Sofort anwendbar
- Zugang zum Videoarchiv

Akupunkt-Klopftechniken, Augenbewegungen und Farbbrillen, aber auch lösende Sätze (aus der systemischen Familienaufstellungsarbeit) angewandt.

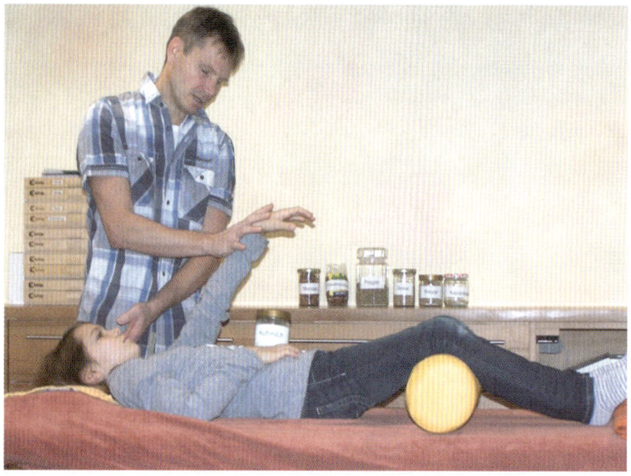

Abb. 8.4 - 1 Kinesiologie in der Naturheilpraxis bei der Austestung von Nahrungsmittelallergien

8.5 KLASSISCHE HOMÖOPATHIE

Ich empfehle meinen Patienten, insbesondere werdenden und jungen Eltern (auch Tierbesitzern, da sich Tiere sehr gut mit Homöopathie behandeln lassen), einen Homöopathie-Kurs zu besuchen und sich eine kleine Hausapotheke anzuschaffen.
Wer schon einmal die Wirkung von Arnica – sofort nach einer Prellung eingenommen – erlebt hat oder von Nux vomica bei Übelkeit (Übelkeit entsprechend dem Arzneimittelbild Nux vomica), den brauche ich nicht mehr von der Wirkung der Homöopathie zu überzeugen. Zugegebenermaßen ist die klassische Homöopathie eine Heilkunst, welche ein intensiveres Studium erfordert. Jedoch können bei den meisten Akuterkrankungen mit wenigen Mitteln schon gute Erfolge erzielt werden. Einige meiner Patienten, insbesondere Frauen, sind mittlerweile fast schon homöopathische Profis und versorgen ihr Umfeld mit homöopathischen Arzneien.
Für all diejenigen, die sich noch nicht mit Homöopathie beschäftigt haben, hier ein paar wichtige Informationen zum Verständnis, bevor weiter unten die Auflistung und Beschreibung häufig indizierter homöopathischer Mittel erfolgt:

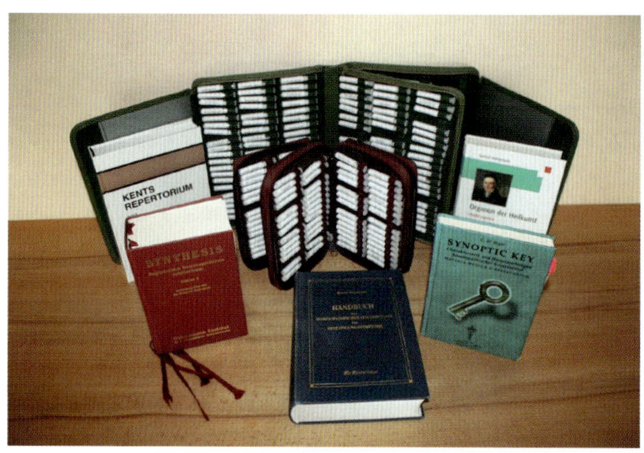

Abb. 8.5 - 1 Homöopathische Einzelmittel und Fachliteratur

Ähnlichkeitsregel
„Ähnliches mit Ähnlichem heilen" bedeutet, dass das Krankheitsbild (des Patienten) mit dem Arzneimittelbild (beim Gesunden) übereinstimmt. Das Arzneimittelbild wird durch eine Prüfung an gesunden Menschen ermittelt, indem die Symptome,

die nach der Einnahme eines bestimmten homöopathischen Mittels auftreten, das Arzneimittelbild ergeben.
Wenn nun ein Patient über gleiche oder sehr ähnliche Symptome klagt wie die bei einer Arzneimittelprüfung am Gesunden entstandenen, so wird dieses Mittel dem Patienten helfen.

Selbstheilung unterstützen
Die Informationen des homöopathischen Mittels aktivieren die Lebenskräfte und unterstützen den Organismus bei der Heilung.

Potenzierung
Eine Ausgangs- oder Ursubstanz (pflanzlich, tierisch, mineralisch) wird durch Verreibung oder Verschüttelung "potenziert". Die Potenzierung in eine D1-Potenz erfolgt, indem ein Teil einer Urtinktur mit neun Teilen Alkohol gemischt und 10 Mal geschüttelt wird. Möchte man eine D2-Potenz, so wird ein Teil der D1-Potenz mit neun Teilen Alkohol gemischt und 10 Mal geschüttelt.
Bei der C-Potenz wird ein Teil der Urtinktur mit 99 Teilen Alkohol gemischt und 100 Mal geschüttelt.
Bei Ursubstanzen, die unlöslich oder schwer löslich sind, erfolgt die Potenzierung in Milchzucker anstatt in Alkohol.
Sie erhalten mittlerweile fast alle Mittel und Potenzstufen in Milchzuckerglobuli, so dass vor allem bei Kindern die Einnahme leichter, schmackhafter und vielleicht etwas gesünder ist, wobei fünf Tropfen eines Arzneimittels mit 50%-Alkohol "nur" ca. 0,05 g Alkohol enhält. Zum Vergleich: 200 ml Orangensaft enthält ca. 0,4 g Alkohol, 50 g Roggenbrot ca. 0,15 g Alkohol.

Je tiefer die Potenzierung (wenig Verdünnungs- und Verschüttelungsstufen), desto "grobstofflicher/materieller" die Wirkung (z.B. Gewebezerstörung durch Stoß, Verbrennung).
Je höher die Potenzierung (mehrfache Verdünnung und Verschüttelung), desto "feinstofflicher" die Wirkung (z.B. bei Schock, Trauma, Ängsten).

Ich empfehle meinen Patienten, sich eine Hausapotheke mit C30-Potenzen zuzulegen, da dadurch die meisten Bereiche für den Hausgebrauch abgedeckt werden können.
Zugegebenermaßen ist die Dosierungsfrage eine etwas schwierige! Ich kenne Therapeuten, die fast ausschließlich mit C30-Potenzen erfolgreich arbeiten und keinen Grund sehen, dies zu verändern, und ich kenne Therapeuten, die fast ausschließlich mit C200-Potenzen arbeiten und ebenfalls mit ihren Erfolgen zufrieden sind. Und es gibt noch viele andere Therapeuten, die mit tieferen (D4, D6) und viel höheren Potenzen (C1.000, C10.000) arbeiten.
In meiner Praxis teste ich die zu verordnende Potenzierung homöopathischer Einzelmittel meist kinesiologisch aus und benutze hierfür C30-, C200- und C1000-Testsubstanzen.

Dosierung
Prinzipiell empfehle ich den Besuch eines Therapeuten und/oder eines Kurses, um ein Gefühl für die Dosierung zu erhalten. Die folgenden Angaben stellen deshalb nur eine ungefähre Angabe dar.
Bei akuten Erkrankungen (hohes Fieber, Migräneanfall, frische Verbrennung) können tiefere Potenzen, in D6 bis C30, alle 15–30 Minuten eingenommen werden. Hier empfiehlt sich auch die Wasserglasmethode, bei der Sie 5 Globuli in einem halben Glas Wasser auflösen und alle 15–30 Minuten einen TL (Kunststoff) oder einen kleinen Schluck in den Mund nehmen und nach einiger Zeit hinunterschlucken.
Bei Besserung der Symptome lassen Sie die Zeitabstände größer werden. Bei Beschwerdefreiheit können Sie noch 1–3 Gaben in mehreren Stunden Zeitabstand einnehmen, bis Sie dann das Mittel absetzen.
Bei Verschlimmerung der Symptome lassen Sie die Zeitabstände größer werden oder setzen das Mittel ab. Eventuell ist es eine Erstreaktion oder das falsche Mittel. Bitte kontaktieren Sie im Zweifel immer Ihren homöopathischen Behandler.

Beachten Sie: Ziel jeder Behandlung ist es, in Zukunft gesund zu bleiben, d.h. erst gar nicht wieder krank zu werden.
Wenn Sie im Akutfall noch einmal zu einem allopathischen (= schulmedizinischen, allo = anders, verschieden) Mittel greifen oder einen Schulmediziner aufsuchen, ist das in Ordnung. Wichtig ist, nach dem "Überstehen" des Akutfalles wieder den ursächlichen Heilungsweg einzuschlagen und bspw. eine Konstitutionsbehandlung und andere ursächlich "gesünder machende" Therapien fortzuführen. Oftmals führt ja erst eine parallel durchgeführte naturheilkundliche Therapie dazu, dass die allopathischen Medikamente abgesetzt oder reduziert werden können.

Vielleicht tröstet Sie noch die folgende Erfahrung bei der Selbsttherapie mit homöopathischen Einzelmitteln: Eine Homöopathin mit jahrzehntelanger beruflicher Erfahrung konnte bei einem Akutfall erst nach dem Einsatz von fünf erfolglosen Mittelgaben das richtige Mittel für den Patienten finden. Alle fünf Mittel davor führten zu keinem durchschlagenden Erfolg. Aber dieses sechste Mittel konnte dann bei weiteren Akutfällen jedes Mal gut und schnell helfen.
Sie sehen, es ist noch kein Meister vom Himmel gefallen. Haben Sie Geduld, indem Sie sich bewusst machen, dass eine reine Symptomunterdrückungsbehandlung zwar kurzfristig die Leiden reduziert oder auslöscht, aber langfristig viel Schaden und Abhängigkeit bedeuten kann. Immer mehr Menschen landen nach einer langen "Medikamentenkarriere" bei der Dialyse, da die Nieren so geschädigt sind, dass sie ihre Arbeit nicht mehr verrichten können.

Homöopathische Mittel bei Migräne und Kopfschmerzen

Bitte berücksichtigen Sie, dass es in der homöopathischen Literatur über 700 Mittel gibt, die bei Kopfschmerzen in Frage kommen können. Jedoch haben Sie mit der folgenden Auflistung schon eine größere Auswahl, um das passende Mittel für sich zu finden. Bedenken Sie zudem, dass die früheren Homöopathen viel weniger Mittel als heute zur Verfügung hatten und damit auch schon gute Heilerfolge erzielen konnten!

Bei der Auswahl kommt es nicht darauf an, dass wirklich alle aufgeführten Symptome mit den am Patienten aufgetretenen Symptomen übereinstimmen. So wie ein Stuhl bereits auf drei Beinen gut steht, kann auch ein homöopathisches Mittel, bei dem nur wenige oder ein deutliches Symptom übereinstimmt, erfolgreich wirken. Ich empfehle Ihnen auf jeden Fall, sich ein oder zwei homöopathische Arzneimittelbücher (genannt Materia medica) zuzulegen, damit Sie die Arzneimittel ausführlicher studieren können. Aber auch im Internet gibt es mittlerweile eine Vielzahl an Seiten, auf denen die Mittel gut beschrieben sind.
Beim Studium der Arzneien werden Sie vielleicht erkennen, dass mehrere bei Ihnen zutreffen könnten. So ergeht es auch einem Therapeuten, der sich dann für ein Mittel entscheiden muss, mit dem begonnen wird.
Eine Hilfe zur Findung eines Heilmittels bieten sog. Repertorien. Dies sind Bücher, in denen z.B. Kopfschmerz- und Migränemittel nach Ursachen und Begleiterscheinungen aufgelistet werden. So gibt es bspw. Rubriken wie „Kopfschmerzen in Folge Unterdrückung" (Unterdrückung von Hautauschlägen durch Cortison-Salben, unterdrückte Menses durch die Anti-Baby-Pille, unterdrückter Schnupfen durch Nasensprays) oder „Kopfschmerzen in einzelnen Lebensphasen der Frau" (während Schwangerschaft, nach dem Stillen, während der Wechseljahre) oder „Zeitmodalitäten" (wie „alle 7 Tage", „alle 14 Tage", „alle 6 Wochen") oder „Kopfschmerzen in Verbindung mit Begleiterscheinungen" (Übelkeit, Erbrechen, Sehstörungen, Harnsymptome, Missempfindungen).

Akute Kopfschmerzen – Akutbehandlung

Akute Kopfschmerzen können oft anhand der Auslöser, der Modalitäten und einiger Leitsymptome recht gut behandelt werden. Allerdings ist nach Hahnemanns Kenntnissen in § 153 des „Organon der Heilkunst" bei allen Arten von Kopfschmerzen zu beachten: „Bei dieser Aufsuchung eines homöopathisch spezifischen Heilmittels sind allerdings die **auffallenden, sonderlichen, ungewöhnlichen und charakteristischen** Zeichen und Symptome des Krankheitsfalles besonders und **fast ausschließlich** ins Auge zu fassen. Denn besonders diesen müssen sehr ähnliche in der Symptomenreihe der gesuchten Arznei entsprechen, wenn sie die passendste zur Heilung sein soll.
Die **allgemeinen und unbestimmten Symptome** wie Appetitmangel, Kopfweh, Mattigkeit, unruhiger Schlaf, Unbehaglichkeit etc. verdienen in dieser Angelegenheit, wenn sie nicht näher bezeichnet sind, **wenig Aufmerksamkeit**, da man so etwas Allgemeines fast bei jeder Krankheit und jederzeit sieht."

Akutanamnese bei Kopfschmerzen und Migräne

1. **Spontanbericht**
2. **Gelenkter Bericht:** vollständige Symptome, sog. W-Fragen:
   - **Warum/wodurch ausgelöst?** (Causa = Ursache)
   - **Wo** sind die Schmerzen?
   - **Wohin** erstrecken sich die Schmerzen?
   - **Wie** sind die Empfindungen/Wie ist der Schmerzcharakter?
   - **Wann** beginnen die Schmerzen, welchen zeitlichen Verlauf haben sie?
   - **Wodurch** werden die Schmerzen **weniger**? **Wodurch schlechter?** (Modalitäten)
   - **Was** begleitet die Schmerzen dabei (Übelkeit, Sehstörungen etc.)?
   - **Geist / Gemüt**
   - **Allgemeines:** Appetit, Durst, Verdauung, Schlaf, Temperatur, Schwäche, etc.
3. **Beobachtung und körperliche Untersuchung** (evtl. Labor)

Konstitutionelle Behandlung und Nachbehandlung

Immer wiederkehrende Kopfschmerzen und Migräne bedürfen einer umfassenderen Anamnese, wie sie bspw. im Kapitel „Anamnese und Untersuchung" beschrieben wurde. Bei der Behandlung der Konstitution (Veranlagung eines Menschen) ist es meist noch notwendig, eine längere Behandlung mit Arzneien erfolgen zu lassen, die in der Lage sind, „chronische Krankheiten" (nach Hahnemann) zu beheben.

Dazu gehören u.a. folgende Mittel: Calcium carbonicum, Causticum, Kalium bichromicum, Lycopodium, Natrium muriaticum, Phosphor, Psorinum, Silicea und Sulfur. Diese sind nachfolgend mit einem ***** gekennzeichnet.

Nun folgt eine Auswahl wichtiger Mittel zur Behandlung des akuten Kopfschmerzes bzw. des Migräneanfalls und einiger Mittel zur Verbesserung der Konstitution:

Aconitum napellus (Eisenhut)

Gemüt: große Angst, ängstliche Unruhe und Erregung, sagt seine Todesstunde voraus.
Auslöser: grippaler Infekt, bei Fieber, nach Erkältung/Kälte (z.B. kalter trockener Wind/Nord-Ost-Wind und Zugluft), bei Grippe, nach Schrecken oder Schock.
Kopfschmerz: starke Kopfschmerzen, plötzlich wie ein Sturm mit unglaublicher Heftigkeit, mit extremer Ruhelosigkeit, qualvoller Angst, Kopf schwer, heiß, hochrotes Gesicht, zum Bersten/Zerplatzen voll, drückend, brennendes reißendes Kopfweh, als ob kochendes Wasser im Hirn walle, Gefühl, das Gehirn sei zu groß für den Kopf, Pochen in linker Stirn, heftige Schläge in rechter Stirn, Schmerzen an Stirn und Schläfen.
Leitsymptome: Schädel wie zusammengeschnürt, wie enges Band oder Hut um den Kopf.
Modalitäten:
> (Zeichen für besser) Ruhe, frische Luft, Wasserlassen, Liegen im dunklen Raum, starker Schweiß, wobei nach Schweißausbruch Heilung erfolgt oder ein anderes Mittel folgen sollte.
< (Zeichen für schlechter) trockener kalter Wind (Nord-Ost-Winde), heißes Wetter, Geräusche, Reden anderer.

Ammi visnaga (Bischofskraut „Khella")

Neigung zu Krämpfen; Durchblutungsstörungen; Migräne mit Übelkeit und Schwindel, Krämpfe der Galle, Gallenkolik, Menstruationsbeschwerden.

Araninum/Aranin (Araneus ixobolus, Schwarze Nachtspinne)

Kopfschmerz, Migräne.
Kopfschmerz: dumpf, stechend, besonders an Stirn und Schläfen.
Leitsymptom: innere Unruhe, hastig, zerstreut, Neigung zu Spasmen.
Modalitäten:
> Bewegung, frische Luft, Rauchen.
< morgens, in Ruhe, durch Kälte, periodisch.

Argentum nitricum (Silbernitrat)

Migräne, Kopfschmerzen mit Gefühl der Ausdehnung.
Leitsymptom: nervös, ängstlich, Examensängste, Durchfall vor bevorstehenden Ereignissen.
Modalitäten:
> durch Festbinden.
< nachts, morgens, Wärme, Rechtsliegen.

Arnica montana (Bergwohlverleih, Wundkraut)
Gemüt: Allgemein: verlangt viel von sich selbst, viel Sport/Bewegung, will allein gelassen werden/nicht berührt werden, sagt, es fehle an nichts.
Auslöser: nach physischen oder psychischen Verletzungen, auch wenn das Ereignis schon viele Jahre zurückliegt, Stoß oder Schlag, Gehirnerschütterung, Überanstrengung.
Kopfschmerz: Hitze im Kopf bei kühlem Körper (vgl. Arsenicum album); Kopfschmerz, als wenn ein Nagel in die Schläfe gestoßen worden wäre, kalte Stelle an der Stirn, Müdigkeit und Erschöpfung der Augen, Kopfhaut wie zusammengezogen, scharfe, stechende Schmerzen, Zerschlagenheitsgefühl.
Leitsymptom: heißer Kopf mit kaltem Körper.
Modalitäten:
> durch Ruhe, Liegen.
< Berührung.
Sonstiges: Glieder- und Körperschmerzen wie geschlagen, sagt, er sei nicht krank.

Arsenicum album (Arsen-Sauerstoffverbindung, Arsen[III]-oxid)
Gemüt: ruhelos, ängstlich, schwach, pünktlich, Angst vor schlimmer Krankheit, Angst, allein zu sein, möchte Gesellschaft, "Lehrertyp": meist intelligent, aber zu kritisch anderen gegenüber, spielen oft den Lehrer und weisen andere zurecht.
Auslöser: grippaler Infekt, Angst mit Schwermut und Erschöpfung.
Kopfschmerz: linksseitige Migräne, mit Übelkeit, Schmerz über dem linken Auge, Stirnkopfschmerz mit Schwindel, Schmerz beginnt über dem linken Auge und zieht über den Wangenknochen in den Kiefer und über den Scheitel in den Nacken hinein, brennende, pressende Schmerzen, Trigeminusneuralgie, nächtlicher Migräneanfall.
Leitsymptom: benötigt Wärme, am Kopf jedoch Kühle.
Modalitäten:
> hochgelagerter Kopf, lokale kalte Umschläge, in Gesellschaft, Kopfschmerz über linkem Auge wird besser durch Wärme am Kopf.
< nachts, Kälte, beim Alleinsein, Geräusche, grelles Licht.
Sonstiges: Kopfschmerz über dem linken Auge wird besser durch warme Anwendung oder Einhüllen des Kopfes.

Belladonna/Atropa Belladonna (Tollkirsche)

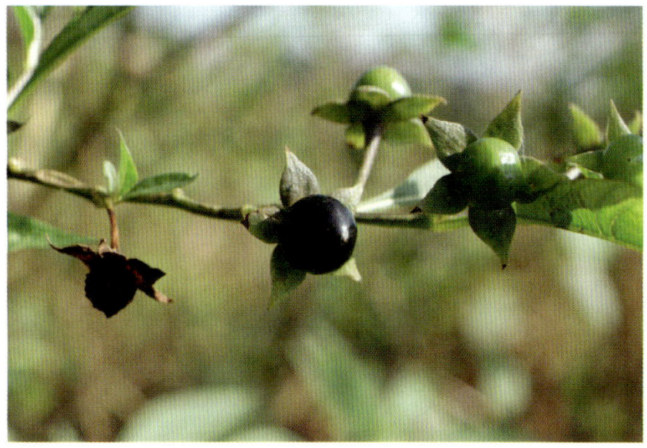

Abb. 8.5 - 2 Belladonna (Bild: www.christel-stroebel.de)

Gemüt: bei heftigen Schmerzen kann es zu vernebelten, deliranten, halluzinatorischen Zuständen kommen.
Auslöser: Sonne/Sonnenstich, Hitze, nach (feuchter) Verkühlung/Zugluft/Nasswerden (Friseurbesuch/Haareschneiden, Schwimmbadbesuch).
Kopfschmerz: klopfende, hämmernde, pulsierende, "wahnsinnig" machende Kopfschmerzen, Kopf empfindlich gegen Zugluft und Kälte und alle Sinneseindrücke (Geräusche, Licht, Erschütterung), zieht sich an den Haaren, Kopfschmerz kommt (und geht evtl.) plötzlich, Blutandrang zum Kopf, evtl. Kopfschmerzen rechts bzw. < rechts, oft Stirn, Cluster-Kopfschmerzen.
Leitsymptom: pochende, hämmernde, pulsierende heftige Kopfschmerzen, plötzlicher Beginn.
Modalitäten:
> besser im Dunkeln, Druck, festes Einbinden des Kopfes, Kopfhalten mit den Händen, in Ruhe, aufrecht Sitzen, Liegen mit erhöhtem Kopf.
< Licht, laute Geräusche, Erschütterung, nachts, im Liegen.
Sonstiges: Pupillen erweitert, heißes, rotes, schwitziges Gesicht bei kalten Extremitäten, auch bei Cluster-Kopfschmerz.

Bryonia alba (Zaunrübe)
Gemüt: möchte in Ruhe gelassen werden, ärgerlich, reizbar, sorgt sich um/spricht über Arbeit, Sorge, kann nicht zur Arbeit.
Auslöser: Grippe, Ärger (Bryonia-Typ ärgert sich viel und sehr), Wetterwechsel.

Kopfschmerz: berstender/zerplatzender, zerspaltender, auseinanderpressender, zersprengender oder schwerer zermalmender Kopfschmerz, von der Stirn zum Hinterkopf, linksseitige Kopfschmerzen, häufig über dem linken Auge oder linker Schläfe mit Ausdehnung bis zum Nacken, Schultern und Rücken, drückend, dann zum Hinterkopf wechselnd, von dort sich über den ganzen Kopf ausbreitend, Blutandrang, wie von innen mit einem Hammer getroffen, Stirnkopfschmerzen bei Stirnhöhlenentzündung.
Leitsymptom: schlimmer durch geringste Bewegung.
Modalitäten:
> Stillliegen, Ruhe, Druck, kühle Auflagen auf dem Kopf, kühler Raum.
< durch jede Bewegung, sogar der Augen, Husten, durch Pressen beim Stuhlgang, Essen, Waschen des verschwitzten Gesichtes mit kaltem Wasser.
Sonstiges: evtl. Stuhlverstopfungsneigung/trockener Stuhl, rheumatische Patienten, betroffen sind seröse Häute (dünne Membranen, die die Körperhöhlen allseits umgeben; das Gehirn ist damit überzogen), Trockenheit aller Schleimhäute, starker Durst – trinkt große Mengen.

Cadmium metallicum (metallisches Kadmium)
Kopfschmerz: Migräne und Kopfschmerzen.
Modalitäten:
> Kälteanwendung, Essen, Vorwärtsbeugen, Auftreten eines Exanthems (Hautausschlags).
< morgens, Bewegung, geistige Anstrengung.

Calcium carbonicum* (Austernschalenkalk, Calciumcarbonat)
Besonders häufig wird Calcium carbonicum bei Kindern eingesetzt. Hinter dem robusten Kern (oft überernährte Kinder) verstecken sich sehr empfindsame Kinder, die auf Filme und Geschichten sehr sensibel reagieren können. Bereits in der Schule tun sich die Kinder schwerer mit dem Lernen, da sie mehr der körperlich arbeitende Typ sind.
Gemüt: im Allgemeinen gewissenhafte, bodenständige Persönlichkeiten, die mit ihrem einfachen Leben zufrieden sind. Ein gewohntes Umfeld mit geregelten Arbeitsabläufen ist den eher unsicheren Personen sehr wichtig. Nach außen hin geben sie sich selbstsicher und verbergen damit ihre innerliche Schwäche. Mit fortschreitender Pathologie: Schwäche sowohl im geistigen wie auch im körperlichen Bereich breitet sich im ganzen Organismus aus. Vergesslichkeit, verdreht Wörter, Denken wird schwer. Abneigung gegen jede Art von Arbeit. Ausgeprägte Ängste vor Neuem, Armut, Tod und Krankheit, mit vielen Albträumen.
Auslöser: (Über-)Anstrengung (geistig und körperlich), durch Abkühlung des Kopfes und durch Wind, vor der Menses.
Kopfschmerz: Migräne und Kopfschmerzen mit Kältegefühl am Kopf, mit kalten Händen und Füßen; halbseitiger Kopfschmerz, stechend, von der Schläfe bis zu den Zähnen, Blutandrang zum Kopf, Kopfschmerzen tief im Gehirn, klopfend, hämmernd, erschütternd, heißer Kopf bei geistiger Arbeit, viel Übereinstimmung mit Belladonna und wenn Belladonna nur kurzfristig hilft.
Modalitäten:
> durch Erbrechen, festen Gegendruck, Bandagieren des Kopfes, Liegen auf der linken Seite, beim Schließen der Augen und bei Dunkelheit.
< durch Bewegung, Lärm, Sonne, Alkohol, morgens beim Erwachen.
Sonstiges: Das Erscheinungsbild ist plump, pastös und gedunsen. Reichliche, saure Schweiße, insbesondere am Kopf sowie eine geringe Widerstandskraft gegen äußere Einflüsse wie Nässe und Kälte sind typisch.

Calcium phosphoricum (Phosphorsaurer Kalk, Calciumhydrogenphosphat)
Vom Typ her sind sie eher zartgliedrige, dünne Personen mit blasser Haut, die in der Pubertät viel zu schnell in die Höhe wachsen.
Gemüt: gereizt, ruhelos, sehr unzufrieden mit sich selbst, aber auch mit ihren Mitmenschen und ihrem Umfeld, weshalb sie das Bedürfnis haben, zu verreisen oder ihre Wohnung neu zu gestalten (im Gegensatz zu Calcium carbonicum). Mit fortschreitender Pathologie: Energieverlust, Gleichgültigkeit gegenüber Umgebung.
Auslöser: geistige Anstrengung, z.B. in der Schule führt zu Kopfschmerzen und Migräne.
Kopfschmerz: Schulkopfschmerz bei Kindern, evtl. mit Durchfall, Kopfschmerzen und Überanstrengung beim pubertären Jugendlichen, Kopfschmerz entlang der Schädelnähte empfunden, Kopfschmerz oben am Scheitel, oft weiche Schädelknochen und verzögerter Fontanellenschluss, wobei dieser Bereich immer empfindlich bleibt, und besonders bei Veränderungen des Wetters haben die Patienten dort Kopfschmerzen. Kopfschmerzen vom Nacken und Halsbereich ausgehend, Kopfschmerz in Hinterhauptshöckern. Die Schmerzen gehen häufig einher

mit Verspannung der Nackenmuskulatur und ziehen den Rücken hinunter, heißer Kopf mit kaltem Schweiß, empfindliche Haare.
Modalitäten:
> Allgemein: warmes Sommerwetter, Liegen.
< Wetterwechsel, geistige Anstrengung in der Schule; allgemein: monotones Leben, Winter, kalte Luft, Nässe.

Causticum Hahnemanni* (frisch gebrannter Kalk aus Marmor mit schwefelsaurem Kalium verarbeitet)

Gemüt: Allgemein: ernsthafte, idealistische Patienten von sehr intensiver Ausstrahlung, großes Mitgefühl, erträgt keine Ungerechtigkeiten, politisch aktiv, rebellisch.
Auslöser: Baden und Durchnässung lösen Schmerzen aus.
Kopfschmerz: Kopfschmerz, als wäre zwischen Stirnbein und Gehirn ein Hohlraum, Spannen der Kopfhaut, spastische Symptome, Stechen in den Schläfen bei geistiger Anstrengung (Lesen, Schreiben), Kopfschmerz mit Übelkeit und Erbrechen oder mit Blindheit, blindmachende Kopfschmerzen, gefolgt von Lähmung.
Modalitäten:
> durch Wärmeanwendung, in warmer Luft.
< bei trockenem, schönem Wetter, besonders kalter Luftzug, während Menses.

Cedron (Simaba cedron, Klapperschlangenbohne)

Gemüt: Manie, nervöses, erregbares Temperament, evtl. zu sexueller Erregung geneigt.
Auslöser: Malaria, das Mittel wirkt besonders gut in feuchten, warmen, sumpfigen Ländern.
Kopfschmerz: Nervenschmerzen bei Männern (besonders über dem linken Auge), (Supra-)Orbitalneuralgie, Schmerz im Augapfel mit ausstrahlenden Schmerzen um das Auge, jeden Tag um 9 Uhr aber auch abends oder morgens möglich, Kopfschmerzen quer über die Stirn zum Verrücktwerden, periodische Supraorbitalneuralgie, Bing-Horton-Neuralgie oder Cluster-Kopfschmerz.
Leitsymptom: Schmerzen, die jeden Tag zur selben Stunde auftreten (wie bei Belladonna).
Modalitäten:
< periodisch, zur selben Stunde, nach Schlaf/Sex.
Sonstiges: Während des Kopfschmerzes ist der ganze Körper wie taub; Empfindung, als wäre der Kopf geschwollen, Gegenmittel bei Schlangenbissen und Insektenstichen.

China officinalis (Rinde des Chinabaumes)

Gemüt: nervöse Reizbarkeit, Lärmempfindlichkeit, Schwäche, Erschöpfung.
Auslöser: Folgen von Schwäche, Blutverlust (Operationen, Menses), Durchfall, Schwangerschaft, Geburt.
Kopfschmerz: berstende, pochende, hämmernde Kopfschmerzen, mit Klopfen der Karotiden (Halsschlagadern); das Gehirn schlägt wellenförmig gegen die Hirnschale an, Auf-und-ab-Wackeln mit dem Kopf bessert; als wenn das Gehirn wund wäre, Kopfschmerz an den Schläfen, Stiche von einer Schläfe zur anderen, schmerzhafte Kopfhaut, Kopfschmerzen durch Sonneneinwirkung; periodisch auftretende Kopfschmerzen, täglich, jeden zweiten Tag, alle sieben Tage, alle 14 Tage.
Leitsymptom: Appetitlosigkeit, Ohrensausen, keine Besserung durch Schlaf, Ruhe und Essen, Neigung zu Schweißausbrüchen, Aufstoßen ohne Erleichterung, Sehstörungen, Flimmern während der Kopfschmerzen, Heißhunger nach Süßem, trinken gerne Bitter Lemon (chininhaltig).
Modalitäten:
> durch festen Druck (wie bei Ignatia, Natrium Muriaticum) oder Reiben, Wärme, evtl. Schlaf.
< Berührung, Zugluft, Kälte, in der Nacht, durch Berühren der Haare (vgl. Selenium), Haare-Kämmen.
Sonstiges: Schwindel, Tinnitus, Nierenschwäche, kalte Schweißausbrüche mit Frieren.

Cimicifuga racemosa (Wanzenkraut)

Gemüt: niedergedrückt, Tendenz depressiv.
Auslöser: Wechseljahre, seelischer Stress, Verspannungen an Hals- und Rückenmuskeln, Rückenverletzungen, Überanstrengung der Augen.
Kopfschmerz: Augenkopfschmerz, Kopfschmerz bis in Nackenmuskeln, Steifheit von Nacken und Schultern, Hinterkopfschmerz; Gefühl, als ob Schädel sich öffnet, wellenförmiges Gefühl im Gehirn, neuralgische Schmerzen, kongestive Kopfschmerzen durch sexuelle Erregung.
Leitsymptom: nervös, launisch, Wechsel der Symptome, hormonelle Dysfunktion, Druckgefühl Kopfmitte, als ob sich die Schädeldecke hebt.
Modalitäten:
> Wärme, Essen, Nasenbluten, frische Luft.
< während Menses, Zugluft, Kälte.
Sonstiges: häufig bei Frauen, Benommenheit und Schwindel, genitale Beschwerden, gutes Wehenmittel bei rigidem Muttermund.

Cocculus indicus (Kockelskörner)

Gemüt: Benommenheit, wie betäubt, Schweregefühl, tief traurig, langsam von Begriff, evtl. aber auch geschwätzig und überdreht.
Auslöser: Folgen von Schlafmangel, "Schlafmangelkopfschmerz", Jetlag, Überanstrengung, Furcht, Zorn, Kummer, Ängsten, Erschöpfung, Seekrankheit, Reisekrankheit mit Übelkeit, Schwäche und Erbrechen.
Kopfschmerz: Schwere des Kopfes, Schmerz im Hinterkopf und Nacken schlimmer beim Darauffliegen, Gefühl des Öffnens und Schließens (besonders am Hinterkopf), berstend, pulsierend an Scheitel oder Schläfen, Leeregefühl, zusammenziehend, krampfhaftes Zittern des Kopfes durch Schwäche der Halsmuskeln, krampfartiger Schmerz am linken Schläfenmuskel.
Leitsymptom: Hinterkopfschmerz, Gefühl des Öffnens und Schließens des Kopfes, Kopfschmerzen mit Schwindel und Übelkeit.
Modalitäten:
> in Ruhe, Kopf zurücklehnen/nach hinten strecken.
< bei Schmerz an Nacken und Hinterkopf schlimmer durch Darauffliegen, nicht einen Augenblick darauf liegen, auch durch Kaffeegenuss, geistige Anstrengung, nachts nicht schlafen können, jede Erschütterung, Angst, Kälte, Essen, während Menses.

Coffea tosta (gerösteter Kaffee) oder Coffea cruda (ungeröstet)

Gemüt: Sinne übererregt und überempfindlich, empfindlich gegen Schmerzen, Schlaflosigkeit, Unruhe.
Auslöser: Folgen von Koffein-, Tee- und Alkoholmissbrauch, freudigen Überraschungen, anregenden Gesprächen, Streit, Lärm, Heftigkeit.
Kopfschmerz: Kopfweh, als ob das Gehirn zerrissen, zertrümmert oder zerschmettert wäre, Enge-Kopfschmerz, allgemeine Spannung des Gehirns, Migräne mit Nagelkopfschmerz.
Leitsymptom: Kopf zu schwer und Extremitäten gelähmt oder leicht, Ruhelosigkeit, Schlaflosigkeit infolge Gedankenflut.
Modalitäten:
> Hinlegen, kaltes Wasser.
< Lärm, Gerüche.
Sonstiges: Eines der Schlafmittel bei Gedankenandrang, nervösen Herzbeschwerden, Zustand nach (übermäßigem) Genuss von Kaffee.

Colocynthis (Koloquinte, getrocknete Früchte des Kürbisgewächses)

Gemüt: schlimme Folgen von Zorn, Entrüstung, Demütigung oder Erregung, ungeduldig und leicht wütend.
Auslöser: Ärger (Colocynthis ist ein Leber-Galle-Mittel), Kränkung, gedemütigt.
Kopfschmerz: Kopfschmerzen, Migräne, reißende, stechende, drückende Kopfschmerzen, brennende und wühlende Kopfschmerzen, anfallsweiser Kopfschmerz, Schmerzen der linken Gesichtshälfte, Schwindel beim schnellen Wenden des Kopfes, besonders nach links, mit Übelkeit und Erbrechen, Haarwurzeln schmerzen, Kopf heiß.
Modalitäten:
> besser durch festen Druck, durch Kaffee, evtl. heftige Durchfälle nach dem Essen, was Schmerzen bessert.
< Bewegung, Berührung, Bücken, in der Rückenlage und bei Bewegung der Augenlider.
Sonstiges: Wirkung auf (große) Nerven, Trigeminus, Ischias und Spinalnerven, kolikartige Schmerzen.

Cyclamen europaeum (Cyclamen purpurascens, Alpenveilchen)

Gemüt: Schwäche.
Auslöser: zu frühe oder zu späte Menses, hormonbedingt.
Kopfschmerz: Kopfschmerz mit Schwindel oder Flimmern/Flackern vor den Augen, Schmerz in der linken Schläfe, lang anhaltende Migräne, als schlackere das Gehirn lose umher – beim Gehen, Trübsehen/Sehen wie durch Nebel bei Kopfweh, halbseitig, meist links, Sehstörungen wie Funken vor dem Anfall, Beginn morgens und steigert sich dann.
Leitsymptome: wie betäubt.
Modalitäten:
> besser durch Umschlag mit kaltem Wasser, nach Erbrechen.
< während Menses, Bewegung.
Sonstiges: Ähnlich wie bei Pulsatilla ("fröstelige Pulsatilla"), hat aber Durst und wird nicht besser im Freien.

Dulcamara (Solanum dulcamara, Bittersüß, Bittersüßer Nachtschatten)

Gemüt: oft hartnäckige durchsetzungsfähige Menschen, unruhig, wütend.
Auslöser: Wechsel von warm zu kalt: warme Tage – kalte Nächte, feucht-kaltes Wetter wie im Herbst.
Kopfschmerz: Blutandrang zum Kopf, bohrende,

brennende Schmerzen, Kopfschmerzen, die zusammen mit Übelkeit und Benommenheit auftreten.
Leitsymptom: Gefühl von einem Brett vor der Stirn, Kopfschmerzen durch eine unterdrückte Sinusitis oder durch unterdrückte Hautausschläge im Gesicht.
Modalitäten:
> Wärme.
< Bewegung, Sprechen.
Sonstiges: Schwäche.

Eupatorium perfoliatum (Wasserhanf)

Gemüt: wie zerschlagen.
Auslöser: grippaler Infekt.
Kopfschmerz: klopfende und berstende Kopfschmerzen oder wie innen wund, periodisch auftretende Kopfschmerzen, Kopfschmerz, der während oder nach Fieber auftritt, Schwere im Kopf, im Hinterkopf, muss Kopf mit Händen anheben, da sonst zu schwer, Kopfschmerzen im Wechsel mit Gichtschmerzen, wie fest anliegende Metallkappe auf dem Kopf, Migräne jeden dritten oder siebten Tag wiederkehrend, Augen schmerzen, Hitze im Kopf, Gesicht rot, gelbliche Augen (Eupatorium hat Bezug zu Leber/Galle).
Modalitäten:
> Unterhaltung, evtl. Ablenkung.
< Bewegung, Erschütterung und Husten.
Sonstiges: Gliederschmerzen (z.B. bei Grippe).

Euphrasia officinalis (Augentrost)

Kopfschmerz: Kopfschmerzen bei gleichzeitiger Erkältung der oberen Atemwege, mit reichlicher Absonderung aus Nase und Augen. Kopfschmerz mit Blenden von Sonnenlicht, als würde der Kopf zerspringen.
Modalitäten:
> Bewegung und Gehen in frischer Luft.
< Kopfschmerzen durch Überanstrengung der Augen durch zu kleine Schrift, Computer-Bildschirm.

Ferrum metallicum (metallisches Eisen)

Gemüt: allgemeine Erschöpfung, schwach, im Gegensatz zum gesunden Aussehen (rosiges Gesicht, gerötete Wangen).
Kopfschmerz: Kopfschmerzen und Migräne, klopfend, heißer Kopf, lang anhaltende Kopfschmerzen, die oft 2–3 Tage anhalten, Kopfschmerz an linker Schläfe, Stirnkopfschmerz; periodisch alle 14 Tage.
Leitsymptom: anämische Menschen mit gesund aussehendem Gesicht.
Modalitäten:
> langsame Bewegung, Liegen, frische Luft.
< Ruhe, Schwitzen, Mitternacht, schlimmer nach Mitternacht.

Gelsemium sempervirens (Gelber Jasmin)

Gemüt: apathisch, schläfrig benommen („Armes Häslein, bist du krank", „wie das Kaninchen vor der Schlange").
Auslöser: grippaler Infekt, schlechte Nachrichten, nach geistiger Anstrengung, Furcht vor bevorstehenden Ereignissen (Prüfungsangst), Überanstrengung der Augen, föhniges Wetter.
Kopfschmerz: Kopfschmerzen, die vom Hinterkopf über den Kopf in Richtung Stirn und Augen ziehen und dort bleiben oder vom Hinterkopf in die Stirn ausstrahlen, Schwere, Gefühl eines Bandes oder Reifens um den Kopf, dumpfer Schmerz, mehr links, heißer Kopf, kalte Gliedmaßen, Schläfenkopfschmerz und über den Augen, Migräne beginnt evtl. um zwei bis drei Uhr morgens und bessert sich gegen Nachmittag.
Leitsymptom: Empfindung von Schwere in den Augenlidern und Herabfallen der Augenlider, schwerer Kopf – hat das Gefühl, als könne er ihn kaum heben.
Modalitäten:
> Kopfschmerz besser oder verschwindet durch reichliches Urinieren, nachmittags besser, Liegen mit erhöhtem Kopf.
< schwüles Wetter, föhniges Wetter, Nebel, nasses und kaltes Wetter, vor Gewitter/Sturm (bei Rhododendron ist dies noch mehr ausgeprägt), Sonne, Furcht, Schreck, Gemütsbewegungen, Aufregung.
Sonstiges: Sehstörung mit dem Einsetzen der Migräne, verschwommenes Sehen, denkunfähig, Augenschmerzen bei Bewegung, herunterhängende Augenlider (Ptose), Doppeltsehen vor oder während der Kopfschmerzen, dies bessert sich durch Urinieren, zittrige Schwäche, Schwere, wenig Durst, bei sehr starkem Kopfschmerz glasige Augen, Pupillen erweitert, Gesicht marmoriert, Extremitäten kalt, Frostschauer am Rücken.

Glonoinum (Nitroglycerinum, Nitroglycerin)

Gemüt: matt, desorientiert, verwirrt.
Auslöser: heißes Wetter, Sonnenstich (Glonoinum ist Sonnenstichmittel erster Wahl).
Kopfschmerz: Blutandrang zum Kopf, Pulsieren im ganzen Körper, besonders im Kopf, zwischen den Schläfen, Wellen von berstenden, stampfenden

Kopfschmerzen, mit dem Stand der Sonne zu- und abnehmend, als ob der Kopf zu klein für das Gehirn wäre, plötzliches oder rasches Auftreten, Gefühl von zu engem Band um die Stirn.
Leitsymptom: plötzlich, wie explosiv, stürmisch explosiv (mehr als Belladonna), Ausdehnung oder Vergrößerungsgefühl von Augen oder Kopf, Blutandrang zum Kopf.
Modalitäten:
> Kälte, kalte Anwendungen, erhöhter Kopf, im Freien.
< Hitze, Sonne, heißes Wetter, offenes Feuer, Erschütterung, Bewegung, Klopfen bei jeder Erschütterung, jedem Schritt, mit dem Pulsschlag, Beugen des Kopfes, Zurücklegen des Kopfes, Bücken.
Sonstiges: Zusammenhang mit Menses: vor, bei, nach oder statt der Blutung, Hitzewallungen, Migräne und Wechseljahrbeschwerden mit Hitzewallungen, Blutstau nicht nur im Kopf, sondern auch im Herz, schon bei kleinster Anstrengung entsteht ein Blutstau vom Herzen ausgehend, da die Pumpleistung reduziert ist, Herzklopfen, bläuliches Gesicht. Zu vergleichende Mittel sind Belladonna und Melilotus, wobei Melilotus Besserung bei starkem Nasenbluten aufweist.

Haplopappus (Haplopappus baylahuen, Asteraceae)
Kopfschmerz bei oder vor Wetterwechsel (ähnlich Gelsemium), Schwäche durch niedrigen Blutdruck, erschöpft, möchte sich dauernd hinlegen, um auszuruhen.

Ignatia (Strychnos ignatii, Ignatia amara, Ignatiusbohne)
Gemüt: leicht verletzbare Gefühle, wechselhafte Stimmung (Lachen wechselt zu Weinen), oft empfindsame, sensibel unausgeglichene, nervöse und idealistische Menschen; romantisch, oft widersprüchliche paradoxe Reaktionen oder Zustände, Seufzen.
Auslöser: Kummer, Schock, seelische Belastung wie Trauer oder Trennung vom Partner, Kopfschmerzen durch übermäßigen Konsum von Schnupftabak oder Tabakrauch, Kaffee, bei angestrengter Aufmerksamkeit.
Kopfschmerz: Kopfweh wie von einem von innen nach außen drückenden Nagel in den Kopfseiten/Schläfen (aber auch als werde ein Nagel in den Kopf getrieben), Kopfschmerz schlimmer oder auch besser durch Vorbeugen des Kopfes.
Leitsymptom: Gefühl eines engen Bandes um den Kopf.
Modalitäten:
> Liegen auf der schmerzhaften Seite, Hitze und fester Druck, Essen, Wasserlassen.
< geistige Anstrengung, Kaffee, Alkohol, Tabak, frische Luft, Kälte.
Sonstiges: paradoxe und widersprüchliche Zustände (z.B. Kopfschmerz besser durch Bücken).

Ipecacuanha (Cephaelis ipecacuanha, Brechwurzel)
Gemüt: Reizbar, periodisch, warmblütig.
Kopfschmerz: Migränekopfschmerz mit hochgradiger Übelkeit und Erbrechen; Kopfweh wie von Zerschlagenheit des Gehirns und Schädels, welches durch alle Kopfknochen hindurchdringt bis zum Gesicht, zur Mundhöhle, den Zähnen und zur Zungenwurzel hinab; Schmerz im Hinterkopf, schlimmer durch Erbrechen.
Modalitäten:
> Ruhe.
< abends, nachts, Bewegung, Kälte und Wärme.
Sonstiges: Gesicht auf einer Seite gerötet und heiß.

Iris versicolor (Bunte Schwertlilie)
Gemüt: schnell entmutigt, Furcht vor drohender Krankheit.
Auslöser: oft Sonntagsmigräne, an Ruhetagen (vgl. Sulfur).
Kopfschmerz: klassische Migräne mit visueller Aura, Hemikranie (Eine-Seite-Kopfschmerz) sowie auffallender Übelkeit und Erbrechen, evtl. Durchfall; Kopfschmerzzentrum häufig in der Schläfe oder unterhalb bzw. oberhalb (supraorbital) des Auges; Kopfschmerz, der abwechselnd auf beiden Seiten auftritt (vgl. Lac caninum). Kopfschmerz mit Übelkeit, besser durch Ruhe und evtl. nach Erbrechen von saurem Mageninhalt, plötzlich auftretend; Migräne mit Augenbeteiligung (rechts), Müdigkeitskopfschmerz, von geistiger Erschöpfung (Lernen, Nähen), vor dem Migräneanfall kommt es meist zu Sehstörungen, verschwommenes Sehen, Hemiopie (sieht nur eine Hälfte von Dingen), galliges Erbrechen, Erblindung bei Kopfschmerz, klopfende scharfe Schmerzen, oft Beteiligung von Zahnnerven, Einschnürungsgefühl der Kopfhaut, Schleier vor den Augen nach geistiger Anstrengung (wenn Entspannung einsetzt), Kopfschmerz beginnend mit Verdunkelung des Gesichtsfeldes.

Leitsymptom: Sehstörungen vor Beginn der Kopfschmerzen, verschwinden, wenn Kopfschmerz einsetzt.
Modalitäten:
> leichte Bewegung an frischer Luft.
< heftige Bewegungen, Husten, kalte Luft, rechts, abends, nachts, Ruhe.
Sonstiges: Kopfschmerz nach Genuss von Süßem, wirkt auf Schilddrüse, Pankreas und Verdauungskanal.

Kalium bichromicum* (Kaliumdichromat)
Auslöser: Sinusitis frontalis, nach unterdrücktem Nasensekret.
Kopfschmerz: Kopfschmerzen, periodisch halbseitig, Migräne mit Sehstörungen bis zur vorübergehenden Blindheit; Blindheit, dann Schmerz über einem Auge, schlimmer durch Kälte, besser durch Pressen auf die Nasenwurzel, verschwommenes, verwischtes Sehen, Trübsehen schon vor dem Kopfschmerz; die Sehfähigkeit kommt zurück, wenn sich die Schmerzen weiter steigern, Übelkeit, Erbrechen, heftiger Kopfschmerz über den Augenbrauen oder an den Brauen entlang, bei Sinusitis: Druck an der Nasenwurzel, punktförmiger Schmerz, schmerzhafte Stelle begrenzt, so dass man sie mit der Fingerkuppe (oder mit einer Münze) bedecken kann; neuralgische Schmerzen supraorbital und am Stirnbein, wenig Nasenabsonderung, fadenziehend, Bildung von Borken in der Nase, die beim Entfernen evtl. schmerzen oder bluten, Kopfschmerz mit oder nach unterdrücktem Nasensekret, manchmal beginnen Schmerzen morgens und gehen abends wieder weg (mit der Sonne).
Modalitäten:
< unterdrückter Katarrh.
Sonstiges: Typische „gelbe" Kalium-bichromicum-Symptome: gelbes Erbrechen, gelber Nebel um den Kopf, gelbes Sekret (z.B. Nasenschleim), gelbes Sputum (Galleerbrechen).

Kalium phosphoricum (Kaliumphosphat)
Gemüt: geistige Erschöpfung; ängstlich; nervöse Furcht; reizbar; fühlt sich überfordert, „Bergsyndrom".
Auslöser: übermüdet, erschöpft; bei Schülern und Studenten, Überbeanspruchung, Mangel an Nervenkraft.
Kopfschmerz: Kopfschmerzen schlimmer durch geistige Anstrengung, nach der Schule; mit leerem Gefühl im Magen und Schwäche; stetes Hungergefühl mit Kopfschmerz.
Leitsymptom: Hinterkopfschmerz.
Modalitäten:
> Wärme, Ruhe, mäßige Bewegung.
< Kälte, morgens, Aufregung, Sorge, vor und nach der Menses.
Sonstiges: schlecht riechender Atem, fauliger Geruch der Ausscheidungen und fauliger Körpergeruch; auch als Schüßlersalz Nr. 5 in der D6-Potenz erhältlich.

Lac defloratum (Lac vaccinum defloratum, entrahmte Kuhmilch)
Gemüt: Gefühl, keine Freunde mehr zu haben.
Auslöser: Milchgenuss.
Kopfschmerz: Migräne nach Milchgenuss, Kopfschmerzen wöchentlich, die Schmerzen betreffen vor allem die Augäpfel und die Stirn, verschwommenes Sehen vor Kopfschmerzen, nebeliges, trübes Sehen vor/während Kopfschmerz, Schwarzwerden vor den Augen, dann klopfender Stirnkopfschmerz, mit Ausscheidung großer Mengen blassen Urins, Verlust des Sehvermögens vor/während Kopfschmerz, extrem lichtscheu, häufiges Wasserlassen während Kopfschmerz, fröstelnd während Kopfschmerz, Migräne, die mit dem Sonnenuntergang aufhört.
Modalitäten:
> lokale Kälte, durch Druck und Kälte, Bandagieren des Kopfes und durch Konversation.
< Geräusche, Licht, Bewegung und während der Menses.
Sonstiges: Oft besteht – ähnlich wie bei Staphisagria – in der Lebensgeschichte eine Unterdrückung durch einen beherrschenden Menschen. Durch die Ängste und Unsicherheiten, die Schüchternheit und der Angst, Fehler zu machen, sind sie äußerst gewissenhaft und pingelig. Extreme Schlaflosigkeit, den ganzen Tag schläfrig, können sehr unruhig werden und massive Beschwerden bekommen, wenn sie nicht genügend Schlaf bekommen. Allgemein: Lebenswärmemangel und kälteempfindlich, besser durch Schlaf.

Lachesis muta (Gift der Buschmeisterschlange)
Gemüt: erregt, unfähig, sich zu konzentrieren, handelt, spricht, denkt schnell, sprunghaft und impulsiv, redselig, eifersüchtig, nachts geistige Hochphase.

Auslöser: zyklusabhängig, Klimakterium, Unterdrückung von Ausscheidungen, Sonne.
Kopfschmerz: pochender, berstender, heftiger Blutandrang zum Kopf (zu vergleichende Mittel sind Belladonna und Glonoinum), über dem linken Auge, pulsierend, hämmernd, ganzer Kopf oder Stirn, strahlt zum Hinterkopf aus, Gesicht gedunsen, Kopfschmerz raubt fast die Besinnung, Schmerzen beim Aufwachen, schläft in den Kopfschmerz hinein, getrübtes Sehen, Schmerzwellen, besser nach Bewegung; Scheiteldruck, besser durch Druck; Migräne, der Schmerz erstreckt sich bis zu Hals und Schultern, Kopfschmerz durch Sonne, mit Flimmern vor den Augen. Taubheit und Kribbeln auf der (linken) Seite des Kopfes.
Leitsymptom: linksseitige Migräne.
Modalitäten:

- > wenn Absonderung in Gang kommt (Menses, Schnupfen, Durchfall, aber auch Ausreden/„Logorrhoe", Aufstoßen) (kann aber auch umgekehrt sein), warme Anwendungen.
- < unterdrückter Katarrh, vor und während der Menses, Klimakterium, Bewegung, Sonne, nach dem Schlaf, Druck, Einschnürung, Bücken, heiße Getränke.

Sonstiges: erträgt nichts Enges um Hals oder Bauch, Beschwerden, die im Schlaf aufkommen, gedunsenes, dunkelrotes, evtl. leicht zyanotisches Gesicht.

Lycopodium clavatum* (Bärlapp)
Gemüt: Verwirrung in alltäglichen Dingen, melancholisch, eigenwillig, Mangel an Selbstvertrauen, Furcht, etwas Neues zu unternehmen; Furcht vor Zusammenbruch unter Belastung; hochmütig, wissen alles, wissen alles besser; Aufschneider (Typus wie im Märchen vom „Tapferen Schneiderlein"), vormittags Angst zu bestehen, nachmittags Blähungen.
Auslöser: nicht regelmäßig essen, Verdauungsschwäche, Erkältungen.
Kopfschmerz: Kopfschmerzen, hämmernd, ziehend oder pressend, als ob die Schädelknochen auseinandergetrieben werden, zusammenschraubendes Kopfweh in den Schläfen, Gefühl, als ob das Gehirn hin und her schwanken würde, Kopfschmerz, wenn der Hunger nicht gestillt wird, häufiger rechts, aber auch links, bzw. beginnt auf der einen Seite und wechselt auf die andere, wo dann der Schmerz stärker ist, vorwiegend Stirn, über den Augen, rechtsseitig; pressender Kopfschmerz am Scheitel; Schmerz am Hinterkopf.
Leitsymptom: Kopfschmerzen über den Augen bei Erkältungen.
Modalitäten:

- > durch Entblößung des Kopfes; frische Luft; warme Nahrung; bei Pochen im Hinterkopf: nachts und schlimmer bei Erhitzung, wenn der Urin einen rötlichen Satz (Urate) enthält.
- < rechte Seite; Menses; nicht regelmäßig/nicht sofort bei eintretendem Hunger essen, durch Fasten, beim Aufstehen; Liegen und Bücken; 16–20 Uhr.

Sonstiges: Lycopodium ist ein Leber- und Verdauungsmittel: Blähungen; Harnorgane; gute geistige Kräfte, aber schwache Muskulatur; äußerst reizbar, schreckhaft und ärgerlich; kann nicht die mindeste Widerrede ertragen; erscheint vorzeitig gealtert (graues Kopf- oder Barthaar, Haarausfall, Gesichtsfalten).

Magnesium phosphoricum (Magnesiumhydrogenphosphat)
Gemüt: klagt die ganze Zeit über Schmerzen.
Auslöser: Stress, Anspannung, nach geistiger Tätigkeit.
Kopfschmerz: Kopfschmerz nach geistiger Arbeit; Gefühl, als wäre der Inhalt des Kopfes flüssig; als tauschten Teile des Gehirns den Platz; als hätte man eine Kappe auf dem Kopf; Empfindung eines elektrischen Schlages, der im Kopf beginnt und sich in alle Körperteile ausbreitet; Trigeminusneuralgie; bei Spannungskopfschmerz durch zu viel Stress und mangelnde Entspannung.
Leitsymptom: Gefühl einer Kappe auf dem Kopf.
Modalitäten:

- > Wärme, heiße Umschläge, Druck, Reibung.
- < Kälte, nachts.

Sonstiges: Magnesium phosphoricum wird bewährterweise als Schüßlersalz Nr. 7 in der D6 als „heiße Sieben" eingenommen. Dazu werden ca. 5 Tabletten in einem Glas heißem Wasser aufgelöst und im warmen Zustand schluckweise getrunken. Tipp: Zusätzlich können noch bei akuten Kopfschmerzen Ferrum phosphoricum D12 (Schüßlersalz Nr. 3) und evtl. noch Calcium phosphoricum D6 (Schüßlersalz Nr. 2), je 3 Tabletten, hinzugefügt werden.

Melilotus officinalis (Steinklee/Honigklee)
Gemüt: Situation großer Gefahr, angefeindet, verfolgt, beobachtet zu sein, versteckt sich/verhält sich leise, um zu überleben, unfähig, sich zu konzentrieren.

Auslöser: zyklusabhängig.
Kopfschmerz: Heftige, klopfende, pulsierende, wellenartige Kopfschmerzen, Stirnkopfweh, mit rotem Gesicht und klopfenden Karotiden. Vor allem Stirnkopfschmerzen, neuralgische Kopfschmerzen rechts und am Nacken mit empfindlicher Kopfhaut. Die Augen fühlen sich zu groß an und herausgedrückt, Druckgefühl über den Augenhöhlen, Kopfschmerz mit Übelkeit, kongestive Kopfschmerzen durch sexuelle Erregung, Vollheitsgefühl im ganzen Kopf, Gefühl, als solle Blut aus Nase, Augen und Mund strömen, Sehen: schwarze Flecken vor den Augen, Verlust des Sehvermögens (beides während Kopfschmerz), kalte Füße und Hände während Kopfschmerz.
Leitsymptom: Pulsieren in der Stirn, Völlegefühl im Kopf.
Modalitäten:
> durch reichliches Nasenbluten/Blutungen allgemein, Fluss der Menses, nach Wasserlassen.
< durch Aufenthalt in der Sonne/Sonnenstich, beim Herannahen von Gewitter/Sturm/nassem Wetter/ Wetterwechsel, Regenwetter, Bewegung, 16 Uhr, nachmittags, aber auch 9–12 Uhr.
Sonstiges: spärliche, intermittierende Menses, Blutandrang, Pulsieren und Blutungen, ähnlich wie Belladonna und Glonoinum.

Menyanthes trifoliata L. (Bitterklee, Fieberklee, Enziangewächs)

Kopfschmerz: Schwere und Benommenheit des Kopfes, berstender Druck, Schmerz steigt vom Nacken auf, erleichtert durch Bücken, auch durch vorgebeugtes Sitzen, Schweregefühl und (von oben herabdrückendes) Pressen im Kopf, auch im Scheitel, besser während kräftigem Aufdrücken mit der Hand; Gefühl wie von einem Gewicht im Nacken, Kopf- und Nervenschmerzen insbesondere im Bereich des 1. Trigeminusastes, Kopf kalt, als bliese kalter Wind darauf, drückende, zusammenpressende Kopfschmerzen; Schmerzen der Stirn, vom Hinterhaupt aufsteigend, einzelne stichartige Schmerzen der Kopfseiten, der Stirn; wunder Brennschmerz der Kopfhaut, drückender Scheitelkopfschmerz mit Hitzegefühl auf dem Scheitel.
Modalitäten:
> durch Bücken, vorgebeugtes Sitzen, bei Scheiteldruck besser durch kräftiges Aufdrücken mit der Hand.
< nachts, Treppensteigen.
Sonstiges: Das Mittel erzeugt Eiseskälte vorstehender, exponierter Teile: Nase, Ohren, Finger, Knie, Hände und Füße; leicht zusammenfahrende, zappelige, hippelige Frauen mit Harnwegsbeschwerden.

Natrium muriaticum* / Natrium chloratum* (Kochsalz)

Gemüt: Kummermittel, seelische Verletzungen wirken tief und nachhaltig, lässt sich nicht trösten oder mit Argumenten davon abbringen, möchte allein sein; neigt zu Depressionen, allgemeine Erschöpfung.
Auslöser: Folgen von Kummer; bei Schulmädchen während der Menses, Folgen von Malaria, Stirnhöhlenentzündung, Augenanstrengung.
Kopfschmerz: Kopfschmerzen, als sollte der Kopf platzen; wie Schraubstock; beim Husten, hämmernd wie von vielen kleinen Hämmerchen; Kopfschmerz mit Kopfschwere; Kopfschmerz über den Augen, auf dem Scheitel, mit partiellem Gefühl von Eingeschlafenheit des Kopfes oder Sehstörungen; Hemianopsie (hemi = halb, a = nicht, ops = sehen, halbseitiger Gesichtsfeldausfall) vor Kopfschmerz; Funken, Flimmern, schwarze Punkte, feurige Zickzacklinien vor den Augen, Sehstörungen vor Beginn des Kopfschmerzes oder während des Kopfschmerzes; teilweise Blindheit zu Beginn; morgens beim Aufwachen; anämischer Kopfschmerz, Gefühl, als wäre der Kopf zu groß, halbseitiger Kopfschmerz, Taubheit in Gesicht oder Lippen oder auch der Extremitäten vor den Kopfschmerzen, Kopfschmerzen periodisch, Taubheit oder Vibrieren der Mundpartie vor dem Anfall.
Leitsymptom: wie von tausend kleinen Hämmerchen; von Sonnenaufgang bis -untergang; Höhepunkt ca. 10 Uhr.
Modalitäten:
> muss im Bett liegen und sich ganz still verhalten, im Schlaf, ruhig Sitzen, Druck mit Händen auf Augen, erhöhter Kopf, im Freien.
< schlimmer morgens beim Erwachen, evtl. auch von 10–11 Uhr vormittags bis nachmittags oder abends, von Sonnenaufgang bis Sonnenuntergang; bei, vor und nach der Menses, Bewegung, auch der Augen, durch Lesen, beim Husten, durch geistige Arbeit, durch Sonnenhitze/Hitze, Lesen, Überanstrengung der Augen, Geräusche, Musik, am Meer.
Sonstiges: neigt zu Stuhlverstopfung, Tränen (evtl. auch Urinabgang) beim Lachen oder Husten, Verlangen nach Salz.

Nux vomica (Brechwurz)

Gemüt: gestresst, überarbeitet, gereizt, ehrgeizig, überkritisch, jähzornig, verkatert.

Auslöser: Verärgerung, Stress, nach Exzessen (zu viel Arbeit, Sex, Kaffee, Alkohol, Rauchen, Essen), Kater; beim Erwachen oder Aufstehen, nach dem Essen, durch Sonneneinwirkung.

Kopfschmerz: Gehirn wie gedrückt und zerschlagen, Kopfweh in der Sonne, Kopfhaut empfindlich, Migräne; Stirnkopfschmerz mit dem Wunsch, die Stirn gegen etwas zu pressen, auf den Tisch aufzulegen; Stechen wie von Nagel, Schmerz im Hinterkopf, oder über den Augen, Katerkopfschmerz, "dicker Kopf", wie wund, wie geschlagen, Kopfschmerz mit Schwindel, empfindliche Kopfhaut, Kopfschmerzen beginnen oft morgens im Bett, über einem Auge oder am Hinterkopf; mit Würgen.

Leitsymptom: Katerkopfschmerz mit Übelkeit.

Modalitäten:

> Ruhe, Schlaf, nach kurzem Schlaf, freie Absonderungen, Kopf einhüllen, zudecken, Bettwärme, im Liegen, bei feucht-warmem Wetter, Haarewaschen.

< durch Lärm, frische Luft, Wind, Alkohol, Bücken, Husten, Berührung, Bewegen der Augen, Licht, geistige Aktivität oder Ärger, vor der Menses, oft morgens, 3–4 Uhr.

Sonstiges: Verdauungsbeschwerden, saurer Geschmack; „wenn es nur heraus könnte" (Beispiel: erfolgloser Stuhldrang, Harndrang, Erbrechensdrang, Auspressphase bei der Geburt); je mehr Anstrengung, desto schwieriger.

Onosmodium virginianum (Falscher Steinsamen, Borretschgewächs)

Gemüt: Unentschlossenheit bei Handlungen, Hast, Eile, Ungeduld, geschwätzig, abschweifend, vergesslich, geistige Konzentration geschwächt.

Auslöser: Überanstrengung der Augen.

Kopfschmerz: halbseitiger Gesichtsfeldausfall und Kopfbeschwerden, verschwommenes, verwischtes Sehen, Verwirrung, benommener Kopf, wie durch einen engen Hut, seitlich, einseitig, Schwindel mit Kopfschmerz, Kopfschmerz in Hinterkopf und Stirn beim Aufwachen, mehr links; Aphasie (Sprachstörung).

Leitsymptom: Schmerz in den Augenmuskeln, in den Augäpfeln.

Modalitäten:

> besser nach Schlaf, kalten Getränken und Essen.

< Kopfschmerzen schlimmer im Dunkeln, schlimmer bei Anstrengung der Augen/Lesen, Liegen auf dem Rücken oder durch sexuelle Exzesse.

Sonstiges: psychische Impotenz beim Mann; Libido zerstört bei der Frau, aber auch sexuelle Übererregbarkeit; Müdigkeit und Muskelschwäche.

Phosphorus* (Gelber Phosphor)

Gemüt: sinnlich, ängstlich, schnell erschöpft; Überempfindlichkeit gegen Sinneseindrücke, Geräusche, Gerüche, elektrische Veränderungen in der Atmosphäre (Gewitter); rascher Eintritt von Ermüdung und Schwäche; lässt sich gerne massieren, ist oft nicht genügend zentriert und geerdet.

Kopfschmerz: Kopfschmerz mit Gefühl von Betäubung, einseitig periodisch auftretend (z.B. alle 7 Tage); pulsierend, pressend, bohrend im Vorderkopf oder in den Schläfen; beginnt oft mit Gähnen und reichlichem, wässrigem/klarem Urin; Kopfschmerz über einem Auge; mit Hungergefühl, besonders bei Kindern, Brennen in der Schläfe, kalter Hinterkopf, während Schmerzphase Trübsehen, schwaches Sehvermögen, Flackern, bis zur vorübergehenden Blindheit; Farbensehen, dann Migräne, nach Migräneanfall sehr erschöpft, sieht blass und entstellt aus; kalte Extremitäten, empfindlicher Geruchssinn bei Kopfschmerzen (Parfum, Blumen unerträglich).

Modalitäten:

> durch kaltes Waschen des Gesichts, Schlaf, Kälte, im Freien.

< beim Schmerz über einem Auge schlechter beim Liegen auf der rechten Seite; plötzlicher Wetterwechsel, Fasten, Husten, Hitze.

Sonstiges: menschliches Barometer, Sehen: Lichtblitze, Hof, Rot, Grün, Schwarz; eingeschränktes Gesichtsfeld; blutet leicht, helles Blut, Nasenbluten.

Picricum acidum (Pikrinsäure, sehr explosiv)

Gemüt: geistig und körperlich schwach, müde und schwer; Hirnmüdigkeit.

Auslöser: nach Kummer und anderen niederdrückenden Gemütsbewegungen, geistige Überanstrengung.

Kopfschmerz: Schwere im Hinterkopf, Kopfweh schlimmer durch geistige Anstrengung (Geschäftsleute, Lehrer, Schüler); verbunden mit sexueller Erregung und heftigen Erektionen; Kopfschmerz in Hinterkopf und Nacken, stumpfes, schweres Völlegefühl in der Stirn, welches die Konzentration verhindert.

Modalitäten:

> durch Nasenbluten, festes Bandagieren des Kopfes, Ruhe, erholsamen Schlaf.

< Lesen, geistige Überanstrengung.

Psorinum* (Eitriger Inhalt frischer Krätzebläschen von der menschlichen Haut, Krätzenosode)

Gemüt: Ängstlichkeit, fühlt sich wechselweise gut und schlecht.

Auslöser: bei Ausbleiben der Menses.

Kopfschmerz, als ob man einen kräftigen Schlag auf den Kopf erhalten hätte (nachts beim Erwachen), Migräne mit vorausgehenden Sehstörungen, schwaches Sehvermögen, Flackern, Flimmern, Funken, dunkle Flecken (Mouches volantes), schwarze Ringe, Kopfschmerz krampfartig, zusammenziehend, drückender, einseitiger Schmerz, periodische Schmerzen (alle 7, 14 oder 21 Tage), Stirnkopfschmerz, als ob das Gehirn nicht genügend Platz hätte, Völlegefühl zum Scheitel hin, berstender Schmerz; Gefühl, als wäre der Kopf vom Körper getrennt; morgens Völle in der Stirn, als ob Gehirn zu wenig Platz hätte (besser durch Frühstück und Waschen); Gefühl, als ob Holzpflock auf Hinterkopf drückt.

Paradox: am Abend vor dem Kopfschmerz fühlt er sich besonders wohl, ungewöhnlicher Hunger vor einem Migräneanfall, etwa am Tag vor dem Ausbruch.

Modalitäten:

> durch Wärme, warmes Einhüllen, „muss das ganze Jahr über einen warmen Hut oder Pelzmütze tragen, sogar im Sommer"; bei guter Ausscheidung (Urin, Schweiß, Menses), Nasenbluten.

< schlimmer durch Kälte, empfindlich gegen Zugluft, Verspätung der Mahlzeit, Hunger, geistige Arbeit.

Sonstiges: Folge von unterdrückten Hautausschlägen, schmutzig aussehende Personen mit üblem Körpergeruch selbst nach einem Bad, fauliger Geruch der Absonderungen, fauliger, widerlicher Geruch des Körpers, der Stühle, der Sekrete von Hautausschlägen, des Schweißes. Psorinum wird angewandt, wenn eine mangelnde Reaktionsfähigkeit der Lebenskraft bei chronischen Krankheiten vorliegt und andere gut gewählte Mittel einschließlich Sulfur nicht tiefgreifend erfolgreich sind.

Pulsatilla pratensis (Wiesen-Küchenschelle/ Kuhschelle)

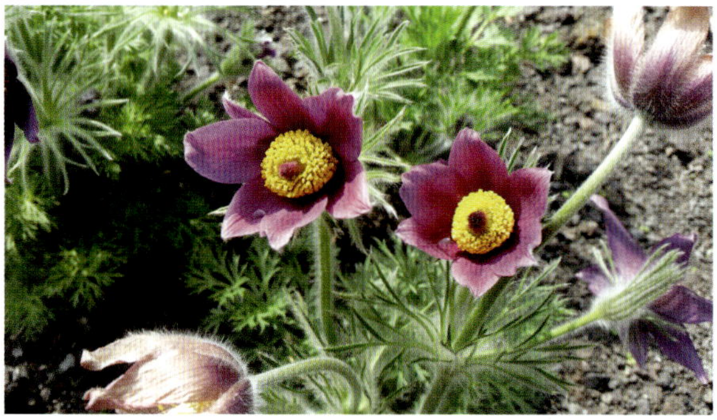

Abb. 8.5 - 3 Pulsatilla (Bild: www.christel-stroebel.de)

Gemüt: neigt zu Stimmungsschwankungen, himmelhochjauchzend, zu Tode betrübt.

Auslöser: Kopfweh infolge von Überarbeitung, unterdrückter sexueller Erregung oder verdorbenem Magen (schwere, fette Nahrung), hormonell, Prämenstruelles Syndrom, Pilleneinnahme.

Kopfschmerz: im Scheitel (Kopf oben) beginnend, Hinterhauptschmerz, Schulmädchenkopfweh zur Zeit der Pubertät, oft migräneartig, die in der letzten Stunde des Menstruationsflusses auftreten; als wolle der Kopf zerplatzen.

Leitsymptom: wechselhaft, wandernde Symptome.

Modalitäten:

> Kopfweh besser im Freien, frische Luft, sanfte Bewegung, fester Druck, kalte Umschläge, Zuwendung, Hände über den Kopf heben, kalte Getränke.

< Hitze, Sonne, extreme Temperaturen, fettes Essen, ab dem frühen Abend.

Sonstiges: schwache Menses, kein Durst, trinkt zu wenig, veränderliche Symptomatik, oft schwache Verdauung.

Rhododendron campylocarpum/aureum (Goldgelbe Alpenrose, Gichtrose)

Gemüt: Furcht vor nahenden Gewittern und Sturm, von Natur aus nervös.

Auslöser: Stress, Anspannung, Wetterwechsel, insbesondere Sturm.

Kopfschmerz: Augenschmerzen vor dem Ausbruch eines Gewitters/Sturms, Schläfenschmerz und Stirnkopfschmerz, Kopf wie zerschlagen, reißender Schmerz in den Knochen, Trigeminusneuralgie,

Bing-Horton-Neuralgie/Cluster-Kopfschmerz.
Leitsymptom: bei Wetterwechsel, Knochenschmerzen, Muskelschmerzen, Zahnschmerzen, anfallsweise auftretende Schmerzen im inneren Augenwinkel und gelegentlich auch in der Nase (sog. Ziliarneuralgie).
Modalitäten:
> in warme Kleidung gehüllt, Wärme von außen und Essen, nach Abflauen des Sturmes.
< Gewitter, bei Kälte und Nässe, vor Sturm, wenn Wetter kalt wird, Anstrengung der Augen.
Sonstiges: Rheuma, welches im Sommer schlechter ist, Arthritis, Gicht, Schwäche der Muskeln besonders vor einem Sturm.

Rhus toxicodendron (Giftsumach)
Gemüt: im Frühstadium: fröhlich, witzig und lebhaft; später ängstlich, reizbar, traurig, verzagt und emotional steif und fixiert, bis hin zu Aberglauben und rituellem, zwanghaftem Verhalten.
Auslöser: Nasswerden des Kopfes, Kälte, Feuchtigkeit, Zugluft nach Nass-Schwitzen.
Kopfschmerz: Kopfschmerz wie berauscht, betäubt, muss sich ins Bett legen, Schwindel, dann Kopfschmerz, Schwindel alter Leute, Stöße oder Lockerheitsgefühl im Gehirn, schlimmer durch Erschütterung; Schmerz, als wäre ein Brett quer über die Stirn gebunden, Gefühl von Gewicht vorne im Kopf; beginnt mit dem Erwachen und Öffnen der Augen, erst nur im Hinterkopf, dann zu den Schläfen ausstrahlend.
Modalitäten:
> Bewegung.
< Erneuerung des Anfalls durch kleinstes Ärgernis. Feuchtes Wetter, Stürme, Wetterwechsel, Nasswerden des Kopfes, Kälte, Zugluft, Nass-Schwitzen.
Sonstiges: das Mittel reizt die Haut, es greift die Bindegewebe, die Bänder und Gelenke an und bringt rheumatische Symptome hervor (Steifheit nach Ruhelosigkeit oder Überbeanspruchung), Affektionen der Nerven und des Rückenmarks führen zu Lähmungseffekten.

Robinia pseudoacacia (Robinie, Falsche Akazie)
Kopfschmerz: beständiges dumpfes Stirnkopfweh, Migräne mit saurem Erbrechen.
Modalitäten:
< durch Bewegung und durch Lesen, Essen, nachts, Fett.
Sonstiges: Säuremittel, saures Aufstoßen, saurer Körpergeruch; saurer Stuhl, intensives Brennen im Verdauungstrakt, Sodbrennen, Brennen im Magen und zwischen den Schulterblättern.

Ruta graveolens (Gartenraute, Weinraute)
Gemüt: sehr unzufrieden, melancholisch, misstrauisch (glaubt, immer hintergangen zu werden); schlimmer abends.
Auslöser: Überanstrengung der Augen, bei schlechtem Licht, Bildschirm- oder Näharbeit.
Kopfschmerz: Kopfschmerz, als ob ein Nagel in den Kopf getrieben würde; Stechen im Kopf, schlimmer beim Lesen; Kopfschmerzen nach zu viel Alkohol.
Leitsymptom: Kopfschmerz nach Anstrengung der Augen, Schmerz wie von einem Nagel.
Modalitäten:
< Hinlegen; kaltes, feuchtes Wetter, bei Anstrengung der Augen, nach konzentrierten Alkoholika.
Sonstiges: bei Verstauchungen folgt Ruta nach Arnica, Überanstrengung der Beugesehnen, Gelenkbeschwerden, Knochenhaut, Knorpel.

Sabadilla (Schoenocaulon officinale, Sabadillasamen)
Gemüt: abwechselnd nervliche und körperliche Symptome, nervös.
Kopfschmerz: migräneartige halbseitige Kopfschmerzen oder Kopfschmerz, der die Seiten wechselt, wanderndes Kopfweh; Schmerz in abwechselnden Seiten der Stirn, Kopfweh bei Schulmädchen, Benommenheit des Kopfes.
Modalitäten:
> durch Essen, Wärme
< durch Denken, Kälte, Vollmond
Sonstiges: Periodizität der Symptomatik; empfindlicher Geruchssinn, Heuschnupfen (wenn starkes Niesen die Hauptbeschwerde) und Schnupfen.

Sanguinaria canadensis (Kanadische Blutwurz)
Gemüt: bohrt den Kopf ins Kissen vor Schmerz.
Kopfschmerz: Migräne; Schmerz über dem rechten Auge, auf der rechten Seite, oder vom Nacken und Hinterkopf heraufziehend und sich über dem rechten Auge/rechten Stirnhöcker festsetzend; typischer Beginn im Nacken oder sogar rechter Schultermuskel und Ausbreitung zur Stirn und den Augen hin; Blutandrang zum Kopf hin, hat ein heißes rotes Gesicht, mit sichtbarem Puls in den "hüpfenden" Karotiden, Benommenheit, Übelkeit, Brechen, Frösteln, Schmerzen, die morgens beginnen, mittags unerträglich werden und sich abends wieder bes-

sern (Kopfschmerz mit dem Sonnenstand); Kopfschmerzen bei Magenbeschwerden, gastrischer Kopfschmerz, Erbrechen von Speisen und Galle, was manchmal bessert, periodisch alle 7 Tage; Schmerzen und Empfindung von Zerspringen oder Zerplatzen im rechten Auge, Überempfindlichkeit gegen Licht und Geräusche, Erschütterung.

Leitsymptom: Migräne über dem rechten Auge.

Modalitäten:

> durch Erbrechen, durch Schlaf, im Dunkeln, Kopfweh lässt nach mit der Ausscheidung einer großen Harnmenge, Windabgang oder Aufstoßen, Gehen im Freien.

< durch Fasten, Licht, Sonne, Berührung, Lärm, Gerüche, Erschütterung, rechte Seite, Erregung.

Sonstiges: Allergien und allergisches Asthma; Brennen der Sohlen und Handflächen lässt Füße zum Bett herausstrecken, Frauen mit zu reichlicher Menstruation, starke Kongestionen (Blutdrang), Hitzewallungen, oft begleitet von Beschwerden des Leber-Galle-Systems mit Abneigung gegenüber Fett, Übelkeit.

Sepia officinalis (Sekret des Tintenfischs)

Gemüt: "Stase", allgemeine Trägheit (noch nicht unbedingt der Fall bei Kindern und Jugendlichen), emotional hart, reserviert, gleichgültig gegenüber Familie, zornig, empfindlich, reizbar, leicht gekränkt; nervöse und zarte Konstitution, weint beim Erzählen der Krankheit; will sich nicht einengen lassen, Freiheitsdrang.

Auslöser: hormonelle Umstellung, Menses, Pille, Schwangerschaft, Klimakterium.

Kopfschmerz: Migräne; linksseitige Kopfschmerzen, über dem linken Auge; schießend, stechend, von innen nach außen (wie von innen herauspressend) oder oben (will oben hinaus); mit Schweregefühl auf dem Scheitel; wechselnde Seiten am Hinterkopf (besser: darauf liegen), einseitige Kopfschmerzen, Blutandrang, Schmerz quer durch Augen und Schläfen, verlangsamter Gedankenablauf; während der Menses: Kopfschmerz in furchtbaren Schockwellen, meist spärlicher Fluss der Menses, evtl. mit Verlangen nach Beischlaf; Gallenkopfschmerz, besser durch Erbrechen, empfindliche Haarwurzeln.

Leitsymptom: schreckliche Kopfschmerzen beim Durchbruch der Menses.

Modalitäten:

> beim Gehen im Freien; heftige, kräftige Bewegung, strammer Spaziergang an frischer Luft; Druck; Wärme; Hochziehen der Glieder; kaltes Baden, nach den Mahlzeiten; Schlaf, Hinlegen und absolute Ruhe.

< Fasten, vormittags, abends, Feuchtigkeit, kalte Luft, vor Gewitter, Menopause, aber auch vor oder während der Menstruation, geistige Arbeit; im Haus, Zimmerwärme; gewohnte Bewegungen, Augenbewegung, Treppen hinaufgehen, Einkaufen, Bügeln.

Sonstiges: auffällige Symptomatik bei Sepia: besser durch intensive, starke Bewegung, kräftiger Druck auf die schmerzende Stelle; schlaffe Frauen mit erschlafftem Gewebe (z.B. Gefühl des nach unten Drängens, Senkungsgefühl, Gebärmuttersenkung, Hämorrhoiden); Bezug zu Hormonhaushalt, Geschlechtsorganen; Verlangen nach sauren Speisen.

Silicea* (Acidum silicicum, Kieselerde)

Gemüt: zarte, weichherzige, nachgiebige, fröstelnde Menschen mit geringer Reaktionskraft gegen Infekte, Kälte, Anstrengungen. Sie brauchen viel Liebe und Zuwendung.

Auslöser: Stress, Erschöpfung.

Kopfschmerz: bei starken Kopfschmerzen und Migräne am Hinterkopf beginnend und ausstrahlend zur Stirn oder zur rechten Kopfseite. Manchmal auch mit Schwindelgefühl und Sehstörungen, periodische Kopfschmerzen (auch täglich), Kopfweh nüchtern oder wenn Mahlzeit nicht zur rechten Zeit eingenommen wird; in der Schmerzphase vorübergehende Blindheit, Flackern, Flimmern vor den Augen, Blindheit oder Sehstörungen folgen nach dem Schmerz; bei chronisch-eitriger Sinusitis mit rezidivierenden Kopfschmerzen, besser durch warmes Einhüllen des Kopfes.

Modalitäten:

> äußerer Druck, Ausscheidung größerer Harnmengen, warmes Einhüllen des Kopfes, feucht-warmes Wetter.

< links Liegen, durch Kälte und Zugluft, nach dem Ausziehen, Unterdrückung von Schweiß, durch geistige Anstrengung, Menstruation, Entblößen des Kopfes („Trägt selbst bei mildem Wetter einen Hut"), gegen Mittag.

Sonstiges: Silicea ist ein bewährtes Kindermittel. Zudem ist es ein typisches Konstitutionsmittel, das bei Erschöpfungszuständen, Nervenleiden und

Kopfschmerzen Anwendung findet; kälteempfindlich; stark riechender, scharfer Fußschweiß.

Spigelia anthelmia (Wurmkraut)
Gemüt: Furcht vor spitzen Gegenständen (wie auch Silicea).
Auslöser: Wurmbefall.
Kopfschmerz: linksseitige (selten rechtseitige) Kopfschmerzen, der Patient zeigt auf einen bestimmten Punkt an der linken Schläfe oder Stirn; Kopfschmerzen beginnen morgens, erreichen mittags den Höhepunkt und nehmen bis zum Sonnenuntergang wieder ab; Schmerzen oft schon morgens um 4 Uhr früh und erreichen um Mittag ihren Höhepunkt, periodischer Kopfschmerz; Schmerzen sind sehr stark, schießend, durchbohrend, brennend und stechend, wie mit glühenden Nadeln; die Schmerzen breiten sich über das Trigeminusgebiet aus, werden oft tief im Kopf empfunden, sie strahlen vom Auge zum linken Backenknochen oder vom Hinterkopf zum Auge aus.
Leitsymptom: Schmerz an kleiner, umschriebener Stelle; neuralgisch und links.
Modalitäten:
> durch hochgelagerten Kopf oder Sitzen und bei geschlossenen Augen, durch festen Druck, Liegen auf der kranken Seite (rechts) und Wärme, Waschen des Kopfes mit kaltem Wasser, kalte Umschläge.
< durch feuchtes, nasskaltes Wetter, Lärm und Essen, Rauch, geringste Bewegung, Husten, Bücken, Öffnen des Mundes, Liegen, durch Tee und Kaffee, kleinste Reize.
Sonstiges: Gefühl, als ob der Kopf am Scheitel offen wäre, Mittel bei Wurmerkrankungen, Herzbeschwerden.

Sulfur* (Schwefel)
Gemüt: leicht erregbar, reizbar und ungeduldig, selbstsüchtig, hält sich für reich.
Auslöser: oft Unterdrückung (z.B. Hautausschläge).
Kopfschmerz: Migräne und Kopfschmerz, regelmäßig wiederkehrend, jeden Sonntag/am Wochenende, schläft am Wochenende lange und wacht mit „dickem" Kopf und Schmerzen auf; vor Kopfschmerz Photopsie (wahrgenommene Lichterscheinungen wie Blitze, Flimmern, Funken); Trübsehen und evtl. bis zur vorübergehenden Blindheit steigernd, Gefühl wie ein Band oder Reif um den Kopf bzw. um die Hirnbasis, Druck in den Schläfen oder Schmerz tief innen im Gehirn; Hitze im Kopf, mit kalten Füßen; Kopfschmerzen am Scheitel; klopfender Schmerz; Schweregefühl, berührungsempfindlich, Symptome steigen vom Genick zum Scheitel auf; periodisch auftretend, alle 7, 14, 21 Tage oder beginnen gegen 10 Uhr, steigern sich bis zum Mittag und schwächen sich wieder bis zum Abend ab, empfindlich gegen Licht und Erschütterung; Gesicht und Augen gerötet, wie gedunsen.
Leitsymptom: Hitze auf dem Scheitel, Sonntagskopfschmerz, Leeregefühl im Magen und kraftlos um 11 Uhr.
Modalitäten:
> trockenes, warmes Wetter; rechts Liegen.
< Bücken; Bettwärme; Waschen; Baden; periodisch; Essen und Trinken.
Sonstiges: Verlangen nach Süßem, Ausdünstungen unangenehm riechend, heiße Füße nachts im Bett.

Thuja occidentalis (Lebensbaum)
Gemüt: fixe Ideen, z.B. als wäre eine fremde Person neben ihm, empfänglich für Musik.
Auslöser: Folge von Impfungen, unterdrückte Gonorrhoe (Tripper) (z.B. durch Antibiotika-Behandlung), Operationen, Eierstockzysten.
Kopfschmerz: Nagelkopfschmerz; Kopfschmerz schlimmer durch sexuelle Ausschweifungen, Kopfneuralgien infolge von Teegenuss (schwarzer oder grüner Tee), linksseitige Stirn- oder Schläfenkopfschmerzen.
Leitsymptom: Nagelkopfschmerz, als würde ein Nagel eingeschlagen.
Modalitäten:
> Hochziehen der Glieder.
< nach sexuellen Exzessen; 3 und 15 Uhr, 3 bis 15 Uhr, evtl. 3 Uhr aufwachen, kalte und feuchte Umgebung oder Anwendung.
Sonstiges: Sykotisches Miasma: rezidivierende katarrhalische Erkrankungen mit hypertrophen Schleimhäuten, Polypen.

Xanthoxylum/Xanthoxylon fraxineum (Zanthoxylum, Gelbholzbaum)
Gemüt: oft nervös und niedergeschlagen, mutlos.
Kopfschmerz: klopfender Kopfschmerz, Migräne; stechende, schießende, neuralgische Schmerzen, Kopfschmerzen vor oder während der Menstruation, halbseitige Lähmung oder einzelner Gliedmaßen; so als würde der obere Teil des Kopfes abgehoben, als drohe der Kopf in Stücke zu fliegen; Gefühl, als wäre der Kopf in zwei Teile geteilt, Gefühl eines engen Bandes um den Kopf.

Auswahlhilfe von homöopathischen Arzneimitteln nach bestimmten Auslösern, Modalitäten, Gemütszuständen und Begleiterscheinungen

Auf Grundlage von „Kents Repertorium" und den aufwändigen Zusammenfassungen im „Lehrbuch der Homöopathie" von Gerhard Köhler und einigen Ausbildungs- und Fortbildungsskripts in Klassischer Homöopathie können wir auf viele hilfreiche Rubriken bei der Suche nach den passenden homöopathischen Mitteln zurückgreifen. Mein herzliches Dankeschön gilt an dieser Stelle allen, die dazu beigetragen haben!

Zugunsten eines angenehmen Leseflusses werden in den nun folgenden Rubriken nur bei den weniger bekannten homöopathischen Mitteln die ausführlichen Bezeichnungen und bei den allgemein bekannten und bereits oben beschriebenen nur die Kurzbezeichnungen verwendet.

Kopfschmerz durch Lymphstau/Lymphknotenschwellung in der Kopfregion

Stauungszustände im Gewebe, geschwollene Schleimhäute, Infektanfälligkeit und chronische Entzündungen – all diese Symptome können auf Lymphabfluss-Störungen zurückgehen.
Zu homöopathischen Lymphmitteln gehören daher Entzündungsmittel, abschwellende Mittel, Mittel zur Verbesserung der Immunfunktion und Wundheilung, aber auch Mittel, die den Leberstoffwechsel unterstützen, denn die Stoffe, die über das Lymphgefäßsystem abtransportiert werden, müssen anschließend über die Leber verstoffwechselt/entgiftet werden.
Apis mellifica (Honigbiene), Araninum, Arsenicum album, Belladonna, Calendula officinalis (Ringelblume), Chelidonium majus (Schöllkraut), Chimaphila umbellata (Doldenblütiges Winterlieb), Conium maculatum (Gefleckter Schierling), Echinacea angustifolia (Sonnenhut), Gelsemium, Hamamelis virginiana (Virginische Zaubernuss), Hydrastis canadensis (Kanadische Gelbwurz), Lycopodium, Phytolacca americana (Kermesbeere), Taraxacum officinale (Löwenzahn, auch als Urtinktur), Sanguinaria, Scrophularia nodosa (Knotige Braunwurz), Vespa crabro (Hornisse).

Kopfschmerz aufgrund hormoneller Störungen

Agaricus muscarius (Fliegenpilz), Agnus castus (Mönchspfeffer), Ammi visnaga, Cimicifuga, Cyclamen, Damiana (Turnera diffusa, Safranmalvengewächs), Ignatia, Iris versicolor, Lachesis, Melilotus, Pulsatilla, Sanguinaria, Sepia.

Kopfschmerz in Bezug zur Menses

- Kopfschmerz schlimmer vor Menses: Aconitum, Ammonium carbonicum (Hirschhornsalz), Asarum europaeum (Haselwurz), Belladonna, Borax (Natriumborat), Bovista lycoperdon (Wiesenpilz Bovista), Bromum (Brom), Bryonia, Calcium carbonicum, Cimicifuga, Cinnabaris (Zinnober, rotes Quecksilbersulfid), Gelsemium, Kreosotum (Buchenholzteerdestillat), Lac caninum (Hundemilch), Lachesis, Lycopodium, Melilotus, Natrium carbonicum (Natriumcarbonat), Natrium muriaticum, Nux moschata (Muskatnuss), Platinum metallicum (Platin), Pulsatilla, Xanthoxylum.
- Kopfschmerz schlechter bei Beginn: Antimonium tartaricum (Brechweinstein), Berberis vulgaris (Sauerdorn), Bromum/Bromium (Brom), Carbo animalis (Tierasche), Graphites (Graphit), Hyoscyamus niger (Schwarzes Bilsenkraut), Jodum (Jod), Kalium carbonicum (Kaliumcarbonat), Lachesis, Laurocerasus/Prunus laurocerasus (Kirschlorbeer), Natrium muriaticum, Nitricum acidum (Salpetersäure), Platinum, Rhododendron.
- Kopfschmerz besser bei Beginn: Alumina (Aluminiumoxid), Bromum, Kalium phosphoricum, Lachesis, Melilotus, Veratrum album (Weißer Germer, Weiße Nieswurz), Zincum metallicum (Zink).
- Kopfschmerz schlechter während Menses: Argentum nitricum (Silbernitrat), Belladonna, Bovista, Bryonia, Calcium carbonicum, Carbo vegetabilis (Holzkohle), Causticum, Cocculus, Gelsemium, Glonoinum, Graphites (Graphit), Hyoscyamus niger, Ignatia, Kalium carbonicum, Kreosotum, Lac defloratum, Lachesis, Laurocerasus, Lycopodium, Magnesium carbonicum (Magnesiumcarbonat), Murex purpurea (Purpurschnecke), Natrium carbonicum, Natrium muriaticum, Nitricum acidum, Nux vomica, Phosphorus, Platinum, Pulsatilla, Sanguinaria, Sepia, Sulfur, Veratrum album.
- Kopfschmerz besser während Menses: Belladonna, Veratrum album.

- Kopfschmerz schlechter nach Menses: Agaricus muscarius (Fliegenpilz), Asarum europaeum, Bryonia, Calcium carbonicum, Calcium phosphoricum, Carbolicum acidum (Karbolsäure,Phenol), Carbo animalis (Tierkohle), China, Eupionum (Holzteerdestillat), Ferrum metallicum (Eisen), Ferrum phosphoricum (Eisenphosphat), Glonoinum, Kalium bromatum (Kaliumbromid), Lachesis, Lithium carbonicum (Lithiumcarbonat) (Besonderheit: Menses hört auf, Kopfschmerz beginnt), Lycopodium, Moschus moschiferus (Sekret aus der Moschusdrüse des männlichen Moschustieres oder Moschushirsches), Naja tripudians (Kobra, Brillenschlange), Natrium muriaticum, Natrium phosphoricum (Natriumphosphat), Oleum animale aethereum (Brenzöl), Platinum, Pulsatilla, Sepia, Thuja.
- Kopfschmerz schlechter beim Aufhören der Menses: Bryonia, Carbo vegetabilis (Kohle aus Laubbaumholz), Glonoinum, Naja, Nitricum acidum, Pulsatilla, Ustilago maydis (Pilzsporen auf Maispflanzen).
- Kopfschmerz schlechter bei unterdrückten Menses: Aconitum, Alumina, Bryonia, Carbonicum sulfuricum (Kalzimsulfat, Gips), Pulsatilla.

Kopfschmerz durch psychische Auslöser

- Nach Ärger: Bryonia, Chamomilla vulgaris (Kamille), Magnesium carbonicum (Magnesiumkarbonat), Staphisagria (Delphinium staphisagria, Stephanskraut).
- Nach Zorn: Aconitum, Bryonia, Colocynthis (Koloquintenkürbis, Bittergurke), Natrium muriaticum, Nux vomica, Phosphorus, Staphisagria.
- Bei Angst: Aconitum, Arsenicum album, Belladonna.
- Nach einem Schreck: Aconitum, Magnesium carbonicum, Ignatia, Pulsatilla.
- Durch Kränkung, Demütigung, Verdruss: Lycopodium, Opium (Papver Somniferum, Schlafmohn), Staphisagria.
- Durch Kummer: Ignatia, Natrium muriaticum, Acidum phosphoricum, Pulsatilla.
- Bei Schwermut: Cimicifuga, Naja.
- Nach Gefühlserregungen: Argentum nitricum, Gelsemium, Natrium muriaticum, Nux vomica, Acidum phosphoricum, Phosphorus, Staphisagria.
- Nach Widerspruch: Aurum metallicum (Gold), Lycopodium, Magnesium carbonicum, Natrium muriaticum, Phosphorus.

Kopfschmerz und Gemütszustand

- Ungeduldig bei Kopfschmerz: Palladium metallicum (Palladium), Sulfur.
- Reizbar bei Kopfschmerz: Anacardium (Früchte des Malakkanussbaumes), Arsenicum album, Palladium, Luesinum (Syphilinum-Nosode, Syphilis-Nosode).
- Ruhelosigkeit bei Kopfschmerz: Argentum nitricum, Arsenicum album, Luesinum.

Kopfschmerz witterungsabhängig

Aconitum, Belladonna, Glonoinum, Gelsemium, Rhododendron.

- Bei Wetterwechsel: Arsenicum album, Bryonia, Calcium carbonicum, Calcium phosphoricum, Carbo vegetabilis (Holzkohle), Lachesis, Mezereum (Daphne mezereum, Gemeiner Seidelbast), Nux moschata, Phosphoricum, Phosphoricum acidum, Psorinum, Ranunculus bulbosus (Knolliger Hahnenfuß), Rhododendron, Rhus toxicodendron, Silicium, Verbascum (Königskerze), Vipera berus (Kreuzotter).
- Bei bedecktem Himmel: Bryonia, Calcium carbonicum, Chamomilla, China, Dulcamara, Manganum (Mangan), Mercurius (Quecksilber), Nux moschata, Rhus toxicodendron, Sepia, Sulfur.
- Bei feucht-warmem Wetter: Glonoinum.
- Bei kaltem Wetter: Aconitum, Agaricus muscarius, Amonium carbonicum, Arsenicum album, Aurum metallicum, Belladonna, Bryonia, Calcium carbonicum, Calcium sulfuricum, Camphora (holzige Rinde des Kampferbaumes), Capsicum (Spanischer Pfeffer), Carbo vegetabilis, Causticum, Cocculus, Colchicum autumnale (Herbstzeitlose), Conium (Schierling), Dulcamara, Helleborus niger (Christrose), Hepar sulfuris (Kalkschwefelleber), Hyoscyamus niger, Ignatia, Kalium carbonicum (Pottasche), Kalium jodatum (Jodkali), Lycopodium, Mercurius, Moschus, Natrium muriaticum, Nux moschata, Nux vomica, Phosphor, Phosphoricum acidum, Rhododendron, Rhus toxicodendron, Sabadilla, Sepia, Spigelia, Strontium (Strontiumcarbonat), Sulfur, Veratrum album.
- Bei nasskaltem Wetter: Amonium carbonicum, Arsenicum album, Bromum, Bryonia, Calcium carbonicum, Carbo animalis, Carbo vegetabilis, Cimicifuga, Colchicum, Dulcamara, Glonoinum, Lachesis, Lycopodium, Manganum, Mercurius, Mezereum, Moschus, Natrium carbonicum, Nux moschata, Nux vomica, Phytolacca,

Rhododendron, Rhus toxicodendron, Silicea, Spigelia, Strontium, Sulfur, Tuberculinum (Tuberkel-Bazillen-Nosode), Veratrum album, Zingiber (Ingwer).

- Regen bessert: Chamomilla, Phytolacca.
- Bei trockener Kälte: Aconitum, Asarum, Bryonia, Causticum, Hepar sulfuris, Nux vomica, Sabadilla, Spongia (Meerschwamm).
- Bei warmem Wetter beginnen die Kopfschmerzen: Glonoinum, Natrium carbonicum, Natrium sulfuricum.
- Besser bei warmem Wetter: Calcium carbonicum.
- Bei windigem, stürmischem Wetter: Asarum, Aurum, Bryonia, Chamomilla, China, Lachesis, Muriaticum acidum (Salzsäure), Natrium sulfuricum („Glaubersalz"), Nux moschata, Nux vomica, Phosphor, Pulsatilla, Rhododendron, Rhus toxicodendron, Spigelia.
- Durch Wind: Aconitum, Bryonia, Chamomilla, China, Hamamelis, Muriaticum acidum, Nux vomica, Phosphor, Sanicula aqua (Mineralwasser), Sepia.
- Durch kalten Wind: Aconitum, Aurum, Bryonia, Hepar sulfuris, Ignatia, Lac caninum, Mezereum, Muriaticum acidum, Nux vomica, Psorinum, Rhus toxicodendron, Sanicula aqua.
- Durch Fahrtwind: Arsenicum jodatum (Arsentrijodit), Bryonia, Calcium jodatum (Calciumjodit), Carbo vegetabilis, Glonoinum, Kalium carbonicum, Kalium jodatum, Lycopodium, Rhus toxicodendron, Sanicula aqua.

Kopfschmerz bei grippalen Infekten

Arsenicum album, Belladonna, Bryonia, Dulcamara, Eupatorium perfoliatum, Gelsemium.

Kopfschmerz bei Stirnhöhlenentzündung

Kalium bichromicum, Silicea, Thuja.

Kopfschmerz durch Überanstrengen der Augen

Kalium carbonicum, Lycopodium, Natrium muriaticum, Phosphorus acidum, Rhododendron, Ruta, Silicea.

Kopfschmerz durch emotionale Auslöser, Stres:

Gelsemium, Ignatia, Magnesium phosphoricum, Nux vomica.

Kopfschmerz durch Überanstrengung/ Erschöpfung

Arnica, Cocculus, Kalium phosphoricum, Onosmodium virginicum, Ruta, Silicea.

Kopfschmerz nach Kopfverletzungen

Arnica, Belladonna, Helleborus niger, Hypericum, Natrium sulfuricum.

Kopfschmerz bei Zervikal-Syndrom (von der HWS kommend)

Cimicifuga, Dulcamara, Helleborus niger, Lachnanthes tinktoria (Wollnarzisse, Rotwurzel), Menyanthes.

Kopfschmerz bei gichtisch-rheumatischer Diathese

Acidum benzoicum (sublimierte Säure des Benzoeharzes, Siambenzoesäure), Bryonia, Causticum.

Kopfschmerzen in Folge von Unterdrückung von

- Hautausschlägen: Antimonium crudum, Lycopodium, Mezereum, Psorinum, Sulfur.
- Menses (z.B. Anti-Baby-Pilleneinnahme): Bryonia, Cimicifuga, Nux moschata, Pulsatilla.
- Schweiß: Arsenicum album, Calcium carbonicum, Carbo vegetabilis, Chamomilla, China, Nux vomica, Pulsatilla, Sepia, Sulfur.
- Schnupfen: Belladonna, Bryonia, China, Kalium bichromicum, Silicea.

Kopfschmerzen in bestimmten Lebensphasen der Frau

- Während der Schwangerschaft: Belladonna, Calcium carbonicum, Capsicum, Pulsatilla, Sepia.
- Während und nach der Stillzeit: Calcium carbonicum, China, Pulsatilla, Sepia.
- Während der Klimax (Wechseljahre): Carbo vegetabilis, Glonoinum, Lachesis, Sanguinaria, Sepia.

Kopfschmerz besser durch Druck auf Kopf

Belladonna, Bryonia, Lachesis, Magnesium muriaticum, Magnesium phosphoricum, Natrium muriaticum, Pulsatilla.

Kopfschmerz-Seitigkeit

Linksmittel: Spigelia, Thuja, Bryonia.
Rechtsmittel: Lycopodium, Belladonna, Iris versicolor.

Beginn auf der einen Seite und geht zur anderen und ist dort schlimmer
Argentum nitricum, Ferrum metallicum, Iris versicolor, Lac caninum, Lycopodium, Manganum metallicum, Natrium muriaticum, Tuberkulinum.

Kopfschmerz anfallsweise
Belladonna, Lachesis, Sanguinaria.

Kopfschmerz beim Erwachen
Bryonia, Graphites, Lachesis, Natrium muriaticum, Nitricum acidum, Nux vomica, Tarantula hispanica (Spanische Tarantel, Giftspinne).

Kopfschmerz nach Haareschneiden
Belladonna, Sepia.

Kopfschmerz vor Gewitter
Phosphorus.

Kopfschmerz durch Sonne
Antimonium crudum, Belladonna, Glonoinum, Bryonia, Lachesis, Natrium carbonicum, Pulsatilla.

Kopfschmerz nach Periodizität
Natrium muriaticum, Iris versicolor, Sulfur, Cedron, China.

- Zur gleichen Stunde: Arsenicum album, Cedron, Cimicifuga, Gelsemium, Kalium bichromicum, Muriaticum acidum, Spigelia.
- Alle 7 Tage: Arsenicum album, Calcium arsenicosum, Calcium carbonicum, Epiphegus virginianus (Krebswurz), Gelsemium, Iris versicolor, Lac defloratum, Lycopodium, Nux moschata, Phosphorus, Phytolacca, Psorinum, Sabadilla, Sanguinaria, Silicea, Sulfur, Tuberculinum.
- Alle 21 Tage: Antimonium crudum, Aurum, Chininum sulfuricum (Chininsulfat), Magnesium carbonicum, Psorinum, Sulfur, Tarantula hispanica, Tuberculinum.
- Alle 28 Tage: Nux moschata, Nux vomica, Pulsatilla, Sepia, Tuberculinum.

Kopfschmerz mit Sehstörungen

- Vor Kopfschmerz: Carbolicum acidum, Chininum sufuricum, Coca (Cocastrauch), Cyclamen, Eugenia jambosa (Rosenapfel), Gelsemium, Glonoinum, Graphites, Hyoscyamus niger, Iris versicolor, Kalium bichromicum, Lachesis, Natrium muriaticum, Phosphor, Podophyllum peltatum (Schildförmiges Fußblatt), Psorinum, Sarsaparilla officinalis (Steckweide), Sepia, Silicea, Spongia, Sulfur, Theridion (Orangenspinne), Tuberculinum, Viola odorata (Duftveilchen).
  Flecken: Psorinum.
  Flimmern: Graphites, Iris, Natrium muriaticum, Platinum, Psorinum, Sarsaparilla, Sepia, Sulfur.
  Funken: Carbolicum acidum, Chininum sulfuricum, Coca, Cyclamen, Eugenia, Lachesis, Phosphor, Platinum, Psorinum, Sarsaparilla, Spongia, Viola odorata.
  Trübe Sicht: Gelsemium, Hyoscyamus, Iris, Kalium bichromicum, Lac defloratum, Natrium muriaticum, Podophyllum, Psorinum, Sepia.
  Farbensehen, schwarze Ringe: Psorinum.

- Während Kopfschmerz:
  Arsenicum album, Asarum, Asterias rubens (Gemeiner Seestern), Belladonna, Causticum, Cyclamen, Ferrum phosphoricum, Gelsemium, Iris versicolor, Lilium tigrinum, Natrium muriaticum, Petroleum, Phosphoricum acidum, Podophyllum, Psorinum, Pulsatilla, Silicea, Stramonium, Sulfur, Veratrum viride (Grüne Nieswurz), Zincum.
  Doppeltsehen: Gelsemium.
  Flimmern: China, Cyclamen, Lachesis, Natrium muriaticum, Phosphoricum, Silicea, Sulfur.
  Funken: Arsenicum album, Chelidonium, Magnesium phosphoricum.
  Trübe Sicht: Arsenicum album, Asarum, Asterias rubens, Belladonna, Causticum, Cyclamen, Ferrum phosphoricum, Iris versicolor, Lilium tigrinium, Natrium muriaticum, Petroleum, Phosphoricum, Psorinum, Silicea, Stramonium, Sarsaparilla, Sulfur, Veratrum album, Zincum.
  Blindheit bei Beginn des Schmerzes: Sarsaparilla.
  Geblendet mit vorübergehender Blindheit: Asarum, Asterias rubens, Belladonna, Causticum, Cyclamen, Ferrum phosohoricum, Gelsemium, Iris versicolor, Lac defloratum, Lilium tigrinum, Natrium muriaticum, Petroleum, Phosphor, Psorinum, Silicea, Stramonium, Sulfur.

- Nach Kopfschmerz:
  Causticum, Conium, Lachesis, Phosphor, Silicea, Sulfur.
  Trübes Sehen: Lachesis, Silicea.
  Sehverlust nach Kopf- und Augenschmerzen: Conium.
  Blindheit nach Kopfschmerz: Silicea.

Kopfschmerz in Beziehung zu Harnsymptomen.
Urinmenge vermindert bei Kopfschmerz und danach reichlicher Urinabgang: Asclepias cornuti (Seidenpflanze), Sanguinaria.

- Urinmenge vermehrt nach Kopfschmerz: Asclepias cornuti, Iris versicolor.
- Kopfschmerz schlechter vor Urinieren, wenn der Harndrang unterdrückt wird (wenn dem Verlangen nicht nachgegeben wird): Fluoricum acidum (Flusssäure, Fluorwasserstoffsäure) , Sepia.
- Urinmenge vermehrt während Kopfschmerz: Aconitum, Belladonna, Bovista, Cantharis (Spanische Fliege), Chininum sulfuricum, Cinnabaris, Colocynthis, Cuprum, Eugenia jambosa, Ferrum phosphoricum, Gelsemium, Glonoinum, Ignatia, Iris versicolor, Kalmia latifolia (Berglorbeer), Lac caninum, Lac defloratum, Lilium tigrinum, Moschus, Oleum animale aethereum (Brenzöl), Sanguinaria, Selenium, Sepia, Silicea, Uranium nitricum (Uran), Veratrum album, Viburnum opulus (Gemeiner Schneeball), Vipera berus (Gift der Kreuzotter).
- Urinmenge vermehrt nach Kopfschmerz: Asclepias cornuti, Iris versicolor.
- Urinmenge vermehrt nach Kopfschmerz, gefolgt von reichlichem, klarem Urin und Erbrechen: Iris versicolor.
- Kopfschmerz besser nach dem Urinieren: Fluoricum acidum (Flusssäure, Fluorwasserstoffsäure).
- Kopfschmerz besser durch Urinieren / reichlicher Urinabgang: Aconitum, Ferrum phosphoricum, Gelsemium, Ignatia, Kalmia latifolia (Berglorbeer), Melilotus, Sanguinaria, Silicea, Terebinthina (Terpentin), Veratrum album.
- Kopfschmerz schlechter nach dem Urinieren: Causticum.
- Kopfschmerz schlechter während Urinieren: Aconitum, Colocynthis, Tabacum (Nicotiana tabacum, Tabakpflanze).

8.6 KOMPLEXMITTEL-HOMÖOPATHIE

Viele pharmazeutische Unternehmen stellen homöopathische Komplexmittel her, bei denen mehrere Einzelmittel in unterschiedlichen Potenzen enthalten sind. Einige Firmen haben zudem homöopathische Komplexmittel, die als Injektionen verabreicht werden, zur Auswahl. Diese werden intramuskulär (in einen Muskel) oder subkutan (in die Unterhaut) injiziert. Davon gibt es wiederum welche, die über 20 verschiedene Einzelmittel und zusätzlich mehrere Potenzstufen eines Mittels enthalten. Ich möchte im Folgenden einige Komplexmittel vorstellen, die zur oralen Einnahme angeboten werden. Es gibt zudem Hersteller, die Komplexmittel abgestimmt auf ein bestimmtes Diagnoseverfahren einsetzen. Zu solchen Diagnoseverfahren gehören bspw. Irisdiagnose, Pathophysiognomik, Antlitzdiagnose oder/und nach dem Ort der Symptome (z.B. Stirnkopfschmerz, Links-/Rechtskopfschmerz, Hinterkopfschmerz) oder nach den Differenzierungen der TCM (s.u.).

Unter den Komplexmitteln gibt es außerdem welche, die der Spagyrik zuzuordnen sind („spao" bedeutet trennen und „ageiro" vereinigen). Bei der Herstellung der spagyrischen Heilmittel werden die Vorgaben von Paracelsus berücksichtigt. Diese Mittel sind durch den Namenszusatz „spag." gekennzeichnet. Abschließend werden noch „anthroposophische Komplexmittel" aufgeführt und die Methode kurz erläutert.
Beim Studium der Komplexmittel werden Ihnen viele Einzelmittel, welche ich oben beschrieben habe, wieder begegnen.
Die Entscheidung, ob der Einsatz von Einzelmitteln oder Komplexmitteln vorteilhafter ist, hängt unter anderem vom Wissen des Therapeuten oder des Patienten ab. Sicher haben Sie beim Durchlesen der vielen Einzelmittel erkannt, dass die zielgenaue Mittelfindung eines großen Wissens- und Erfahrungsschatzes bedarf. Auch haben sich Krankheitsbilder und Krankheitsursachen in den letzten Jahren verändert und Unterdrückungsbehandlungen haben drastisch zugenommen, so dass auch erfahrene Homöopathen in manchen Fällen zu mehreren Mitteln gleichzeitig oder zu Komplexmitteln greifen.

Auswahl homöopathischer Mittel bei Kopfschmerz und Migräne nach Lokalisation und Indikation

Kopfschmerz aufgrund hormoneller Störungen

Agaricus muscarius (Fliegenpilz), Agnus castus (Mönchspfeffer), Ammi visnaga, Cimicifuga, Cyclamen, Damiana (Turnera diffusa, Safranmalvengewächs), Ignatia, Iris versicolor, Lachesis, Melilotus, Pulsatilla, Sanguinaria, Sepia

Komplexmittel

Fa. Steierl: „Dolfin", „Phyto-L", „Phyto-C", „Phytocortal N", Fa. Kattwiga: „Synergon Nr. 6 Sepia", Fa. Phönix: „PHÖNIX Spongia spag.", Fa. Presselin: „Presselin Mig F"

Durch Sonne

Antimonium crudum, Belladonna, Glonoinum, Bryonia, Lachesis, Natrium carbonicum, Pulsatilla

Kopfnervenschmerzen, Trigeminusneuralgie

Iris versicolor, Gelsemium

Komplexmittel

Fa. Kattwiga: „Synergon Nr. 100 Gelsemium N" und „Synergon Nr. 84 Iris"

Hinterkopfschmerz

Ignatia, Cimicifuga, Cocculus indicus, Ipecacuanha, Kalium phosphoricum, Pulsatilla, Rhus toxicodentron (erst Hinterkopf, dann zu Schläfen ausstrahlend)

eher Linksmittel

Spigelia, Thuja, Bryonia, Arsenicum album (linksseitige Migräne, Schmerz über dem linken Auge) Cyclamen (meist links), Sepia (aber auch wechselnde Seiten am Hinterkopf)

Komplexmittel

Fa. Kattwiga: „Synergon Nr. 83 Cyclamen N", Fa. Phönix: „PHÖNIX Cyclamen spag.", Fa. Steierl: „Diluplex"

Kopfschmerz bei Stirnhöhlenentzündung

Kalium bichromicum, Silicea, Thuja

Kopfschmerz durch Überanstrengung der Augen

Kalium carbonicum, Lycopodium, Natrium muriaticum, Phosphorus acidum, Rhododendron, Ruta, Silicea

eher Rechtsmittel

Lycopodium, Belladonna, Iris versicolor (auch abwechselnd auf beiden Seiten), Sanguinaria (typischer Beginn im Nacken, Migräne über rechtem Auge)

Komplexmittel

Fa. Kattwiga: „Synergon Nr. 85 Sanguinaria N", Fa. Steierl: „Dolfin"

Kopfschmerz bei Zervikal-Syndrom (von der HWS kommend)

Cimicifuga, Dulcamara, Helleborus niger, Lachnanthes tinktoria (Wollnarzisse, Rotwurzel), Menyanthes

♂ Migräne eher beim Mann

Komplexmittel

Fa. Combustin „Presselin Mig M"

Migräne eher bei der Frau ♀

Komplexmittel

Fa. Combustin „Presselin Mig F"

Kopfschmerz durch überreiztes Nervensystem

Alle Mittel, die im Kapitel Regeneration und Entspannung aufgeführt sind:
Aconitum, Ambra, Antimonium tartaricum, Apis, Argentum nitricum, Arsenicum album, Belladonna, Cactus grandiflorus, Causticum, Chamomilla, Cimicifuga, Cocculus indicus, Coffea tosta, Cypridpedium pubescens, Digitalis, Gelsemium, Kalium carbonicum, Lachesis, Nux moschata, Nux vomica, Opium, Passiflora incarnata, Phosphorus, Sepia, Silicea, Stramonium, Zincum metallicum, Zincum valerianicum

Kompexmittel

Fa. Kattwiga: „Synergon Nr. 168 Avena sativa", Fa. Pekana: „Somcupin spag. Peka N", Fa. Phönix: „PHÖNIX Zincum spag.", „PHÖNIX Valeriana spag.", Fa. Weleda: „Avena sativa comp."

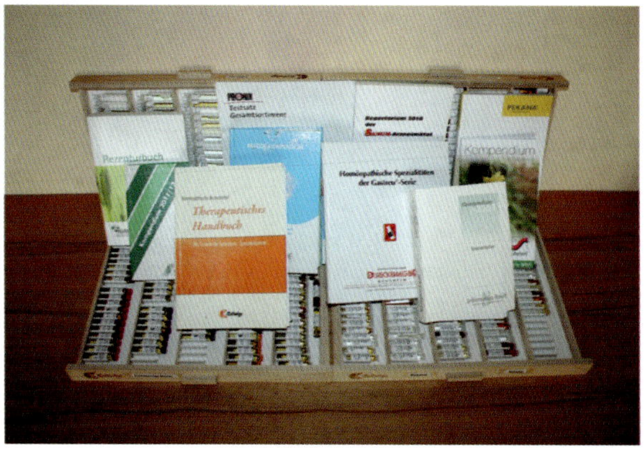

Abb. 8.6 - 2 Homöopathische Komplexmittel und Fachliteratur

Eine Auswahl homöopathischer Komplexmittel

Bitte beachten Sie, dass es sich bei den folgenden Angaben zur Anwendung der Komplexmittel – im Gegensatz zu schulmedizinischen Arzneien – immer nur um ein mögliches Anwendungsspektrum handelt. Die erfolgreiche Auswahl findet – analog der Einzelmittel-Homöopathie – nach der Ähnlichkeitsregel und weiteren Kenntnissen, welche der Erfahrungswissenschaft entspringen (Irisdiagnose, Antlitzdiagnose u.a.), statt.

Cephaloplant Tropfen (Fa. Infirmarius Rovit)
Anwendung: Kopfschmerzen, Migräne.
Wirkstoffe: Cyclamen purpurascens D2, Iris versicolor D4, Pulsatilla D3, Sanguinaria canadensis D3.

ADOL spag. Peka N Tropfen (Fa. Pekana)
Anwendung: gegen Kopf-, Glieder- und Nervenschmerzen.
Wirkstoffe: Aconitum D3, Anacardium D6, Bryonia D3, Gelsemium D4, Menyanthes D3, Sabadilla D3, Spigelia D3, Piper methysticum D8.

PHÖNIX Argentum spag. Tropfen (Fa. Phönix)
Anwendung: drei Metalle mit sedierender, entkrampfender und vegetativ ausgleichender Wirkung, Nervenberuhigungsmittel.
Wirkstoffe: Argentum nitricum Dil. D5, Cuprum sulfuricum et Sulfur et Tartarus depuratus spag. Glückselig Urtinktur, Zincum metallicum Dil. D8.

PHÖNIX Cyclamen spag. Tropfen (Fa. Phönix)
Anwendung: ähnliche Wirkung wie PHÖNIX Argentum spag., aber ergänzt um einige kopfschmerzspezifische Einzelmittel. Bei Kopfschmerz- und Migränediathese.
Wirkstoffe: Argentum nitricum Dil. D5, Arnica montana e floribus sicc. Glückselig Dil. D2, Bolus alba spag. Glückselig Urtinkur, calcium phosphoricum Dil. D8, Camphora Dil. D3, Chelidonium majus ex. herba rec. spag. Glückselig Dil. D7, Cinchona pubescens Urtinktur, Cuprum sulfuricum Dil. D4, Cyclamen purpurascens Dil. D4, Hydrargyrum bichloratum spag.Glückselig Dil. D6, Hypericum perforatum ex herba Glückselig Urtinktur, Kalium nitricum Dil. D3, Plumbum aceticum spag. Glückselig Dil. D4, Stibium sulfuratum nigrum Dil. D8, Sulfur Dil. D7, Tartarus depuratus spag. Glückselig Urtinktur, Valeriana officinalis Glückselig Urtinktur, Zincum metallicum Dil. D8.

Synergon Nr. 6 Sepia Tropfen (Fa. Kattwiga)
Anwendung: Kopfschmerz während Menses, Migräne. Mittels Irisdiagnose: häufig hämatogene Iriden (braunäugig), mit Hypothalamus- oder Hypophysenzeichnung bei 12 Uhr rechts oder links sowie Genitalzeichnung bei 6–7 Uhr links und 5–6 Uhr rechts und/oder Ovarialzeichnung bei 5 Uhr links und 7 Uhr rechts. Meist sind Lakunen (ovale oberflächliche Strukturzeichnung in oberen Stromablatt des Auges) oder auseinandergedrängte Radiären (radial verlaufende Strukturen/Irisfasern) zu sehen als Zeichen für Ptose (Ptose bedeutet allein durch die Schwerkraft herunterhängende Organe, z.B. herunterhängendes schlaffes Augenlid, Gebärmutter etc.) und Herzinsuffizienz; mittels Antlitzdiagnose: Stirnglatze bei Frauen, bräunlich-schmutzige Pigmente auf Stirn und Wangen, Oberlippenbehaarung bei Frauen, fehlende oder ausgefallene Lidwimpern bei Frauen.
Wirkstoffe: Calcium carbonicum D31, Cimicifuga D3, Ferrum phosphoricum D11, Helonias dioica D3, Lilium tigrinum D4, Pulsatilla D4, Sepia D13, Viburnum opulus D3.

Synergon Nr. 83 Cyclamen N Tropfen (Fa. Kattwiga)
Anwendung: Kopfschmerzen, Migräne. Mittels Irisdiagnose: „Nierenmigräne", oder „Gefäßmigräne", häufig mit Bluthochdruck kombiniert; mittels Pathophysiognomik: generalisierte Blässe und Augenbindehautrötung, zusammengewachsene Augen-

brauen, Steilfalte zwischen den Augenbrauen.
Wirkstoffe: Acidum picrinicum D4, Belladonna D4, Cimicifuga D4, Cyclamen D3, Ergotinum D4, Glonoinum D4, Iris versicolor D2, Melilotus D1, Sanguinaria D6, Spigelia D3.

Synergon Nr. 84 Iris Tropfen (Fa. Kattwiga)
Anwendung: Kopfneuralgien vorwiegend links, Kopfschmerzen, Migräne. Anfälle treten häufig in Ruhephasen auf, Trigeminusneuralgie. Mittels Irisdiagnose: neurogene Konstitution mit genereller Neigung zu Spasmen, neuralgische Gefäßspasmen im Hirnsektor angedeutet durch Reizphasen wie gekämmtes Haar oder kleinste angelhakenähnliche Reizzeichen; mittels Antlitzdiagnose: zusammengewachsene Augenbrauen, Steilfalte zwischen den Augenbrauen, einseitig gefaltete Stirn.
Wirkstoffe: Agaricus D6, Gelsemium D5, Iris versicolor D3, Spigelia D3, Verbascum densiflorum D2.

Synergon Nr. 85 Sanguinaria N Tropfen (Fa. Kattwiga)
Anwendung: Kopfschmerzen, vorwiegend rechts mit Übelkeit, Migräne. Mittels Irisdiagnose: im Hirnfeld zwischen 11 und 1 Uhr rechts oder links häufig Lakunen mit Bekämmung und Reizphasen, gleichzeitig Stauungszeichen im Lebersektor bei 8 Uhr rechts und manchmal Braunpigmente im Hypothalamusbereich bei 12 Uhr. „Lebermigräne" oder „Stoffwechselmigräne", vorwiegend rechts, Antlitzdiagnose: zusammengewachsene Augenbrauen, Steilfalte zwischen den Augenbrauen, einseitig gefaltete Stirn.
Wirkstoffe: Apis D3, Argentum nitricum D5, Belladonna D4, Bryonia D3, Ipecacuanha D4, Iris versicolor D3, Robinia pseudoacacia D6, Sanguinaria D6.

Synergon Nr. 86 Melilotus Tropfen (Fa. Kattwiga)
Anwendung: Stirnkopfschmerz, Schläfenkopfschmerz, Migräne. Mittels Irisdiagnose: harnsaurer oder hydrogenoider Konstitutionstyp mit cerebraler Ischämie angedeutet durch Lakunen und Reizphasen im Hirnfeld von 11–1 Uhr, im tracheo-nasalen Bereich zeigen sich Defekte oder Pigmente als Zeichen alter Beherdungen infolge nicht ausgeheilter Infektionen (2–3 Uhr rechts und 9–10 Uhr links). Irisdiagnostisch liegt eine ischämische (Herd-)Migräne oder "wetteraktive Migräne" vor, die beim hämatogenen (braunäugigen) Typ häufig Solarstrahlen im Hirnfeld zeigt, Antlitzdiagnostik: zusammengewachsene Augenbrauen, Steilfalte zwischen den Augenbrauen, isolierter blasser ödematöser Augenhof am Unterlid.
Wirkstoffe: Ambra grisea D5, Ipecacuanha D4, Kalium bichromicum D4, Melilotus officinalis D2, Phosphorus D5, Spigelia D3.

Synergon Nr. 87 Ignatia Tropfen (Fa. Kattwiga)
Anwendung: Hinterkopfschmerz. Mittels Irisdiagnose: bei lymphatischer Iris (blau-, grau- oder grünäugig): Hirnlakunen und hellgereizter Magenring bei jungen Menschen, Abblassung bei älteren oft mit Defekten im Pylorussektor bei 8 Uhr und 4 Uhr rechts oder im Cardiabereich bei 9 Uhr und 1 Uhr links. Bei hämatogener Iris (braunäugig): Solarstrahlen (radiäre Faltenbildung, die wie Sonnenstrahlen aussehen) und aufgerastertes Magenfeld mit den beschriebenen Zeichen im Pylorus- und Cardiabereich. „Magenmigräne", Antlitzdiagnose: zusammengewachsene Augenbrauen, Steilfalte zwischen den Augenbrauen, Nasolabialfalte, kleine blasse Narben an der Nasenspitze.
Wirkstoffe: Agaricus D3, Cimicifuga D3, Ergotinum D4, Gelsemium D4, Ignatia D4, Paris Quadrifolia D5, Zincum cyanatum D9.

Synergon Nr. 100 Gelsemium Tropfen (Fa. Kattwiga)
Anwendung: bei (allen) Nervenschmerzen. Mittels Irisdiagnose: prinzipiell herrscht eine spasmophile Diathese: beim neurogen-lymphatischen Iristyp mit feinem, zartem Irisstroma und angelhakenförmigen Zeichen, hauchdünnen Transversalen (Spalierbäumchen) und gelegentlichen Krampfringen, beim hämatogen-dyskratischen Iristyp mit braunem, samtartig pigmentiertem Irisstroma und Solarstrahlen im cerebralen oder abdominalen Sektor sowie gehäuftem Vorkommen von Krampfringen.
Wirkstoffe: Arsenicum album D30, Capsicum annuum D3, China D3, Gelsemium D4, Gnaphalium polycephalum D2, Mercurius sublimatus corrosivus D30, Phytolacca D3, Pulsatilla D9, Rhus toxicodendron D12, Spigelia D3, Thuja D2, Verbascum thapsiforme D3.

Cyclamen Pentarkan Tropfen (Fa. DHU)
Anwendung: bei migräneartigen Kopfschmerzen.
Wirkstoffe: Cyclamen D3, Cimicifuga D3, Gelsemium D3, Iris D2, Sanguinaria Urt.

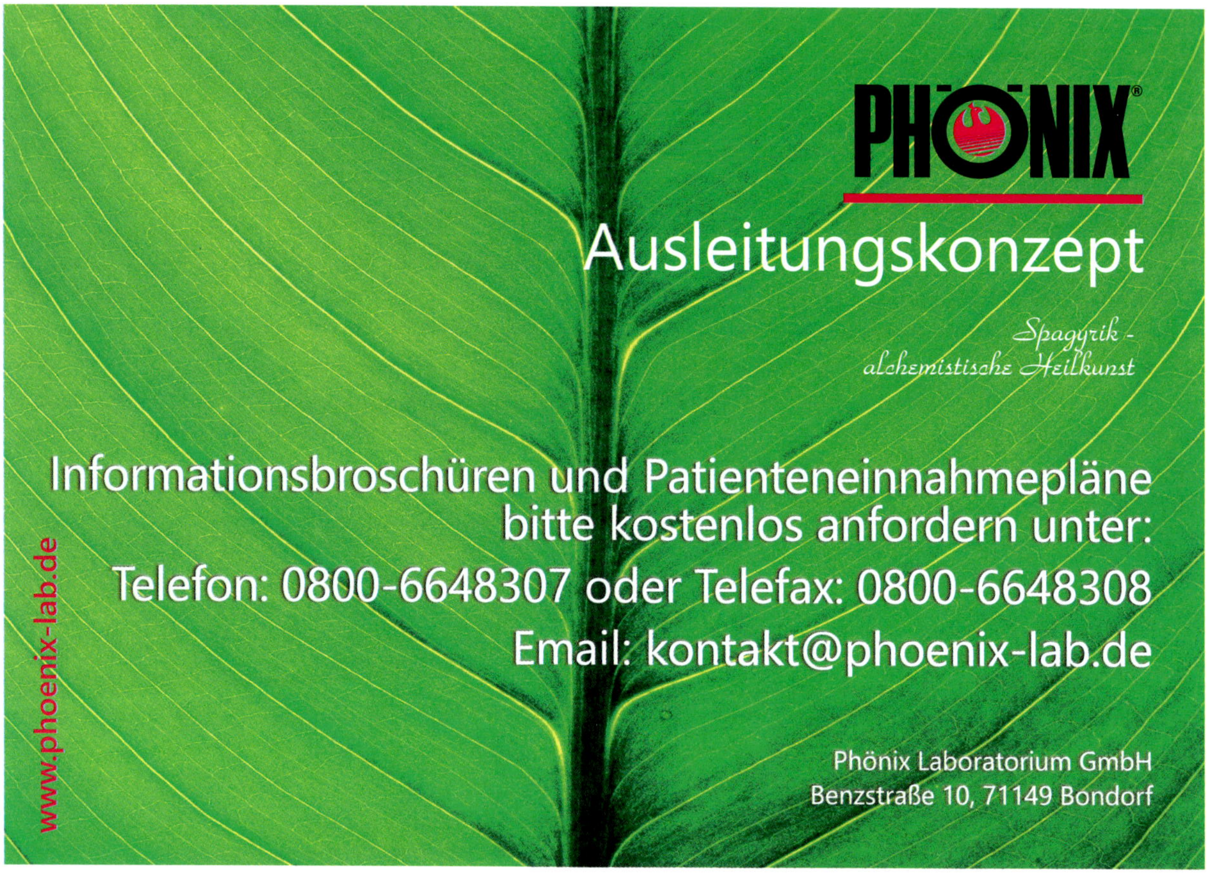

Spigelia Pentarkan D Tropfen (Fa. DHU)
Anwendung: bei Kopfschmerzen.
Wirkstoffe: Spigelia D3, Belladonna D3, Glonoinum D5, Nux vomica D3, Secale cornutum D3.

REPHALGIN N Tabletten (Fa. Repha)
Anwendung: bei Kopfschmerzen.
Wirkstoffe: Iris versicolor D4, Gelsemium D4, Sanguinaria D6, Spigelia D4.

Migräne-Echtroplex S Tropfen (Fa. Weber und Weber)
Anwendung: Migräne.
Wirkstoffe: Anamirta cocculus D6, Gelsemium D4, Iris versicolor D4, Natrium chloratum D6, Sanguinaria D3, Nux vomica D4.

Presselin Mig F (Fa. Presselin)
Anwendung: hormonell bedingte Migräne, Nervenschmerzen, Migräne
Wirkstoffe: Cimicifuga racemosa D4, Coffea arabica Urtinktur, Iris versicolor Urtinktur, Pulsatilla pratensis D4

Presselin Mig M (Fa. Presselin)
Anwendung: Migräne, Kopfschmerzen, Nervenschmerzen
Wirkstoffe: Arsenicum album D4, Atropinum sulfuricum D4, Gelsemium D4, Spigelia D2, Ignatia D4, Nux vomica D4

Dolfin Tropfen (Fa. Steierl)
Anwendung: hormonell bedingte Migräne, rechtsseitig, Menstruationsmigräne.
Wirkstoffe: Cyclamen D4, Iris versicolor D4, Sanguinaria D4.

Diluplex Tropfen (Fa. Steierl)
Anwendung: Nervenschmerzen, evtl. linksseitige Schmerzen, Gallenmigräne.
Wirkstoffe: Colocynthis D4, Mezereum D6, Ranunculus bulborus D4.

Torniplex Tropfen (Fa. Steierl)
Anwendung: stressbedingte Kopfschmerzen, stressbedingte Migräne.
Wirkstoffe: Myristica fragrans D6, Phosphorus D6, Strychnos ignatii D6.

Phyto-L Tropfen (Fa. Steierl)
Anwendung: Östrogendominanz, reguliert FSH (follikelstimulierendes Hormon) und LH (luteinisierendes Hormon), fördert Gelbkörper.
Wirkstoffe: Vitex agnus castus D5, Chelidonium D5, Silybum marianum D5.

Phytocortal N Tropfen (Fa. Steierl)
Anwendung: Stimuliert die Nebennierenrinde.
Wirkstoffe: Bellis perensis D5, Chelidonium majus D5, Dioscorea villosa D5

Phyto-C Tropfen (Fa. Steierl)
Anwendung: stimuliert den Hypophysenvorderlappen.
Wirkstoffe: Basilicum D5, Juniperus sabina D5, Viscum album D5.

Migräne-Gastreu R16 (Fa. Reckeweg)
Anwendung: Besserung der Beschwerden bei migräneartigen Kopfschmerzen. Bei Kopfschmerzen, die länger andauern sowie Sehstörungen, Krämpfen und Bewusstseinsstörungen.
Wirkstoffe: Cimicifuga D4, Gelsemium D3, Iris versicolor D2, Sanguinaria D12, Spigelia anthelmia D4.

Anthroposophische Arzneimittel

Auch wenn immer mehr Menschen anthroposophische Arzneien einnehmen, so haben sich die wenigsten mit der Anthroposophie beschäftigt. Die Anthroposophie stellt ebenfalls den Anspruch auf eine ganzheitliche Erfassung des Menschen. Die Herstellung und Anwendung der Arzneien basieren auf der Geisteswissenschaft Rudolf Steiners. Entsprechend der Herkunft der Substanzen aus dem Pflanzenreich, dem Tierreich und dem Mineralreich kommen besondere Herstellungsverfahren zur Anwendung. Aus der praktischen Erfahrung sind Kompositionen (Bezeichnung „comp.") entstanden, die eine therapeutische Einheit darstellen sollen.

Im Gegensatz zu den vielen homöopathischen Einzelmitteln finden sich in den Arzneimittelverzeichnissen der anthroposophischen Arzneimittelhersteller nur wenig spezifische „Kopfschmerzmittel". Ein ganzheitlicher Behandler wird zu einem der unten aufgeführten „Kopfschmerzmitteln" meist noch weitere Medikamente nach anthroposophischen Gesichtspunkten verordnen und andere Maßnahmen empfehlen.

Die nun folgenden Arzneimittel finden sich in der Literatur von anthroposophischen Arzneimittelherstellern unter der Rubrik Kopfschmerzen/Migräne. Für den anthroposophischen Behandler ist die Auswahl somit – im Gegensatz zu der Klassischen Homöopathie – deutlich einfacher. Stellvertretend für die anthroposophischen Arzneimittelhersteller habe ich im Folgenden „Kopfschmerz-Arzneimittel" der Firmen Wala und Weleda aufgelistet:

Firma Wala:

Chamomilla e radice D., Globuli
Anwendung: bei stoffwechselbezogenen migräneartigen Kopfschmerzen.
Wirkstoff: Chamomilla recutita e radice ferm 33c.

Ferrum/Sulfur comp., Globuli
Anwendung: Harmonisierung des Zusammenwirkens von Nerven-, Sinnes-, rhythmischem und Stoffwechsel-System im Kopf, z.B. bei Migräne.
Wirkstoffe: Ferrum metallicum D7, Quarz D19, Sulfur D5.

Quarz, Globuli
Anwendung: Störungen der integrativen Organregulation wie Migräne.
Wirkstoffe: Quarz aquos. D12, D20, D30.

Secale/Quarz, Globuli
Anwendung: Migräne und cerebrale (Gehirn-) Durchblutungsstörungen.
Wirkstoffe: Quarz D29, Secale cornutum e sklerotio ferm 35b D5.

Solum, Öl, Badezusatz, Globuli
Anwendung: bei Wetterfühligkeit kann „Wala Solum Badezusatz", „Wala Solum Öl (oder Salbe)" zum Einreiben, „Wala Solum Globuli" zum Einnehmen oder „Wala Solum Inject" zur Injektion eine Hilfe darstellen.
Als Injektionslösung und als Globuli sind die Wirkstoffe in homöopathischer Form zugesetzt, als Salbe, Öl und als Badezusatz in nicht-homöopathischer Form.
Wirkung: Anregung der Wärmeorganisation und Harmonisierung der Empfindungsorganisation, z.B. bei Wetterfühligkeit, Nervenschmerzen (Neuralgien), unterstützend bei Wirbelsäulenbeschwerden.
Wirkstoffe: u.a. Aesculus (Rosskastanie), Equisetum (Schachtelhalm), Solum (Hochmoortorf).

Firma Weleda:

Ferrum sidereum comp., flüssig zur Injektion
Anwendung: Harmonisierung der Stoffwechselvorgänge bei Migräne.
Wirkstoffe: Ferrum sidereum D8, Quarz D20, Sulfur D6.

Ferrum-Quarz-Kapseln oder Kephalodoron-Tabletten
Anwendung: gefäßbedingte Kopfschmerzen, Migräne, nervöse Erschöpfungszustände, insbesondere veranlagungsbedingte.
Wirkstoffe: Ferrum-Quarz Ursubstanz, oder auch als Verreibung in D4, D6 und D12.

Neurodoron, Tabletten
Anwendung: Kopfschmerzen.
Wirkstoffe: Aurum metallicum praeparatum D10, Kalium phosphoricum D6, Ferrum-Quarz D2.

Solutio Sacchari comp., Tropfen
Anwendung: Harmonisierung der an falscher Stelle und verstärkt eingreifenden Empfindungsorganisation, z.B. bei Neigung zu Krämpfen der glatten Muskulatur, Kopfschmerzen.
Wirkstoffe: Ursubstanz hergestellt aus: Carbo betulae, Kalium carbonicum, Kalium-Eisen-Tartrat, Mel (Honig), Quarz, Trona. In D3, D4 und D6 erhältlich.

8.7 BIOCHEMIE NACH DR. SCHÜSSLER (SOG. SCHÜSSLER-SALZE)

Die sog. Schüßler-Therapie nach Dr. Schüßler (1821–1898) stellt eine abgekürzte, vereinfachte homöopathische Therapie dar. Dr. Schüßler ging davon aus, dass gesundheitliche Probleme größtenteils durch einen gestörten Mineralhaushalt entstehen und für die Therapie nur 12 Schüßler-Salze benötigt werden. Die Mineralsalze werden potenziert verabreicht, so dass sie als feinstoffliche Mineralsalze direkt ins Zellinnere gelangen.
Die Schüßler-Salze werden sowohl von Therapeuten als auch von vielen medizinischen Laien angewendet. Da es nur wenige Mittel – mittlerweile mit Ergänzungsmitteln bis zu 27 – gibt und die Potenzierungen meist nur in der D6 oder D12 hergestellt werden, ist die Auswahl der Mittel im Gegensatz zur Klassischen Homöopathie viel einfacher. Zudem sind die Mittel preislich günstiger als die homöopathischen Mittel, da sie aufgrund der ausschließlichen Potenzierung in D6 oder D12 in großer Menge hergestellt werden können.
Die Gefahr einer Selbstbehandlung mit Schüßler-Salzen besteht darin, dass viele Menschen die Schüßler-Salze zu viel und über einen zu langen Zeitraum einnehmen. Angenommen, eine Person hat mehrere Krankheitssymptome und sucht für jedes Symptom die entsprechenden Schüßler-Salze heraus, so kommt es unter Umständen zu einer Einnahme von dreimal täglich zwölf Tabletten und mehr. Dies kann zwar im Ausnahmefall einmal notwendig sein, ist aber nicht die Regel und auf keinen Fall als Dauerbehandlung zu empfehlen. Zu den Nebenwirkungen möchte ich erwähnen, dass im optimalen Fall es zu keinen Nebenwirkungen (außer dem finanziellen Aspekt) kommen sollte, aber bei längerer Einnahme eines nicht passenden Mittels sich Nebenwirkungen nicht ausschließen lassen können. Deswegen möchte ich Ihnen auch an dieser Stelle empfehlen, einen ganzheitlichen Therapeuten oder/und einen Kurs zu besuchen. Manche Therapeuten verordnen Schüßler-Salze nach dem Befund einer Irisdiagnose, einer Zungendiagnose, einer Antlitzdiagnose, durch kinesiologische Testverfahren oder nach ausführlicher Repertorisation.
Es kann durchaus sinnvoll sein, einige der folgenden Schüßler-Salze miteinander zu kombinieren. Oftmals liegt die Dosierung bei 2–3 Mal täglich 1–2 Tablet-

ten. Mittlerweile gibt es die Mittel auch als Globuli und Tropfen.

Es würde den Rahmen des Buches sprengen, alle Schüßler-Salze, die in irgendeinem Zusammenhang mit Kopfschmerzen oder Migräne stehen, umfänglich zu erläutern, weshalb ich mich auf eine „kleinere" Auswahl beschränke:

Nr. 2: Calcium phosphoricum D6
Stärkungsmittel, wirkt auf die Blutbildung im roten Knochenmark, bei Kopfschmerzen durch Mangel an diesem Mineralstoff, bei Anämie, bei Kribbeln und Taubheitsgefühlen, wie sie bei der Aura vorkommen können, verspannten Muskelsträngen, wie sie oft bei Kopfschmerzen und Migräne in der Nackenregion vorkommen, Wetterfühligkeit.

Nr. 3: Ferrum phosphoricum D12
Ferrum phosphoricum ist das Entzündungs- (für die erste Entzündungsphase), Schmerz- und Blutungsmittel, bei Blutandrang, Rötung, Schwellung, Hitzegefühl und pochenden Schmerzen, Wallungen zum Kopf, sorgt für den Sauerstofftransport zu den Zellen.

Nr. 5: Kalium phosphoricum D6
Kalium phosphoricum wird auch als Nervensalz bezeichnet und kommt bei sog. neurogener Disposition (wird im Kapitel „Irisdiagnose" beschrieben), also bei „Übererregbarkeit" des Nervensystems zum Einsatz. Stabilisiert und stärkt das Immunsystem. Bei lähmungsartig empfundenen Schmerzen, lähmendem Schwächezustand nach Schmerzen.

Nr. 7: Magnesium phosphoricum D6
Nervenmittel, reguliert das vegetative Nervensystem, bei Spannungskopfschmerz und Migräne, anfallsartigem Kopfschmerz, Neuralgien (Nervenschmerzen) wie Trigeminusneuralgie oder Zahnschmerzen, bei bohrenden oder einschießenden Schmerzen, rhythmisch an- und abschwellendem/intermittierendem Stirnkopfschmerz, bei vegetativ spastischer Disposition mit Krampfringen in der Iris (siehe Kapitel „Irisdiagnose"), Stirnkopfschmerz mit Sehstörungen (Funken- oder Doppeltsehen), entkrampft; empfehlenswert bei beginnender Migräne: Heiße Sieben (5–7 Tabletten der Nr. 7 in heißem Wasser auflösen und dann warm schluckweise trinken).

Nr. 8: Natrium chloratum/muriaticum D6
Bewässerungsmittel, reguliert den Flüssigkeitshaushalt, Ausscheidung biologischer und metallischer Gifte; bei Wetterfühligkeit, Bluthochdruck, Kopfschmerzsymptomen, wie im Kapitel „Homöopathie" unter dem gleichnamigen Mittel Natrium muriaticum beschrieben.

Nr. 9: Natrium phosphoricum D6
Säureregulator, zum Abbau von Milchsäure, Harnsäure, Gallensäure, bei brennenden Muskelschmerzen im Nacken, bei Kopfschmerzen des Patienten mit harnsaurer Diathese (evtl. parallel dazu Nr. 11 Silicea, um den Abtransport der Säuren zu unterstützen).

Nr. 10: Natrium sulfuricum D3-D6
Das Ausscheidungsmittel zur Entgiftung, bei cerebralem Schwindel mit Hirndruckerscheinungen, Kopfschmerz nach Gehirnerschütterung.

Nr. 14: Kalium bromatum D6
Salz des Nervensystems (Ergänzung zu Nr. 5), bei Nervosität, Unruhe, Schlafstörungen, immer wieder (evtl. regelmäßig) auftretenden Kopfschmerzen, Migräne.

Nr. 15: Kalium jodatum D6
Bei Stirn- und Schläfenkopfschmerz mit Blutdrang zum Kopf, Schlaflosigkeit, Überforderungsgefühl, zur Ausleitung bei Metallvergiftung (z.B. Quecksilber) in Verbindung mit anderen Ausleitungsmitteln.

Nr. 16: Lithium chloratum D6
Salz des Nervensystems, Kopfschmerz besser nach reichlicher Darmentleerung.

Nr. 17: Magnesium sulfuricum D6
Bei Anämie (Blutarmut), Augenkopfschmerz, kongestivem (Blutandrang) Kopfschmerz

Nr. 19: Cuprum arsenicosum
Bei krampfartigen Kopfschmerzen und Migräne mit gleichzeitig krampfartigen Magen-Darm-Beschwerden, bei Histamin-Intoleranz.

8.8 PHYTOTHERAPIE

Phytotherapie (Heilpflanzenkunde) ist die Lehre der Verwendung von Heilpflanzen als Arzneimittel. Sie kennen bestimmt einige Symptome, bei denen Sie an Kamille, Fenchel oder Brennnessel als helfende Pflanzen denken. Heilkräuter finden Verwendung als Tees oder als Tinkturen.
Einige nun folgende Pflanzen, die bei Kopfschmerzen und Migräne zur Anwendung kommen können, wurden bereits im Kapitel „Regeneration und Entspannung" unter „Schlaf" beschrieben.

Tinkturherstellung

Tinkturen haben den Vorteil, dass sie einfach und ohne großen Zeitaufwand einzunehmen sind, die Wirkstoffe über Jahre hinweg gut konserviert sind und diese in hohem Maße durch den Alkohol herausgelöst werden. Tinkturen sind in Reformhäusern, Drogerien, Apotheken und über den Versand zu beziehen oder selbst herzustellen.

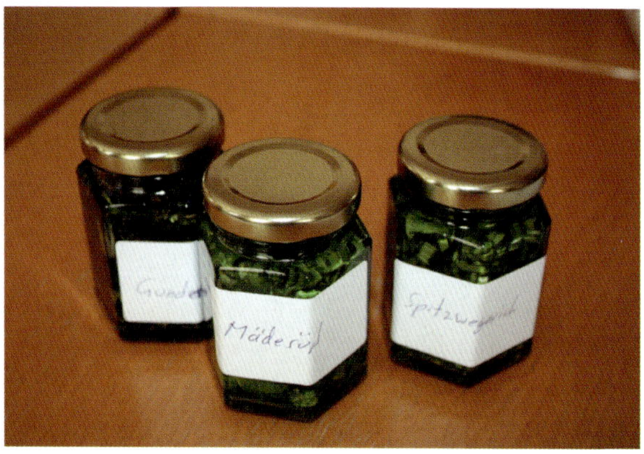

Abb. 8.8 - 1 Tinkturen

Bei der Herstellung von Tinkturen gilt als Faustregel: Der Kräuterauszug wird mit ca. 40–50%igem Alkohol (möglichst aus biologischer Produktion) hergestellt. Die verwendeten Pflanzenteile werden fein zerkleinert und in den Alkohol in einem Glas mit Schraubverschluss eingelegt, so dass die Pflanzenteile gut mit Alkohol bedeckt sind. Ca. 4 Wochen lang sollten die Pflanzenteile im Alkohol belassen werden. Die Lagerung in dieser Zeit sollte an einem warmen Ort, aber nicht an der Sonne erfolgen. Einmal täglich sollte das Glas geschwenkt/geschüttelt werden. Das Abseihen erfolgt durch einen Filter. Anschließend sollte die fertige Tinktur in Braungläser abgefüllt werden und in einem dunklen Raum gelagert werden.
Einnahme: Ca. 1–3 Mal täglich zwischen 5–10 Tropfen in etwas Wasser geben und kurz im Mund verweilen lassen, bevor geschluckt wird. Im Akutfall können alle 2–3 Stunden 3–5 Tropfen eingenommen werden. Diese Dosierung gilt für Erwachsene.

Baldrian (Valeriana officinalis)

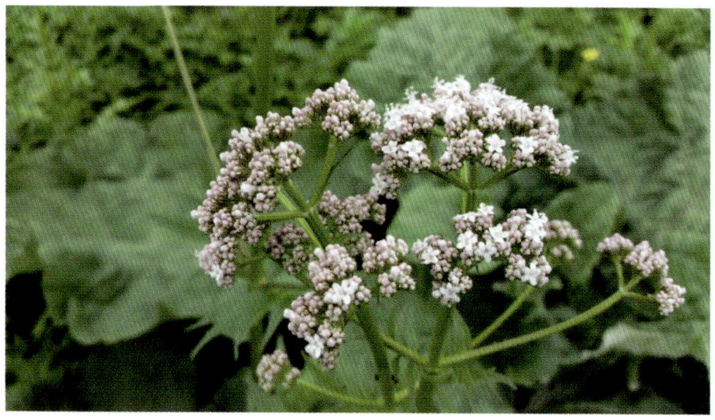

Abb. 8.8 - 2 Baldrian (Bild: www.christel-stroebel.de)

Kopfschmerzen durch Ängstlichkeit, nervöse Reizzustände, nervöses Herzklopfen, vor Prüfungen.
Dosierung: als Tinktur: 30–50 Tropfen mit Wasser verdünnt, 1–3 Mal täglich. Als Kaltauszug: 2 TL zerkleinerte Baldrianwurzeln mit ¼ l kaltem Wasser übergießen und 10–12 Stunden bei gelegentlichem Umrühren ziehen lassen. Als Tee: 2 TL Baldrianwurzel mit ½ l siedendem Wasser übergießen und 10 Minuten in zugedecktem Gefäß ziehen lassen. Den kalten und heißen Tee jedes Mal frisch zubereiten. 2–3 Mal täglich eine Tasse trinken.

Beifuß (Artemisia vulgaris, Gänsekraut)
Allgemeine Schwäche mit Kopfschmerzen und Übelkeit, wirksames Mittel bei Epilepsie. 1 gehäufter TL geschnittenes Beifußkraut mit ¼ l kochendem Wasser übergießen, nur 1–2 Minuten ziehen lassen. Bei Bedarf 1–3 Mal täglich eine Tasse trinken. Nicht anwenden während Schwangerschaft.

Benediktenkraut (Cnicus benedictus)
Kopfschmerz mit Verdauungsschwäche, regt Magen- und Gallensaft an, verbessert Appetit, vermehrter Gallenabfluss, 1 TL geschnittenes Kraut in ¼ l kaltem Wasser, langsam zum Sieden bringen und noch ca. 2 Minuten ziehen lassen. 2 Mal täglich 1 Tasse.

Chinesische Engelwurz (Angelica sinensis)

Migräne und Kopfschmerz bei zu hohem oder zu niedrigem Blutdruck, Menstruationsstörungen und Kopfschmerzen, allergische Nasennebenhöhlenentzündung, 1 TL in ¼ l kochendem Wasser 5–10 Minuten ziehen lassen. Bis zu 2 Tassen am Tag. Achtung: nicht für Schwangere und Patienten mit Blutgerinnungsstörungen. Krebspatienten bitte nur nach ärztlicher Rücksprache verwenden.

Ephedra (Ephedra sinica und andere Ephedra-Arten)

Kopfschmerzen mit Allergien, Asthma und Heuschnupfen, Wirkstoff Ephedrin, leicht synthetisch herzustellen und als Medikament zu kaufen, Tee: 1 gehäufter TL Ephedrakraut mit ¼ l kochendem Wasser aufbrühen, 10 Minuten ziehen lassen, abseihen, 2 Mal täglich 1 Tasse trinken.

Ginseng, Kraftwurz (Panax ginseng)

Lindert Spannungskopfschmerzen und Migränesymptome, Müdigkeit, Erschöpfung, Benommenheit, erhöht körpereigene Abwehrkräfte und verbessert Genesungsvorgang. Ginseng-Präparate nach Anleitung einnehmen, evtl. Kombinationspräparate (Vitamine) verwenden, auf hochwertige Präparate achten. Tee: knapp ein 1 TL (3 Gramm der fein geschnittenen Wurzel mit siedendem Wasser übergießen und nach 5–10 Minuten absieben.

Guaraná (Paullinia cupana)

Kopfschmerzen und Migräne, wirkt aufmunternd und stimuliert (Koffein), bei leichten Depressionen. Enthält bis zu 5 % Koffein, in Brasilien ist Guaraná ein Genussmittel, nicht für Schwangere geeignet, Suchtpotential vorhanden, Nebenwirkungen wie auch bei Kaffee. Als Tee: 1 TL vom Pulver mit heißem Wasser übergießen und umrühren, 10 Minuten ziehen lassen.

Hafer (Avena sativa)

Nervöse Kopfschmerzen, von Übelkeit und Schlaflosigkeit begleitete Kopfschmerzen. Tee: 1–2 TL mit ¼ l Wasser aufbrühen, 5 Minuten ziehen lassen. 1–2 Tassen täglich oder/und vor dem Zubettgehen, Tinktur: mehrmals täglich 5–10 (bis 15) Tropfen in etwas Wasser, als Schlafhilfe etwa 20 Tropfen 2–3 Stunden vorher in Wasser einnehmen.

Hagebutte (z.B. Rosa canina)

Zur Kopfschmerz- und Migräneprophylaxe. Hagebutte wirkt entzündungshemmend und antioxidativ. Als Pulver wird Hagebutte in die Mahlzeiten eingebracht und so als Zutat verzehrt. Hierbei sollte auf eine zeitnah folgende und ausreichende Trinkmenge geachtet werden, da Hagebutte eine verstopfende Wirkung hat.

Zu Beginn der Anwendung haben sich 10 Gramm pro Tag als Pulver bewährt. Bei einer Linderung der Beschwerden kann die Dosierung verringert werden. Es empfiehlt sich, einen zeitlichen Abstand zu anderen Medikamenten einzuhalten.

Zur Teezubereitung verwendet man die Schalen. Zwei gehäufte TL getrocknete Hagebuttenschalen werden mit ¼ l Wasser aufgegossen und auf schwacher Flamme 5–8 Minuten geköchelt.

Für die Herstellung von Hagebuttenmus werden ganze Hagenbutten verwendet, wobei die Kerne und die Schale nach dem Kochen entfernt werden.

Hopfen, Bierhopfen (Humulus lupulus)

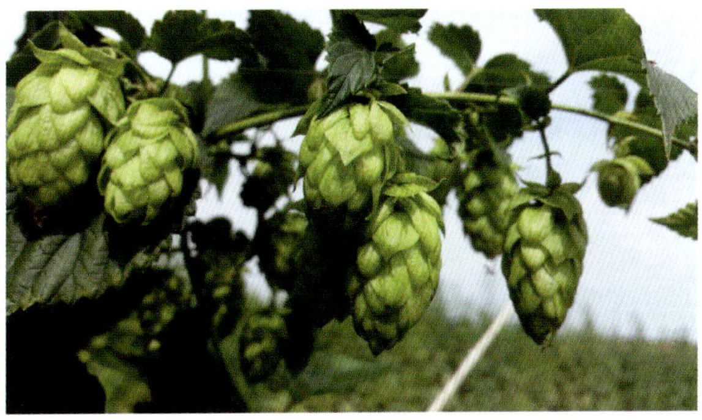

Abb. 8.8 - 3 Hopfen (Bild: www.christel-stroebel.de)

Nervöse Kopfschmerzen, von Übelkeit und Schlaflosigkeit begleitete Kopfschmerzen.

2 gehäufte TL Hopfenblüten mit ¼ l kochendem Wasser aufbrühen und 15 Minuten ziehen lassen, entweder 2 Mal täglich 1 Tasse als Beruhigungsmittel allgemein oder ½ Stunde vor dem Zubettgehen 1 Tasse als Schlaftrunk.

Ingwer (Zingiber officinale)

Migränekopfschmerzen mit Verdauungsstörungen, Magengeschwüre. Als Tinktur: 3 Mal täglich 20 Tropfen, als Pulver: 250 Milligramm Einzelgabe gegen Reisekrankheit in Wasser einnehmen, als Tee: 1 TL pulverisierter Ingwer in ¼ l heißem Wasser 5–10

Minuten ziehen lassen und bei den ersten Migräneanzeichen trinken, zur Vorbeugung 4 Mal täglich trinken.

Alternativ kann auch ein größeres rohes Stück Ingwer einem Fruchtmixgetränk zugefügt werden.

Ein Kombinationspräparat aus Ingwer und Mutterkraut wurde bereits erfolgreich zur Linderung von akuten Migräneattacken erprobt.

Johanniskraut (Hypericum perforatum)

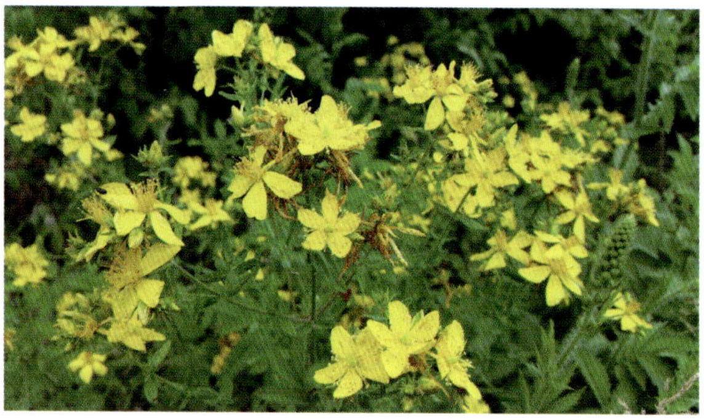

Abb. 8.8 - 4 Johanniskraut (Bild: www.christel-stroebel.de)

Zur Kopfschmerz- und Migräneprophylaxe. Der Einsatz von synthetischen Antidepressiva gehört in der Schulmedizin zum Stufenschema bei der Schmerzbehandlung. Johanniskraut gilt als ebenso wirksam wie synthetische Antidepressiva, hat allerdings viel weniger Nebenwirkungen. Johanniskraut wirkt zudem entzündungshemmend. Nach ca. sechs Wochen kann von einem vollen Behandlungseffekt ausgegangen werden.

Für die Teezubereitung 1–2 TL pro Tasse mit kochendem Wasser übergießen und 5–10 Minuten ziehen lassen. Mindestens 2 Tassen täglich sollten getrunken werden. Neben der Teezubereitung haben sich auch Tinkturen zur Einnahme bewährt, von denen 3 Mal täglich ca. 15–30 Tropfen (je nach Konzentration des Kräuterauszugs werden auch bis zu 50 Tropfen empfohlen) eingenommen werden. Johanniskrautöl kann zur äußeren Anwendung auf den schmerzenden Arealen eingerieben werden.

Hinsichtlich der Nebenwirkungen muss erwähnt werden, dass bei der Anwendung von Johanniskraut einiges zu beachten ist: Es macht empfindlich gegen Sonneneinstrahlung, so dass es vor Sonnenbädern nicht eingenommen oder eingerieben werden darf. Auch kann die Wirkung einiger schulmedizinischer Medikamente abgeschwächt werden. Aus diesem Grunde sollte vor der Anwendung ein Behandler zu Rate gezogen werden, wenn Patienten schulmedizinische Medikamente einnehmen.

Kamille (Matricaria chamomilla), Römische Kamille (Anthemis nobilis)

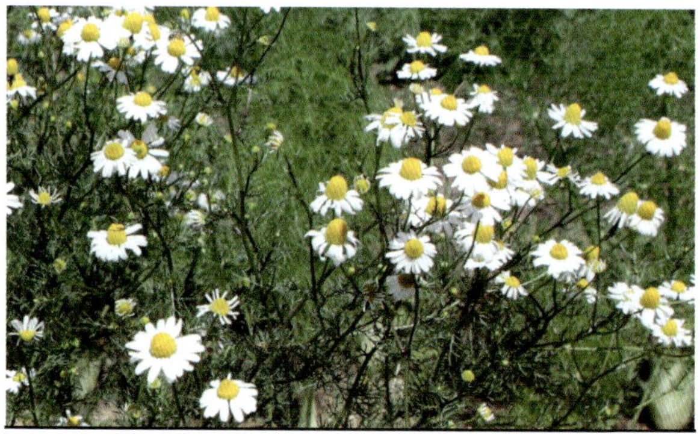

Abb. 8.8 - 5 Kamille

Die Römische Kamille ist besser bekannt als Kopfschmerzmittel; allergiebedingte Kopfschmerzen, Kopfschmerzen mit Verdauungsstörungen, Sodbrennen, Übersäuerung des Magens. 1–2 gehäufte TL Kamillenblüten mit 1 Tasse heißem Wasser überbrühen, nach 10 Minuten abseihen. Warm trinken.

Kornblume (Centaurea cyanus)

Kopfschmerzen, Magen-, Galle-, Leber-, Blutreinigungstee, gegen Augenleiden, Blasen- und Nierenbeschwerden, Gelbsucht. Tee: 1 EL mit ¼ l kochendem Wasser übergießen, 10 Minuten zugedeckt ziehen lassen und abseihen, je 1 Tasse vor dem Essen trinken.

Lavendel (Lavandula officinalis)

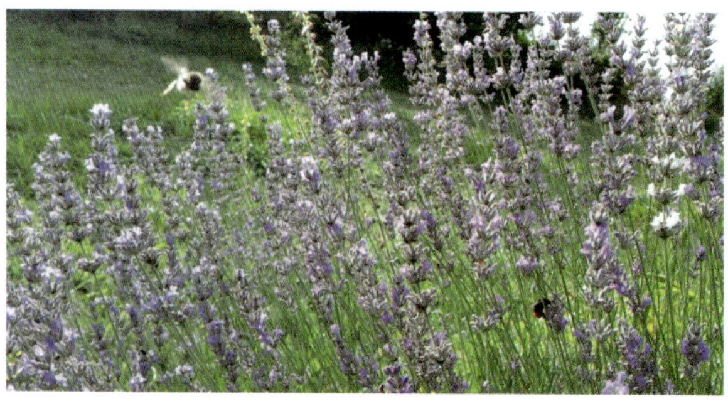

Abb. 8.8 - 6 Lavendel

Nervöse Kopfschmerzen, wirkt beruhigend auf das

Zentralnervensystem, beruhigt die gereizten Nerven, 1 TL auf ¼ l Wasser, 5–10 Minuten ziehen lassen, langsam trinken.

Liebstöckel (Levisticum officinale Koch)

Schmerzlindernd, entweder die pulverisierte Wurzel bei Bedarf messerspitzenweise einnehmen und einige Schluck Wasser hinterher trinken oder einen Tee zubereiten aus 2 gestrichenen TL zerschnittener Wurzel, mit ¼ l kaltem Wasser übergießen und zum Sieden bringen und gleich danach abseihen. Zwei Tassen täglich reichen aus. Nicht für Schwangere geeignet.

Mädesüß (Filipendula ulmaria)

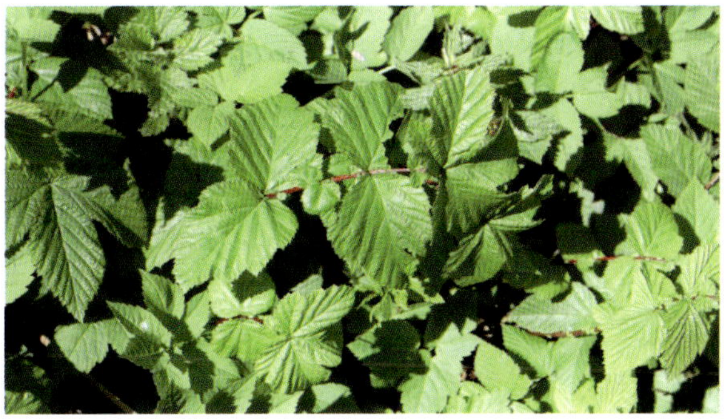

Abb. 8.8 - 7 Mädesüß

Für viele die Anti-Kopfschmerz-Pflanze. Bei Kopfschmerzen und Migräne. Mädesüß wirkt schweiß- und harntreibend und vermindert die Magensäure. Die Wurzeln sollen helfen bei akutem Rheumatismus, Gicht, Kopfschmerzen und Harnwegsinfekten. Madesüß wird auch als pflanzliches Aspirin bezeichnet, da es den Wirkstoff Salicylaldehyd enthält. Tee: 2 TL des Krauts und/oder der Blüten werden mit ¼ Liter Wasser aufgebrüht, 10 Minuten ziehen lassen. 2–3 Tassen am Tag trinken. Nicht geeignet bei Salicylaldehydempfindlichkeit.

Mariendistel (Silybum marianum)

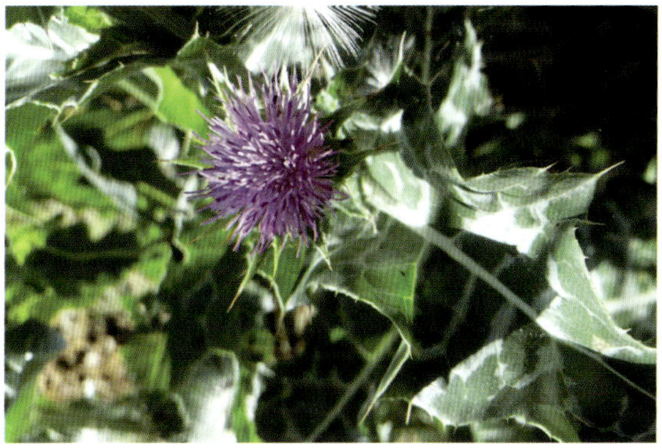

Abb. 8.8 - 8 Mariendistel

Kopfschmerzen, die mit Natriumglutamat, Nitriten und Koffein zusammenhängen; der Wirkstoff Silymarin hat eine Leberschutzwirkung und ist leberregenerierend; verwendet wird die Frucht (Mariendistel-Samen), wobei die Samen vorher zerdrückt oder im Mörser zerstoßen werden, sonst lösen sich die Wirkstoffe nicht heraus. Tee: 1 TL Mariendistelfrüchte mit ¼ l kochendem Wasser übergießen, 10–20 Minuten ziehen lassen und abseihen, heiß und schluckweise trinken, morgens nüchtern, ½ Stunde vor dem Schlafengehen jeweils 1 Tasse.

Melisse, Zitronenmelisse (Melissa officinalis)

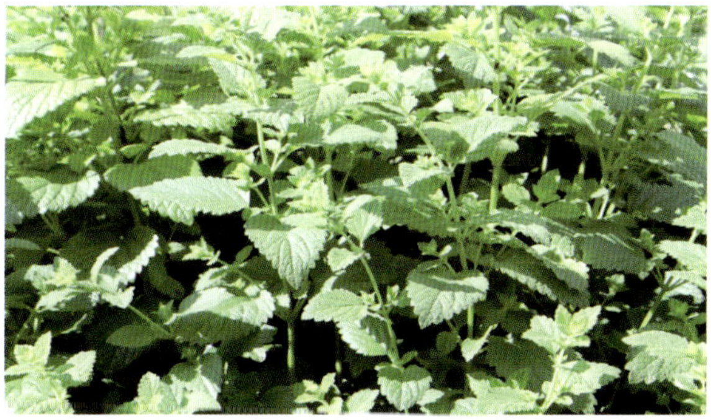

Abb. 8.8 - 9 Melisse

Nervös bedingte Kopfschmerzen, Magenbeschwerden und Schlaflosigkeit, abends nicht zur Ruhe kommen. Tee-Kur: 3 TL geschnittene Melissenblätter mit ¼ l kochendem Wasser übergießen und zugedeckt 10 Minuten ziehen lassen. Süßen mit Honig verstärkt die Wirkung des Schlaftees, 3 Mal täglich eine Tasse. Als Vollbad: 50–60 Gramm Melissenblätter mit 1 l Wasser übergießen, zum Sieden bringen und nach 10 Minuten abseihen. Zum Vollbad dazugeben.

Mutterkraut, Frauenminze, Fieberkraut, Falsche Kamille (Tanacetum parthenium/ Chrysanthemum parthenium)

Zur Vorbeugung von Migräne, Linderung bei Migräne, pochenden Kopfschmerzen und Schmerzen, die mit Fieber, Arthritis oder anderen entzündlichen Erkrankungen einhergehen, Kopfschmerzen mit Übelkeit. Tee: 2–3 TL auf ¼ l Wasser, 1–3 Tassen pro Tag mehrere Wochen lang, Besserung kann unter Umständen erst nach 2–3 Monaten eintreten, jedoch auch nach Absetzen der Kur noch Monate anhalten. Wer die frischen Blätter verträgt, kann auch 2–3 Blätter am Tag kauen. Achtung: Mutterkraut ist ein Korbblütler und wegen der Giftigkeit sollte keine Selbstbehandlung durchgeführt werden. Eine Verwendung in der Schwangerschaft – vor allem im ersten Drittel – und während der Stillzeit sowie bei unter 12-Jährigen sollte nicht erfolgen.

Mutterkraut gibt es auch als Urtinktur zu kaufen. Bei der Selbstherstellung einer Tinktur gibt es unterschiedliche Empfehlungen, weshalb immer fachlicher Rat eingeholt werden sollte. Wie bei vielen anderen Tinkturen werden ca. eine Handvoll getrockneter oder frischer Blüten und Blätter in ein verschließbares Glas gefüllt und mit ca. 45%igem Alkohol befüllt und ca. 4–6 Wochen bei täglichem Schütteln an einem sonnigen Platz stehen gelassen. Danach wird die Tinktur gefiltert und in ein dunkles Glas abgefüllt. Die Tinktur könnte bspw. 3 Mal täglich mit 15–20 Tropfen über einen längeren Zeitraum eingenommen werden. Längere Pausen sollten die Einnahme unterbrechen. Beim Migräneanfall werden mehrmals 10–15 Tropfen eingenommen.

In Studien mit Mutterkrautpräparaten traten als Nebenwirkungen Magen-Darm-Störungen, Aphthen im Mund oder auch allergische Reaktionen auf. Da Mutterkraut die glatte Muskulatur der Gebärmutter stimuliert, könnten vorzeitige Wehen oder gar ein Abort eintreten, so dass die Einnahme für Schwangere nicht zu empfehlen ist. Bekannt ist zudem, dass die Kombination von Mutterkrautextrakt und Weidenrindenextrakt die Wirkung von Mutterkrautextrakt verstärkt.

Passionsblume (Passiflora incarnata)

Nervöse Kopfschmerzen und Schlaflosigkeit, Linderung von Muskelkrämpfen. Tee: 1 TL Passionsblumenkraut mit 150 ml heißem Wasser aufgießen und nach 10 Minuten abseihen.

Pestwurz (Petasites)

Der Wirkstoff Petasin wirkt hochgradig entkrampfend. Zum Einsatz kommt der Tee u.a. bei Spannungskopfschmerzen und Migräne und bei Herzbeschwerden (Konorar-Spasmen). Vor der Anwendung der Pflanze wird jedoch gewarnt, da das enthaltene Pyrrolizidinalkaloid zu Nebenwirkungen (leberschädigend) führen kann. Allerdings enthalten die Blätter 2/3 weniger Pyrrolizidinalkaloid als die Wurzeln, weshalb als Tee 2 gehäufte TL Pestwurzblätter mit 250 ml kochendem Wasser übergossen und nach 15 Minuten abgeseiht werden. Davon trinkt man bei Bedarf 2–3 Tassen.

Nicht anzuwenden in der Schwangerschaft und in der Stillzeit.

(Hinweis: Im Kapitel „Nahrungsergänzungsmittel" wird auf das Pestwurzmittel „Petasites Petadolex® "und im Kapitel „Neuraltherapie" auf das homöopathische Pestwurzmittel Petadolex® eingegangen.)

Pfefferminze (Mentha piperita)

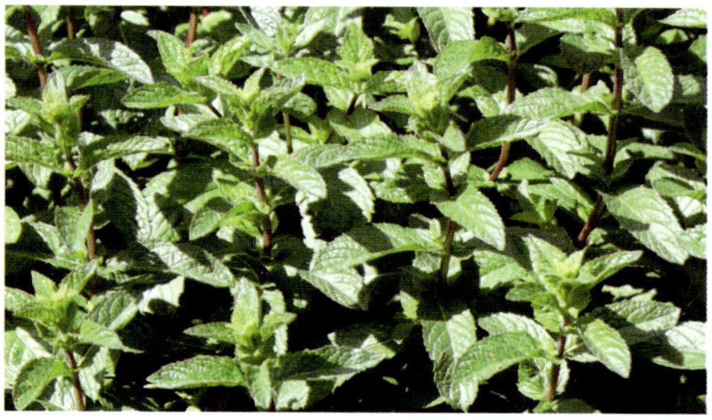

Abb. 8.8 - 10 Pfefferminze

Als Tee bei Kopfschmerzen, Übelkeit und Erbrechen, regt Gallenproduktion und -abfluss an. Achtung: nicht bei Magengeschwür und Zwerchfellhernie verwenden. Tee: 1 gehäufter EL Pfefferminzblätter mit ¼ l Wasser übergießen und 10 Minuten ziehen lassen. Bis zu 2 Tassen am Tag. Ungesüßt trinken. Kein Dauergebrauch. Achtung: reduziert die Wirkung von Homöopathie, weshalb eine gleichzeitige Anwendung nicht erfolgen sollte. Dies gilt auch für Minzeöl, das – auf Schläfen und Stirn aufgetragen – eine lindernde Wirkung hat. Das Pfefferminzöl wirkt 15 Minuten nach dem Auftragen/Einmassieren (z.B. in die Schläfengegend) und hält ca. eine Stunde an. Bei Spannungskopfschmerzen entspricht die Wirkung von Pfefferminzöl der von 1 Gramm

Paracetamol. Die Kombination von Pfefferminzöl und Paracetamol verstärkt die Schmerzlinderung von Paracetamol. Pfefferminzöl wirkt schmerzlindernd (lokalanästhetisch), muskelentspannend und steigert den lokalen Blutfluss. Je höher das Pfefferminzöl konzentriert ist, desto mehr sollte es vor dem Auftragen auf die Haut mit einem anderen Öl oder einer Alkohollösung vemengt werden. Das bekannte Produkt „Euminz®" bspw. enthält 10 % Pfefferminzöl und kann unverdünnt bei Personen ab 6 Jahre äußerlich angewendet werden. Ich selbst bevorzuge bio-zertifizierte Pfefferminzöle.

Schafgarbe (Achillea millefolium)

Kopfschmerzen, nierenanregend, blutungsstillend, Bezug zu weiblichen Genitalien und Brüsten und zur Menses. 2 gehäufte TL Schafgarbenkraut mit ¼ l kochendem Wasser übergießen und nach 15 Minuten abseihen. Mäßig warm 2–3 Tassen trinken. Falls Hautausschläge auftreten, bitte sofort absetzen.

Schlangenkraut (Cimicifuga racemosa)

Stress- und muskelkontraktionsbedingte Kopfschmerzen, lockert die Muskeln und beruhigt den Geist, östrogenartige Wirkung beeinflusst das prämenstruelle Syndrom und Wechseljahrbeschwerden. Nicht als Tee erhältlich. Der Cimicifuga-Wirkstoff ist in Fertigpräparaten enthalten und über Apotheken erhältlich. Cimicifuga in homöopathischer Aufbereitung kommt ebenfalls zur Anwendung (siehe Kapitel „Homöopathie").

Schlüsselblume (Primula veris L.)

Wirkung bei Migräne, Schmerzen, bei Schlaflosigkeit. Tee: 1 TL Schlüsselblumenwurzel oder 2 TL Blüten mit ¼ l Wasser zum Sieden bringen, 5 Minuten ziehen lassen, 2–3 Tassen pro Tag trinken.

Schöllkraut (Chelidonium majus)

Kopfschmerzen, die durch zu viel Essen, Alkohol oder Drogen und Umweltgifte entstehen und die Leber belasten. Der Gebrauch als Tee ist unsicher, da bei längerer Lagerung sich die Wirkstoffe zersetzen. Tee: 2 TL Schöllkraut mit ¼ l kochendem Wasser überbrühen und 10 Minuten ziehen lassen und abseihen. Als Kur 2–3 Mal täglich 1 Tasse trinken. Tinktur: 5–10 Tropfen in Wasser zubereiten (Tagesmenge) und über den Tag in drei gleichen Dosen aufbrauchen. Vorsicht bei Überdosierung, da Giftpflanze.

Silberweide, Katzenstrauch, Korbweide (Salix alba)

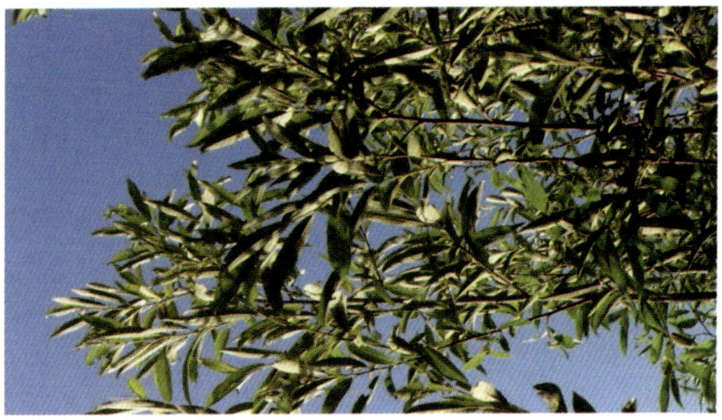

Abb. 8.8 - 11 Silberweide (Bild: www.christel-stroebel.de)

Spannungskopfschmerzen und Migräne, Fieber mit Kopfschmerzen, Rheuma, Gicht, Menstruationskrämpfe. Tee: 1 gehäufter TL fein geschnittene Weidenrinde wird mit ¼ l kaltem Wasser angesetzt, ganz langsam zum Sieden bringen und vom Herd stellen, nach 5 Minuten abseihen. Von diesem Tee alle 4–6 Stunden 1 EL einnehmen, max. ¼ l. In anderen Quellen werden Trinkmengen bis zu 5 Tassen am Tag angegeben. Achtung: nicht für Schwangere geeignet und nicht bei Magengeschwür oder Magenschleimhautentzündung.

Spanischer Pfeffer (Chili, Capsaicin zur lokalen Anwendung)

Bei einer lokalen Anwendung (z.B. Einreiben an den Schmerzstellen bzw. den Blutgefäßen) mit einem Extrakt aus Capsaicin kommt es nach einer initialen Erregung zu einer totalen Hemmung der Weiterleitung der Schmerzen zum Gehirn. Die feinen Nervenendigungen sind bereits nach einer Anwendungsdauer von drei Wochen zu ca. 80 % degeneriert. Nach einer Karenzzeit von ca. fünf Wochen kommt es zu einer Wiederherstellung der Sensibilität, so dass die Zerstorung reversibel ist. In der Praxis sollte das Extrakt nur maximal drei Monate lang angewendet werden. Zudem hält die Schmerzlinderung auch nach dem Absetzen über Monate an.

Das Capsaicin-Präparat kann sowohl in den schmerzfreien Intervallen als auch während eines Migräneanfalls einmassiert werden. Zur Anwendung an den druckschmerzhaften Blutgefäßen an den Schläfen wird eine 0,1 %-Mischung lokal 3–4 Mal täglich und bis zu zwölf Wochen lang aufgetragen. Das Präparat sollte vollständig in das Hautareal einmassiert und

frühestens nach ca. 30 Minuten abgewaschen werden.
In der Literatur wird auch eine intranasale (innerhalb der Nase) Anwendung erwähnt. Da es sich bei Chili bekanntermaßen um ein scharfes Gewürz handelt, muss erwähnt werden, dass als Nebenwirkungen lokales Brennen, Wärmegefühl mit Stechen oder Brennen, Rötung und Juckreiz auftreten können. Das Präparat sollte nicht in die Augen oder auf Schleimhäute gebracht werden, weshalb die Finger oder Hände nach dem Einreiben gründlich gewaschen werden sollten. Da die Erfahrungen mit Capsaicin noch ungenügend sind, sollte die Anwendung während der Schwangerschaft und Stillzeit und bei unter 2-jährigen Kindern nicht erfolgen. Bei einer Allergie auf Chili sollte auf das Präparat ganz verzichtet werden.

Tausendgüldenkraut (Centaurium erythraea Rafn, Fieberkraut)

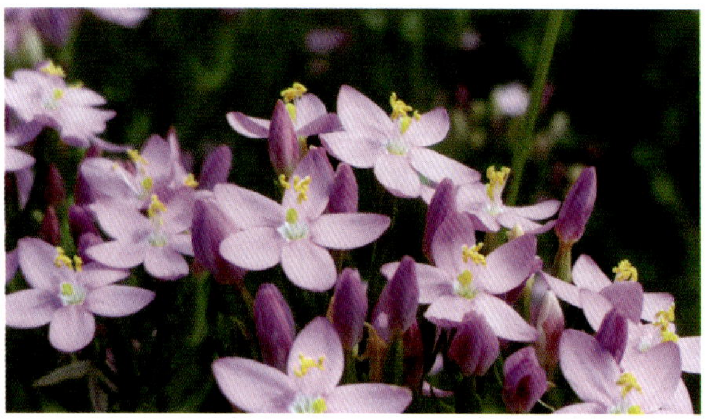

Abb. 8.8 - 12 Tausendgüldenkraut (Bild: www.christel-stroebel.de)

Gegen Migräne, körperliche und seelische Überlastung, unruhige Galle, bei saftlosem, erschlafftem (müdem) Magen, nicht bei Übersäuerung und saurem Aufstoßen einnehmen. Tee: 1 TL zerschnittenes Kraut mit ¼ l kaltem Wasser übergießen und 6–10 Stunden unter gelegentlichem Umrühren ziehen lassen. Vor den Mahlzeiten ungesüßt trinken.

Teufelskralle (Harpagophytum procumbens)
Kopfschmerzen, die durch Muskel-, Gelenk-, Gefäß- und Nervenentzündungen entstanden sind, Spannungskopfschmerzen, entzündungshemmend, Tee: 1 gehäufter TL mit ¼ l siedendem Wasser übergießen und ca. 5 Stunden ziehen lassen. 2–3 Tassen täglich trinken. Eine pragmatischere Lösung besteht darin, abends 2–3 gehäufte TL mit ½ bis ¾ l siedendem Wasser zu übergießen, über Nacht stehen zu lassen und morgens abzuseihen, um dann von diesem kalten Teeauszug 2–3 Tassen am Tag zu trinken. Nicht bei Magen- und Darmgeschwüren und in der Schwangerschaft anwenden.

Waldmeister (Galium odoratum)
Mittel gegen Migräne, Beruhigungsmittel. Waldmeister enthält Cumarin und hat eine leicht blutverdünnende, gefäßerweiternde, entzündungshemmende und krampflösende Wirkung, Tee: 1 TL Waldmeisterkraut mit ¼ l kochendem Wasser übergießen und 5 Minuten ziehen lassen. 2–3 Tassen am Tag trinken. Als Schlaftrunk unmittelbar vor dem Zubettgehen, mit etwas Honig süßen und trinken. Nebenwirkungen bei Überdosierung: Kopfschmerzen.

Weidenrinde (Salix cortex)
Die salicinhaltige Weidenrinde gehört zu den potentesten pflanzlichen Schmerzhemmern! Aber die schmerzlindernde Wirkung von Weidenrinde kann nicht alleine auf den Salicingehalt (Wirkstoff von Aspirin) zurückgeführt werden, da wissenschaftlich bekannt ist, dass oftmals 120 mg Salicin pro Tag hierzu nicht ausreichen.
Somit ist die Wirkung der Pflanze nicht mit einer einzelnen Substanz erklärbar, sondern eher im Zusammenspiel aller enthaltener Substanzen (Synergismus-Effekt). Der Vorteil von Weidenrindenextrakt gegenüber dem Medikament Aspirin liegt darin, dass Weidenrinde keine Blutverdünnung und keine Schädigung der Schleimhaut hervorruft.
Tee: 1 TL Weidenrinde mit ¼ l kaltem Wasser übergießen und langsam zum Sieden bringen. Sobald der Sud kocht, vom Herd nehmen, 5 Minuten ziehen lassen und abseihen. 3 Mal täglich eine Tasse trinken.
Weidenrindenextrakt (in Kapselform) wird im akuten Migräneanfall angewandt.
Nicht anzuwenden in der Schwangerschaft und in der Stillzeit, ebenso bei einer Aspirin-Allergie (Allergie auf Acetylsalicylsäure).

Mit Hilfe eines guten Buches über Heilpflanzen werden Sie sich bei der Auswahl besser zurechtfinden. Im Internet finden Sie mittlerweile etliche Seiten zur Kräuterkunde, wobei der Besuch eines Kurses durch nichts zu ersetzen ist. Ein naturheilkundlicher Behandler wird Ihnen vielleicht auch noch den einen oder anderen Hinweis und Rat dazu geben.

8.9 BACHBLÜTEN

Die von dem Arzt und Forscher Dr. Edward Bach entwickelte Blütentherapie berücksichtigt vor allem das seelische Element des Krankseins. Je nach Persönlichkeitsstruktur und seelischer Verfassung des Patienten kann dieselbe körperliche Krankheit von ganz verschiedenen psychischen Symptomen begleitet sein. Achtet man auf die psychischen Zeichen, dann versteht man den Sinn der betreffenden Krankheit und kann dem Kranken als subjektiv leidendem Wesen helfen.
Die Bachblütentherapie normalisiert psychische Störungen und löst innere Konflikte. Aber auch eine Besserung körperlicher Leiden, welche durch psychische Ursachen entstanden sind und von psychischen Symptomen begleitet werden, ist zu erreichen.
Insgesamt gibt es 37 Blüten sowie Mischungen aus diesen, wie bspw. die bekannten „Rescue Tropfen".

Zum Thema Kopfschmerzen sind in der Literatur u.a. folgende Bachblüten beschrieben:

White Chestnut (Rosskastanie) Nr. 35
Bei zu angestrengtem Denken.

Agrimony (Odermennig) Nr. 1
Bei Verkrampfung.

Clematis (Weiße Waldrebe) Nr. 9
Bei Konzentrationsstörungen.

Elm (Ulme) Nr. 11
Bei Überforderung oder Versagensangst.

Impatiens (Drüsentragendes Springkraut) Nr. 18
Bei Nervosität oder ungeduldiger Getriebenheit.

Oak (Eiche) Nr. 22
Bei Verbissenheit und stressbedingter Anspannung.

Pine (Kiefer) Nr. 24
Bei Schuldgefühlen.

Vervain (Eisenkraut) Nr. 31
Bei Überaktivität.

Es kann eine einzelne Blüte verordnet werden, oftmals drei oder auch bis zu sechs, die zusammengemischt werden.
Die Dosierung sollte individuell vorgenommen werden und kann von einem bis zu mehreren Tropfen am Tag betragen.
Auch hier möchte ich Ihnen empfehlen, sich ein Bachblüten-Buch zu besorgen und evtl. einen Einführungskurs zu besuchen.

8.10 STEINHEILKUNDE

Die folgenden Inhalte in diesem Kapitel hat mir liebenswürdigerweise der Steinheilkundler Walter von Holst zur Verfügung gestellt. Bitte berücksichtigen Sie, dass hier nur ein kleiner Auszug präsentiert werden kann. Sein Wissen hat Walter von Holst unter anderem als Mitautor in den nützlichen Büchern „Gesund durch Heilsteine und Öle" und „Enzyklopädie der Steinheilkunde" (beide AT-Verlag) veröffentlicht.

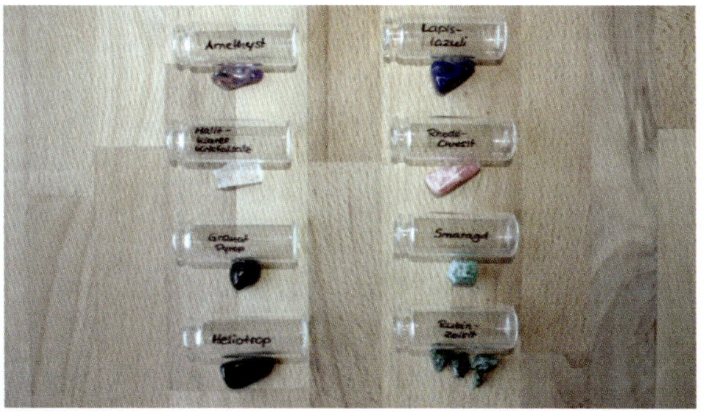

Abb. 8.10 - 1 Heilsteine bei Kopfschmerz und Migräne

Die Steinheilkunde ist ein altes Heilwissen der Menschen. Priester und Heiler setzten Steine ein, um Körper und Seele wieder in Einklang mit der universellen Ordnung zu bringen. Die moderne Steinheilkunde hat mit Hilfe der Mineralogie gezeigt, dass ein analoger Zusammenhang zwischen Entstehungsweise und Zusammensetzung des Steines und seinem Einfluss auf den Menschen besteht. Bei der Anwendung und beim Kauf von Heilsteinen sollten stets kompetente steinheilkundliche Gesundheitsberater zu Rate gezogen werden, zumal es auch giftige und künstlich veränderte Steine gibt.

Anwendung bei Kopfschmerzen

Amethyst

Seine Hauptwirkung ist die Reinigung. Er klärt Gedanken, fördert Achtsamkeit und Konzentration, befreit von negativen Energien, stärkt die Infektabwehr. Er wirkt auf die Organe Gehirn, Lunge, Haut und Dickdarm.
Anzuwenden bei Kopfschmerz ausgelöst durch:
Nackenverspannungen, angestrengte Augen, mentale Überforderung, Sinnesüberreizung; bei Allergien auf Duftstoffe, wenn Erkältung im Anzug ist, bei Entscheidungsproblemen und bei ungelösten Konflikten.
Zur zuverlässigen Vorbeugung sollte er als Kette getragen werden, lindert aber auch, wenn man bereits Kopfweh hat. Mit einer ca. handgroßen Amethystdruse (Druse ist der Hohlraum mit vielen kleinen spitzen Stücken darin), wird von der Stirn über den Scheitel und auch seitlich über die Schläfen bis zum Nacken ausgestrichen, sehr gut zur Nacht.

Heliotrop

Antientzündlich, Immunstärkung, angestrengtes Herz, Schlaf verbessernd.
Anzuwenden bei Kopfschmerz ausgelöst durch:
grippale Infekte, Erkältungskrankheiten, Erschöpfung, Abgeschlagenheit etc.
Den Stein auf die Thymusdrüse halten und ein Mittagsschläfchen machen. Bei Bettlägerigkeit den Stein in der Hand halten.

Halit

Er befreit, ordnet und klärt.
Anzuwenden bei Kopfschmerz ausgelöst durch:
gestörte Stimmung bzw. Atmosphäre durch Elektrosmog, schlechte feinstoffliche Energien, Negativität, Streit.
Den Kristall 3 Sekunden auf die Schmerzstelle halten, vom Kopf wegziehen. Diesen Vorgang so oft wiederholen, bis das Befinden gut erträglich ist, aber stets die Ausgangsstelle im Bereich des Schmerzortes wechseln. Jedenfalls sollte der Stein nur so lange auf den Kopf gehalten werden, bis unter dem Stein eine leichte Kühle spürbar wird.

Rubin oder Granat

Versorgt mit Lebensenergie, kräftigt.
Anzuwenden bei Kopfschmerz ausgelöst durch:
schlechte Blutqualität, Sauerstoffmangel, Stoffwechselschwäche, Minderdurchblutung, energetische Unterversorgung, Erschöpfung, Überforderung bzw. zu geringes Standvermögen, Probleme nicht wahrhaben wollen.
Bei Kopfweh den Stein nur so lange auf den Kopf halten, bis unter dem Stein eine leichte Wärme spürbar wird. Oder vorbeugend 6 Wochen den Stein als Schmuck oder in der Hosentasche mit sich führen.

Smaragd
Stimuliert die Leberfunktionen, entgiftet, reinigt Blut, Lymphe und verbessert Drüsentätigkeit, antientzündlich.
Anzuwenden bei Kopfschmerz ausgelöst durch: Nasennebenhöhlenvereiterung (Sinusitis), schwachen oder überlasteten Leberstoffwechsel, Lebensmittel- oder Kontaktallergien, schlechten Schlaf.
Bei Sinusitis täglich den Stein auf Nase oder Stirn für wenige Minuten auflegen. Zur Entlastung der Leber den Stein nachts mit Pflaster auf Höhe des rechten Rippenbogens auf die Haut aufkleben.

Lapislazuli
Harmonisiert den Blutdruck, "Entschleunigung" des Lebens.
Anzuwenden bei Kopfschmerz ausgelöst durch: niedrigen Blutdruck, hohen Blutdruck, hormonelle Schwankungen. Wirkt gegen das Gefühl der Orientierungslosigkeit, bei Überreizung der Sinne.
Den Stein als Schmuck oder in der Hosentasche ca. vier Wochen bei sich tragen, am besten in Kombination mit Bergkristall.

Anwendung bei Migräne

Rhodochrosit
Verbessert die Elastizität der Blutgefäße, macht das Blut "dünner", führt zu einer positiveren Teilnahme am Leben, bringt Schwung und Leichtigkeit (sehr sinnlicher Stein).

Anzuwenden bei Migräne:
Vorbeugend: Als Anhänger oder Halskette tragen.
Im Akutfall: Den Stein am Schädelansatz des Hinterkopfes unterlegen und darauf ruhen. Sehr zuverlässig. Beim Kauf des Steines auf eine schöne, idealerweise konzentrische Bänderung achten.

8.11 KNEIPP-ANWENDUNGEN

Die Erkenntnisse von Pfarrer Kneipp können Sie sehr gut zuhause nutzen. Ob Wickel, Güsse oder Bäder, Sie finden zu fast allen Beschwerden und Krankheiten lindernde und heilende Empfehlungen. Ausgangszustand für alle Kneippschen Anwendungen ist ein warmer Körper. Sollten z.B. die Füße kalt sein, so wärmen Sie die Füße zuerst mit einer Wärmflasche oder einem Fußbad auf.

Ganzkörperwaschung
Beginnen Sie an den Füßen mit einem kalten Waschlappen und wandern Sie dann nach oben zu den Schienbeinen, den Waden, den vorderen und hinteren Oberschenkeln über den Rumpf und schließlich zu den Armen. Im unabgetrockneten Zustand ziehen Sie sich wieder an oder, noch besser, wenn Sie die Anwendung am Abend durchführen: ziehen Sie anschließend den Schlafanzug an und gehen ins Bett.

Unterarmbad / Unterarmguss
Zur schnellen Linderung bei Kopfschmerzen hat sich ein kaltes Armbad oder ein kalter Armguss bewährt. Lassen Sie Ihre Unterarme (besser bis Oberarmmitte) eine halbe Minute abkühlen, erst den rechten, dann den linken Arm. Lassen Sie die Arme leicht feucht, die Hände werden jedoch abgetrocknet.

Unterschenkelwechselbad
Hierzu benötigen Sie zwei Wannen oder zwei größere Eimer, in denen das Wasser bis unterhalb der Knie reicht. Beginnen Sie mit ca. 40 Grad warmem Wasser, in dem Sie ca. 10 Minuten verweilen. Anschließend führen Sie im zweiten Gefäß eine Kaltphase von ca. 10 Sekunden durch. Dann folgen noch einmal 5 bis 10 Minuten im warmen Wasser und zum Schluss ca. 10 Sekunden im kalten Wasser. Trocknen Sie die Beine ab und ziehen Sie sich ausreichend warm an. Idealerweise führen Sie anschließend einen strammen Spaziergang durch.
Sie können das Wechselbad nicht nur für den Akutfall anwenden, sondern 3 Mal wöchentlich zur Vorbeugung durchführen. Auch bei beginnenden Erkältungen ist die Anwendung sehr zu empfehlen.

Das Ziel der Anwendungen bei Kopfschmerzen ist es, den Blutandrang vom Kopf abzuleiten.
Unterstützend zur Vorbeugung und Behandlung von Kopfschmerzen empfiehlt es sich, einmal wöchentlich in die Sauna zu gehen. Saunieren stellt ein hervorragendes Gefäßtraining dar und Sie können die Kneippanwendungen gleich nach dem Saunagang durchführen.

Legen Sie sich ein Buch über die Anwendungen nach Pfarrer Kneipp zu. Pfarrer Kneipp legte neben seinen Wasseranwendungen – wie fast alle großen Heilkünstler – viel Wert auf gesunde Ernährung und Bewegung.

8.12 SCHRÖPFEN UND SCHRÖPFMASSAGE

Bei der Schröpfmassage gleitet man mit einer Schröpfglocke über die Haut am Rücken, am Nacken und am Schulterbereich, wobei ein Massageöl oder Olivenöl als Gleitmittel dient. Es kommt dabei zu einer Lockerung des Bindegewebes und der Muskeln und gleichzeitig zu einer Reflexzonenbehandlung.
Nach einer Schröpfkopfmassage empfiehlt sich u.U. noch eine Schröpfbehandlung über dem 7. Halswirbel, wobei die Schröpfglocke so lange verweilt, bis sich ein Bluterguss (blauer Fleck) bildet. Auch eine blutige Schröpfung, bei der vor dem Aufsetzen des Schröpfkopfes die Haut angeritzt wird, kann bei hartnäckigen Fällen in Frage kommen. Die blutige Schröpfung und auch die Schröpfung über die Dornfortsätze sollten jedoch ausschließlich von Therapeuten durchgeführt werden.

Nach Dr. med. Ulrich Abele können bei länger bestehenden Nierenerkrankungen Gelosen (= Muskel- und Bindegewebshartspann) in der Nackenpartie etwa in Höhe von C4/C6 entstehen, weshalb er diese Zone „Nierennebenzone" nannte.

Schröpfmassage
Im Bild wird mit der Schröpfglocke paravertebral (neben der Wirbelsäule) massiert. Im Bereich der Brustwirbelsäule wird mit einer größeren und im Bereich der Halswirbelsäule mit einer kleineren Schröpfglocke gearbeitet.

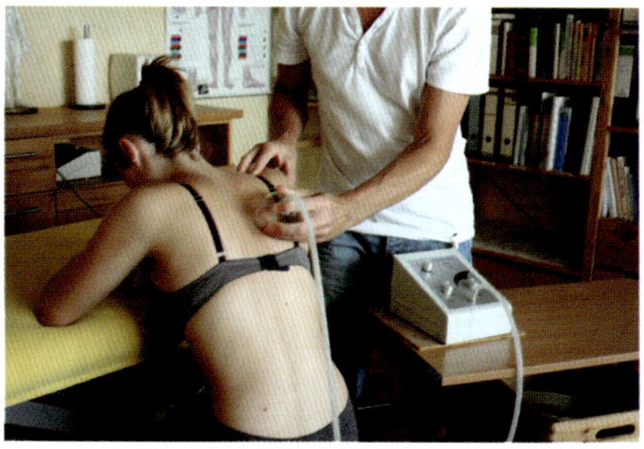

„Stehende Schröpfung"
Im Bild wird die Schröpfglocke auf dem 7. Halswirbel aufgesetzt und verweilt dort für mehrere Minuten. Auch über Akupunkturpunkten, Hartspann etc. kann die „Stehende Schröpfung" eingesetzt werden.

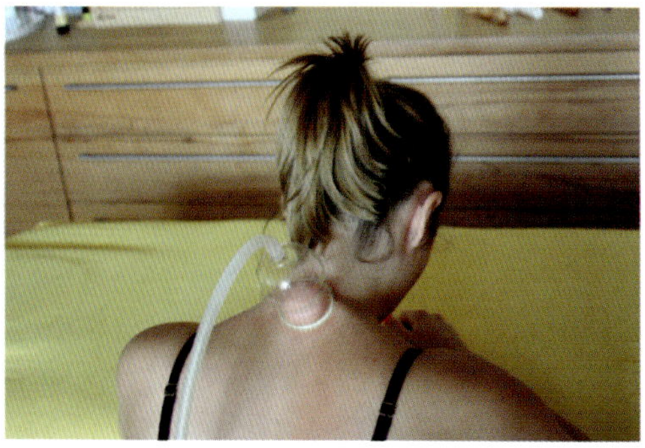

Abb. 8.12 - 1 Schröpfmassage und „Stehende Schröpfung" auf dem 7. Halswirbel

Ihre Schröpfung bedeutet Befreiung von den durch Nierenstauung ausgelösten unerträglichen Nacken-, Stirn- und Augenkopfschmerzen. Diese Gelosen können je nach Erkrankung einer oder beider Nieren ein- oder beidseitig auftreten. Nach den Erfahrungen Abeles verschwinden die Kopfschmerzen schlagartig nach dem erfolgreichen Schröpfen der Gelosen. Das Schröpfen des Nackens hat viele Wirkungen auf die Schilddrüse, auf die Nerven des Hinterhaupts, des Gesichtes, der Augen und teilweise auch der Ohren.

Stimmulierung von Akupunkturpunkten bei der Schröpfung des Nackens, des seitlichen Halses und der Schultergegend

Bei der Lagebeschreibung der Punkte haben sich die Maßeinheiten „cun" und „QF" bewährt. 1 cun (gesprochen „ts'un") ist die Breite des Daumens am Endgelenk des jeweiligen Patienten. QF ist die Abkürzung für Querfinger. 1,5 cun entspricht der Breite von Zeige- und Mittelfinger (= 2 QF) des jeweiligen Patienten. Die Breite der 4 zusammengelegten Finger (4 QF) entspricht 3 cun. Damit der Therapeut die Punkte am Patienten mit seinen eigenen Fingern auffinden kann, vergleicht er zuvor seine Fingerbreite mit denen des Patienten, was die Punktfindung in der Praxis vereinfacht.

Im Folgenden werden in Bezug auf Akupunkturpunkte diese Abkürzungen verwendet:

Bl steht für Blase oder Blasenmeridianpunkt
Gb steht für Gallenblase oder Gallenblasenmeridianpunkt
Ex steht für Extrapunkt
Dü steht für Dünndarm oder Dünndarmmeridianpunkt
3E steht für Dreifacher Erwärmer oder Dreifacher Erwärmermeridianpunkt
Di steht für Dickdarm oder Dickdarmmeridianpunkt
Ma steht für Magen oder Magenmeridianpunkt
Le steht für Leber oder Lebermeridianpunkt
Lu steht für Lunge oder Lungenmeridianpunkt
MP steht für Milz-Pankreas oder Milz-Pankreasmeridianpunkt
KS steht für Kreislauf-Sexus oder Kreislauf-Sexusmeridianpunkt
He steht für Herz oder Herzmeridianpunkt

Im Bereich Hals / seitlicher Hals / seitlicher Nacken

Die meisten Punkte befinden sich im Großbereich des M. sternocleidomastoideus (Kopfwenders). Die Abkürzung M. steht im Folgenden immer für Musculus. Am Hals sollte nur sehr vorsichtig und von erfahrenen Therapeuten geschröpft werden.

- **Ex-HN 14 „Das Auge erhellen"** Lage: am Übergang vom Kopf zum Nacken hinter dem Mastoid, die Abkürzung Ex-HN bedeutet: Extrapunkte Head and Neck, auf Deutsch Kopf und Hals
- **Dü 17** Lage: hinter dem Unterkieferwinkel und vor dem Vorderrand des M. sternocleidomastoideus
- **Dü 16** Lage: ca. 3,5 cun lateral der ventralen Medianlinie auf Höhe der Spitze des Adamsapfels (Larynxprominenz) am Hinterrand des M. sternocleidomastoideus
- **Gb 12** Lage: am Mastoid, in einer Vertiefung direkt hinter und unterhalb des Processus mastoideus
- **3E 16** Lage: direkt unterhalb des Processus mastoideus am dorsalen Rand des M. sternocleidomastoideus auf Kieferwinkelhöhe
- **Di 18** Lage: am seitlichen Hals auf Höhe der Larynxprominenz zwischen den beiden Köpfen des M. sternocleidomastoideus
- **Di 17** Lage: am Hinterrand des M. sternocleidomastoideus, 1 cun unterhalb der Höhe der Larynxprominenz
- **Ma 12** Lage: (in der Fossa supraclavicularis major über der Mitte der Claviculla, ca. 4 cun lateral der vorderen Medianlinie)
- **Ma 11** Lage: am Oberrand der Clavicula zwischen den beiden sehnigen Ansätzen des M. sternocleidomastoideus
- **Ma 9** Lage: 1,5 cun lateral der ventralen Medianlinie auf Höhe der Larynxprominenz am Vorderrand des M. sternocleidomastoideus
- **Ma 10** Lage: am Vorderrand des M. sternocleidomastoideus in der Mitte einer Linie zwischen Ma 9 und Ma 11
- **Ex-HN Anmian** Lage: hinter dem Ohr in der Mitte zwischen 3E 17 und Gb 20 und hinter dem Processus mastoideus

Im Bereich Nacken

- **Gb 20** Lage: an der Occiput-Unterkante, in der Vertiefung zwischen den Ansätzen des M. sternocleidomastoideus und des M. trapezius
- **Gb 21** Lage: auf dem aufsteigenden M. trapezius, auf Höhe der Mitte der Verbindungslinie von Dornfortsatz HW 7 und Acromionspitze
- **Bl 10** Lage: an den Querfortsätzen des HWK 2
- **3E 15** Lage: sog. Schulterschröpfstelle, in der Mitte einer gedachten Linie zwischen dem Dornfortsatz des HWK 7 und der Acromionsspitze (laterale Begrenzung des Acromions) bzw. 1 cun unterhalb von Gb 21)
- **3E 17** Lage: bei geöffnetem Mund in der Vertiefung unter dem Ohrläppchen zwischen Processus mastoideus und Mundhöhle
- **LG 14** Lage: unter dem Dornfortsatz von HWK 7
- **LG 15** Lage: zwischen Atlas und Axis und somit evtl. schon im behaarten Bereich
- **LG 16** Lage: direkt unter der Occiput-Unterkante, ca. 1 cun über der hinteren Haaransatzlinie

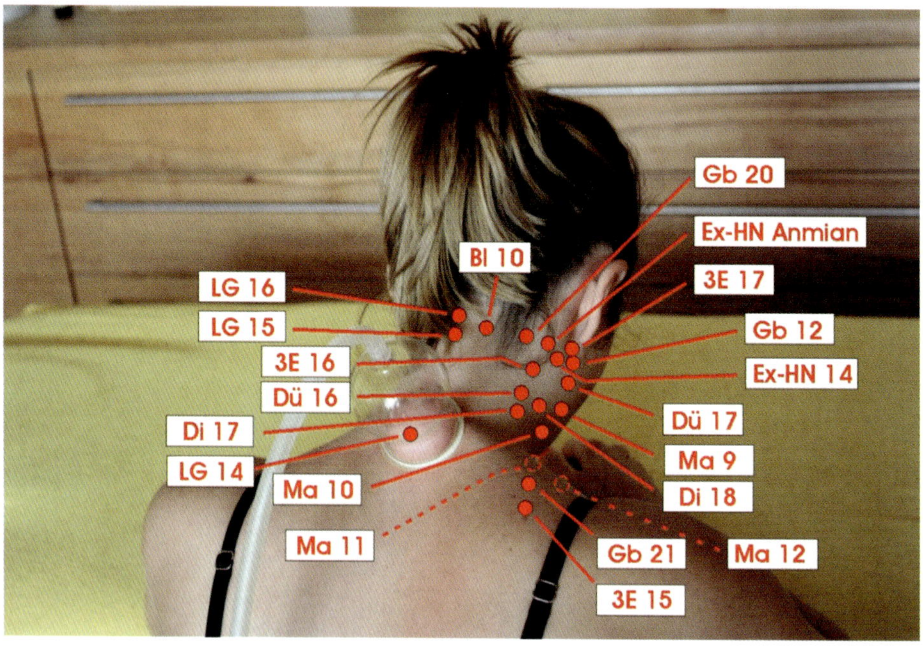

Abb. 8.12 - 2 Akupunkturpunkte, die mit der Schröpftherapie an Hals und Nacken behandelt werden können

Die Nackenzone über und um den 7. HW wird auch mit Erfolg bei hormonellen Störungen geschröpft. Es lohnt sich, die Zone C2 bis C4 mitzubehandeln, da sie Auswirkungen auf Herz, Leber, Galle, Nieren, Geschlechtsorgane und das Vegetativum hat.

Wenn eine Schröpfmassage durchgeführt wird, empfiehlt es sich, nach Möglichkeit auch den Bereich links und rechts der oberen BWS und die Schulterblattregionen gleich mitzubehandeln, da bei vielen Patienten hier oftmals Verspannungen vorliegen und es sich zudem um wichtige Reflexzonen der Leber, der Galle, des Magens des Herzens u.a.m. handelt. Meist sind die behandlungsbedürftigen Reflexzonen druckempfindlich und können so gut gefunden werden. Eine andere/zusätzliche Möglichkeit ist, den gesamten Rücken, zumindest links und rechts der Wirbelsäule, mit einer kurzen Schröpfmassage vorzubehandeln und sich dann das Hautbild anzuschauen. Die geröteten Stellen weisen auf „heiße" Gelosen hin, blasse Stellen auf „kalte" Gelosen. Manche Therapeuten behandeln die heißen Gelosen mit einer blutigen Schröpfung, die kalten Gelosen mit einer unblutigen Schröpfung.

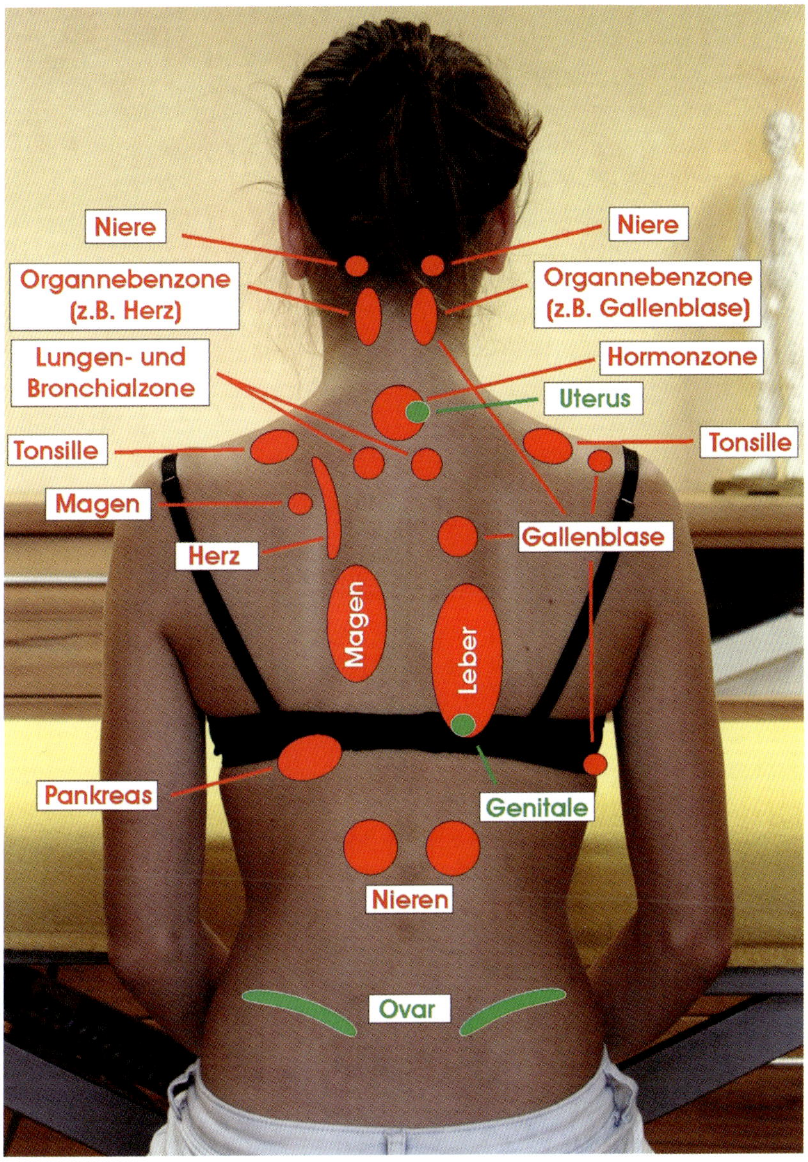

Abb. 8.12 - 3 Reflexzonen/Head'schen Zonen am Rücken

Schröpfen des Nieren-Kopfschmerzes:
Sollten die Kopfschmerzen aufgrund von Störungen der Nierenfunktion auftreten, so sollte die Nierenzone links und rechts der Wirbelsäule in Höhe BW 10 bis BW 12 geschröpft werden.

Schröpfen des Magen-Kopfschmerzes:
Sollten die Kopfschmerzen aufgrund von Störungen der Magenfunktion auftreten, so sollte die Magenregion halbhandbreit links der Wirbelsäule in Höhe von BW 6 geschröpft werden.

Schröpfen des Leber-Gallen-Kopfschmerzes:
Bei Kopfschmerzen aufgrund von Störungen der Leber- und Gallenfunktion wird der ca. handflächengroße Bereich rechts der Wirbelsäule in Höhe von BW 6 geschröpft.

8.13 BLUTEGEL

Vor allem bei hartnäckigen Kopfschmerzen bieten manche Naturheiler eine Blutegeltherapie an. Die Blutegeltherapie nimmt eine Sonderrolle bei den Ausleitungsverfahren ein: Die Blutegel entziehen dem Patienten nicht nur Blut, sondern bringen gleichzeitig ihr Speichelsekret ein. Die Ausscheidung eingelagerter Stoffe wird dadurch gefördert, weil der Speichel der Egel Hirudin und Eglin enthält.
Hirudin hemmt die Blutgerinnung, indem es den Gerinnungsfaktor Thrombin beeinflusst und es zu einer Verbesserung der Fließeigenschaft des Blutes kommt und sogar Thrombosen aufgelöst werden können. Es wirkt u.a. auch gefäßkrampflösend, und somit entstauend, und verbessert den Lymphfluss.
Eglin wirkt entzündungsauslösenden Enzymen entgegen und ist somit schmerzlindernd.

(Anmerkung des Autors: Ich selbst führe die Therapie – u.a. auch aus ethischen Gründen [die Tiere werden nach der Behandlung "entsorgt", damit keine Krankheiten übertragen werden können] – nicht durch und habe somit keine Erfahrung mit der Therapie. Dennoch möchte ich aufgrund positiver Erfolgsberichte von Kolleginnen und Kollegen diese Therapie der Vollständigkeit halber erwähnen.)

8.14 MANUELLE THERAPIEN UND MASSAGE

Besonders beim Vorliegen von Gelenkproblemen, z.B. der Wirbelsäule, empfiehlt es sich, „Hand anzulegen". Man nennt dies auch „Manuelle Therapie". Dazu zählen Chirotherapie, Osteopathie, Kraniosakrale-Therapie, Dorn-Breuss-Therapie, Popp-Therapie und andere. Ein guter Therapeut wird versuchen, auf sanfte Art und Weise die Gelenke wieder in die richtige Position zu befördern und die Gewebe zu entspannen. Oftmals kann durch einen einzigen Behandlungstermin Ihr Wohlbefinden wieder hergestellt sein. Manchmal bedarf es jedoch einer Serie von Behandlungen, um den Normalzustand wieder zu erreichen.

Wichtig zu wissen ist, dass fast jedes Organleiden sich an der Wirbelsäule auswirkt und dass es unter ganzheitlicher Sichtweise keine ganzheitliche Behandlung geben kann, ohne die Wirbelsäule zumindest zu überprüfen und ggf. mitzubehandeln. Nach meinen Erfahrungen ist es vor allem bei Kopfschmerz- und Migränepatienten notwendig, die Rücken- und Nackenmuskulatur regelmäßig zu lockern und zu entspannen, zumindest so lange die Ursachen noch nicht behoben sind. Ob dies über Massagen, Schröpfen, Wärmebehandlung/ Fango oder andere Anwendungen gemacht werden sollte, wird letztlich der Patient am besten entscheiden können. Manchmal ist es für einen Patienten sinnvoll, sich auf eine noch unbekannte Therapiemethode einzulassen, um herauszufinden, ob diese hilfreich für ihn ist.
Zu häufige Einrenkungen, egal mit welcher Technik, sollten vermieden werden. Eine erfolgreiche ursächliche Heilbehandlung zeichnet sich dadurch aus, dass sich der Körper und die Muskeln entspannen und so die Wirbel sich in einer normalen Lage „wohlfühlen" und dort verbleiben. D.h., dass eine ursächliche Heilbehandlung dazu führen wird, dass bspw. chiropraktische Anwendungen nur noch selten oder gar nicht mehr benötigt werden. Prinzipiell lohnt es sich, vor einer Einrenkung den entsprechenden Körperbereich mit Massage oder Reflexzonentherapie oder auch mentaler Entspannung vorzubereiten, da diese dann viel sanfter vonstatten geht.

Besondere Aufmerksamkeit in der Behandlung mit manuellen Therapien bei Kopf- und Migränepatienten soll im Folgenden auf den Kopf-, HWS-, BWS-,

Schulter- und Brustkorbbereich gelegt werden, wenngleich die Statik und die Beweglichkeit der darunterliegenden Gelenke sich auch auf die oberen Gelenke auswirken und es sich immer lohnt, den Gang, die Haltung, die Beweglichkeit und die Funktionalität aller Gelenke zu überprüfen.

Die wichtigsten "normalen" Bewegungsumfänge einiger oberer Gelenke sind in der nachfolgenden Tabelle aufgeführt.

Gelenk	Art der Bewegung	Winkel in Grad	Art der Bewegung
HWS	Flexion (Beugung) Kopf	40 (45) – 0 – bis 90	Extension (Streckung) Kopf
	Gesamtrotation (Drehung) Kopf davon Rotation der HWS	70 (80) – 0 – 70 (80) 40 (45) – 0 – 40 (45)	Gesamtrotation Kopf davon Rotation der HWS
	Lateralflexion (Seitneigung) Kopf davon Lateralflexion HWS	45 – 0 – 45 30 (40) – 0 – 30 (40)	Lateralflexion Kopf davon Lateralflexion HWS
BWS und LWS	Flexion BWS und LWS Flexion BWS Flexion LWS	85 – 0 – 50 45 – 0 – 25 40 – 0 – 30	Extension BWS und LWS Extension BWS Extension LWS
	Rotation BWS und LWS Rotation BWS Rotation LWS	30 (40) – 0 – 30 (40) 30 (40) – 0 – 30 (40) 5 (8) – 0 – 5 (8)	Rotation BWS und LWS Rotation BWS Rotation LWS
	Lateralflexion BWS und LWS* davon Lateralflexion BWS davon Lateralflexion LWS	30 (40) – 0 – 30 (40) 20 – 0 – 20 30 – 0 – 30	Lateralflexion BWS und LWS* davon Lateralflexion BWS davon Lateralflexion LWS
Schultergelenk	Anteversion (vorne anheben in Sagittalebene)	170 – 0 – 40	Retroversion (hinten anheben in Sagittalebene)
	Abduktion (seitlich anheben in Frontalebene)	180 (170) – 0 – 90	Adduktion (seitlich bauchseits anheben in Frontalebene)
	Horizontalextension (Arm angehoben in waagerechte Position bringen und nach außen-hinten führen)	130 – 0 – 40	Horizontalflexion (Arm angehoben in waagerechte Position bringen und nach innen-vorne führen)
	Innenrotation in Neutralstellung (Oberarm liegt an Rumpfseite an, Ellbogen 90° gebeugt, Oberarm nach innen rotieren)	90 – 0 – 60	Außenrotation in Neutralstellung (Oberarm liegt an Rumpfseite an, Ellbogen 90° gebeugt, Oberarm nach außen rotieren)
	Innenrotation bei 90° Abduktion des Oberarmes (Ellbogen 90° gebeugt, Oberarm nach innen rotieren)	90 – 0 – 90	Außenrotation bei 90° Abduktion des Oberarmes (Ellbogen 90° gebeugt, Oberarm nach außen rotieren)

* Beim Seitneigen im Stehen sollten die Fingerspitzen den äußeren Kniegelenkspalt berühren können.

Abb. 8.14 - 1 "Normale" Bewegungsumfänge von HWS, BWS, LWS und Schultergelenk in Winkelgraden

8

Dorn-Breuss

Die **Dornmethode** wurde von dem Deutschen Dieter Dorn und die **Breussmassage** vom Österreicher Rudolf Breuss entwickelt. Da die beiden Therapien gut zu kombinieren sind, wurden sie vom Heilpraktiker Harald Fleig zusammengefügt.
Die Dorn-Breuss-Therapie wird teilweise von Therapeuten durchgeführt, aber auch von Laien, die in Seminaren diese Technik erlernt haben. Auch ich gebe mein Wissen über diese Therapieart an meine Patienten und an Interessierte weiter. Schließlich sollten wir dazu beitragen, unser Gesundheitssystem zu entlasten, indem kleinere Rückenprobleme unter Freunden und im Familienkreis gelöst werden oder wir diese durch Selbstkorrekturübungen selbst lösen. Auch kann es nur von Vorteil sein, wenn Menschen etwas mehr über ihren Bewegungsapparat wissen und erspüren.

Im Kapitel „Gesunde Bewegung – Übungen zur Vorbeugung von Kopfschmerzen und Migräne" wurden einige Selbstkorrekturübungen nach Dorn an der Hals- und oberen Brustwirbelsäule vorgestellt. Es empfiehlt sich, auf alle Fälle eine komplette Dornbehandlung durchzuführen, die die Überprüfung und Korrektur der Beinlängen, von Kreuzbein und Beckenbereich, von LWS, BWS und HWS und anderer Gelenke umfasst. Wer sich für die Methode interessiert, kann sein Wissen in Seminaren, Lehrfilmen, Büchern und auch auf YouTube.de im Internet erweitern. Einige Dornübungen für den Bereich der oberen BWS und der HWS werden weiter unten im bebilderten Praxisteil beschrieben.

Osteopathie

Auch die Osteopathie geht von einer Körper-Geist-Seelen-Einheit aus und hat somit einen ganzheitlichen Ansatz. Wenn ein Teil dieser Einheit erkrankt, erkranken auch die anderen. Ein funktionierender Fluss aller Körperflüssigkeiten und der Nervenimpulse ist Voraussetzung für die Gesundheit. Die osteopathischen Manipulationen wirken auf nervaler, psychischer und energetischer Ebene. Es werden Knochen und Gelenke, „Weichteilorgane", Narben und anderes mehr untersucht und behandelt.

Kraniosakrale-Therapie

Die Kraniosakrale-Therapie ist ein Teilgebiet der Osteopathie, bei der leichte Manipulationen an Schädel (Cranio), Kreuzbein (Sacral) und anderen Organen durchgeführt werden. Ziel ist es, z.B. den Fluss der Rückenmarksflüssigkeit wieder herzustellen, um Druck und Spannungen am Kopf zu vermindern. Energieblockaden werden gelöst. Die Therapie wird von Osteopathen und Manualtherapeuten mit Zusatzausbildung durchgeführt. Im nachfolgenden bebilderten Praxisteil werden einige kraniale Techniken beschrieben.

Massagen

Alle Massagen, die Ihnen gut tun und helfen, sind erlaubt. Ich kenne Menschen, die sich regelmäßig alle vier Wochen, alle zwei Wochen oder gar jede Woche massieren lassen und dadurch frei von Kopfschmerzen und anderen Symptomen bleiben. Allein schon die Berührung und die Zuwendung durch den Masseur/die Masseurin und auch das „Sich-Zeit-Nehmen" und das „Sich-Gönnen" des Patienten tragen zum Erfolg bei. Die Wirkung einer Massage wird durch den Einsatz von ätherischen Ölen oder auch homöopathischen Zusätzen noch verbessert. Die Wirkstoffe können sich unterschiedlich auf Körper, Geist und Seele auswirken. Testen Sie aus, was Ihnen gut tut – welche Gerüche angenehm sind, und ob Ihnen eher wärmende oder kühlende Zusätze behagen. Bei Wetterfühligkeit kann z.B. das Wala Solum Öl gute Dienste leisten.

Die Therapien Lymphdrainage und Mikropressur wurden bereits im Kapitel über manuelle Selbstbehandlung bebildert, beschrieben und erklärt. Die Durchführung durch einen Behandler ist natürlich für den zu Behandelnden angenehmer, entspannter und effizienter, als wenn er selbst die Behandlung durchführt.

Effiziente und einfache manuelle Techniken

Die folgenden manuellen Techniken haben sich bei Kopfschmerzen und Migräne bewährt und können auch von einer Person ohne Fachausbildung mit etwas Feingefühl sehr einfach durchgeführt werden; sie eignen sich somit auch für Angehörige von Kopfschmerz- und Migränebetroffenen. Optimal ist, wenn Behandler und der zu Behandelnde während der Behandlung miteinander kommunizieren und so der Behandler erfährt, welche Techniken besonders gut tun und welche Intensität die richtige ist.

HWS-Dehnung mit Schalengriff

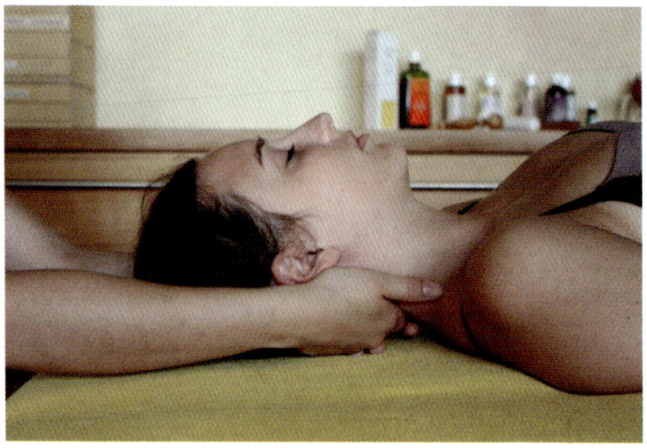

Beide Hände werden in Schalenposition ineinander unter den Hinterkopf gelegt, wobei die Zeigefinger am Hinterhauptsrand aufliegen. Die Hände und Finger dürfen dabei nur am Schädel aufliegen und nicht am Hals drücken. Der Schalengriff wird sanft gehalten und es erfolgt ein Zug am Hinterkopf in Verlängerung der Wirbelsäule. Sollte es für den Therapeuten angenehmer sein, so können die Daumen auch drucklos seitlich am Hals liegen (s. Bild). Der Zug kann konstant einige Sekunden bis eine Minute gehalten werden oder mit der Atembewegung des Patienten erfolgen: Bei der Ausatmung erfolgt der Zug, bei der Einatmung die Entspannung.

Anwendung:
- zur Entspannung und Schmerzlinderung im Bereich des Nackens und der Hinterhauptslinie und bei ausstrahlenden Schmerzen in den Gesichtsbereich,
- zur Entspannung der gesamten Wirbelsäule, der Halsmuskulatur, eine Dekomprimierung der Bandscheiben und austretenden Nerven.

Variationen während der Zugbewegung:
- der Kopf wird sanft mit den Händen angehoben und wieder gesenkt, so dass eine Schubladenbewegung nach oben und unten stattfindet,
- der Kopf wird sanft und nur mit geringer Bewegung von der einen Seite zur anderen verschoben, so dass eine Schubladenbewegung seitlich erfolgt.
- Beide Variationen können ebenfalls mit der Atemsynchronisation durchgeführt werden.

Anwendung:
- zur Mobilisation der gesamten Wirbelsäule, insbesondere auch des Atlantookzipitalgelenks (C0/C1).

Abb. 8.14 - 2 Manuelle Techniken in Rückenlage

HWS-Dehnung mit Fingerhakeln an der Hinterhauptslinie

Die Hände werden nebeneinander unter den Hinterkopf gelegt, so dass sich die Finger an der Hinterhauptslinie einhakeln können. Wie oben beschrieben, findet ein Zug am Kopf zur Dehnung der HWS statt. Auch bei dieser Übung kann die Dehnung gehalten oder mit dem Atemrhythmus synchronisiert werden.

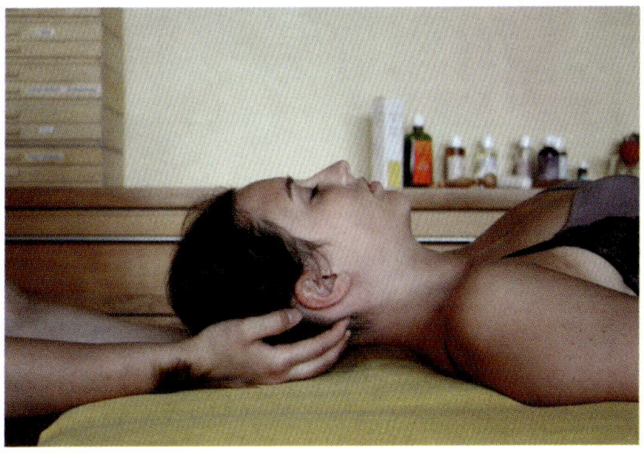

Anwendung:

- wie oben bei der HWS-Dehnung mit Schalengriff,
- zur verstärkten Entspannung der obersten Halsmuskeln zwischen Schädel und HW 1.

HWS-Dehnung mit Sandwich-Griff

Eine Hand befindet sich am Hinterkopf, die andere an der Stirn. Beide Hände halten möglichst großflächig Kontakt und der Anpressdruck sollte so gewählt werden, dass ein (Ab-)Rutschen verhindert wird. Sowohl Anpressdruck als auch die Zugstärke sollten für den Patienten angenehm sein. Auch bei dieser Übung kann die Dehnung gehalten oder mit dem Atemrhythmus synchronisiert werden.

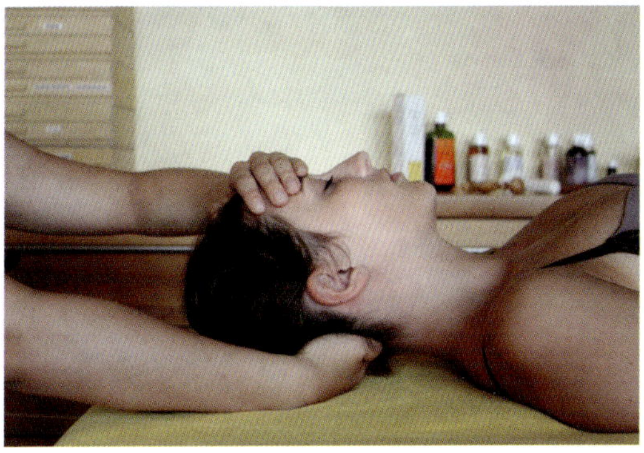

Anwendung:

- wie oben bei der HWS-Dehnung mit Schalengriff.

HWS- und M. trapezius-Dehnung

Eine Hand befindet sich im Schalengriff am Hinterkopf, die andere auf einer Schulter. Die Schulter wird kaudal (= fußwärts) gedrückt und gleichzeitig wird mit der gleichen Kraft am Hinterkopf gezogen. Auch bei dieser Übung kann die Dehnung gehalten oder mit dem Atemrhythmus synchronisiert werden. Erst wird die eine Seite bearbeitet, dann die andere, wobei die Hände die Position ändern: Die "Kopfhand" wird zur "Schulterhand" und die „Schulterhand" zur "Kopfhand".

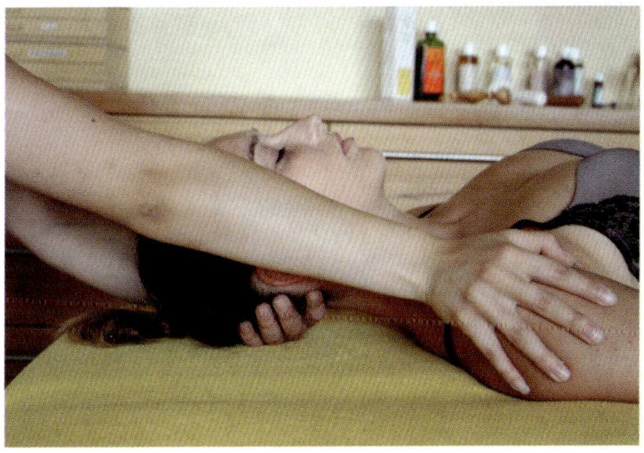

Anwendung:

- zur Entspannung des Schulter- und Nackenbereichs,
- zur Entspannung des M. trapezius,
- zur Bewusstwerdung einer – oft stressinduzierten – hochgezogenen Schulter und zur "Wiedererinnerung" einer entspannten Schulterposition,
- zur Bewusstwerdung einer aufrechten Kopfposition.

Abb. 8.14 - 3 Manuelle Techniken in Rückenlage

HWS- und Sternum-Dehnung

Der Zug am Hinterkopf erfolgt kranial (kopfwärts), die Hand auf dem Sternum drückt kaudal (fußwärts). Die Dehnung kann statisch oder auch mit dem Atemrhythmus erfolgen.

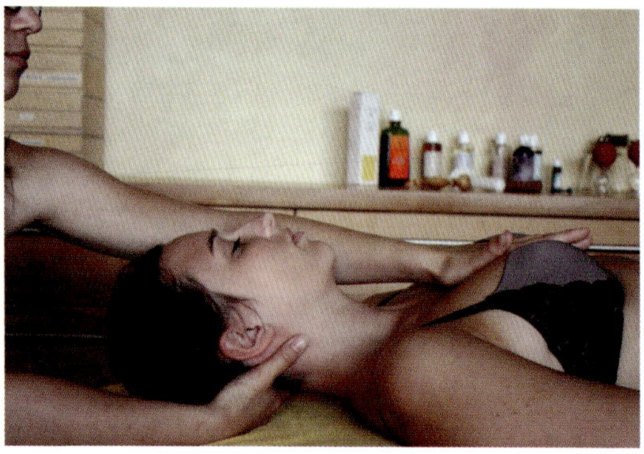

Anwendung:

- zur Entspannung des M. trapezius,
- zur Bewusstwerdung eines – oft stressinduzierten – hochgezogenen Brustkorbes und zur „Wiedererinnerung" einer entspannten Brustkorbposition und einer entspannten Atmung.

HWS-Dehnung in Rotation

Der Kopf wird in eine noch angenehme Drehposition gebracht. Ein Arm befindet sich am Hinterkopf, der andere am Kinn. Beide Arme ziehen gleichmäßig den Kopf nach hinten, so dass der Kopf nicht in die Überstreckung gerät und auch keine weitere Drehung stattfindet. Der Hals darf dabei nicht von der Behandlerhand gedrückt werden und der Griff hat so zu erfolgen, dass keine Schmerzen entstehen. Ohrringe oder Ohrstecker beachten! Die Dehnung kann bis zu mehreren Minuten durchgeführt werden. Der Behandler sollte von Anfang an eine bequeme Position einnehmen und das Körpergewicht zur Unterstützung so einsetzen, dass der Zug nicht allein von den Armmuskeln aufgebracht werden muss.

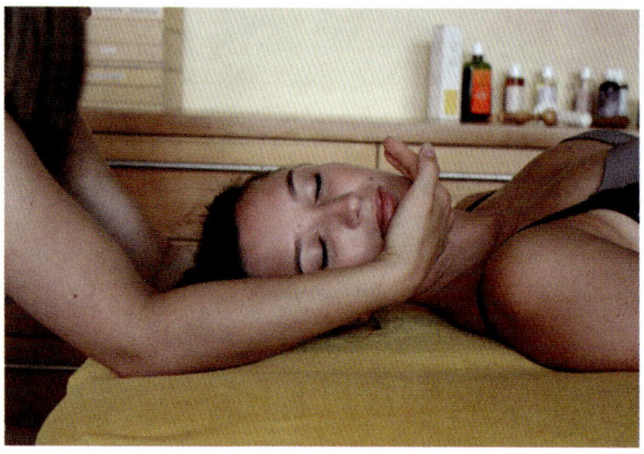

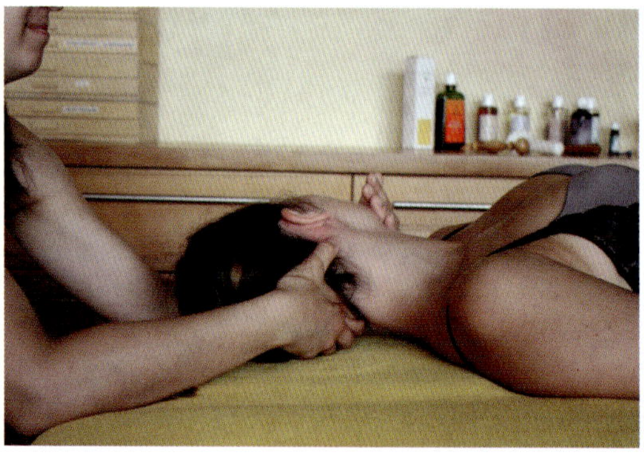

Anwendung:

- wie oben, jedoch noch zusätzliche Dehnung der Kopfwendermuskeln,
- zur Verbesserung der Beweglichkeit der Wirbel in Rotation.

Abb. 8.14 - 4 Manuelle Techniken in Rückenlage

M. trapezius-Dehnung beidseitig
Die Hände werden auf den Schultergelenken platziert und drücken kaudal. Dieser Druck wird bis zu einer Minute gehalten.
Variation 1:
Bei jeder Ausatmung des Patienten wird die Dehnung aufgebaut und bei jeder Einatmung wieder aufgelöst.
Variation 2:
Bei jeder Einatmung wird die Dehnung verstärkt und bei jeder Ausatmung wird die Dehnung beibehalten, so dass von Einatmung zu Einatmung die Intensität der Dehnung zunimmt. Die Dehnung darf nur so stark erfolgen, dass keine Abwehrreaktion (Anspannung) erfolgt.

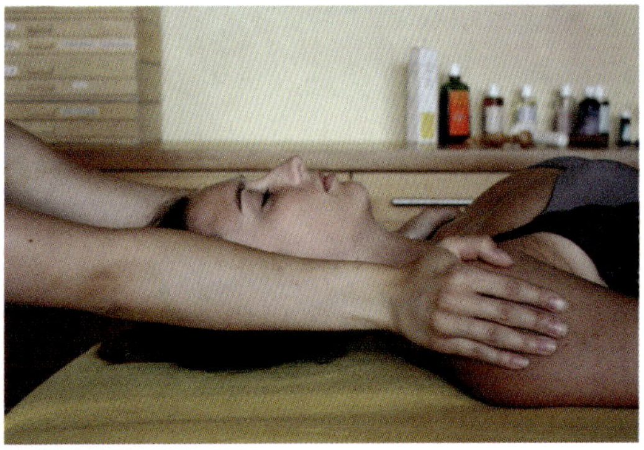

M. trapezius-Dehnung einseitig mit Zug am Kopf
(Die Übung entspricht der oben unter „HWS- und M. trapezius-Dehnung" bereits beschriebenen.)
Eine Hand befindet sich am Hinterkopf, die andere auf einer Schulter. Eine Schulter wird kaudal gedrückt und gleichzeitig wird mit der gleichen Kraft am Hinterkopf gezogen. Auch bei dieser Übung kann die Dehnung gehalten oder mit dem Atemrhythmus synchronisiert werden. Erst wird die eine Seite bearbeitet, dann die andere, wobei die Hände die Position ändern: Die "Kopfhand" wird zur "Schulterhand" und die "Schulterhand" zur "Kopfhand".

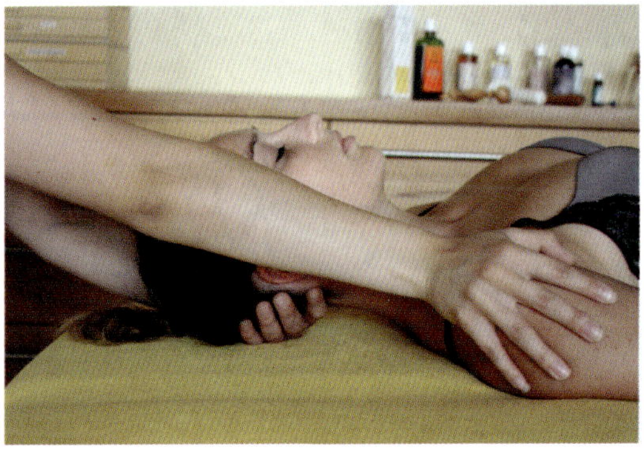

Anwendung:
- zur Entspannung des Schulter- und Nackenbereichs,
- zur Entspannung des M. trapezius,
- zur Bewusstwerdung einer – oft stressinduzierten – hochgezogenen Schulter und zur „Wiedererinnerung" einer entspannten Schulterposition,
- zur Bewusstwerdung einer aufrechten Kopfposition (bei Variation 2).

Brustmuskeldehnung (M. pectoralis)
Wie bei der beidseitigen M. trapezius-Dehnung, nur dass der Behandler im Stehen den Druck mehr von oben ausübt und sich über den Patienten beugt, so dass die Schultern in die Unterlage gedrückt werden. Die Dehnung kann bis zu einer Minute durchgeführt werden.

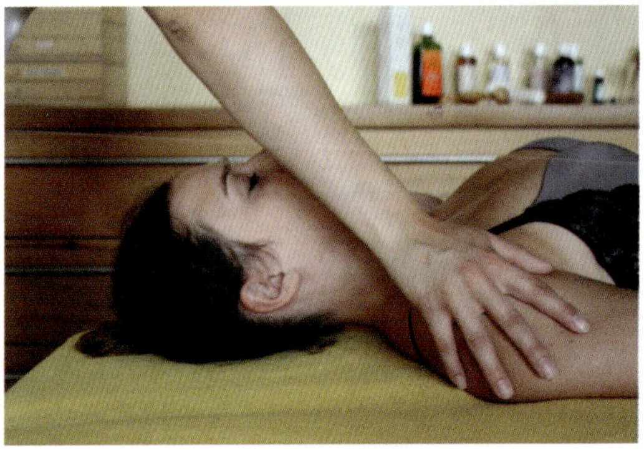

Anwendung:
- zur Dehnung des M. pectoralis (großer Brustmuskel),
- zur Haltungsverbesserung der Schultern.

Abb. 8.14 - 5 Manuelle Techniken in Rückenlage

M. trapezius/Gb 21-Akupressur

Die Schultern und die Arme des Patienten lagern entspannt. Beide Daumen oder auch andere Finger werden auf dem absteigenden M. trapezius auf dem Akupressurpunkt Gb 21 aufgelegt. Dort wird mit einer oder mehreren Techniken akupressiert. Die druckdolenten Punkte am M. trapezius können zuvor ertastet werden. Oftmals sind es mindestens eine, aber auch zwei oder drei Stellen, die behandlungsbedürftig sind, wobei der Gb 21-Punkt meist dazugehört. Die Spannung im Muskel sollte anschließend spürbar geringer sein bzw. die Druckdolenz deutlich abgenommen haben.

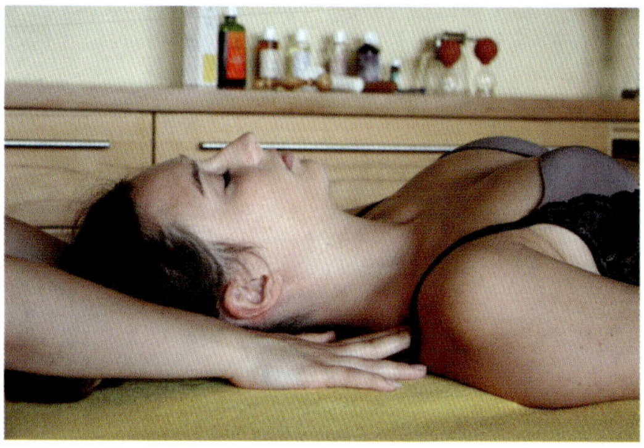

Anwendung:

- zur Entspannung des M. trapezius,
- zum Lösen von Hartspann (= oft von Schmerz begleitete Verhärtung im Bindegewebe oder Muskel) im M. trapezius,
- zur Aktivierung von Gb 21, macht die Leitbahn durchgängig, beseitigt Knoten, häufig Triggerpunkt der Schulterregion, senkt Qi nach unten ab, reguliert den Qi-Fluss.

M. supraspinatus-Akupressur

Die Schultern des Patienten lagern entspannt. Beide Daumen oder auch andere Finger werden auf dem M. supraspinatus (am oberen Schulterblattbereich befindlich) aufgelegt. Dort wird mit einer oder mehreren Techniken akupressiert. Die Spannung im Muskel sollte anschließend spürbar geringer sein bzw. die Druckdolenz deutlich abgenommen haben. Es empfiehlt sich, mehrere Stellen auf Druckempfindlichkeit zu untersuchen und diese zu behandeln.

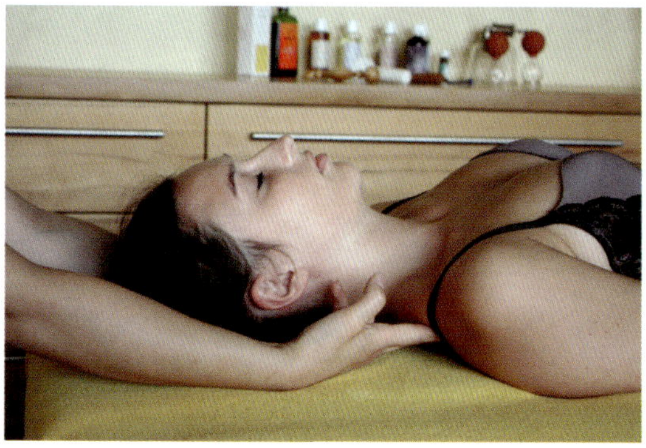

Anwendung:

- zur Entspannung des M. supraspinatus,
- zum Lösen von Hartspann im M. supraspinatus.

Abb. 8.14 - 6 Manuelle Techniken in Rückenlage

Kreuzgriff zur Mobilisation des Sternoklavikulargelenks und des Akromioklavikulargelenks und des M. sternocleidomastoideus (Kopfwender- und Kopfnickermuskel)
Eine Hand wird flächig auf das obere Brustbein und die andere flächig auf die Schulter gelegt. Mit dem Rhythmus der Ausatmung wird die Dehnung verstärkt. Der Patient sollte dabei mitteilen, wie stark die Dehnung sein darf, so dass sie sich angenehm anfühlt. Beide Seiten werden gedehnt.

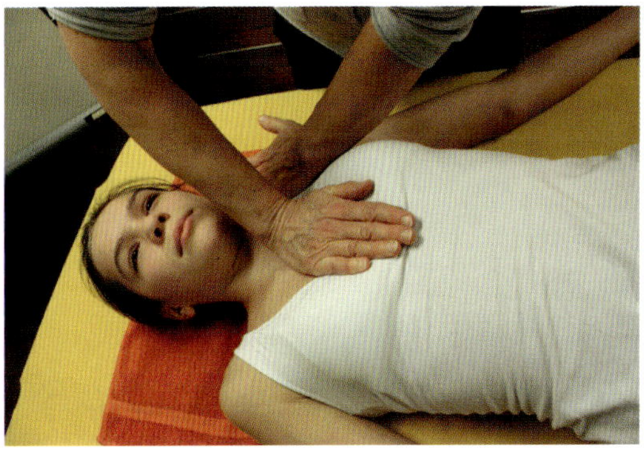

Anwendung:
- zur Mobilisierung des Sternoklavikulargelenks (Brustbein-Schlüsselbeingelenks) und des Akromioklavikulargelenks (Schulter-Schlüsselbeingelenks),
- zur Dehnung des M. sternocleidomastoideus.

Nackenmassage beidseitig
Mit den Fingerkuppen werden die Nackenmuskeln paravertebral und seitlich massiert und gestrichen. Der Kopf des Patienten sollte gut gelagert sein, so dass keine Anspannung im Nackenbereich oder eine zu starke Überstreckung in den HW erfolgt.

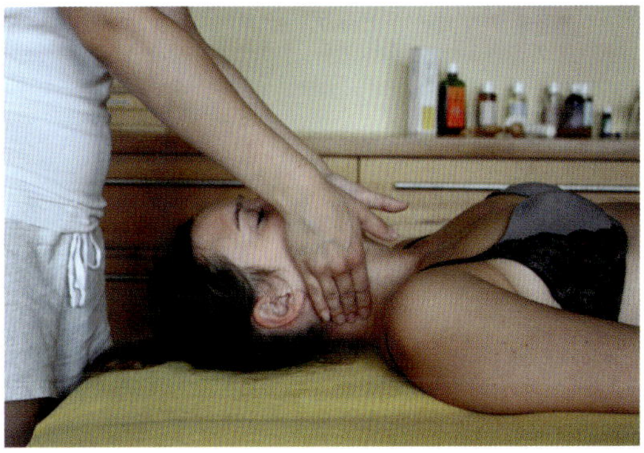

Anwendung:
- zur Entspannung aller seitlichen Nackenmuskeln.

Muskelkneifung des M. sternocleidomastoideus
Bei der Muskelkneifung wird der Muskel quer des Faserverlaufs gekniffen und gehalten, bis das Gewebe weicher und der Schmerz geringer geworden ist. Die druckdolenten und somit behandlungsbedürftigen Stellen werden durch Abtastung gefunden.

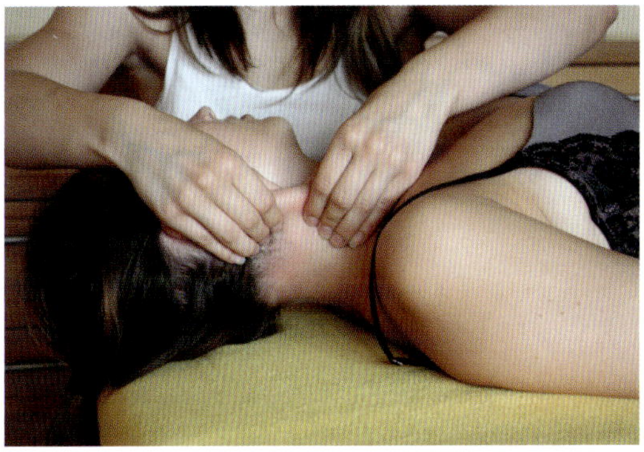

Anwendung:
- zur Schmerzlösung und Entspannung druckdolenter Stellen.

Abb. 8.14 - 7 Manuelle Techniken in Rückenlage

Muskelspindeltechnik am M. sternocleidomastoideus

Der Muskel wird im Faserverlauf zusammengekniffen/gespindelt, wodurch die Spannung des Muskels abgebaut wird. Bei der Spindelung wird mit beiden Daumen zuerst in einem Abstand von 3–5 Zentimetern in die Tiefe auf den Muskel gedrückt und bei Beibehaltung des Drucks werden die Daumen aufeinander zubewegt, sodass der Muskel zusammengeschoben wird. Die Daumen dürfen sich nicht auf der Oberhaut verschieben. Die Spindelung wird mehrmals an druckdolenten Stellen durchgeführt und nimmt pro Stelle nur 2–3 Sekunden in Anspruch.

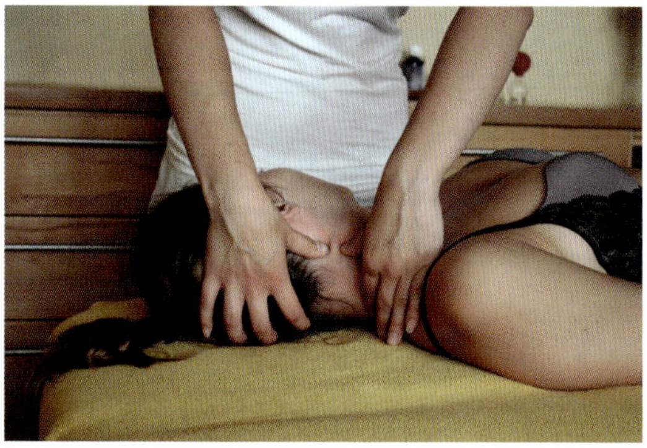

Anwendung:
- zur Schmerzlösung und Entspannung druckdolenter Stellen mit Hilfe der Spindeltechnik.

Nackenmuskelstreichungen bei leichtem Kopfkreisen

Während die Stirnhand den Kopf leicht kreisen lässt, massiert oder streicht die andere Hand die Muskeln (hier: rechter M. sternocleidomastoideus).

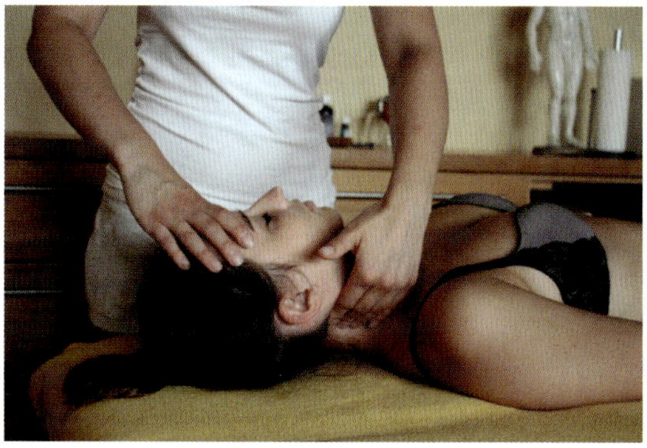

Anwendung:
- wie oben bei den Nackenmuskelkneifungen, jedoch zusätzliche Bewusstwerdung sanfter und schmerzfreier Kopfbewegungen,
- zur Verbesserung der HWS-Wirbelbeweglichkeit.

Nackenmuskelkneifungen bei leichtem Kopfkreisen

Während die Stirnhand den Kopf leicht kreisen lässt, kneift die andere Hand die Muskeln (hier: rechter M. sternocleidomastoideus). Die Kneifung erfolgt so lange, bis sich das Gewebe weicher anfühlt und der Schmerz deutlich geringer geworden ist.

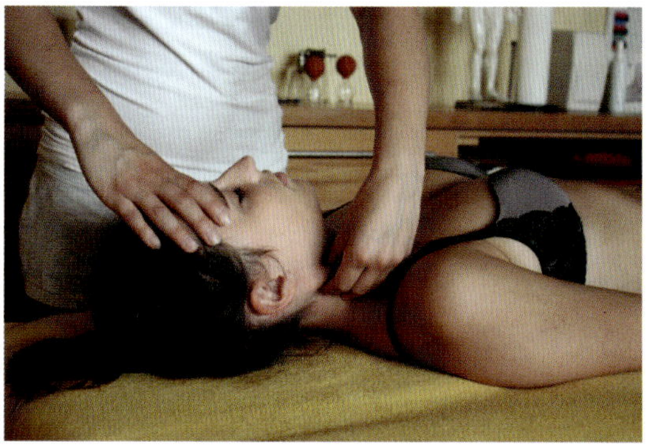

Anwendung:
- wie oben bei den Nackenmuskelkneifungen, jedoch zusätzliche Bewusstwerdung sanfter und schmerzfreier Kopfbewegungen,
- zur Verbesserung der HWS-Wirbelbeweglichkeit.

Abb. 8.14 - 8 Manuelle Techniken in Rückenlage

Nackenmassage in Extension und Kompression
Der Kopf wird in Überstreckung bei gleichzeitiger Kompression durch Druck mit dem Bauch oder dem Brustbein des Therapeuten massiert oder akupressiert.

Anwendung:
- zur zusätzlichen Entspannung der dorsalen Nackenmuskeln durch Annäherung von Muskelursprung und -ansatz,
- Öffnen der Wirbelgelenke ventral.

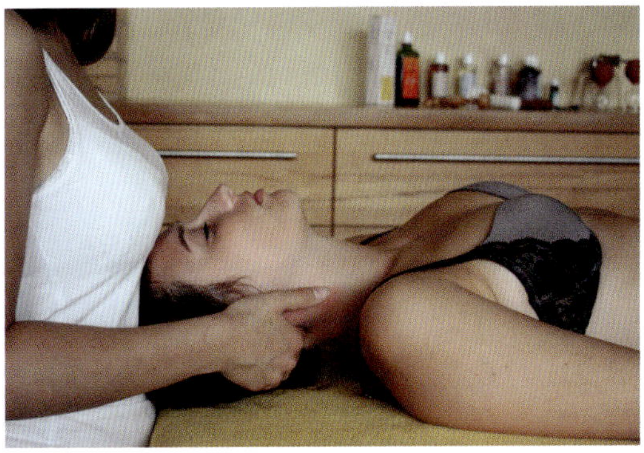

Nackenmassage in Rotation, Extension und Kompression
Wie oben, jedoch wird der Kopf vor der Extension und Kompression in eine leichte Rotation gebracht. In dieser Position lassen sich vor allem die Areale an der Hinterhauptslinie gut behandeln.

Anwendung:
- wie oben, jedoch werden die Areale an der medialen Hinterhauptslinie leichter erreicht.

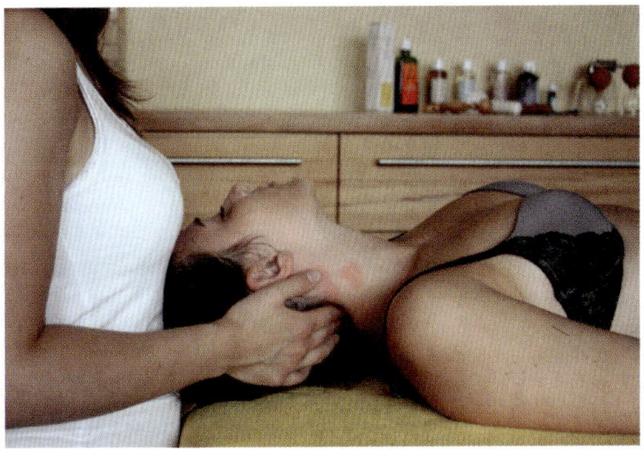

Nackenstreichungen in Flexion und Kompression
Der Hinterkopf des Patienten wird auf den Oberschenkel gelagert, der Bauch oder das Brustbein übt leichten Druck auf den Kopfscheitel aus (Komprimierung der HWS). In dieser Position können Streichungen und Akupressur durchgeführt werden und durch die Kompression in Flexion werden die HWS-Gelenke dorsal geöffnet.

Anwendung:
- zur zusätzlichen Entspannung der ventralen Nackenmuskeln durch Annäherung von Muskelursprung und -ansatz,
- Öffnen der Wirbelgelenke dorsal.

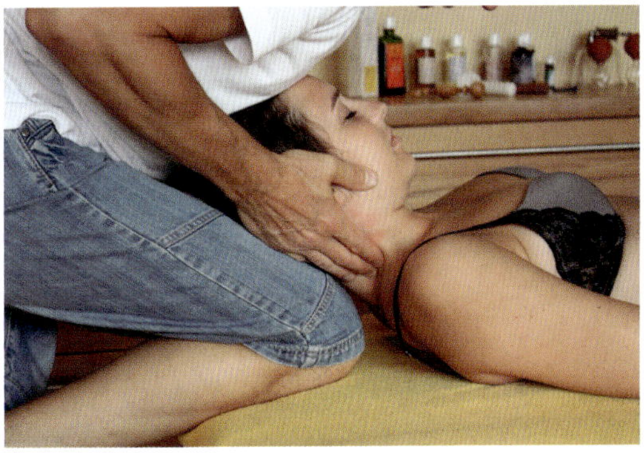

Akupressur Gallenblasenmeridianpunkt Gb 20
Der Kopf lagert in Rotation auf der einen Hand des Therapeuten, während die andere den Akupunkturpunkt Gb 20 akupressiert.

Anwendung:
- Gb 20 kommt vor allem dann in Frage, wenn bei Rotation der HWS Schmerzen entstehen, und bei einer vorausgegangenen Windexposition (Luftzug).

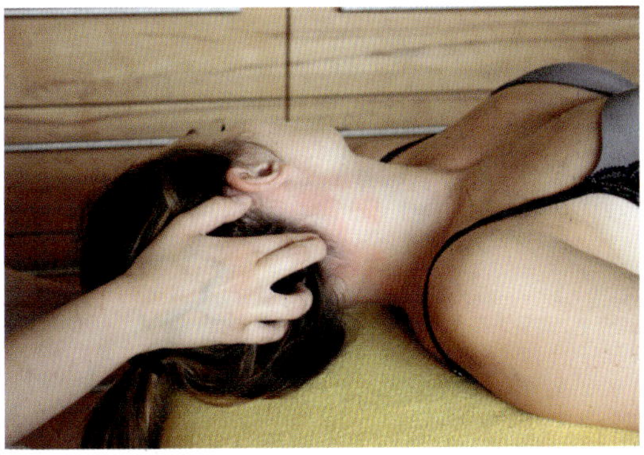

Abb. 8.14 - 9 Manuelle Techniken in Rückenlage

Akupressur Blasenmeridianpunkt Bl 10

Der Kopf lagert in Rotation auf der einen Hand des Therapeuten, während die andere den Akupunkturpunkt Bl 10 akupressiert.

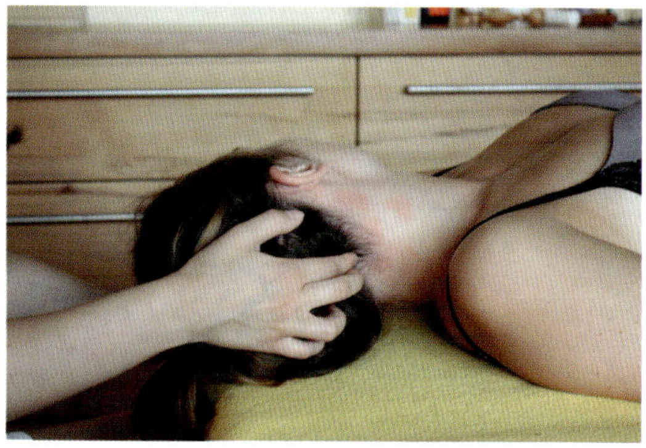

Anwendung:

- Bl 10 reguliert Qi, beruhigt Wind und Shen, unterstützt den Kopf und die Sinne, macht die Leitbahn durchgängig (siehe Kapitel „Akupunktur-TCM").

M. rhomboideus-Behandlung in Rückenlage

Behandler sitzt oder steht seitlich des Patienten und hakt mit einer oder beiden Händen unter die Schulterblattkante ein. Siehe auch die Varianten in Seitenlage oder Bauchlage. Das obere Bild dient der besseren Erkennung der Ausgangsposition der Hände des Therapeuten am Schulterblattrand.

Aus dieser Ausgangsposition heraus können verschiedene Techniken durchgeführt werden:

- eine Dehnung des M. rhomboideus durch Zug am Schulterblattrand nach außen,
- eine Akupressur/Massage des M. rhomboideus und somit des Bereichs zwischen Dornfortsatz und Schulterblattinnenrand,
- mehrmalige Streichungen mit den Händen über das Schulterblatt nach außen.

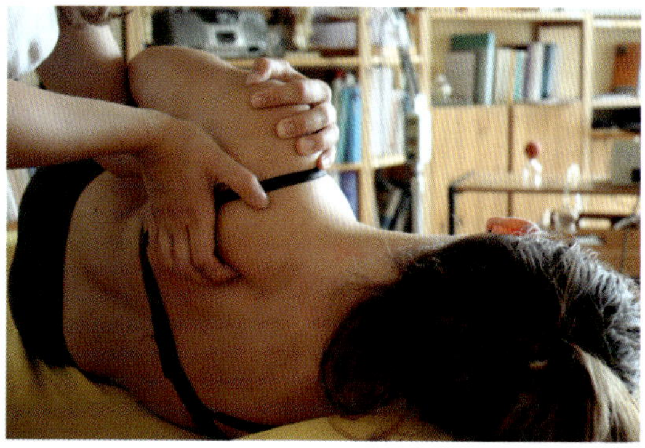

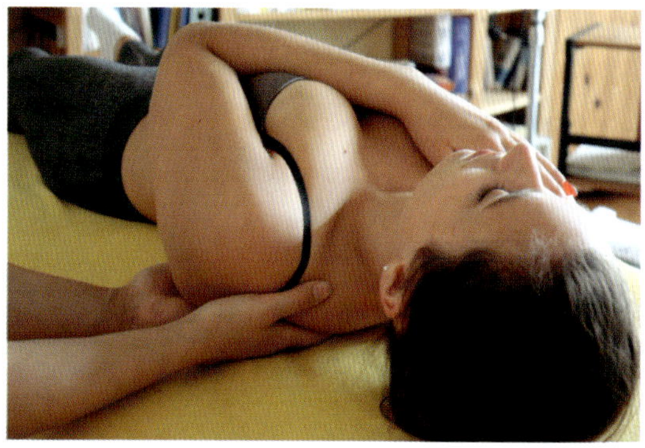

Anwendung:

- zur Entspannung und Schmerzlinderung des M. rhomboideus zwischen den Schulterblättern, evtl. mit Ausstrahlung in den Nacken,
- zur Verbesserung und für eine Schmerzfreiheit der Atmung.

Abb. 8.14 - 10 Manuelle Techniken in Rückenlage

Schädelnähte (Suturen) dehnen und mobilisieren

Die Pfeilnaht befindet sich am Scheitel und verläuft mittig von vorne nach hinten. Zur Orientierung der Position des Pfeilnahtbeginns vorne eignet sich die Lokalisation der Verbindungsstelle „Bregma" von Pfeilnaht und Kranznaht: Legt der Patient seine Handwurzel an seine Nasenwurzel, befindet sich dort, wo der Mittelfinger das Schädeldach berührt, das Bregma.

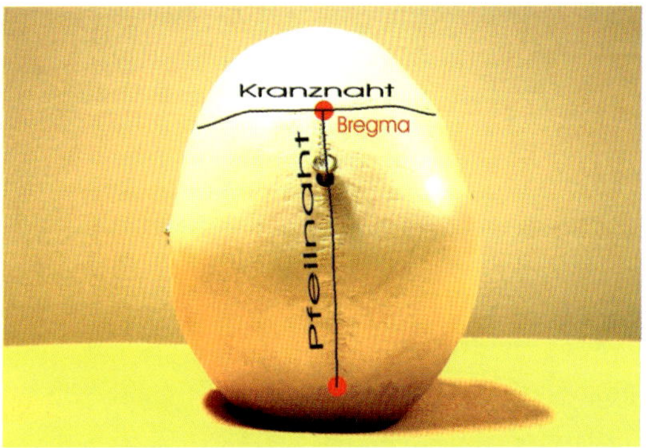

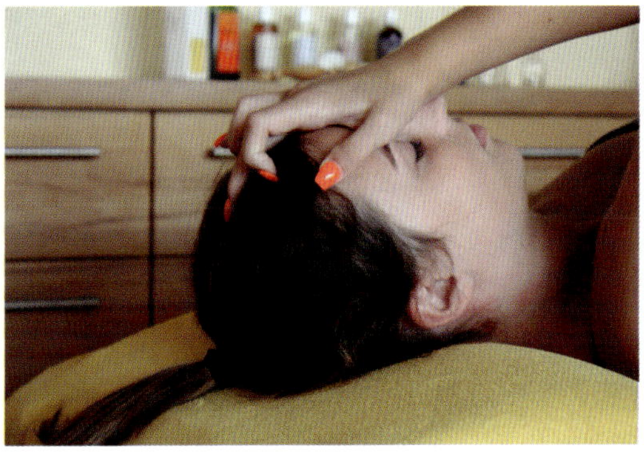

Pfeilnaht (Sutura sagittalis)-Dehnung

Ablauf der Kompressions-Dehn-Methode:

Phase 1:
Es empfiehlt sich, die Pfeilnaht vor der Dehnung zu komprimieren. Dabei wird die Pfeilnaht an mehreren Stellen (bis zu fünf) mit den Daumenkuppen, die sich links und rechts der Pfeilnaht befinden, mit leichtem Druck ein paar Sekunden komprimiert/zusammengeschoben.

Phase 2:
An etwa den gleichen Stellen wird nun eine sehr sanfte Dehnung durchgeführt, um die Pfeilnaht zu entspannen und zu mobilisieren.

Anwendung:

- bei Kopfschmerzen am Schädeldach, Druck nach oben,
- bei Konzentrationsstörungen, Erinnerungslücken, Wortfindungsstörungen,
- stark erhöhter Muskeltonus der gesamten Muskulatur,
- Orientierungsprobleme in Raum und Zeit,
- zur Verbesserung der Sehkraft.

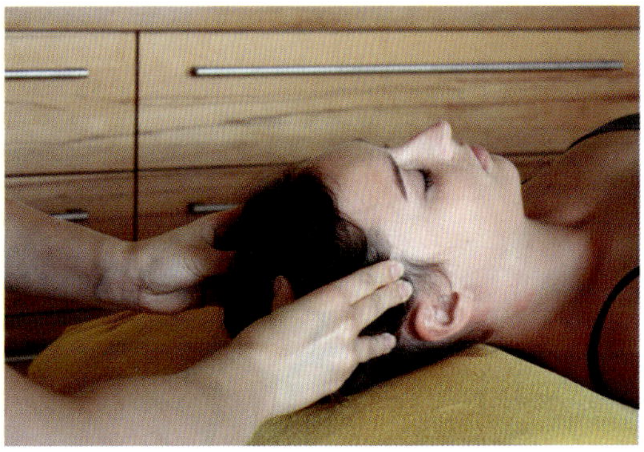

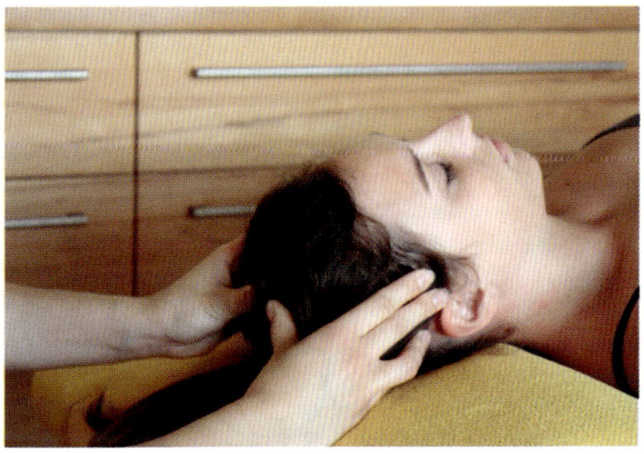

Abb. 8.14 - 11 Manuelle Techniken in Rückenlage

Kranznaht (Sutura coronalis)-Dehnung
Ablauf der Kompressions-Dehn-Methode:

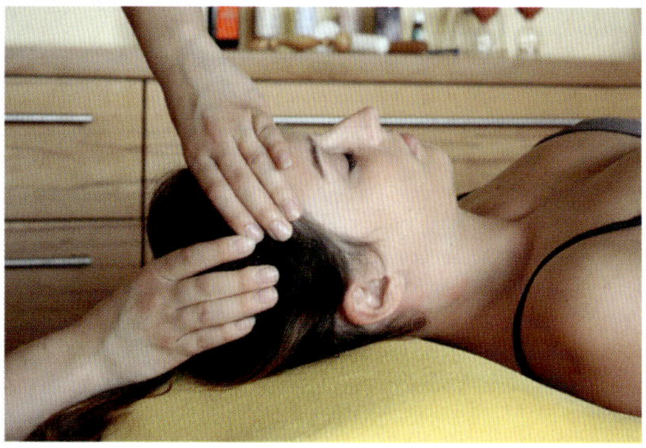

Phase 1:
Es empfiehlt sich, die Kranznaht vor der Dehnung zu komprimieren. Dabei kann die Kranznaht wie oben erläutert mit den Daumenkuppen, die sich vor und hinter der Kranznaht befinden, mit leichtem Druck ein paar Sekunden komprimiert/zusammengeschoben werden. Dabei sollte der Therapeut seitlich des Patienten sitzen oder stehen.
Eine zweite Möglichkeit besteht darin, die eine Hand mit Schalengriff an der Stirn (Stirnbein) und die andere Hand mit Schalengriff hinter der Kranznaht am Schädeldach (Scheitelbein) zu fixieren und so die gesamte Kranznaht zu komprimieren.

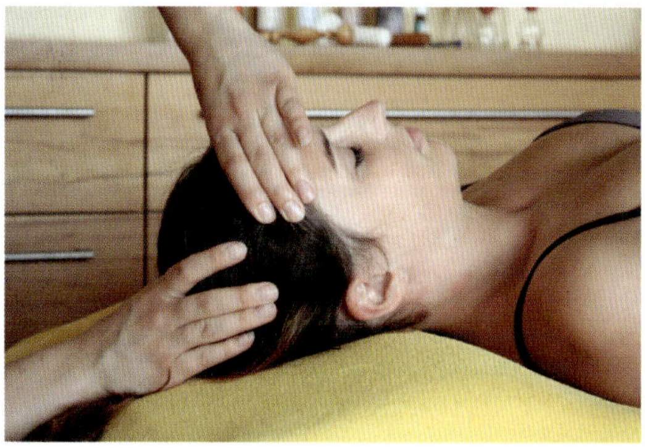

Phase 2:
Die Dehnung erfolgt in umgekehrter Kraftrichtung, also als sanfter Zug, welcher die beiden Knochenanteile voneinander entfernt und so die Kranznaht entspannt und mobilisiert.

Anwendung:
- bei drückenden Kopfschmerzen im vorderen Bereich des Schädeldaches.

Abb. 8.14 - 12 Manuelle Techniken in Rückenlage

Schuppennaht (Sutura squamosa)-Dehnung

Ablauf der Kompressions-Dehn-Methode:

Die Fingerkuppen von Zeige- bis kleinem Finger beider Hände liegen auf dem Os parietale an, bzw. leicht oberhalb der Schuppennaht, die Daumen befinden sich auf dem Os parietale in Nähe der Kranznaht.

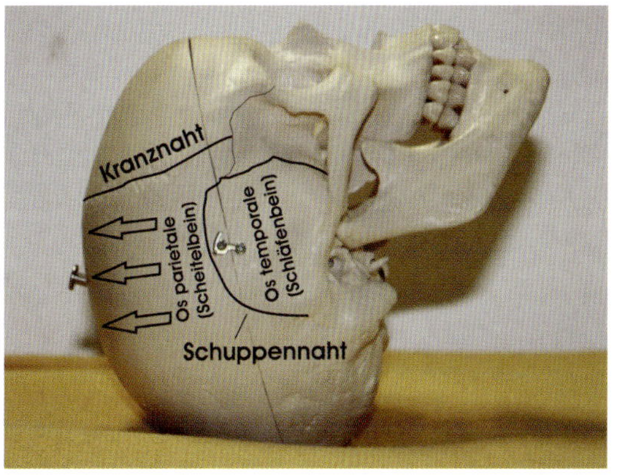

Das obere Bild zeigt die Schädelknochen in Seitenansicht mit Zugrichtung bei der Schuppennaht-Dehnung.

Das untere Bild zeigt die Fingerpositionen bei der Kompression mit anschließender Dehnung der Schuppennaht über Zug am Os parietale.

Phase 1:

Bei der Kompression drücken die Fingerkuppen das Schädeldach (und somit beide Os parietale) für einige Sekunden sanft kaudal (fußwärts).

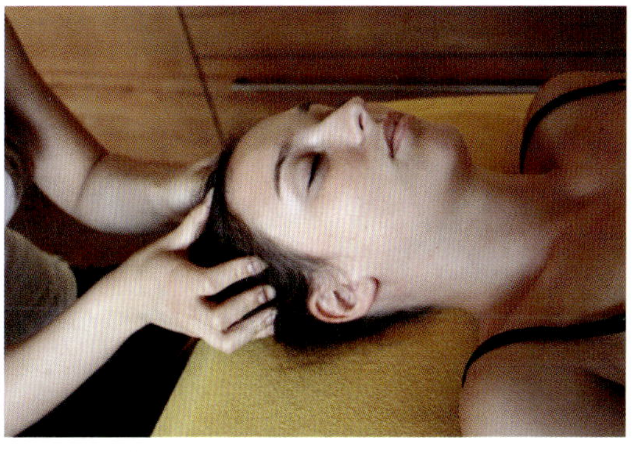

Phase 2:

Bei der Dehnung wird das Schädeldach mit leichtem Zug vom Kopf ca. 30 Sekunden „angehoben". Die Vorstellung, dass sich die Fingerkuppen wie Saugnäpfe an den Schädelkalotten angesaugt haben, unterstützt den Vorgang. 1–3 Mal wiederholen.

Anwendung:

- ausstrahlende Druckkopfschmerzen im Schläfenbereich, allgemeiner Druckkopfschmerz.

Abb. 8.14 - 13 Manuelle Techniken in Rückenlage

Entspannungstechniken der Kaumuskeln

Entspannung des M. masseter

Zur Entspannung des M. masseter haben sich bewährt:

- kräftige Ausstreichungen des Muskels im Faserverlauf mit zwei bis drei Fingerkuppen von oben nach unten bis zum Unterkieferwinkel,
- Muskelspindeln durch Kneifungen im Faserverlauf des M. masseter.

Hinweis: Der M. masseter ist ein sehr kräftiger Muskel, welcher beim Spindeln auch „kräftig" gespindelt werden sollte!
Der M. masseter ist leicht zu ertasten, indem der Patient während der Tastung ein paar Mal Unter- und Oberkiefer aufeinanderpresst/auf die Zähne beißt.

Anwendung:

- zur Entspannung des Kiefergelenks und des Nackens,
- die Entspannung des M. masseter wirkt in besonderem Maße entspannend auf den gesamten Körper.

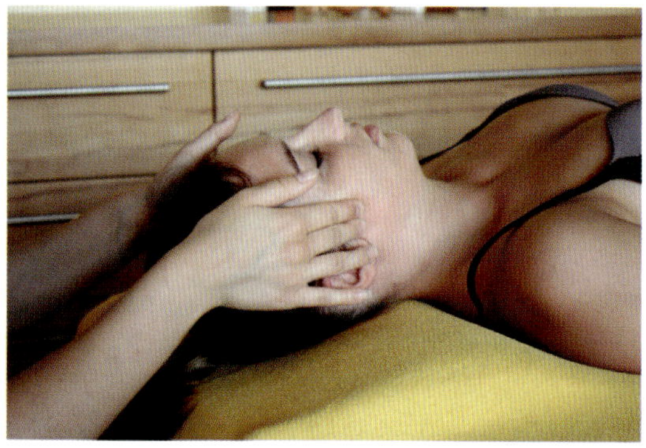

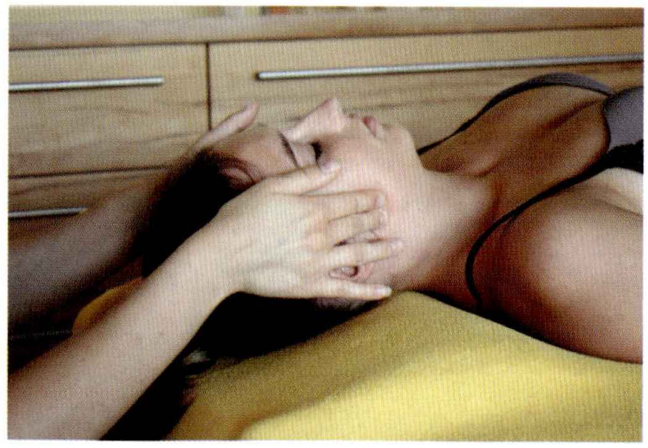

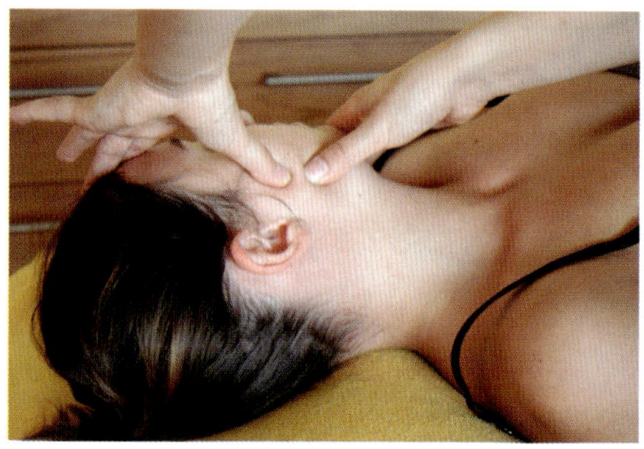

Bild 1: Ausstreichen des M. masseter von oben nach unten, hier: am Beginn oben.

Bild 2: Ausstreichung des M. masseter von oben nach unten, hier: am Ende unten.

Bild 3: Spindeln des M. masseter.

Abb. 8.14 - 14 Manuelle Techniken in Rückenlage

Entspannungstechniken der Kaumuskeln

Entspannung des M. temporalis

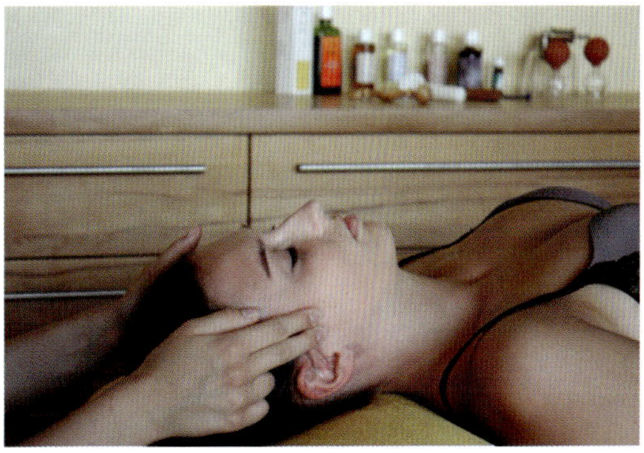

Zur Entspannung des M. temporalis haben sich bewährt:
- Ausstreichungen des Muskels von unten nach oben,
- Muskelspindeln durch Kneifungen im Faserverlauf des M. temporalis.

Hinweis: Der M. temporalis ist ein fächerförmiger Muskel. Dabei umfasst der ausladende "Fächeranteil" das obere Schläfenareal bis zum seitlichen Kopfbereich, der sich hinter der oberen Ohrmuschel befindet. Der Verlauf der Fächerspeichen entspricht dabei dem Verlauf der Muskelfasern, die am Kronenfortsatz des Unterkiefers zusammenlaufen. Das Spindeln des Muskels erfolgt in mehreren Teilabschnitten und sollte mehrmals wiederholt erfolgen, so dass jeder Abschnitt zwei- bis dreimal gespindelt wurde.
Auch beim M. temporalis lohnt sich ein Ertasten, während der Patient ein paar Mal Unter- und Oberkiefer aufeinanderpresst/auf die Zähne beißt, um zu erfahren, wo behandelt werden sollte und welch großen Kopfbereich der M. temporalis in der Lage ist zu verspannen.

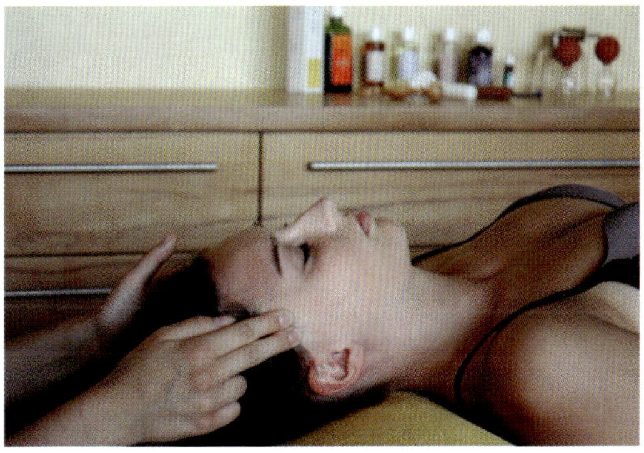

Zur Entspannung eignet sich zudem eine Akupressur der Muskelansätze von M. masseter und M. temporalis.

Anwendung:
- Kopfschmerzen in Schläfenbereich und Kiefergelenk,
- Verbesserung der Sehkraft.

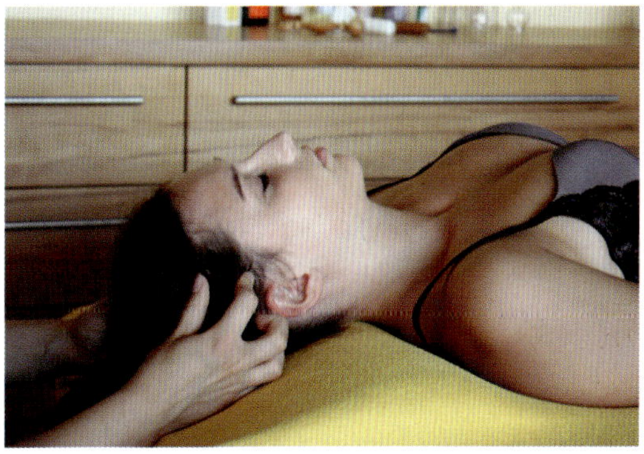

Bild 1: Streichung des M. temporalis von unten nach oben, hier: Beginn unten.

Bild 2: Streichung des M. temporalis von unten nach oben, hier: Ende oben.

Bild 3: Spindeln des M. temporalis mit Daumen und Zeigefinger rund um das Ohr.

Abb. 8.14 - 15 Manuelle Techniken in Rückenlage

Schlüsselbeinakupressur (Clavicula) und obere Brustbeinakupressur (Manubrium)

Es empfiehlt sich, alle druckdolenten Stellen am kaudalen, ventralen, kranialen und (soweit zugänglich) dorsalen Schlüsselbein ausfindig zu machen und zu behandeln. Der obere Sternumbereich (Manubrium) und auch das Sterno-Schlüsselbeingelenk können mitbehandelt werden. Auch der Bereich des Sehnenansatzes des M. sternocleidomastoideus sollte mit in die Therapie einbezogen werden.

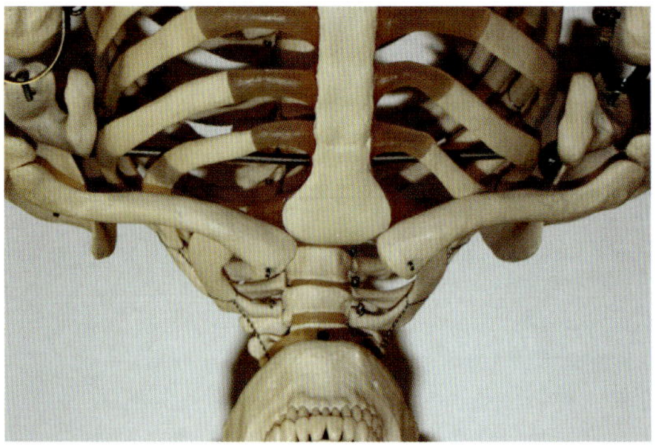

Variation1:
Während der Akupressur am Sehnenansatz des M. sternocleidomastoideus am Schlüsselbein-Sternumbereich dreht der Patient sanft den Kopf nach links und rechts.

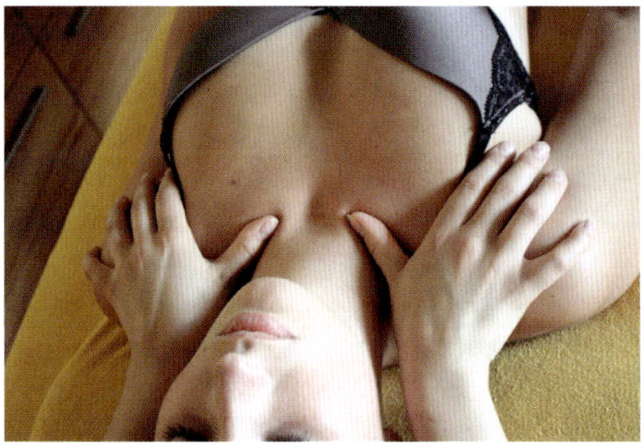

Variation 2:
Während der Akupressur des Sterno-Schlüsselbeingelenks kann der Patient die Schultern mehrmals nach hinten kreisen.

Anwendung:
- zur Entspannung und Schmerzlösung des Hinterhauptes,
- zur Entspannung und Schmerzlösung von ausstrahlenden Schmerzen in Höhe des Schultergürtels bzw. zum Schultergürtel ziehend,
- zur Entspannung des M. sternocleidomastoideus.

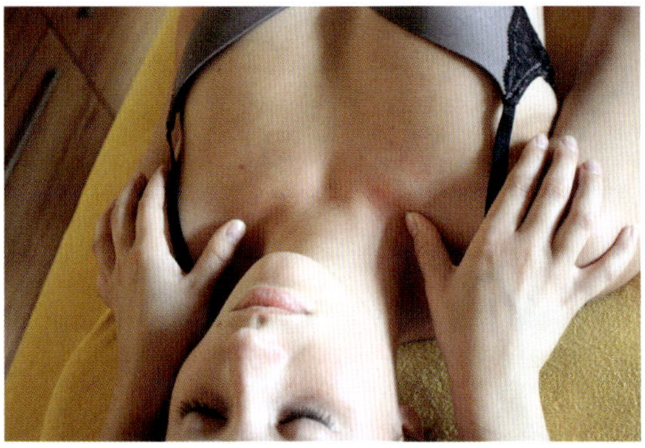

Bild 2: Akupressur mit Druck kaudal am inneren Schlüsselbein.

Bild:3: Akupressur mit Druck kaudal am mittigen Schlüsselbein.

Bild 4: Akupressur mit Druck kranial an der Unterseite des Schlüsselbeins.

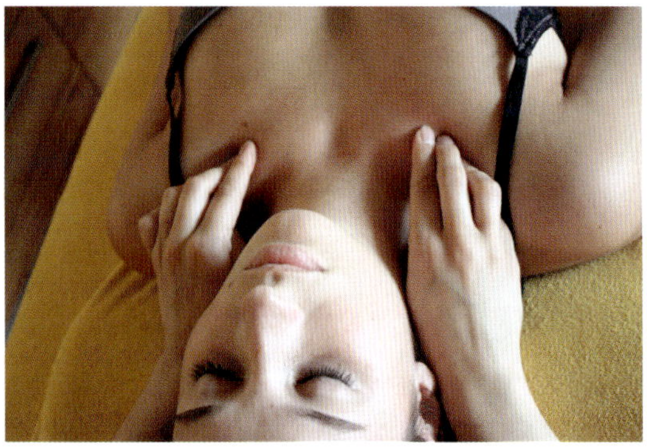

Abb. 8.14 - 16 Manuelle Techniken in Rückenlage

Sternumakupressur / Brustmuskelursprungakupressur
Am Sternum (Brustbein) können mehrere Stellen druckdolent sein, weshalb es sich empfiehlt, das Sternum zu untersuchen und die druckdolenten Punkte zu behandeln.
Oftmals sind es besonders die Ansätze der beiden Mm. sternocleidomastoidei, welche sich ganz oben am Sternum befinden (ohne Bild), und die Rippengelenke und die Zwischenrippenräume, an denen sich die Brustmuskelursprünge befinden.

Akupressur des Periosts und der Zwischenrippenräume des Sternums und der Muskelursprünge der Brustmuskeln

Anwendung:
- entspannt die Brustmuskeln,
- für eine entspannte Schulterposition.

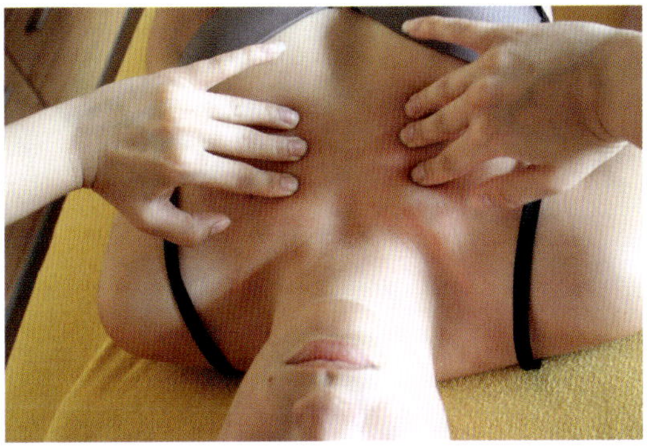

Brustmuskelansatzakupressur

Anwendung:
- entspannt die Brustmuskeln,
- für eine entspannte Schulterposition.

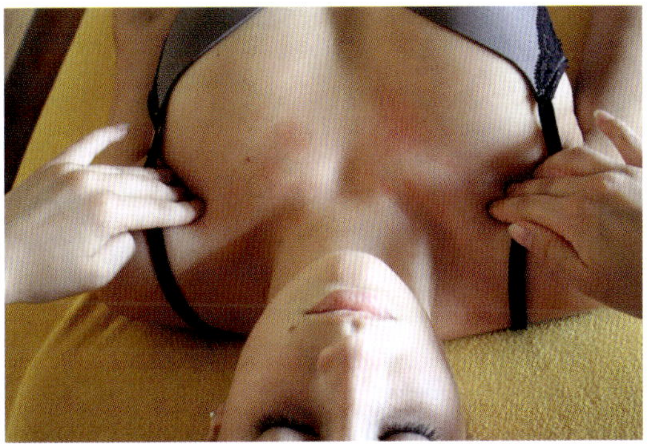

Schultermuskelansatzakupressur am Akromionaußenrand und am Tuberositas deltoidea

Akromionaußenrand:

Anwendung:
- entspannt und löst Ausstrahlungsschmerz in Schulterhöhe und Oberarm.

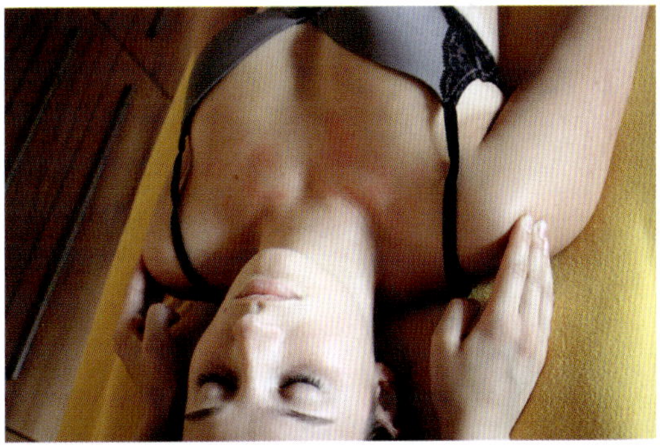

Tuberositas deltoidea:

Anwendung:
- entspannt und löst Schulter und Oberarmschmerzen.

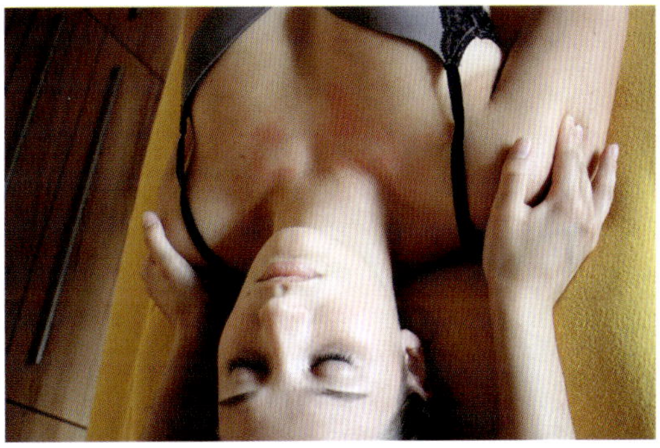

Abb. 8.14 - 17 Manuelle Techniken in Rückenlage

Hinterhauptslinie- (Okzipitalrand) und Protuberantia-Akupressur

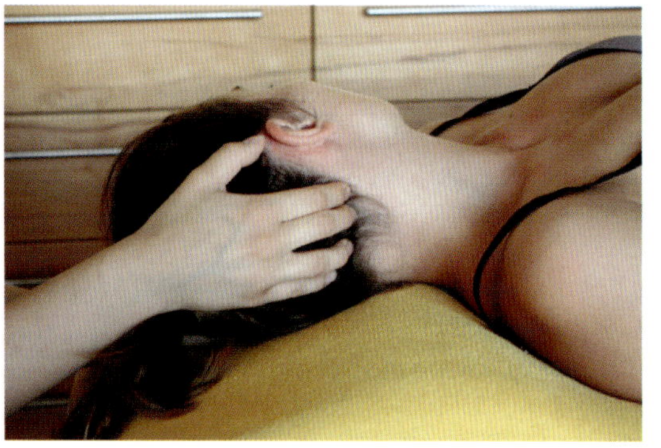

Anwendung:
- löst Verspannungen im oberen Nackenbereich / Hinterkopfbereich, vor allem der kurzen Nackenmuskeln,
- löst Ausstrahlungsschmerz in den Hinterkopf und evtl. bis zur Stirn, Augen, Oberkiefer und Schläfen,
- bei Sehstörungen und Schwindel,
- verbessert die Beweglichkeit des Kopfgelenks.

Mastoideus-Akupressur und M. sternocleidomastoideusansatz-Akupressur

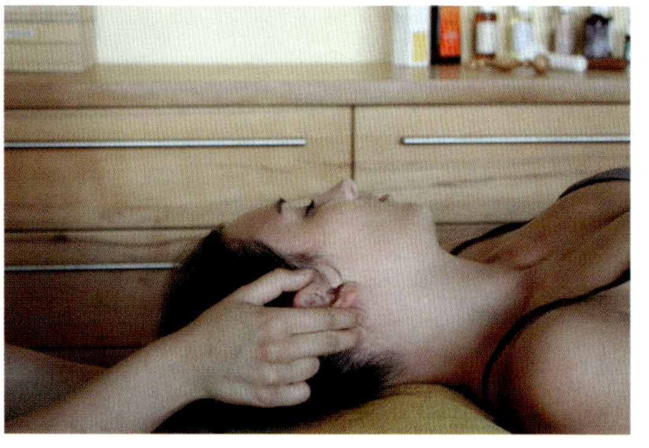

Anwendung:
- entspannt den M. sternocleidomastoideus,
- bei Überempfindlichkeit gegenüber Geräuschen, bei Tinnitus, Schwindel,
- wirkt auf viele Akupunkturpunkte, die auf und um das Mastoid liegen.

Abb. 8.14 - 18 Manuelle Techniken in Rückenlage

Unterkiefer- und Kieferwinkelakupressur außen und innen

Untersuchen Sie den Unterkiefer vom Kiefergelenk bis zum inneren und äußeren Kieferwinkel und therapieren Sie druckdolente Punkte. Am Knochenrand vom Kiefergelenk bis zum Kieferwinkel finden sich u.a. auch Spannungen des M. masseter und das Periost des Kieferwinkels hat einen Bezug zum Atlaswirbel.

Anwendung:

- entspannt das Kiefergelenk und den Nacken,
- schmerzlindernd bei Ausstrahlungsschmerz in die Schläfen.

Bild 1: Akupressur Kieferwinkel außen

Bild 2: Akupressur Kieferwinkel innen

Kiefergelenksakupressur

Anwendung:

- entspannt die Kiefergelenke,
- lindert vom Kiefergelenk ausgehende Ausstrahlungsschmerzen.

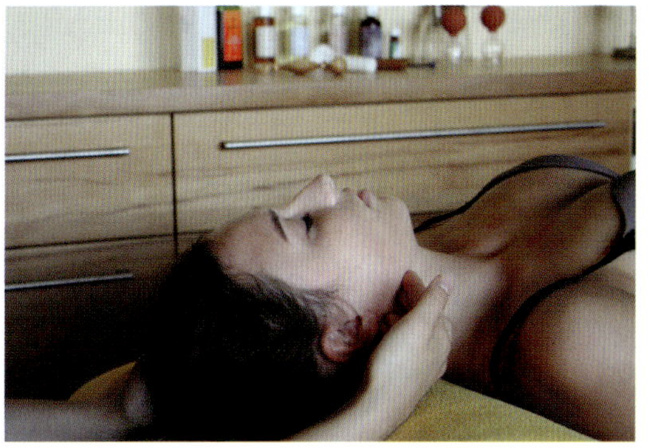

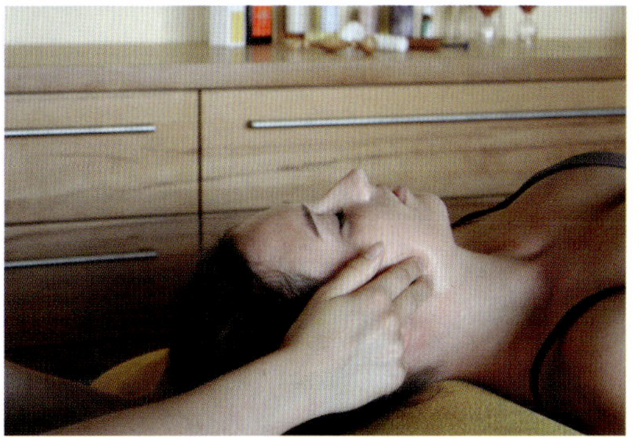

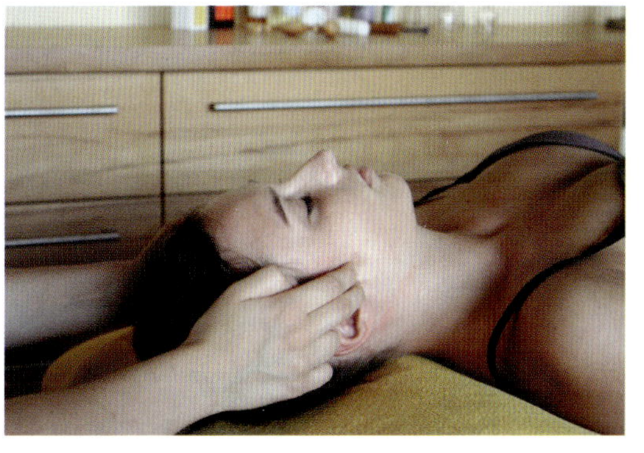

Abb. 8.14 - 19 Manuelle Techniken in Rückenlage

Untere, obere, innere und äußere Orbitarand-Akupressur

Der Orbitarand beinhaltet im unteren Bereich das Jochbein und den Oberkiefer, oben das Stirnbein, innen den Oberkiefer und das Nasenbein und außen das Stirnbein und das Jochbein. Rund um das Auge befinden sich einige Akupunkturpunkte: innen **Bl 1**, unten **Ma 1**, außen **Gb 1**, am äußeren Augenbrauenbereich **3E 23**, am inneren Augenbrauenbereich **Bl 2** und in der Mitte der Augenbraue **Ex-HN 4**. Zwischen den Augenbrauen befindet sich **Ex-HN 3**.

Die Akupressur am Orbitarand kann mit sanftem Dauerdruck oder intervallmäßigem Druck durchgeführt werden. Stets zu beachten ist, dass der Druck auf den Knochen ausgeübt wird und nicht auf den Augapfel.

Anwendung:

- lindert Schmerzen in und hinter den Augen, nimmt den Druck aus den Augen und lindert dadurch "augenverspannungsbedingte" Kopfschmerzen,
- bei unscharfem Sehen und Lichtempfindlichkeit,
- Funken und Strahlen, Flimmerskotome, die als sog. Aura vor dem Migränekopfschmerz auftreten.

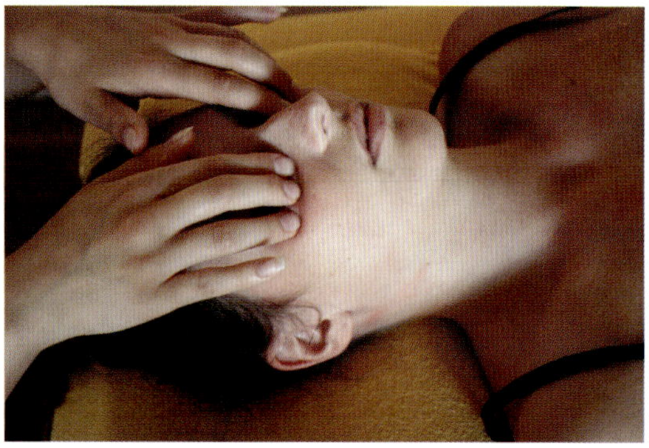

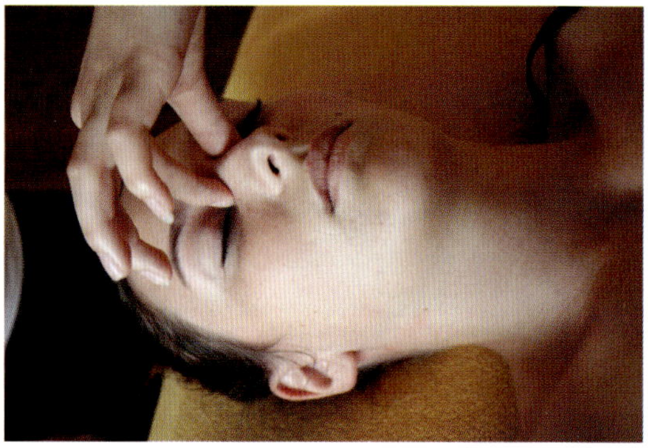

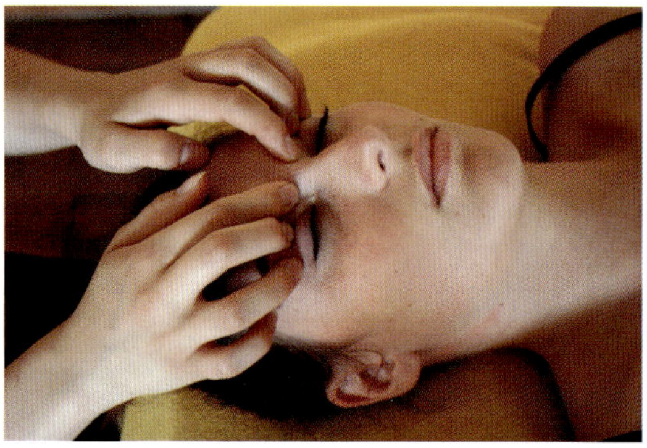

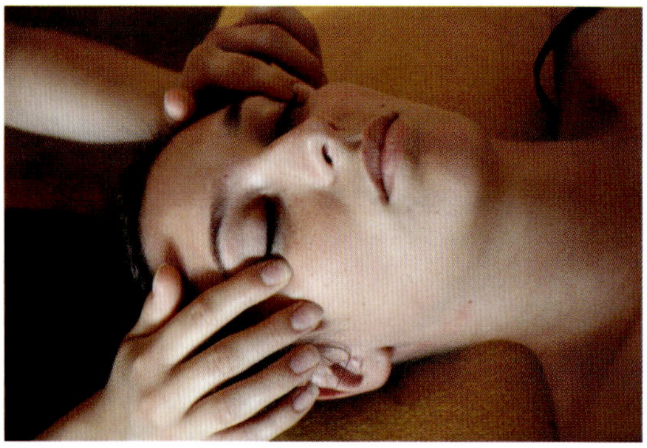

Bild 1: Akupressur unterer Orbitarand.

Bild 2: Akupressur oberer Orbitrarand.

Bild 3: Akupressur innerer Orbitarand.

Bild 4: Akupressur äußerer Orbitarand.

Abb. 8.14 - 20 Manuelle Techniken in Rückenlage

Stirnbeinakupressur (Os frontalis)
Am Kopf befinden sich viele Akupunkturpunkte, die sich auf den Meridianen von Gallenbase, Blase, Dreifach Erwärmer, Magen und Lenkergefäß befinden. Hinzu kommen noch einige Extrapunkte an Hals und Nacken („Ex-HN" genannt).
Viele der Akupunkturpunkte sind bei der Behandlung von Kopfschmerzen und Migräne nützlich. Im Kapitel „Akupunktur" werden die für die jeweilige Kopfschmerz- oder Migräneart wichtigen Akupunkturpunkte beschrieben.

Oberer Orbitarand / Augenbrauenbereich:

Wie oben bereits beschrieben, befinden sich im Augenbrauenbereich mehrere Akupunkturpunkte.

Bild 1: Akupunkturpunkte am Orbitarand und Stirnbein (alle linksseitigen Punkte befinden sich auch auf der nicht-beschrifteten rechten Kopfhälfte).

Bild 2: Akupressur Stirn „Os frontalis" über und oberhalb der Augenbrauen.

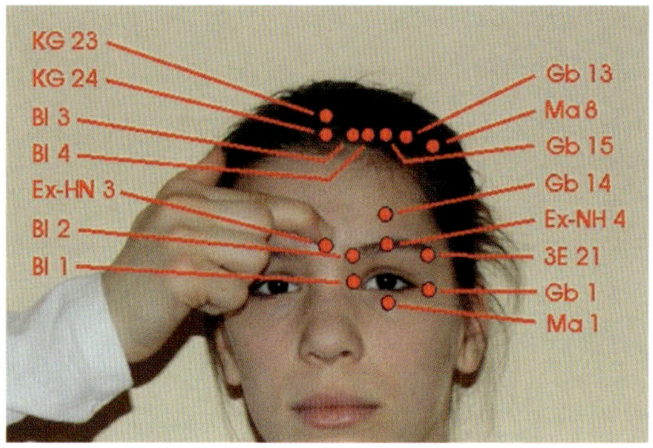

Anwendung:
- bei Kopfschmerzen rund um die Augen,
- bei Augenerkrankungen.

Stirnbein:
Auf dem Stirnbein befinden sich folgende Akupunkturpunkte:
Gb 14 liegt 1 cun (cun = 1 Daumenbreite des Patienten) über der Augenbrauenmitte. Vertikal darüber (0,5 cun über dem Haaransatz) liegt **Gb 15.** Lateral davon (ca. 3 cun von der Medianlinie entfernt) liegt der Punkt **Gb 13** (Medianlinie = gedachte Mittellinie des Gesichts/die vertikale Achse durch die Stirnmitte).
Auf gleicher Höhe, ca. 1,5 cun nach lateral liegt **Ma 8** (im Stirn-Schläfenwinkel, 0,5 cun über dem Haaransatz und 4,5 cun lateral der vorderen Medianlinie).
Bl 3 liegt 0,5 cun über dem Haaransatz über der Augenbrauenmitte, auf gleicher Höhe etwas lateral liegen **Bl 4** (1,5 cun lateral der Medianlinie) und **Bl 5** etwas über Bl 4 (ca. 1 cun oberhalb des Haaransatzes).
KG 24 liegt in der Medianlinie 0,5 cun über dem Haaransatz und **KG 23** 1 cun über dem Haaransatz.

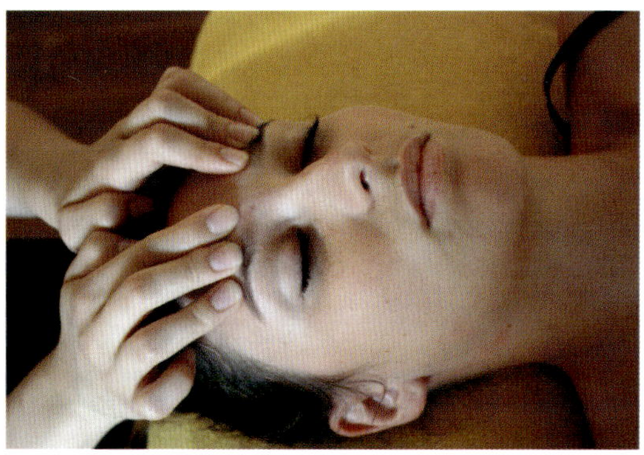

Abb. 8.14 - 21 Manuelle Techniken in Rückenlage

Äußerer Augenwinkel / Akupressur der Orbita-Außenseite

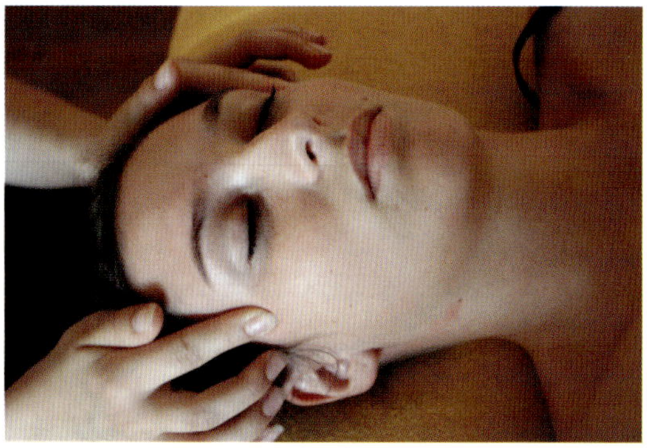

Gb 1 liegt in einer knöchernen Vertiefung an der Orbita-Außenseite auf Höhe des lateralen (äußeren) Augenwinkels.

Anwendung:
- leitet Wind und Hitze aus dem Augenbereich aus,
- bei Kopfschmerzen mit Augenbeteiligung, bei Druck hinter den Augen etc.

Jochbein- und Oberkiefer-Akupressur

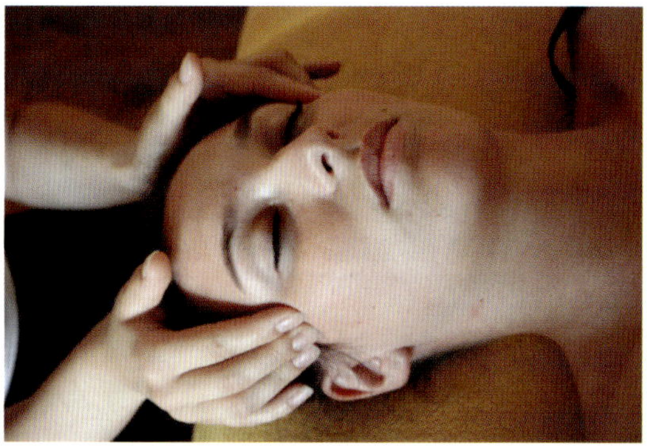

<u>Jochbein (Os zygomaticum):</u>

Prinzipiell sollte am Jochbein mit sanftem Druck gearbeitet werden.

Bild 1: Akupressur Jochbein-Oberkante

Anwendung:
- lindert Schläfenkopfschmerz,
- lindert Kiefergelenksschmerzen.

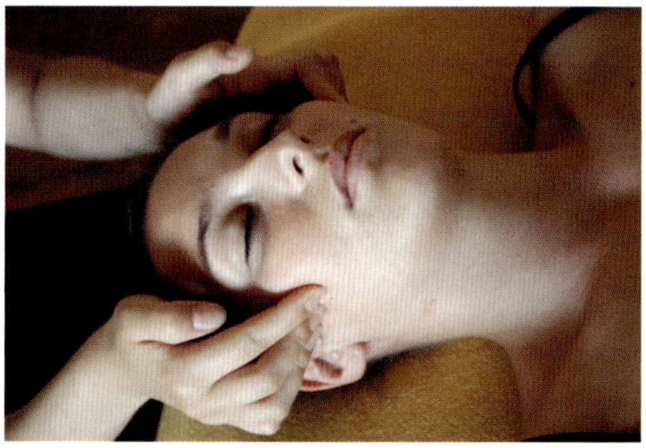

<u>Jochbein-Unterkante:</u>

Bild 2: Akupressur Jochbein-Unterkante und Oberkiefer

Anwendung:
- lindert Schmerzen im Oberkiefer, bei Zahnschmerzen und entspannt die Kieferhöhle.

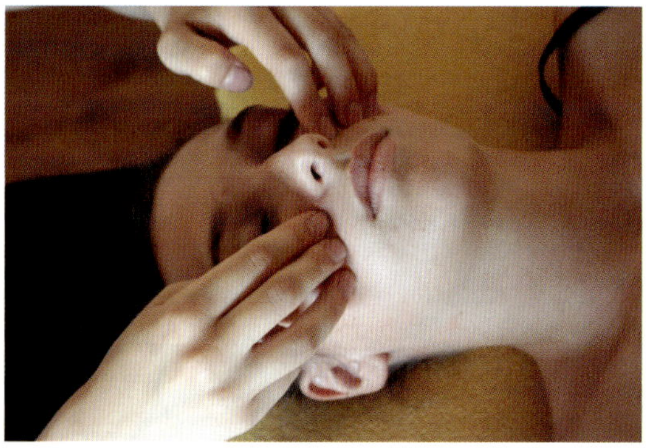

<u>Oberkiefer:</u>

Bild 3: Akupressur Oberkiefer (Maxilla)

Anwendung:
- lindert Schmerzen im Oberkiefer und entspannt die kurzen Nackenmuskeln am Hinterhaupt.

Abb. 8.14 - 22 Manuelle Techniken in Rückenlage

Meridianpunktakupressur an der Kopfseite rund um das Ohr

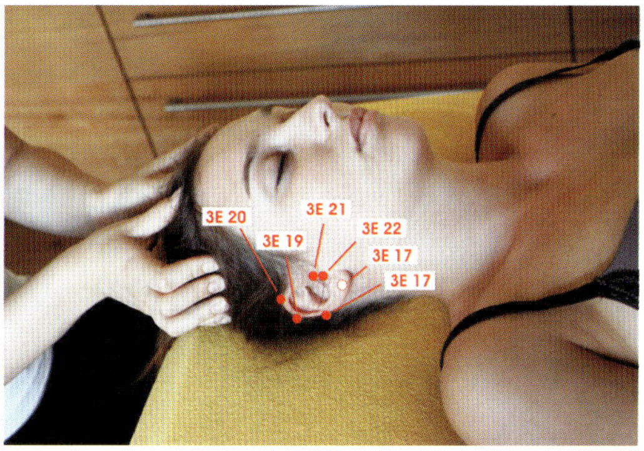

3E-Meridian:

Der erste Meridianumlauf verläuft ganz knapp um den Ohrrand herum auf der Kopfhaut und beginnt mit 3E 22 und endet mit 3E 17. 3E 17 befindet sich hinter dem Ohrläppchen in der Vertiefung bei geöffnetem Mund zwischen Mastoid und Unterkieferknochen.

Gallenblasenmeridian:

Der zweite, dritte und vierte Meridianumlauf um das Ohr gehört zum Gallenblasenmeridian.

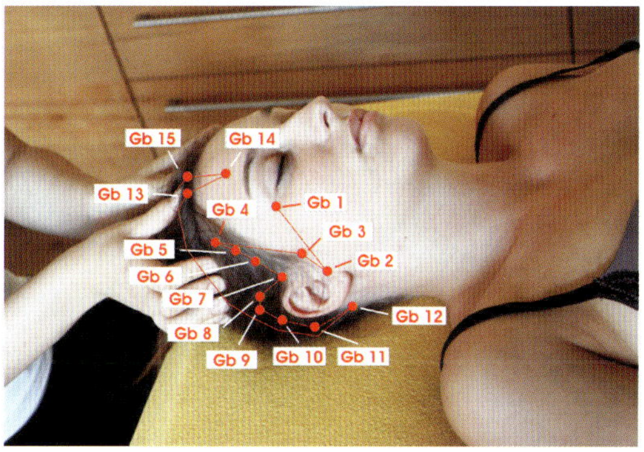

Der erste Gallenblasenumlauf verläuft mit etwas Abstand zum Ohrrand (zum 3E-Umlauf) und besteht aus den Punkten Gb 2 bis Gb 12. Die Punkte Gb 3 bis Gb 9 befinden sich im Bereich des M. temporalis, der sich von den Schläfen bis hinter den oberen Ohrbereich zieht.

Darüber befindet sich der zweite Halbkreis mit Gb 12 bis Gb 14 und schließlich der dritte Kreis ab Gb 14 oben über das obere Scheitelbein verlaufend bis Gb 20 knapp unter dem Hinterhaupt in der Vertiefung zwischen M. trapezius und M. sternocleidomastoideus gelegen (Lage von Gb 20: siehe Kapitel Schröpfen und Schröpfmassage).

Abb. 8.14 - 23 Manuelle Techniken in Rückenlage

Manuelle Techniken in Seitenlage

M. rhomboideus-Dehnung und Akupressur in Seitenlage

Der Patient befindet sich in einer stabilen Seitenlage. Hals und Kopf sollten zudem bequem gelagert sein. Der Therapeut steht seitlich am Rücken des Patienten. Die gleichseitige Hand des Behandlers greift unter den oben liegenden Oberarm der zu behandelnden Schulter, die andere greift unter den medialen Schulterblattrand. Während die Schulter durch den Behandler in eine vertikale Kreisbewegung gebracht wird, akupressiert und dehnt die Hand am Schulterblattrand den M. rhomboideus. Der Zug an der Schulter und auch der Zug am Schulterblatt nach oben können kräftig durchgeführt werden, so dass Hals und Rücken sichtbar mitkreisen.

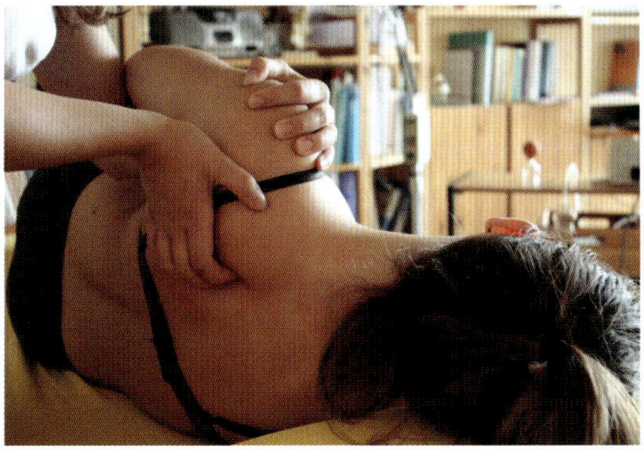

Anwendung:

- zur Entspannung und Schmerzlinderung des M. rhomboideus zwischen den Schulterblättern, evtl. mit Ausstrahlung in den Nacken,
- zur Verbesserung der Atmung.

M. supraspinatus-Dehnung und -Akupressur in Seitenlage

Wie oben beschrieben, liegt der Patient stabil und bequem in der Seitenlage und der Behandler steht am Rücken des Patienten.

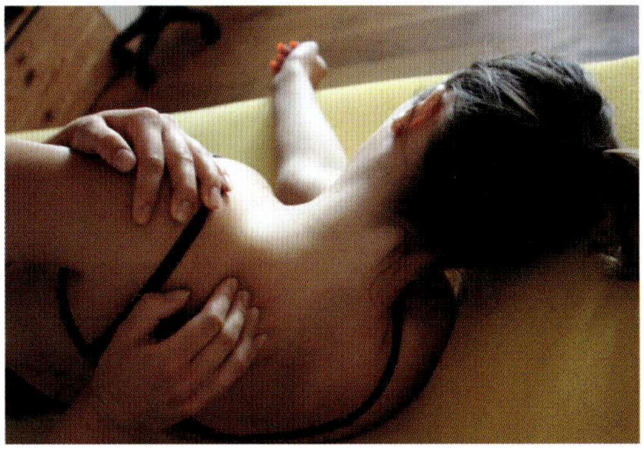

Das Kreisen der Schulter wird nun in der Horizontalen durchgeführt, während der M. supraspinatus akupressiert und gedehnt wird.

Anwendung:

- löst vom Schulterbereich kommende Nackenschmerzen,
- verbessert die Beweglichkeit in der Schulter,
- löst Druck auf das Brustbein im Herzbereich.

Abb. 8.14 - 24 Manuelle Techniken in Seitenlage

Manuelle Techniken in Bauchlage

Ganzkörperdehnung durch Zug an den Armen

Der Behandler nimmt eine stabile Ausgangsposition ein und kann zur Unterstützung des Zuges einen Unterschenkel gegen die Stirnseite der Behandlungsliege halten. Er umfasst die Handgelenke des Patienten und zieht und baut einen entsprechenden Zug auf, so dass die Dehnung sich über nahezu den gesamten Körper ausbreitet. Die Dehnung kann für ca. 1 Minute gehalten werden.

Anwendung:

- zur Entspannung und Dehnung von Schultern, Brustkorb, Wirbelsäule und Becken.

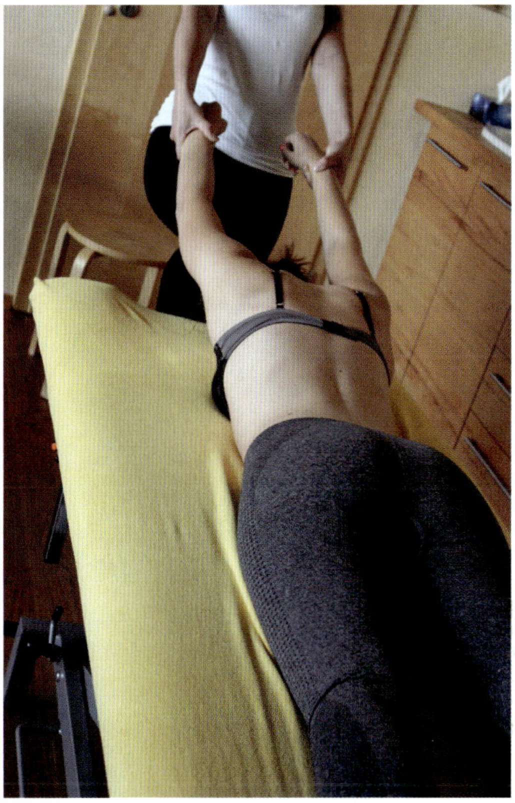

BWS-Dehnung

Der Behandler kniet mit dem zugewandten Unterschenkel neben dem Patienten auf der Behandlungsliege. Um genügend Druck auf die BWS auszuüben, beugt sich der Behandler über den Patienten, um sein Körpergewicht einzusetzen. Die Fäuste befinden sich links und rechts der Wirbelsäule, die Arme sind gestreckt. Es empfiehlt sich, die Dehnung von unten nach oben an mehreren Stellen durchzuführen und mit der Ausatmung des Patienten zu synchronisieren.

Anwendung:

- Dehnung der BWS,
- evtl. Entblockierung von Wirbeln.

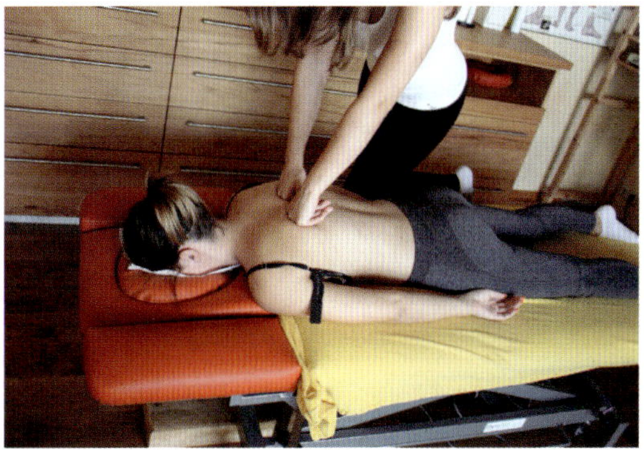

Abb. 8.14 - 25 Manuelle Techniken in Bauchlage

Gb 21-Akupressur und M. trapezius-Akupressur und -Dehnung

Beide Daumen oder andere Finger werden auf dem absteigenden M. trapezius auf den Akupressurpunkt Gb 21 aufgelegt. Dort wird mit einer oder mehreren Techniken akupressiert. Die druckdolenten Punkte am M. trapezius können zuvor ertastet werden. Oftmals sind es mindestens eine, aber auch zwei oder drei Stellen, die behandlungsbedürftig sind, wobei der Gb 21-Punkt meist dazugehört. Die Spannung im Muskel sollte anschließend spürbar geringer sein, bzw. die Druckdolenz deutlich abgenommen haben.

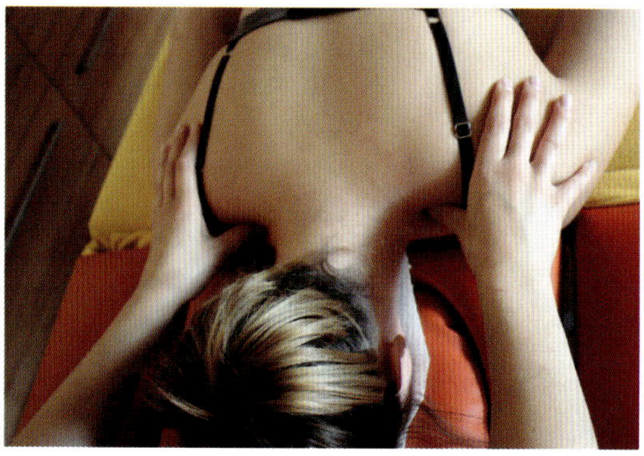

Anwendung:

- zur Entspannung des M. trapezius,
- zum Lösen von Hartspann im M. trapezius,
- zur Aktivierung von Gb 21: macht die Leitbahn durchgängig, beseitigt Knoten, häufig Triggerpunkt der Schulterregion, senkt Qi nach unten ab, reguliert den Qi-Fluss.

M. rhomboideus-Akupressur und -Dehnung

Der M. rhomboideus verläuft zwischen Dornfortsatz und Schulterblattinnenrand. Meist sind die Stellen am Schulterblattinnenrand besonders druckdolent. Der Behandler kann von kopfwärts des Patienten aus beide Seiten behandeln oder von einer Seite aus die gegenüberliegende. Akupressur und Dehnung helfen, die Druckdolenz und die Verspannungen zu lösen.

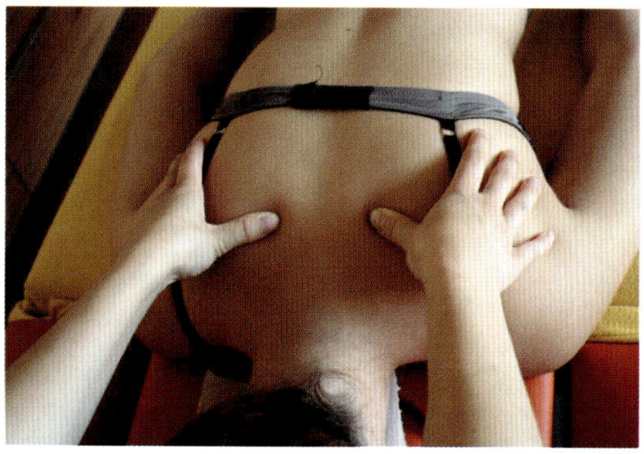

Anwendung:

- zur Entspannung und Schmerzlinderung des M. rhomboideus zwischen den Schulterblättern, evtl. mit Ausstrahlung in den Nacken,
- zur Verbesserung der Atmung.

Abb. 8.14 - 26 Manuelle Techniken in Bauchlage

M. supraspinatus-Akupressur und -Dehnung am oberen Schulterblatt

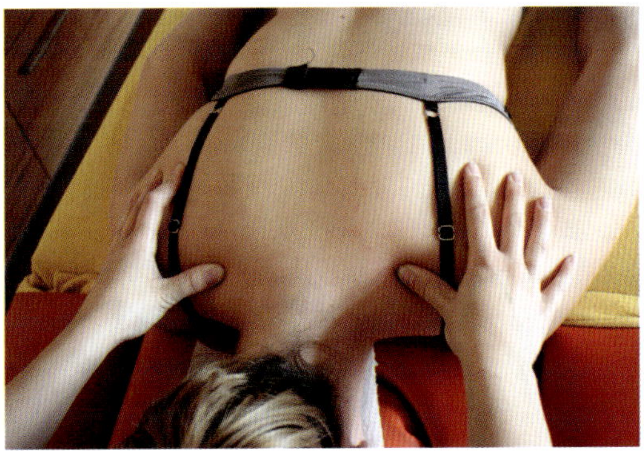

Beide Daumen oder auch andere Finger werden auf dem M. supraspinatus (am oberen Schulterblattbereich befindlich) aufgelegt. Dort wird mit einer oder mehreren Techniken akupressiert. Die Spannung im Muskel sollte anschließend spürbar geringer sein bzw. die Druckdolenz deutlich abgenommen haben. Es empfiehlt sich, mehrere Stellen auf Druckempfindlichkeit zu untersuchen und diese zu behandeln.

Anwendung:
- zur Entspannung des M. supraspinatus,
- zum Lösen von Hartspann im M. supraspinatus.

Nackenmassage / Nackenknetungen

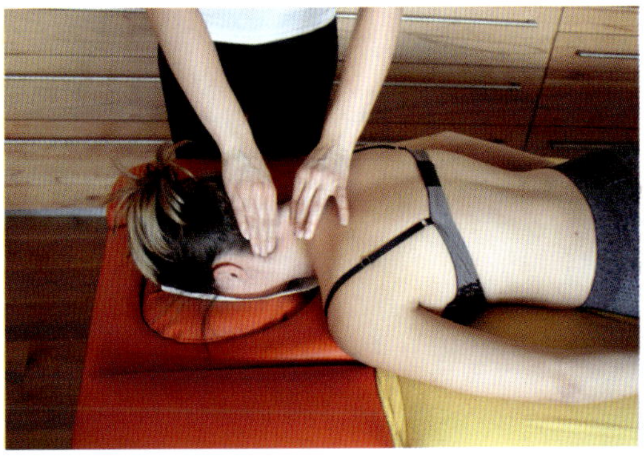

Mit den Fingerkuppen werden die Nackenmuskeln paravertebral und seitlich massiert und gestrichen. Der Kopf des Patienten sollte gut gelagert sein, so dass keine Anspannung im Nackenbereich oder eine zu starke Überstreckung in der HWS erfolgt.

Anwendung:
- zur Entspannung aller seitlicher Nackenmuskeln,
- zum Lösen von Hartspann in den Nackenmuskeln.

Hinterhauptslinie- (Okzipitalrand) und Protuberantia-Akupressur

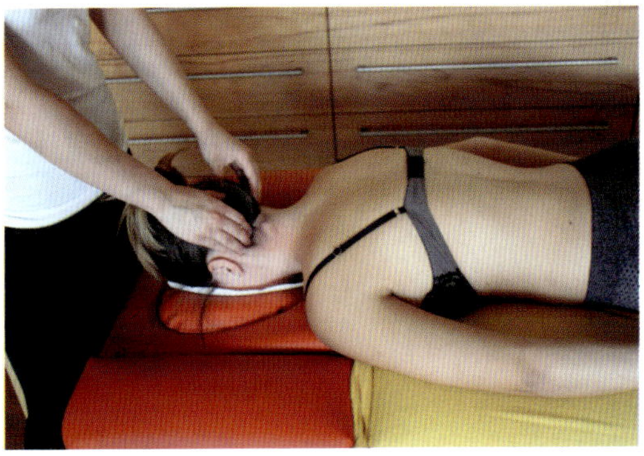

Anwendung:
- löst Verspannungen im oberen Nackenbereich und am Hinterkopf, vor allem der kurzen Nackenmuskeln,
- löst Ausstrahlungsschmerz in den Hinterkopf und evtl. bis zu Stirn, Augen, Oberkiefer und Schläfen,
- bei Sehstörungen und Schwindel,
- verbessert die Beweglichkeit des Kopfgelenks.

Abb. 8.14 - 27 Manuelle Techniken in Bauchlage

Schulterblatt-Akupressur

Die folgende Bildreihe zeigt einen Akupressurumlauf auf den Knochenrändern und der Schulterblattgräte (dies ist der prominente Knochen im oberen Bereich des Schulterblattes). Alle wichtigen (druckdolenten) Stellen am Schulterblatt können so gefunden und behandelt werden.

Schulterblattgräte (Spina scapulae)

Diese prominente Knochengräte wird sowohl von kranial als auch von caudal akupressiert. Der Therapeut kann je nach Position (kopfwärts des Patienten oder neben der Liege in Höhe der Taille des Patienten stehend) mit den Fingerkuppen akupressieren.

Anwendung:
- zur Schmerzlösung bei ausstrahlenden Schmerzen auf Schulterhöhe,
- entspannend auf M. supraspinatus,
- entspannend auf M. infraspinatus.

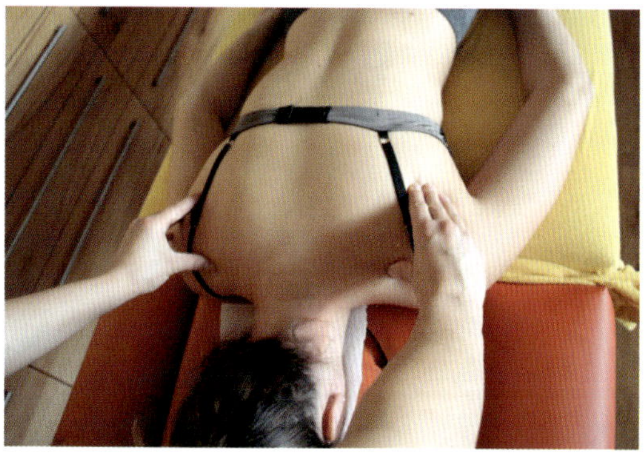

Oberer-Schulterblattwinkel (Angulus superior)

An dieser Stelle befindet sich der Muskelansatz des M. levator scapulae, der zu den oberen Halswirbeln zieht.

Anwendung:
- Verspannungen und Schmerzen im Nacken,
- Verkürzung des M. levator scapulae,
- löst Schmerzen im Schultergürtel.

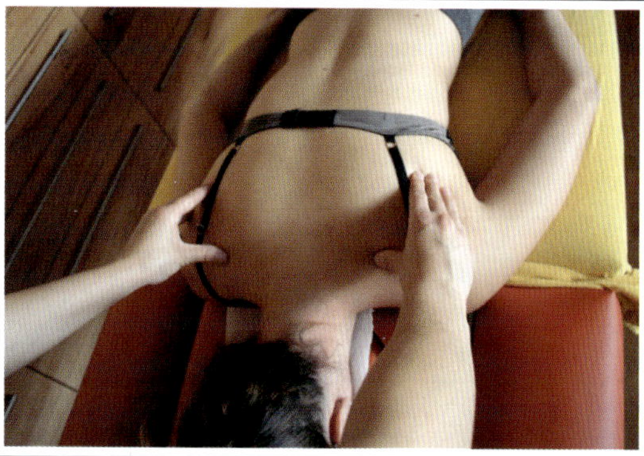

Schulterblatt-Innenrand (Margo medialis)

Der Schulterblatt-Innenrand kann ebenfalls von beiden Richtungen behandelt werden, also von medial (wirbelsäulenseitig) und lateral (von außen). Der Behandler wählt dazu eine geeignete Position zum Patienten aus, so dass u.a. die Fingergelenke nicht unnötig belastet werden müssen. Es können ein Schulterblatt oder beide Schulterblätter gleichzeitig behandelt werden (siehe auch oben unter M. rhomboideus-Akupressur).

Anwendung:
- bei Verspannungen und Schmerzen vom Schulterblattrand bis in den Nacken.

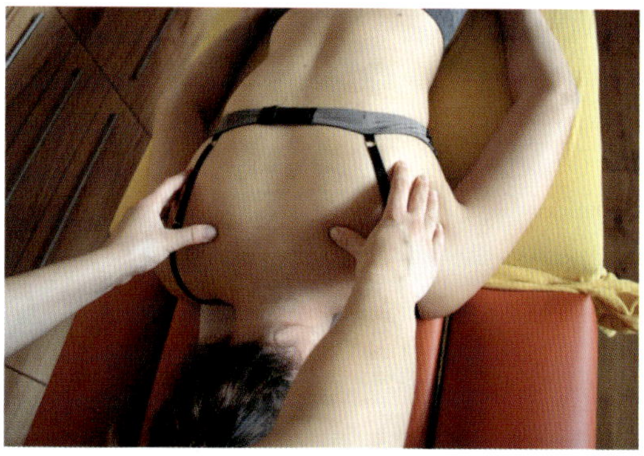

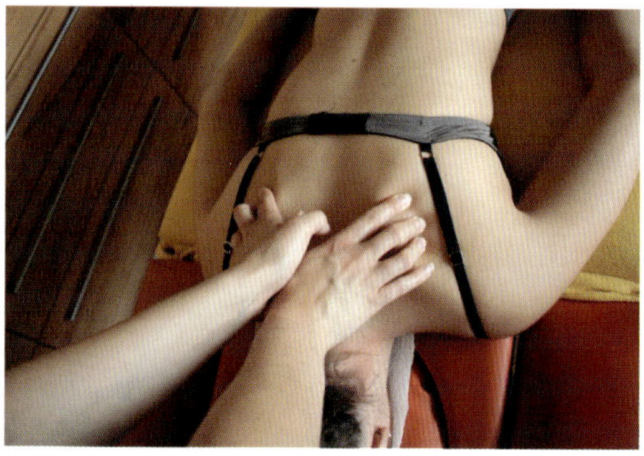

Abb. 8.14 - 28 Manuelle Techniken in Bauchlage

Gb 21-Akupressur und M. trapezius-Akupressur und -Dehnung mit Armzug oder passivem Schulterkreisen
Der Behandler kniet dabei mit dem zugewandten Bein auf der Liege und führt am Patientenarm einen Zug oder auch einen kreisenden Zug aus (die Schulter kreist vertikal). Der Patientenarm kann am Oberarm gehalten werden oder der Behandlerunterarm hakt sich unter dem Ellbogengelenk des Patienten ein – während sein Unterarm zwischen Behandleroberarm und Behandlerkörper eingeklemmt ist –, so dass der Zug am Arm mehr nach oben erfolgen kann. Dies erfordert allerdings eine gute Beweglichkeit im Schultergelenk des Patienten!

Anwendung:
- Entspannung des M. trapezius,
- Lösen von Verspannungen und druckdolenten Stellen.

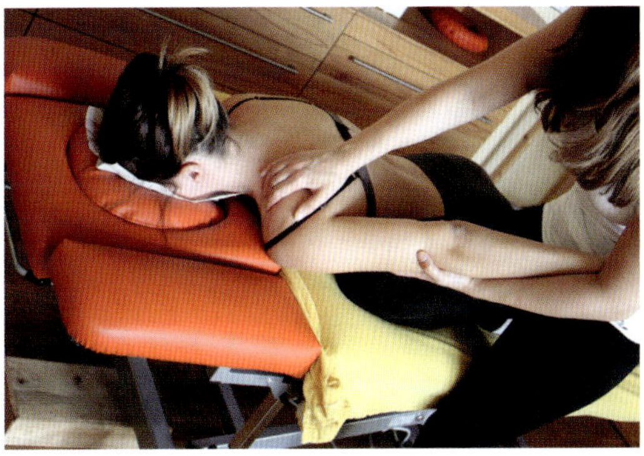

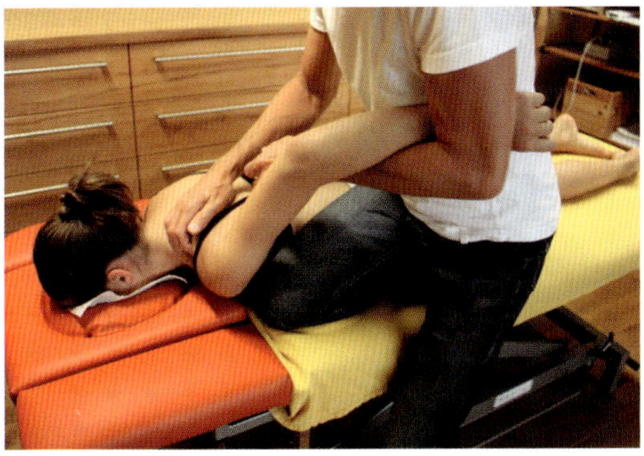

M. trapezius-Kneifen mit Armzug oder passivem Schulterkreisen
Wie oben beschrieben, nur dass der Trapezmuskelbauch dabei gekniffen wird.

Anwendung:
- Entspannung des M. trapezius,
- Lösen von Verspannungen und druckdolenten Stellen.

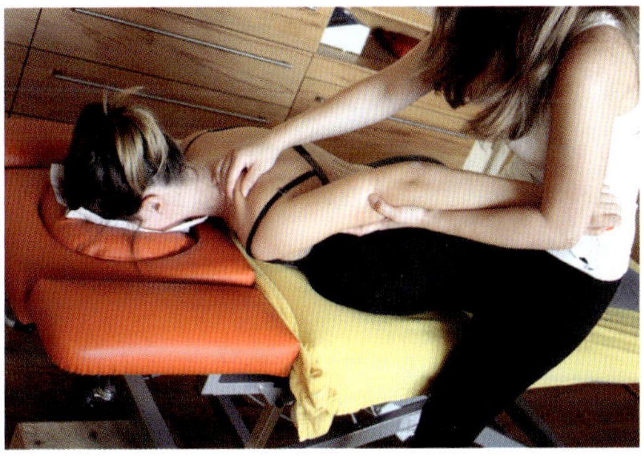

M. supraspinatus-Akupressur und -Dehnung mit Armzug oder passivem Schulterkreisen
Wie oben beschrieben, nur dass der M. supraspinatus akupressiert wird.

Anwendung:
- Entspannung des M. supraspinatus,
- Lösen von Verspannungen und druckdolenten Stellen.

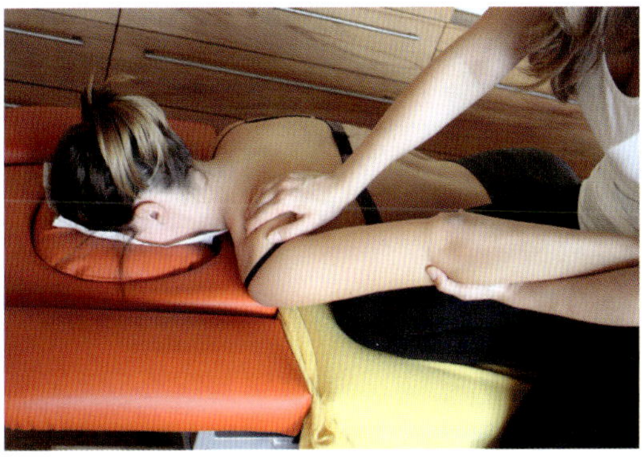

Abb. 8.14 - 29 Manuelle Techniken in Bauchlage

Schultergürtelakupressur und -massage mit Armzug oder passivem Schulterkreisen

Wie oben beschrieben, nur dass der Schultergürtel massiert und/oder akupressiert wird. Hierbei können Sehnenansätze und Triggerpunkte im vorderen Schulterbereich, am Brustmuskel u.a. mitbehandelt werden.

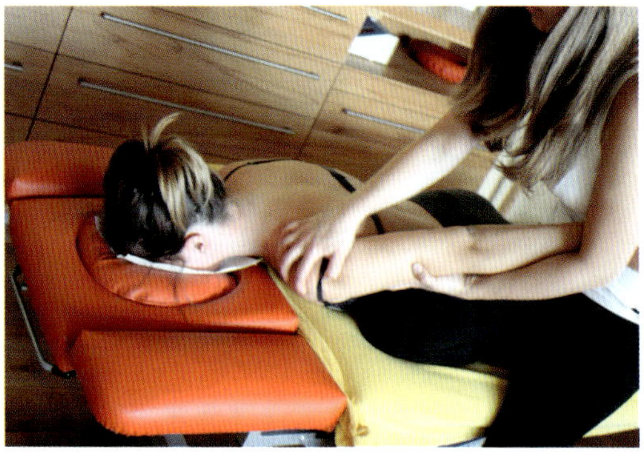

Anwendung:

- Entspannung der Schulter- und Brustmuskeln,
- Lösen von Verspannungen und druckdolenten Stellen.

Nackenmassage mit Armzug oder passivem Schulterkreisen

Wie oben beschrieben, nur dass der Nacken massiert und/oder akupressiert wird.

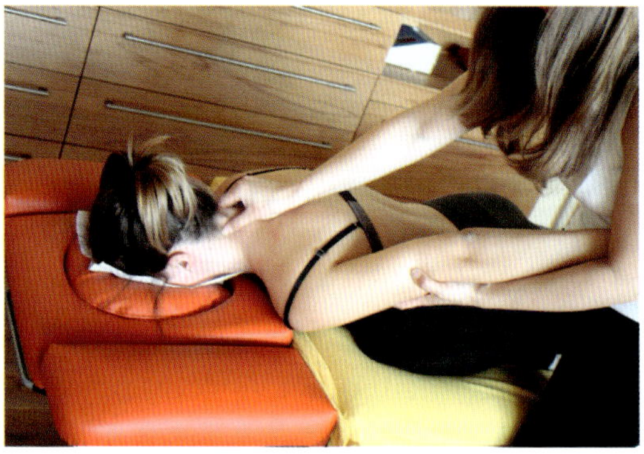

Anwendung:

- Entspannung der Nackenmuskulatur,
- Lösen druckdolenter Stellen.

M. latissimus-Massage und -Kneifen

Bei Überkopflagerung eines Armes wird der gleichseitige M. latissimus massiert bzw. gekniffen.

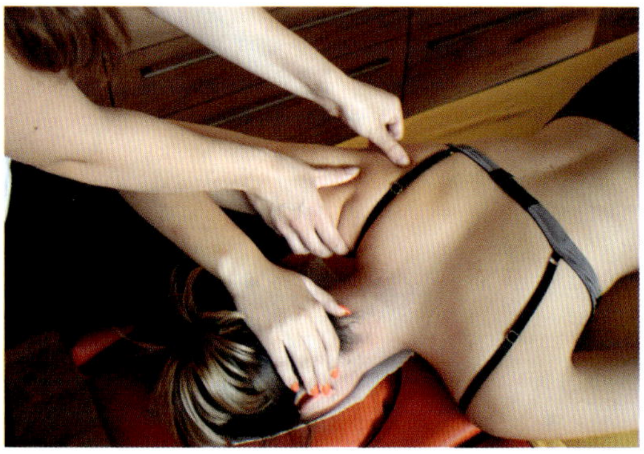

Anwendung:

- Entspannt den M. latissimus,
- Lösen druckdolenter Stellen.

Abb. 8.14 - 30 Abb. 8.14-4 Manuelle Techniken in Bauchlage

Manuelle Techniken im Sitzen zur Dehnung und Mobilisation

Dehnung der HWS, der oberen BWS und des M. trapezius im Sitzen

Der Behandler steht hinter dem sitzenden Patienten und fixiert seine Handballen links und rechts unter dem Mastoid und Hinterhaupt. Die Unterarme liegen auf den Schultern des Patienten. Die Dehnung erfolgt, indem die Unterarme nach unten und die Hände nach oben gedrückt werden. Die Dehnung kann eine halbe bis eine Minute gehalten werden. Der Behandler sollte eine bequeme und rückengerechte Haltung und einen sicheren Stand einnehmen.

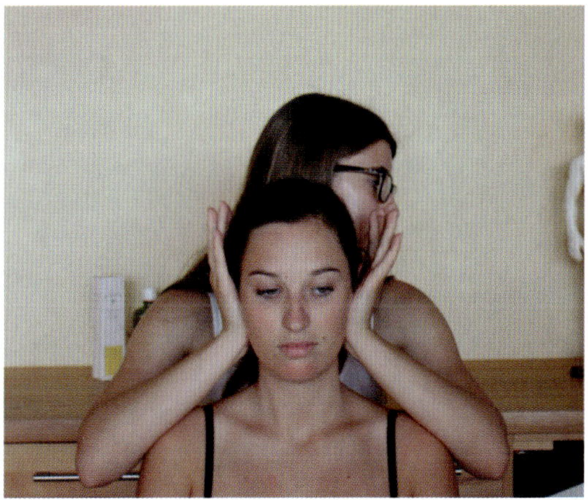

Anwendung:

- Entspannung und Dehnung des gesamten Bereichs der HWS und oberen BWS und des M. trapezius.

BWS-Dehnung / BWS-Traktion durch Anheben des Patienten

Der Patient sitzt und verschränkt seine Arme so, dass beide Hände auf den gegenüberliegenden Schultern aufliegen.

Der Behandler geht in die Knie, umfasst den Patienten, indem er mit den Händen an den jeweils gegengleichen Ellbogen greift (rechte Hand des Behandlers umfasst den linken Ellbogen). Nun wird der Patient mit seinem Rücken gegen den Bauch- und Brustkorbbereich des Behandlers gepresst, so dass der Patient beim anschließenden Anheben nicht abgleitet. Die Dehnung kann ca. 15 bis 30 Sekunden gehalten werden. Auf eine gute und stabile Position und Haltung des Behandlers ist zu achten.

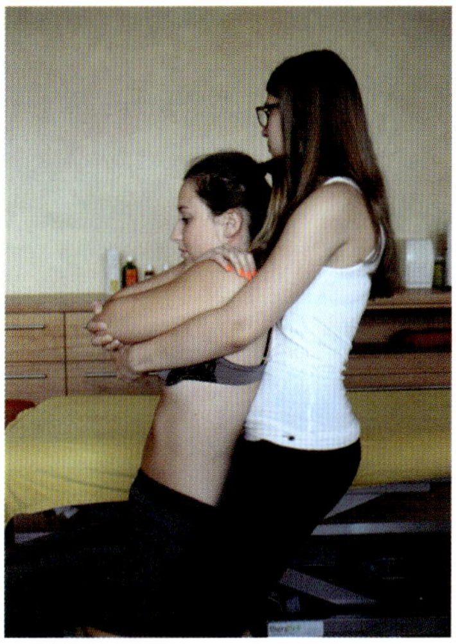

Anwendung:

- Dehnung und Traktion der BWS und LWS,
- evtl. Entblockierung von Wirbeln.

Abb. 8.14 - 31 Manuelle Techniken im Sitzen

BWS-Dehnung / BWS-Traktion mit Armhebel

Diese Übung stellt eine weitere Möglichkeit dar, die BWS zu dehnen, jedoch ohne den Patienten anzuheben.

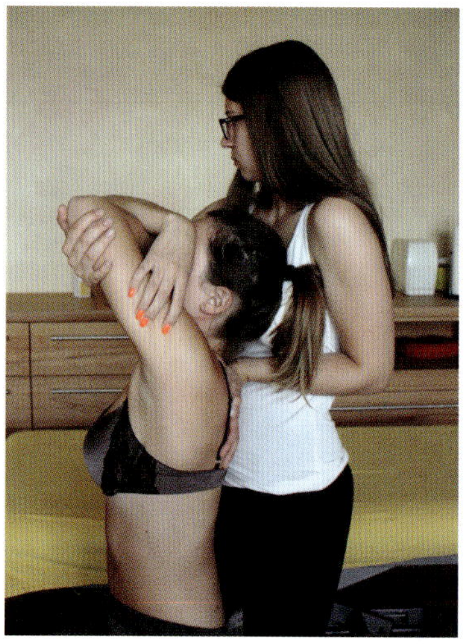

Der sitzende Patient verschränkt seine Arme in Stirnhöhe so, dass die Hände auf den Oberarmen aufliegen. Die eine Hand des Behandlers greift unter die Ellbogen und hält sich am gegengleichen Ellbogen fest, die andere Hand drückt mit dem Handballen gegen die BWS in Höhe und zwischen den Schulterblättern. Die Dehnung erfolgt, indem die obere Hand die Arme nach hinten oben zieht und die andere Hand die BWS nach vorne drückt.
Die Dehnung kann 15 bis 30 Sekunden gehalten werden bzw. mit der Atmung des Patienten synchronisiert werden.

Anwendung:

- Dehnung und Traktion der BWS,
- evtl. Entblockierung von Wirbeln.

M. trapezius- und Schulter-Mobilisation

Während der Behandler die Triggerpunkte des absteigenden M. trapezius drückt, kreist der Patient die gleichseitige Schulter rückwärts (nach vorne-oben-hinten-unten). Der Behandler unterstützt mit seiner anderen Hand die Kreisbewegung am Oberarm des Patienten.

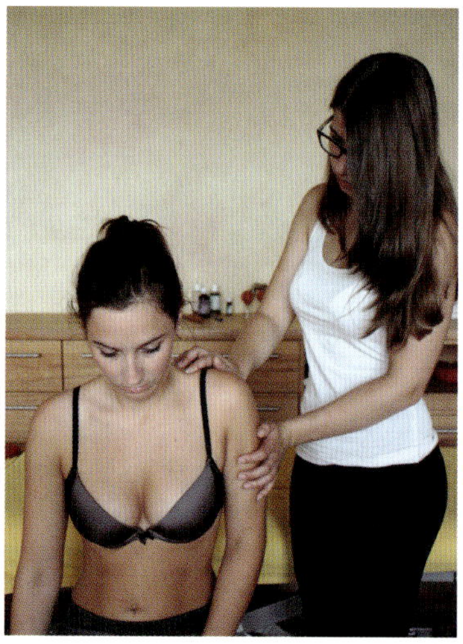

Anwendung:

- zur Entspannung des M. trapezius-Bereichs,
- zur Verbesserung der Schulterbeweglichkeit und der Haltung der Schulter.

Brustmuskel-Schulter-Mobilisation

Während der Behandler die Triggerpunkte z.B. an der Brustmuskulatur mit den Fingern einer Hand drückt, kreist der Patient die gleichseitige Schulter rückwärts (nach vorne-oben-hinten-unten). Der Behandler unterstützt mit seiner anderen Hand die Kreisbewegung am Oberarm des Patienten.

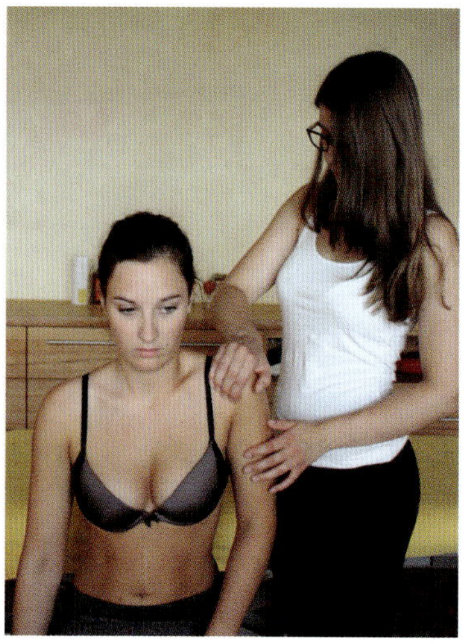

Anwendung:

- zur Entspannung des Brustmuskels,
- zur Verbesserung der Schulterbeweglichkeit und Haltung der Schulter.

Abb. 8.14 - 32 Manuelle Techniken im Sitzen

Schulter- und BWS-Dehnung
Der Behandler steht hinter dem sitzenden Patienten. Der zu dehnende Arm wird nach oben geführt und dort nach hinten gezogen, während die andere Hand des Behandlers die andere Schulter stabilisiert. Die Dehnung der BWS kann noch unterstützt werden, indem ein Knie des Behandlers auf Höhe der BWS neben der Wirbelsäule als Widerlager dient (siehe zweites Bild). Die Dehnung sollte ca. eine halbe Minute erfolgen.

Anwendung:
- zur Verbesserung der Schulterbeweglichkeit und Schulterhaltung,
- zur Verbesserung der BWS-Beweglichkeit und somit einer aufrechten Körperhaltung und Brustatmung.

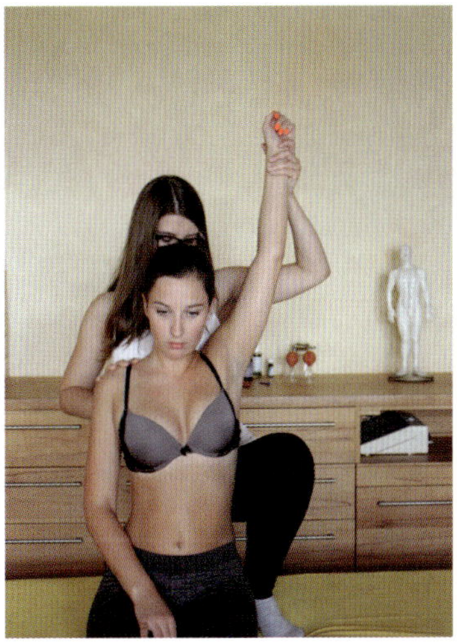

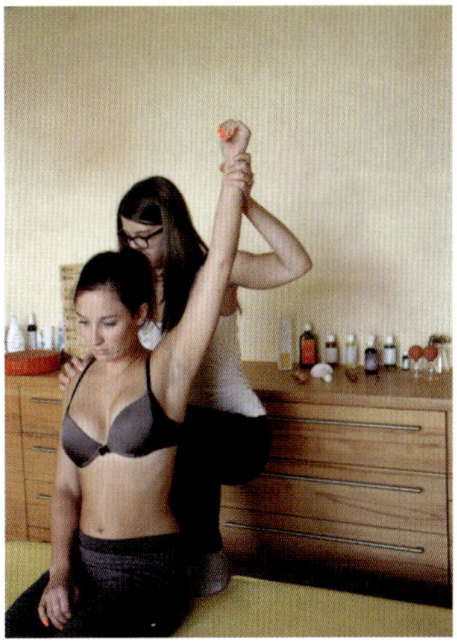

Brustmuskel- und BWS-Dehnung
Der Behandler unterstützt mit seinem Knie, welches sich neben der BWS auf der Dehnseite befindet, die BWS-Dehnung.

Bei der Brustmuskel-Dehnung wird der zu dehnende Arm in einem Winkelbereich von ca. 90 bis 135 Grad nach hinten geführt. Es empfiehlt sich, zumindest in zwei Positionen je ca. eine halbe Minute zu dehnen. So kann beispielsweise bei 90 Grad (waagerechter Arm) und bei 135 Grad, was in etwa dem Armwinkel im Bild entspricht, gedehnt werden.

Anwendung:
- zur Entspannung des Brustmuskels,
- zur Verbesserung der Beweglichkeit des Schultergelenks,
- zur Verbesserung der BWS-Beweglichkeit und somit einer aufrechten Körperhaltung und Brustatmung.

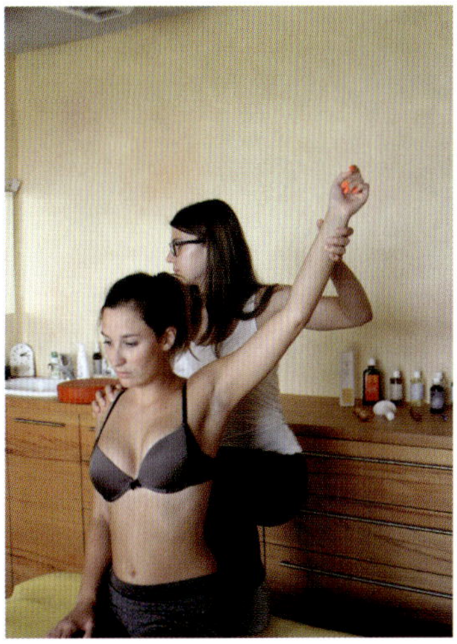

Abb. 8.14 - 33 Manuelle Techniken im Sitzen

HWS-Mobilisation bei passivem Kopfkreisen durch den Behandler

Unterarm und Hand des Behandlers werden möglichst großflächig an den Kopf oben und seitlich angelegt, so dass ein sicheres, geborgenes Gefühl für den Patienten entsteht.

Der andere Arm des Behandlers kann während des Kopfkreisens gleichzeitig Muskeln an Nacken und M. trapezius bearbeiten oder, wie im Bild gezeigt, mit dem Unterarm oder auch mit dem Ellbogen den M. trapezius dehnen, bzw. dem Patienten zusätzlich Halt geben.

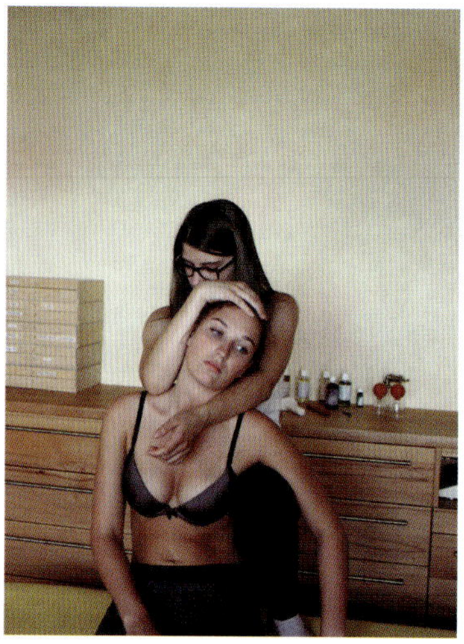

Anwendung:

- zur Mobilisation der HWS,
- zur Entspannung von Hals- und Nackenmuskeln,
- als "Loslass"- oder "Fallenlassen"-Übung im Kopf- und Nackenbereich.

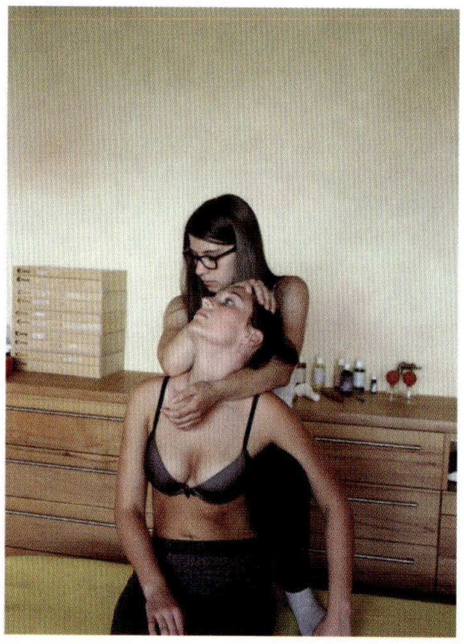

Bild 1: WS-Mobilisation bei passivem Kopfkreisen durch den Behandler, hier über die Seitneigung.

Bild 2: HWS-Mobilisation bei passivem Kopfkreisen durch den Behandler, hier über die Überstreckung.

Abb. 8.14 - 34 Manuelle Techniken im Sitzen

Wirbelkorrektur nach der Dorn-Methode

Die Dorn-Methode wurde bereits im Kapitel „Gesunde Bewegung – Selbstkorrekturübungen mit der Dorn-Methode" erläutert.
Im Rahmen des Buches können nicht alle Dorn-Techniken beschrieben werden, da eine ausführliche Dorn-Behandlung sehr umfangreich ist und die Korrektur von Beinen, Hüften, Kreuzbein, LWS, BWS, HWS, Kiefer, Schultern, Ellbogen, Hand- und Fingergelenken beinhalten kann.
Ob Wirbel behandelt werden müssen, wird über das Tasten neben und an den Dornfortsätzen herausgefunden. So wird bspw. ein nach links gedrehter Dornfortsatz mit Hilfe eines Drucks auf den Dornfortsatz von links nach rechts bei gleichzeitiger Eigenbewegung durch den Patienten korrigiert.

Folgende Techniken für die obere BWS und HWS haben sich bestens bewährt:

Wirbeltasten und -korrektur der oberen BW und des HW 7

Doppeldaumentasten und -kompression auf den zu korrigierenden Wirbel:
Zum Tasten werden beide Daumen direkt neben und an den Dornfortsätzen ab ca. der Unterkante der Schulterblätter (HW 7), mindestens jedoch ab BW 3 bis zur oberen BWS verwendet. Entweder wird mit Druck in die Tiefe von oben nach unten oder von unten nach oben abgetastet/abgeglitten. Dort, wo Verschiebungen oder Verhärtungen zu spüren sind, wird genauer untersucht und ggf. sofort therapiert.

Überprüfung und Korrektur erfolgen von unten nach oben, d.h. der darunterliegende Wirbel wird immer zuerst korrigiert.

Bild 1: Doppeldaumentasten und -korrektur 3. BW
Bild 2: Doppeldaumentasten und -korrektur 2. BW
Bild 3: Doppeldaumentasten und -korrektur 1. BW
Bild 4: Doppeldaumentasten und -korrektur 7. HW

Eine einfache Möglichkeit der Korrektur eines Wirbels besteht darin, den Wirbel von beiden Seiten mit den Daumen zu komprimieren. Bei der Eigenbewegung des Patienten (in Höhe der BWS wird dies durch die Pendelbewegung der Arme nach vorne und hinten erzeugt, an der oberen HWS durch die Kopfbewegung nach links und rechts) kann erspürt werden, ob ein Wirbel beweglich oder blockiert ist. Im Falle einer Blockierung kann sich diese durch die Eigenbewegung des Patienten und das Festhalten des Dornfortsatzes oder auch manipulative unterstützende, oder auch gegenseitige Bewegungen bereits lösen.

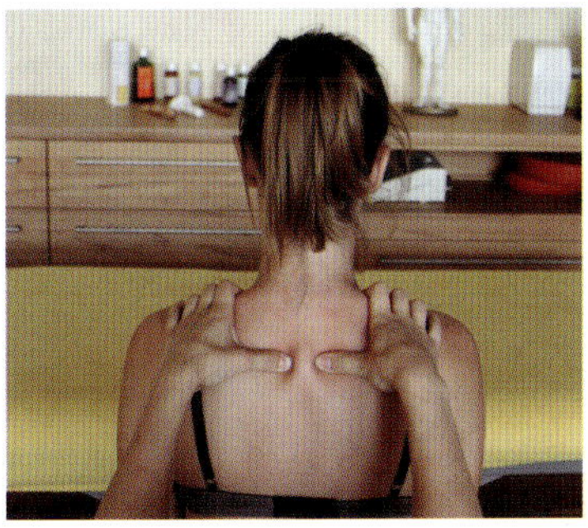

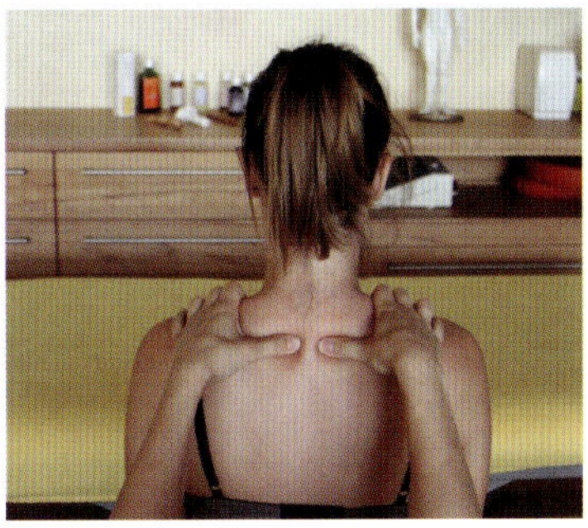

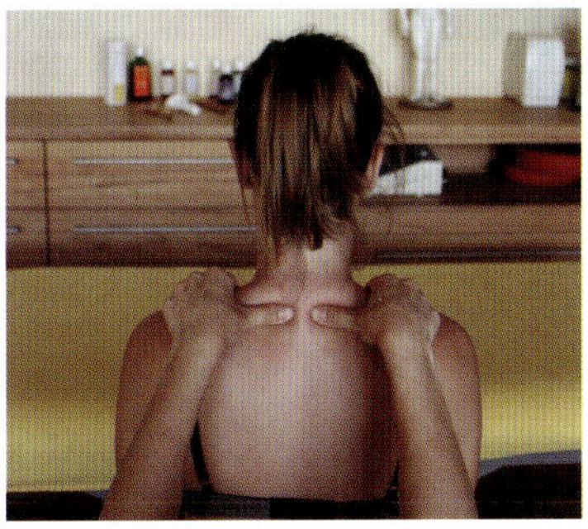

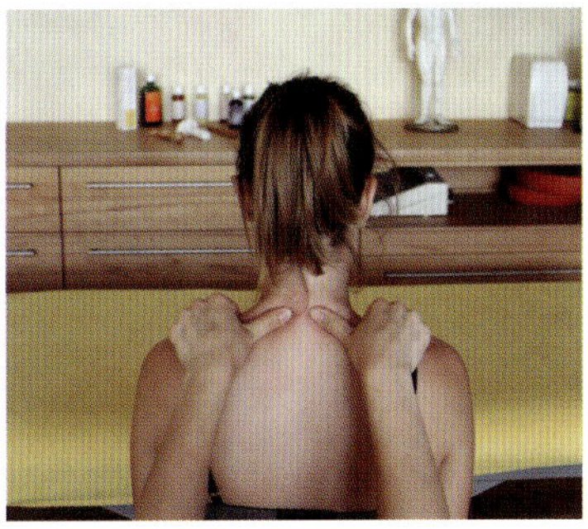

Abb. 8.14 - 35 Wirbelkorrekturen mit Hilfe der Dorn-Methode bei sitzendem Patienten

Wirbeltasten und -korrektur der HW 6 bis HW 1

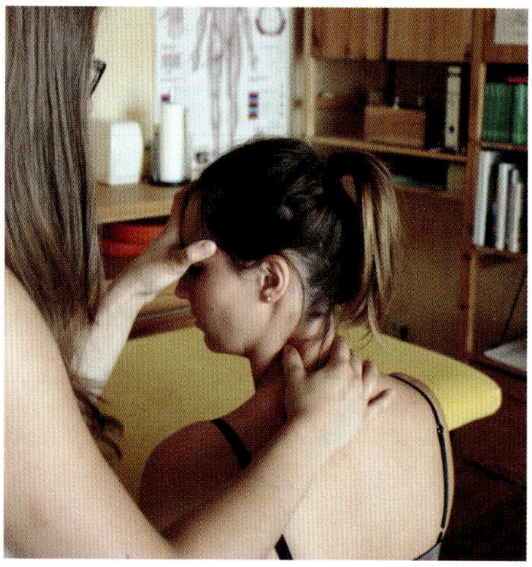

An den Halswirbeln HW 6 bis HW 1 wird über den seitlichen Druck auf die Querfortsätze (nicht am Hals, Achtung: Blutgefäße!) korrigiert. Die Korrektur beginnt an HW 6 und endet an HW 1.

Der Patient (oder der Therapeut) bewegt den Kopf kontinuierlich nach links und rechts, während der Wirbel korrigiert wird.
An den unteren HW empfiehlt es sich, zusätzlich zur Kopfbewegung noch die Arme zu pendeln.

Bild 1: HW-Korrektur über Daumendruck auf Querfortsatz nach rechts, während der Kopf von links nach rechts pendelt, hier: Kopf bei der Linksdrehung.

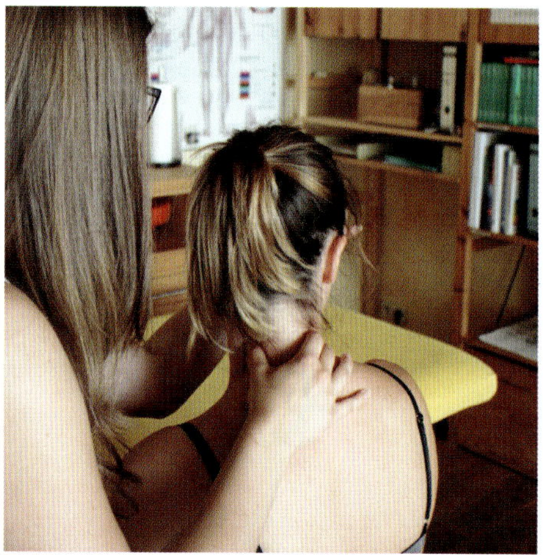

Bild 2: HW-Korrektur über Daumendruck auf Querfortsatz nach rechts, während der Kopf von links nach rechts pendelt, hier: Kopf bei der Rechtsdrehung.

Abb. 8.14 - 36 Wirbelkorrekturen mit Hilfe der Dorn-Methode bei sitzendem Patienten

Selbstkorrektur nach der Dorn-Methode

(Siehe auch Kapitel „Gesunde Bewegung – Selbstkorrekturen mit der Dorn-Methode")
Oftmals ist es notwendig, Patienten zuhause die Problemstellen weitertherapieren zu lassen. Im oberen Bereich der Wirbelsäule können folgende Selbstkorrekturen durchgeführt werden:

Korrektur der oberen BW und des HW 7
Das erste Bild zeigt eine Möglichkeit, den HW 7 zu korrigieren, indem mit der einen Hand mit Daumen und Zeigefinger der Wirbel fixiert und mit dem anderen Arm die Pendelbewegung durchführt wird.

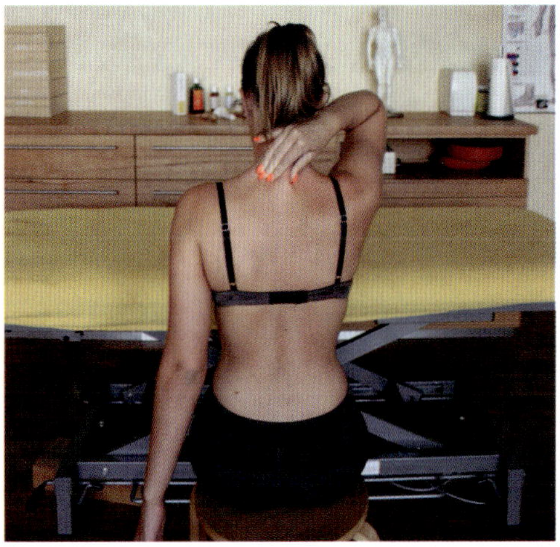

Korrektur der HW 6 bis HW 1
Der Patient drückt bei nach rechts verschobenem Wirbel auf den rechten Querfortsatz des Wirbels (schiebt ihn nach links), während der Kopf eine "Nein"-Pendelbewegung durchführt.

Auch Muskelverhärtungen können mit der Methode gelöst werden, indem möglichst exakt die Verhärtungsstelle akupressiert wird (Dauerdruck) und der Kopf die "Nein"-Pendelbewegung durchführt.

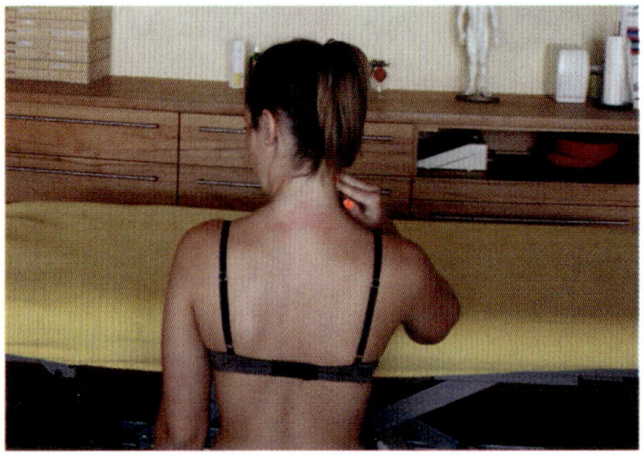

Bild 1: Selbstkorrektur nach Dorn an der oberen HWS, Korrektur des Wirbels nach links bei "Nein"-Kopfbewegung, hier: Kopf links

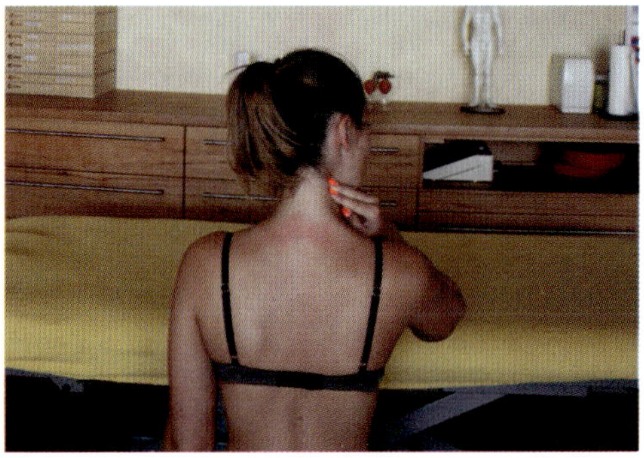

Bild 2: Selbstkorrektur nach Dorn an der oberen HWS, Korrektur des Wirbels nach links bei "Nein"-Kopfbewegung, hier: Kopf rechts

Abb. 8.14 - 37 Wirbelkorrekturen mit Hilfe der Dorn-Methode bei sitzendem Patienten

Weitere Manuelle Techniken

Fast alle Lymphdrainagetechniken, die im Kapitel „Manuelle Selbstbehandlung zur Entspannung von Kopf und Nacken" beschrieben wurden, können – mit stärkerem Druck ausgeübt – bspw. zur Hautverschiebung bzw. zur Massage eingesetzt werden. Allerdings ist immer zu entscheiden, ob eine Lymphbehandlung oder eine Massage im Vordergrund stehen sollte, denn nach einer höheren Druckausübung auf das Gewebe, wie das bei einer Massage oder Akupresssur der Fall ist, erzielt eine darauffolgende Lymphdrainage nicht die gewünschte Wirkung. Aus diesem Grund ist eine Lymphdrainage erst nach mehreren Stunden wieder sinnvoll.

Hilfsmittel bei der Manuellen Therapie

Die meisten hier im Buch vorgestellten Techniken der Manuellen Therapie können ohne Hilfsmittel, Öle und Salben durchgeführt werden. Dennoch vereinfachen und beschleunigen einige Hilfsmittel den Erfolg. Hier sollen nur einige Beispiele Erwähnung finden:

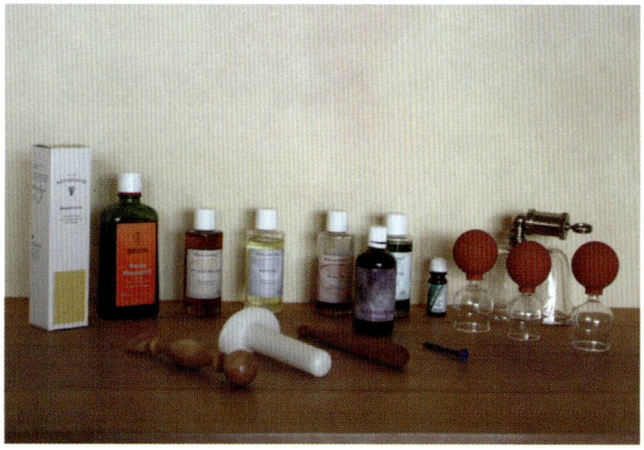

Abb. 8.14 - 38 Hilfsmittel bei der Manuellen Therapie

Öle und Salben:
Je nach den Problemen des Patienten können Arnika-Öl, Johanniskraut-Öl, ätherische Öl- und Salbenkompositionen, die sich körperlich oder auch seelisch entspannend auswirken, die Behandlung unterstützen.

Technische Hilfsmittel
An manchen Stellen ist selbst die Fingerbeere des kleinen Fingers zu dick oder es reicht einfach die Kraft nicht aus, um sich über längere Zeit tief ins Gewebe einzuarbeiten. Hier haben sich Massagestab, Akupressur-Löffel und auch ein Schieber (für Kreuzbein- und Wirbelkorrekturen) bestens bewährt. Bei Gleit-Schlupfwirbeln, die immer wieder dazu tendieren bauchwärts zu gleiten, haben sich Schröpfglocken, die über dem entsprechenden Wirbel angesetzt werden, hilfreich gezeigt.

8.15 AKUPUNKTUR-KONZEPTE

Im Folgenden werden die Ohrakupunktur (auch Aurikulotherapie bzw. Aurikulomedizin genannt) und die TCM zuerst einzeln vorgestellt und anschließend für ein ganzheitliches Behandlungskonzept zusammengefasst, da beide Therapien für die Behandlung von Kopfschmerzen und Migräne einander ergänzen bzw. die Erkenntnisse der TCM auch größtenteils auf die Aurikulotherapie übertragen werden können. Zusätzlich werden hierbei homöopathische Komplexmittel den einzelnen Kopfschmerzarten zugeordnet, die ebenfalls ergänzend oder auch ohne Akupunkturbehandlung eingesetzt werden können. Zur Vorbeugung von Kopfschmerzen und Migräne bietet sich außerdem die einfach durchzuführende VanMann-Akupunktur an, welche am Ende des Kapitels beschrieben wird.

8.15.1 OHRAKUPUNKTUR (AURIKULOTHERAPIE/ AURIKULOMEDIZIN) UND DEREN BEHANDLUNGSKONZEPTE BEI TRIGEMINUSNEURALGIE, KOPFSCHMERZEN UND MIGRÄNE

Zur Behandlung von unterschiedlichsten Kopfschmerzformen hat sich die Ohrakupunktur bestens bewährt. Dabei ist zu erwähnen, dass es mehrere Ohrakupunktur-Schulen gibt. Vereinfacht dargestellt sind es die französische Aurikuloakupunktur („Ohr-Akupunktur nach Nogier", welche durch Bahr, Strittmatter u.a. ständig weiterentwickelt wurde und wird) und die chinesische Ohrakupunktur (König, Lange, Nowak).
Die Aurikulomedizin stellt eine eigenständige Therapieform dar, lässt sich jedoch sinnvoll mit der TCM und der Körperakupunktur, manuellen Therapien und anderen Behandlungstechniken verbinden.

Mittlerweile nutzen wohl die meisten Ohrakupunkteure die Erkenntnisse aus beiden Schulen.
In diesem Buch finden beide Schulen Berücksichtigung. Es würde jedoch den Rahmen des Buches sprengen, wenn eine konsequente Beschreibung und Kennzeichnung der jeweiligen Behandlungskonzepte und Punkte nach jeweiliger Schule erfolgen würde.

Zum Aufsuchen der zu behandelnden Akupunktur- und Reflexpunkte am Ohr können mehrere Methoden, wie bspw. die Druckschmerzmethode DAWOS („Da wo es weh tut"), elektrische Punktsuchgeräte oder die sog. RAC-Pulsdiagnose (nach Nogier) verwendet werden.
Da sich am Ohr der ganze Mensch widerspiegelt, besteht die Möglichkeit, gleichzeitig auch Störherde (Narben) und psychische Störungen an den entsprechenden Punkten am Ohr mitzubehandeln.

Oft finden bei der Ohrakupunktur – zur Freude der Patienten – sofortige Wirkungen statt (z.B. bei der Behandlung von steifem Hals, Hexenschuss, Schmerzzuständen).

Es sollten im Normalfall nicht mehr als fünf Ohrpunkte pro Sitzung genadelt bzw. behandelt werden. D.h. je nach Befund müssen stets Prioritäten gesetzt werden, was ein fundiertes Wissen über die Ursachen und Zusammenhänge voraussetzt.

Zur Behandlung der Ohrpunkte kommen zum Einsatz:

- Akupunkturnadeln: Als Akupunkturnadeln haben sich 0,3 mm x 13 mm-Nadeln bewährt. In meiner Praxis verwende ich ausschließlich Einmal-Stahlnadeln, die nach ca. 20 Minuten wieder entfernt werden. Einstichtiefe ist nur wenige Millimeter, maximal jedoch nur so tief, dass nicht mehr als 50 % der Ohrdicke an der Stelle erreicht wird und ein Durchstechen des Ohres unterbleibt!
- Dauernadeln in unterschiedlichen Ausführungen
- Infrarot-Laser mit oder ohne Frequenzprogramme
- "spitzer" Gegenstand zur Akupressur oder Mikropressur (siehe Anleitung zur Mikropressur): z.B. Golfnagel
- Samenpflaster oder (evtl. magnetische) Kugelpflaster zur zielgenauen Akupressur
- Reizstrom
- Punktmassage
- u.a.m.

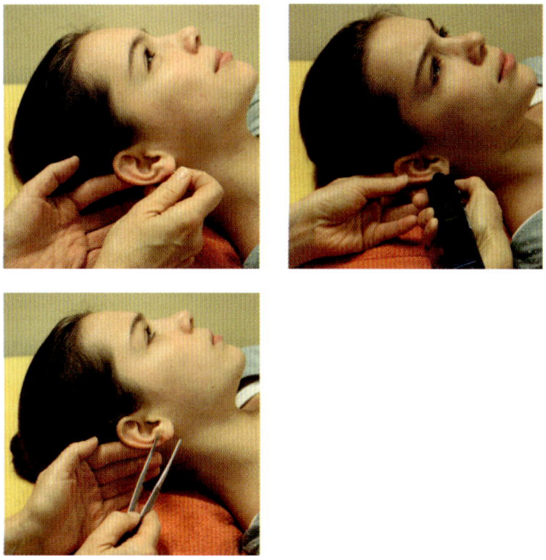

Abb. 8.15.1 - 1 Therapie von Akupunkturpunkten am Ohr mit Nadel, Laser und Samenpflaster

Für die Untersuchung und das Aufsuchen behandlungsbedürftiger Punkte kommen zum Einsatz:

- Schwarz-Weiß-Hammer oder/und Drei-Volt-Hammer oder/und Gold-Silber-Hammer für die RAC-Methode (Pulsänderung)
- Mechanische Drucktaster mit oder ohne Feder zur Überprüfung der Druckdolenz
- Weitere Drucktaster mit geeigneten Druckköpfen

Im folgenden Bild ist von oben links beginnend abgebildet: Drucktaster, Schwarz-Weiß-Hammer, Drei-Volt-Hammer, elektrischer Punktsucher, zwei ("Zahnarzt")-Stopfer, ein Golfnagel, Infrarot-Therapielaser und von unten links beginnend: Akupunkturnadeln, Dauernadeln, Ohrsamenpflaster (von vorne und hinten fotografiert).

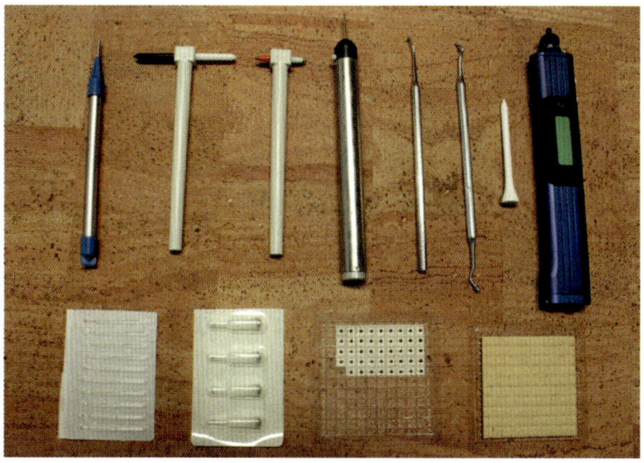

Abb. 8.15.1 - 2 Arbeitsmaterialien für die Ohrakupunktur

Dominantes Ohr

Wichtig: Bei der französischen Ohrakupunktur wird unterschieden in **dominantes** und **nicht-dominantes** Ohr.
Beim **Rechtshänder** ist das **rechte Ohr** und beim **Linkshänder** das **linke Ohr** das jeweils dominante Ohr.

Die Anatomie der Ohrmuschel

Zur Beschreibung der Lage der Akupunkturpunkte am Ohr ist zumindest eine kleine Auswahl anatomischer Begriffe notwendig. Wer sich mit der Ohrakupunktur noch nicht ausführlich beschäftigt hat, sollte sich auf jeden Fall auch mit der entwicklungsgeschichtlichen Keimblattzugehörigkeit im Ohr auseinandersetzen. So befinden sich bspw. in der Concha (= Ohrmuschelknorpel im Inneren des Ohrs) die entodermalen Organe, zu denen innere Organe wie der Magen- und Darmtrakt gehören. Im Bereich der Scapha (= bogenförmige Vertiefung der Ohrmuschel) liegen die mesodermalen Organe wie Knochen, Muskeln, Blutgefäße. Die ektodermal entstandenen Organe wie Haut und Nervensystem befinden sich im Lobulus (= Läppchen) und im Bereich des Helixschwanzes (= dorsaler Ohrrand). Die im Literaturverzeichnis angegebenen Titel zur Ohrakupunktur zeigen die Zusammenhänge ausführlicher auf.

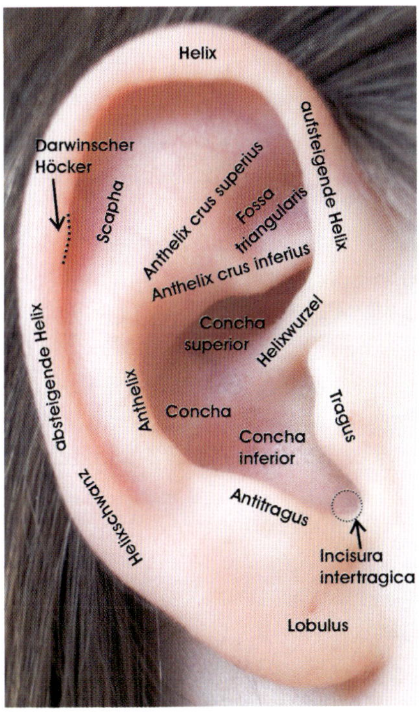

Abb. 8.15.1 - 3 Anatomie der Ohrvorderseite

Die Gehirnlappen im Ohr

Zur Orientierung der Projektion der einzelnen Hirnlappen im Ohr sollen die folgenden Bilder beitragen:

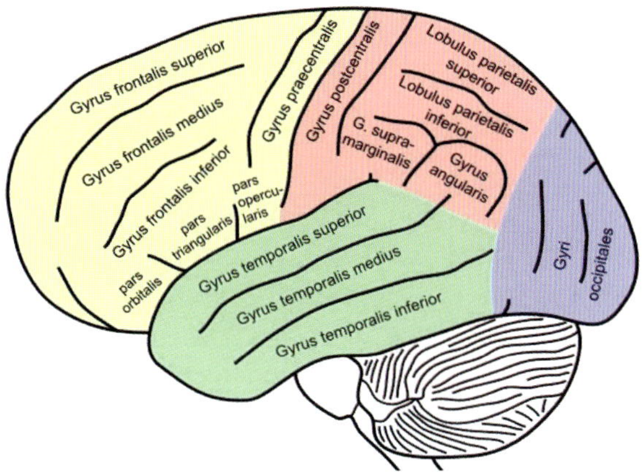

Abb. 8.15.1 - 4 Seitenansicht eines menschlichen Gehirns, Hauptgyri beschriftet, aus Wikimedia Commons, Benutzer: NEUROtiker

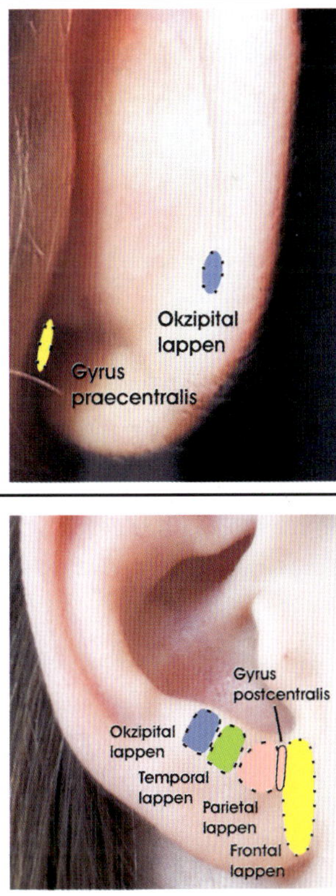

Abb. 8.15.1 - 5 Projektion der Hirnlappen am Ohr

Trigeminusneuralgie

Der Trigeminusnerv (Nervus trigeminus) ist der fünfte Hirnnerv und versorgt große Teile des Gesichtes. Er besteht aus drei sensiblen und einem motorischen Hirnnervenkern und ist für den Gefühlssinn der Gesichtshaut, die Kaumuskulatur und die Augenbewegung zuständig. Unterteilt werden drei Hauptbereiche:

1. Ast: Augenast (Nervus ophthalmicus)
2. Ast: Oberkieferast (Nervus maxillaris)
3. Ast: Unterkieferast (Nervus mandibularis)

Bei der Trigeminusneuralgie handelt es sich um meist einseitige Schmerzen, die von den Patienten als blitzartig, einschießend und vernichtend beschrieben werden. Meist ist der Trigeminusast 2 und 3 einer Seite betroffen.

Die Schmerzen können von Tränenlaufen, Schwitzen und Rötung der Haut begleitet werden – je nach betroffenem Trigeminusnerv.

Die Trigeminusneuralgie gehört zu den schmerzhaftesten Erkrankungen überhaupt. Die Depressionsgefahr ist unter den Betroffenen erhöht und auch die Selbstmordrate ist höher als bei anderen Krankheiten.

Behandlung der Trigeminusneuralgie über die Ohrakupunkturpunkte

Bei Schmerzen, die sich im Gesichts- und Kieferbereich befinden, werden die entsprechenden (Trigeminus-)Nerven, der Schmerzort (z.B. Wange) und schmerzlindernde Punkte (sog. Neurastheniepunkte) behandelt.
Wenn sich die Schmerzen "nur" am Kopf befinden, dann bleiben die Trigeminus- und Gesichtspunkte unberücksichtigt.

Die Behandlung am Ohr findet über die Helixrandpunkte, den Trigeminusrand und die Punkte, die bei der jeweiligen Trigeminusneuralgie wesentlich sind, statt.

Helixrandpunkte 1 – 6
Bei den Helixrandpunkten (nach Nogier) handelt es sich um sechs im gleichen Abstand befindliche Ohrrandpunkte auf der Helix. Der erste Punkt (OP 72-1) liegt auf dem Punkt Tuberculum helicis und der letzte Punkt (OP 72-6) in der Mitte des Ohrläppchens auf dem Ohrrand. Der französische Arzt Jean-Claude Darras fand heraus, dass diese Helixrandpunkte gleichzeitig Summationspunkte der Meridianverläufe und somit Achsenpunkte sind und beim Vorliegen von Energieschwäche behandelt (genadelt) werden können. Die Achsenpunkte werden uns in der Behandlung von Kopfschmerzen nach der TCM noch einmal ausführlich begegnen.
Weitere Einsatzmöglichkeiten und Wirkungen der Helixrandpunkte: fiebersenkend, entzündungshemmend, blutdrucksenkend, abschwellend bei Infekten der oberen Atemwege. Bei Bluthochdruck oder Mandelentzündung kann eine blutige Nadelung sinnvoll sein.
Welcher Helixrandpunkt behandelt werden muss, richtet sich nach der Zugehörigkeit des Trigeminusschmerzes bzw. der Kopfschmerzart (wie später beschrieben), bzw. welcher Punkt diagnostiziert (z.B. über die RAC-Pulsdiagnose) werden kann.

Folgende Zugehörigkeiten der Trigeminusäste zu den Meridianachsen nach der TCM sind bekannt und können ins Behandlungskonzept mit einbezogen werden:

1. Trigeminusnerv V1: „Tai-Yang" (Dü/Bl) und „Shao-Yin" (He/Ni), somit **OP 72-1** und **OP 72-4**
2. Trigeminusnerv V2: „Shao-Yang" (Gb/3E) und „Jue-Yin" (Le/KS[Pe]), somit **OP 72-6** und **OP 72-2**
3. Trigeminusnerv V3: „Yang-Ming" (Ma/Di) und „Tai-Yin" (Lu/MP), somit **OP 72-5** und **OP 72-3**

Trigeminusrand (Lobulusrand)
Bei Kopfschmerzen, die sich im Trigeminusversorgungsgebiet (Gesichtsareal) befinden, sind **Punkte am Trigeminusrand** und die jeweiligen Schmerzorgane (z.B. Wange) mitzubehandeln. Die Nadelung des Trigeminusbereichs am Ohr wird nach Strittmatter folgendermaßen durchgeführt: Die betroffene Seite wird in Gold genadelt, der motorische Ast des Trigeminus befindet sich auf der Ohrrückseite in gleicher Höhe des Trigeminusareals.

Zusätzlich kommen bei der Trigeminusneuralgie folgende Ohrpunkte in Frage:

- **OP 5 „Maxilla"** Oberkiefer
- **OP 6 „Mandibula"** Unterkiefer
- **OP 11 „Wange"**
- **HWS C2 bis C4**
- **OP 26a „Thalamus"** entspricht Di 4, Lage: an der Innenseite des Antitragus am Übergang zur Concha gelegen, nach Strittmatter: dominantes Ohr in Gold nadeln
- **„Valiumpunkt"** beruhigend und entspannend, nach Strittmatter: nicht-dominantes Ohr in Gold
- **„Thymus"** antirheumatisch, antientzündlich, antiallergisch, nach Strittmatter: immer zuletzt nadeln, da nach der Nadelung kurzfristig pathologische Punkte ausgeschaltet sind, nicht-dominantes Ohr in Gold nadeln
- **„Bourdiol"** (= „Haldol") antidepressiv, entspannend, beruhigend, nach Strittmatter: dominantes Ohr in Silber
- **„(Anti-)Depressions- oder Freudepunkt"** nach Strittmatter: dominantes Ohr in Gold nadeln
- **„PE1"** (= „Kardinalpunkt Gb 41"), antirheumatisch, antientzündlich, Lage: Ohrrückseite, etwa 2 mm von der Anwachsstelle des Lobulus entfernt, nach Strittmatter: dominantes Ohr in Gold nadeln
- **„Omegahauptpunkt"** antidepressiv, entspannend, nach Strittmatter: dominantes Ohr in Gold
- **„Interferonpunkt"** antirheumatisch, antientzündlich, nach Strittmatter: nicht-dominantes Ohr in Gold nadeln
- **OP 55 „Shen Men"** („Tor der Götter")
- **OP 100 „Herz"** vegetativer Hauptpunkt
- **OP 26, 26a, 29, 33, 36 u.a. im Bereich des Antitragus**, nach Lange bis zu zehn feine Nadeln ("Antitragus-Sieb"), am kontralateralen Ohr setzen, wodurch eine Stimulierung vegetativer Zentren des Stammhirns bewirkt wird
- Günter Lange erwähnt zudem noch die folgenden Ohrpunkte, die in der Abbildung nicht eingezeichnet sind: zum jeweilig gefundenen HWS-Segment der dazugehörige vegetative Zustimmungspunkt in der vegetativen Rinne, **OP 35 „Sonne"**, **OP 34 „Graue Substanz"** an der Innenseite des Antitragus, **OP 8 „Auge"**, **OP 9 „Ohr"** und **OP 78 „Ohrspitze"**, welche der Innervationspunkt für den Trigeminusnerv ist.

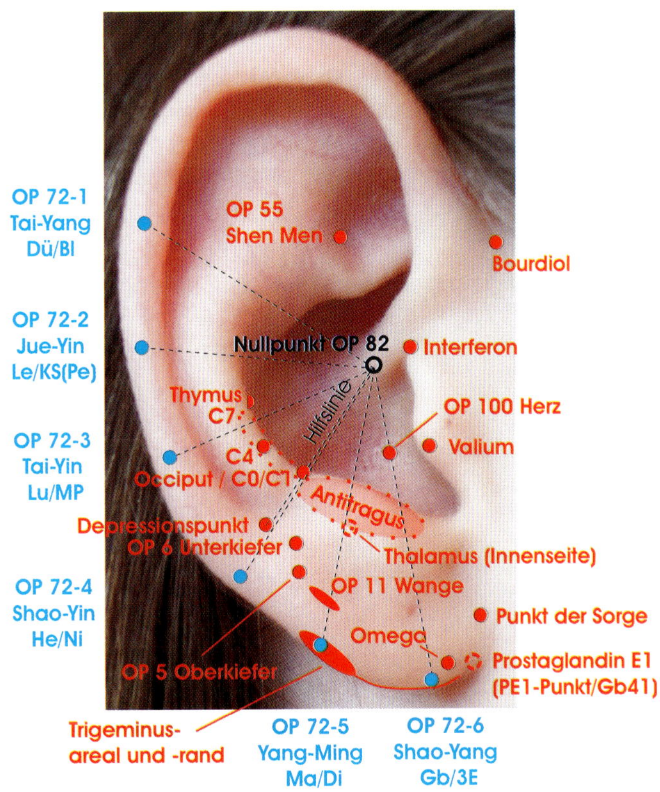

Abb. 8.15.1 - 6 Ohrmuschel mit Helixrandpunkten und Trigeminusneuralgie-Behandlungspunkten

Behandlungsverlauf:
Es sollte nicht mehr als fünf behandlungsbedürftige Ohrpunkte pro Sitzung behandelt werden. Die Nadeln sollten ca. 20 Minuten verweilen. Manchmal sind Dauernadeln an einigen Punkten von Nutzen. Für Therapeuten, die mit Silber- und Goldnadeln arbeiten, wurden die Empfehlungen von Dr. med. Beate Strittmatter in Bezug auf die Verwendung von Gold- oder Silbernadeln vollständigkeitshalber hinzugefügt. Ich selbst verwende bei der Akupunktur ausschließlich Stahlnadeln.

Im **Akutzustand** steht die Schmerztherapie mit den kopf- und gesichtsschmerzspezifischen Punkten und den allgemein-analgetischen Punkten wie Thalamus, Polster, Prostaglandin E1 (PE1), Shen Men etc. im Vordergrund. Behandelt wird bis zu ein Mal pro Tag, bis die schmerzfreien Intervalle einige Tage andauern bzw. die Schmerzintensität reduziert ist, danach bis zur Schmerzfreiheit noch ein Mal pro Woche. Ziel: Rezidivfreiheit.
Nach der Behandlungsphase des Akutzustandes erfolgt in der schmerzfreien Zeit eine **vorbeugende Intervallbehandlung**, in der die "psychischen" Punkte und auslösenden Mechanismen (Augen- oder Zahnerkrankungen, Sinusitis, Infektionen etc.) einmal wöchentlich behandelt werden.

Kopfschmerzen und Migräne

Um ein möglichst breites Spektrum an Therapiemöglichkeiten anbieten zu können, werden nun mehrere Behandlungskonzepte und die entsprechenden Ohrpunkte vorgestellt. Dabei werden Sie erkennen, dass viele Ohrpunkte sich in den Konzepten wiederholen, da sie sich schulübergreifend bewährt haben. Andere Ohrpunkte sind eher als schulspezifisch zu verstehen, deren Berücksichtigung ist jedoch im Rahmen einer individuellen Behandlung durchaus sinnvoll. Auch wird klar, dass die Findung der pathologischen Punkte einen wichtigen Teil der Heilkunst darstellt und dass eine ausführliche Anamnese und Untersuchung des Patienten und das Verständnis der Zusammenhänge wesentlich zum Erfolg beitragen.

Auswahl 1:

CHINESISCHE OHRAKUPUNKTUR

OHRPUNKTE BEI KOPFSCHMERZEN UND MIGRÄNE

(aus Lange, Günter, Akupunktur der Ohrmuschel, S. 117-119 und 190-192)

- Behandlungsbedürftige Punkte eines **HWS-Segments und der zugehörige vegetative Zustimmungspunkt** in der vegetativen Rinne
- **OP 7 „Analgesiepunkt bei Zahnextraktionen"** (bei Migräne ist der zu behandelnde Punkt etwas vor und tiefer gelegen als OP 7a „Neurastheniepunkt" nach Nogier)
- **OP 8 „Auge"** wenn der Schmerz dort sitzt oder dorthin ausstrahlt
- **OP 25 „Hirnstamm"** Analgesie
- **OP 26a „Gehirnanhang"** allgemeiner Analgesiepunkt
- **OP 29 „Polster"** Analgesie, hypotone Kreislaufzustände, Übelkeit und Schwindel
- **OP 33 „Stirn"** Stirnbein, Migräne, Rhinitis und Sinusitis frontalis
- **OP 34 „Graue Substanz"** Lage: an der Innenkante des Antitragus
- **OP 35 „Sonne"** Analgesie
- **OP 36 „Dach"** Schmerzen auf dem Scheitel
- **OP 51 „Vegetativum I"** vegetativer Ausgleich, Entzündungen des Urogenitalapparates einschließlich nierenbedingtem Bluthochdruck, Kreislaufdysregulation, Schwindel. Bei Migräne wird die Nadel bei OP 55 eingestochen und subkutan bis zum OP 51 vorgeschoben, sog. Subkutantechnik. Anmerkung: Diese Technik wird nur vollständigkeitshalber erwähnt und nicht vom Autor durchgeführt oder empfohlen.
- **OP 55 „Shen Men"** Hauptpunkt der Analgesie, sedierend
- **OP 59 „Blutdrucksenkender Punkt"** bei hypertoniebedingten Kopfschmerzen mit Schwindel
- **OP 96 „Gallenblase"** im rechten Ohr

- **OP 100 „Herz"** im linken Ohr; bei vegetativ labilen Menschen wirkt er stabilisierend
- **„Vegetativum II"** entspricht dem Subcortex, Lage: an Innenseite des Antitragus, Nähe OP 34, bei Schmerzen und Entzündungen
- **„Wetterfühligkeitspunkt"** bei entsprechender Indikation
- Evtl. weitere Punkte bei Kopfschmerzen oder Migräne auslösenden Ursachen: Magen, Galle und Nieren oder auch Depressionen (wurden im Bild nicht eingezeichnet)
- Bei Migräneentstehung nach der Geburt: Störfeldbehandlung am Unterleib und Narbenbereich: **OP 58 „Uterus"** und **Narbenzone am "harten" Ohrrand** im Gebiet des nervalen Versorgungsgebiets mitbehandeln/mitnadeln.

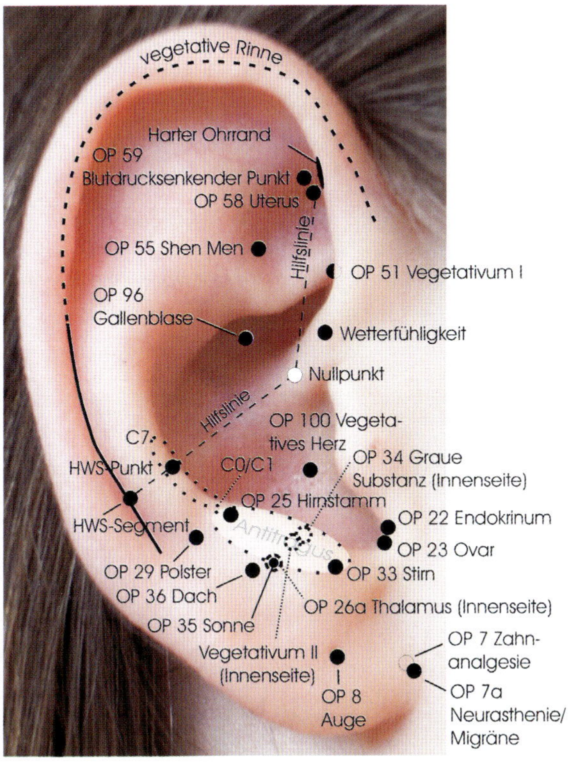

Abb. 8.15.1 - 7 Ohrpunkte bei Kopfschmerz und Migräne aus Lange, Akupunktur der Ohrmuschel, 1985

Die folgenden Punkte spielen bei Kopfschmerzen, insbesondere bei wirbelsäulenbedingten (vertebragenen) Kopfschmerzen eine Rolle.

Postantitragale Furche

Die postantitragale Furche zieht vom Punkt OP 25 „Hirnstamm" (C0/C1) über OP 29 „Polster", OP 29b „Jerome" und OP 29c „Begierde".

- **OP 29a „Reise- oder Nausea-Punkt"** bei Schwindel, Reisekrankheit
- **OP 29 „Polster"** Analgesie-Punkt bei allen Schmerzzuständen, besonders Kopfschmerzen, kreislaufstabilisierender Punkt, vorbeugend gegen Kollaps, Übelkeit und Schwindel
- **OP 29 b „Point de Jerome"** seelischer Ausgleich, Einschlafstörungen, psychische Störungen, sexuelle Überreizung.

Sensorielle Linie

Die sensorielle Linie, welche sich vom OP 29 „Polster" über OP 35 „Sonne" zu OP 33 „Stirn" zieht, verbessert die „energetische Kopfdurchflutung" und führt gelegentlich zu einer subjektiven Besserung von Ohrgeräuschen. Nach Lange bilden die sensorielle Linie und das spezifische HWS-Segment die Basis fast jeder von der Wirbelsäule ausgehenden („vertebragenen") Kopfschmerzbehandlung.

- **OP 29 „Polster"** (siehe oben)
- **OP 35 „Sonne"** Analgesie
- **OP 33 „Stirn"** Stirnbein, Migräne, Rhinitis und Sinusitis frontalis.

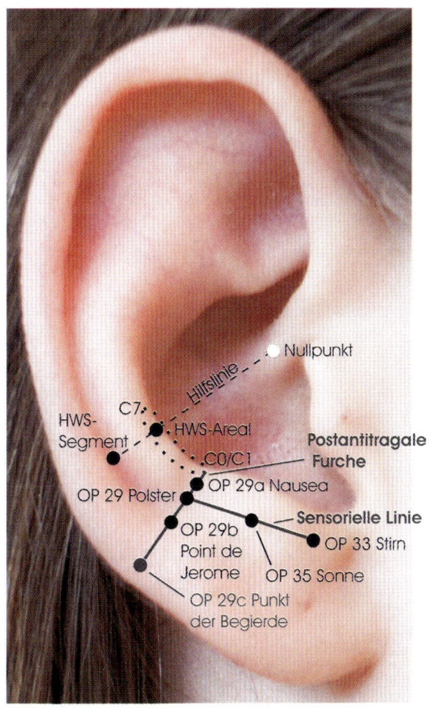

Abb. 8.15.1 - 8 Postantitragale Furche, sensorielle Linie, wirbelsäulenbedingte Kopfschmerzen nach Lange.

Auswahl 2:

FRANZÖSISCHE OHRAKUPUNKTUR

OHRPUNKTE BEI SPANNUNGSKOPFSCHMERZ, CLUSTER-KOPFSCHMERZ, ZERVIKALER UND HORMONELLER MIGRÄNE UND KONZENTRATIONSSTÖRUNGEN

(aus Strittmatter, Beate, Taschenatlas Ohrakupunktur nach Nogier/Bahr, 2008)

Die Erfahrung von Dr. med. Strittmatter ist, dass der Übergang von einem Kopfschmerztyp zum anderen fließend ist und während einer Akupunkturtherapie z.B. eine Migräne "nur" noch als Spannungskopfschmerz wahrgenommen wird. Sie empfiehlt, bei allen Migräneformen immer den Punkt der Galle (entspricht dem Punkt Gb 43 – dem Tonisierungspunkt der Galle) zu untersuchen und ggf. mitzubehandeln.

SPANNUNGSKOPFSCHMERZ

- **HWS-Muskeln** an beiden Ohren aktive Punkte im Muskelbereich auf Höhe der HWS am Ohr (auf Ohrvorderseite sensible Anteile, Goldnadel verwenden und auf Ohrrückseite motorische Anteile, Silberpunkte suchen und nadeln)
- **HWS-Grenzstrang** an beiden Ohren aktive Punkte am Ohr suchen und nadeln. (Ganglion cervicale superius, medium, inferius)
  Lage: am Fuße der Vormauer der Anthelix, d.h. am Übergang von Concha zur Anthelix, genaue Beschreibung weiter unten unter „Therapie und Lokalisation des Grenzstrangs und der Ganglien".

Spannungslösend
- **„Dü 3"** am dominanten Ohr (Lage: auf Ohrrückseite), in Gold
- **„Le 3"** am dominanten Ohr in Silber (nervaler Leberpunkt, Ärgerpunkt, verteilt das Leber-Qi, klärt den Kopf, besänftigt Leber-Yang).

Schmerzpunkte
- **„Thalamuspunkt"** (= Di 4) Lage: an der Innenseite des Antitragus, dort wo er sich mit der Concha verbindet, dominantes Ohr in Gold.

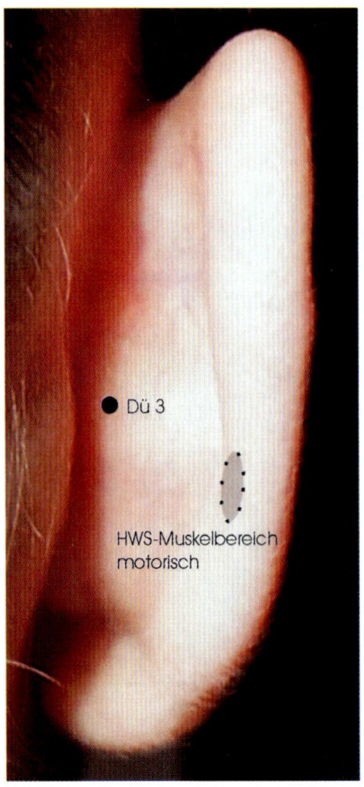

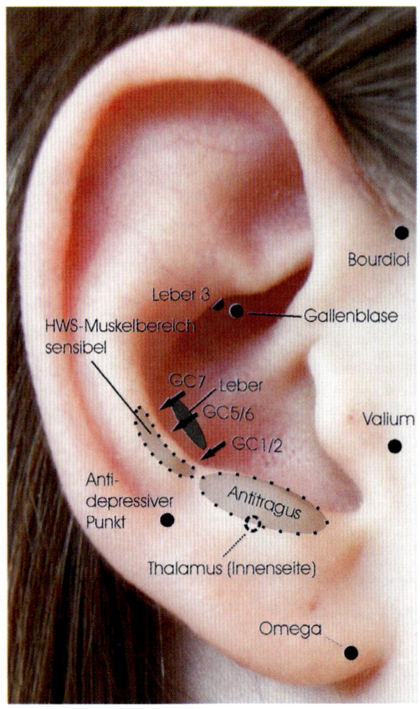

Abb. 8.15.1 - 9 a + b: Ohrpunkte nach Strittmatter bei Spannungskopfschmerz an Ohrrück- und Vorderseite

Bei Bedarf psychische Punkte

- **„Valiumpunkt"** Lage: auf dem Tragus, ca. 2 mm vor dem Rand und knapp unterhalb der Tragusmitte, nicht-dominantes Ohr in Gold, beruhigend und entspannend
- **„(Anti-)Depressions- oder Freudepunkt"** dominantes Ohr in Gold
- **„Omega-Hauptpunkt"** Lage: auf dem unteren Lobulus, ca. 4 mm vom Rand entfernt, dominantes Ohr in Gold
- **„Bourdiol-Punkt"** (= „Haldol-Punkt") Lage: vor der auslaufenden Anthelix auf der Kopfhaut, dominantes Ohr in Silber, antidepressiv, entspannend, beruhigend.

Bei Bedarf

- **„Gallenblase"** dominantes Ohr in Gold, entspricht Gb 43 am Körpe).

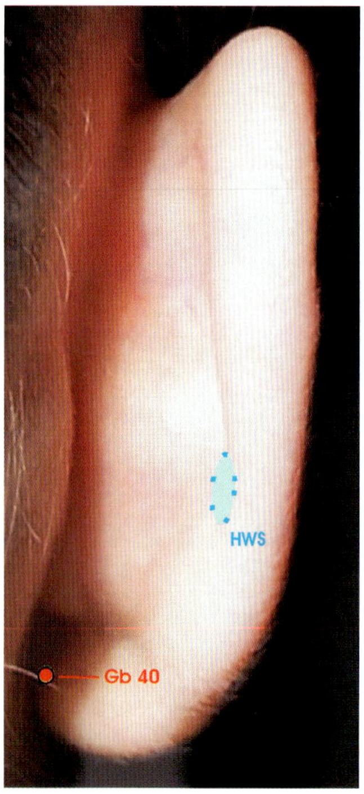

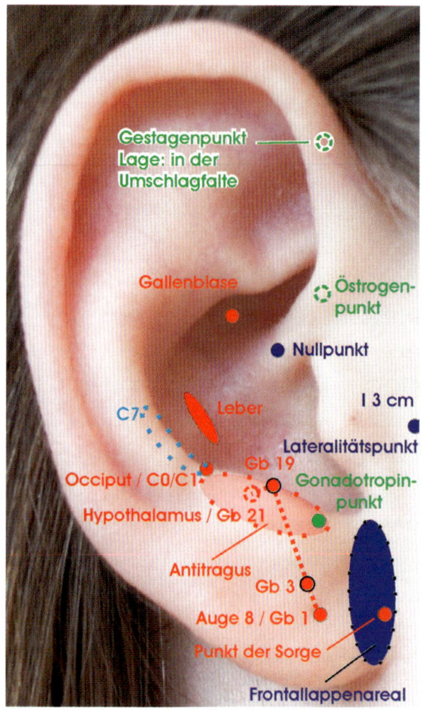

Abb. 8.15.1 - 10 a + b: Ohrpunkte nach Strittmatter bei: Gallenmigräne, zervikaler Migräne, hormoneller Migräne, Cluster-Kopfschmerz und Konzentrationsstörungen

GALLENMIGRÄNE

- **„Gallenblase"** dominantes Ohr in Gold, entspricht Gb 43 am Körper
- Evtl. zusätzlich **Gb 40** dominantes Ohr in Gold, Quellpunkt des Gb-Meridians, Lage: Ohrrückseite, nahe Anwachsstelle des Ohrs, Wirkung nach der TCM: verteilt Leber-Qi, klärt Hitze und Feuchte-Hitze aus der Gallenblase)
- **„Punkt der Sorge"** (nicht-dominantes Ohr in Silber, am dominanten Ohr entspricht es dem Punkt der Angst)
- **OP 8 „Auge"/Gb 1** Schmerz hinter den Augen auf der Seite der Schmerzen in Gold behandeln, beinhaltet auch die kleinen Augenmuskeln
- Zur vegetativen Stabilisierung am dominanten Ohr in Gold **„Hypothalamus"/Gb 21** und **„Ganglion stellatum"** (liegt in Höhe C7 am Fuße der Vormauer, somit am Übergang der Concha zur Anthelix)
- **C0/C1** auf betroffener Seite in Gold behandeln
- **Störfeldsuche am Ohr** (auch in Anamnese, nach Narben, Operationen etc. fragen, seit wann Migräne, ab wann stärker geworden, evtl. Gallenblasenmeridiandurchtrennung z.B. durch OP-Narbe am Außenknöchel?)
- Punkt "**Leber" untersuchen** und ggf. mitbehandeln.

Während eines Migräneanfalls

- Weitere **aktive Punkte auf dem Antitragus** suchen, auf der Linie von Auge 8 /Gb 1 bis Gb 20 liegen alle Gallenmeridianpunkte des Kopfes
- **Gb 3** wird auch als Migränepunkt/Imigran bezeichnet.

Als Unterstützung empfiehlt Strittmatter alle Medikamente und Maßnahmen, die die Funktionen der Galle unterstützen: z.B. Senf am Abend, Magnesium mittags, Pflanzenextrakte wie Cholagogum (Hinweis des Autors: enthalten z.B. in Artischocke, Ackerschachtelhalm, Rettich, Kurkuma etc.) abends eingenommen.

CLUSTER-KOPFSCHMERZ

Nach Strittmatter ähnlich wie Gallenmigräne, da oft eine Schwäche des Gallenblasenmeridians vorliegt. Evtl. können Nahrungsmittelunverträglichkeiten die Anfälle auslösen.

ZERVIKALE MIGRÄNE

Bei der zervikalen Migräne sind zusätzlich zu den **Gallenmigränepunkten** (s.o.) noch **Blockierungen an der Halswirbelsäule** zu suchen und zu behandeln.

HORMONELLE MIGRÄNE

Ähnlich wie Gallenmigräne
- Evtl. anstatt „Gallenblase" den Punkt **„Leber"** rechts in Gold behandeln
- **„Östrogenpunkt"** beide Ohren in Gold, Lage: auf der Innenseite der aufsteigenden Helix, bei Hormonmangelsituationen wie Klimakterium, Dysmenorrhoe, Prämenstruellem Syndrom, Achtung: in der Schwangerschaft für Nicht-Gynäkologen kontraindiziert. Entspricht beim Mann Testosteron
- evtl. **„Gestagenpunkt"** nicht-dominantes Ohr, Nadelmetall individuell bestimmen, Lage: auf der Umschlagseite der aufsteigenden Helix, bei hormonellen und klimakterischen Beschwerden, Achtung: in der Schwangerschaft für Nicht-Gynäkologen kontraindiziert
- evtl. **„Gonadotropinpunkt"** nicht-dominantes Ohr, Nadelmetall individuell bestimmen, bei Beschwerden im Klimakterium, bei Dysmenorrhoe, Prämenstruellem Syndrom.

Nach Strittmatter scheint der Hormonabfall kurz vor der Regelblutung bei zugrundeliegender Schwäche des Leber- oder Gallenblasenmeridians ein so starker Reiz zu sein, dass Migräne ausgelöst wird.

KONZENTRATIONSSTÖRUNGEN

Da einige Kopf- und Migränepatienten des Öfteren an Konzentrationsstörungen leiden (z.B. vor oder nach Migräneanfällen, aber auch bei Wetterwechsel und anderen Einflüssen), soll an dieser Stelle auch die Möglichkeit einer Behandlung über die Ohrpunkte dargestellt werden. Nach Strittmatter liegt als Grundlage für Konzentrationsstörungen häufig eine gestörte Lateralität – oft ausgelöst durch Stress, Schlafmangel, auf rechts umerzogene Linkshändigkeit und Störherde – vor. Sie empfiehlt, die Lebensumstände der Betroffenen, vor allem die Ernährungsgewohnheiten zu erforschen, um insbesondere Einflüsse wie weißen Fabrikzucker, Farb- und Konservierungsstoffe ausfindig zu machen.

- **„Lateralitätspunkt"** in Gold am dominanten Ohr, Lage: auf dem Gesicht, ca. 3 cm vor dem Tragus, lateralitätsstabilisierend, „Ginseng"-Punkt
- **„Nullpunkt"** in Gold am dominanten Ohr, entspricht dem Solarplexus, Sonnengeflecht, Nabel, Lage: auf der aufsteigenden Helix in einem Knorpelgrübchen tastbar, vegetativ ausgleichend, "Stärkung der Mitte"
- **Aktive Punkte im Bereich „Frontalhirn/ Frontallappen**" am dominanten Ohr, Lage: am vorderen Anteil des Lobulus. Beeinflussung des motorischen Zentrums, Beeinflussung der konjugierten Augenbewegungen (= gleichgesinnte, gemeinsame Bewegungen beider Augen), motorische Sprachregion.

Auswahl 3:

FRANZÖSISCHE UND CHINESISCHE OHRAKUPUNKTUR

OHRPUNKTE BEI GALLENMIGRÄNE, ZERVIKALER, HORMONELLER UND WETTERMIGRÄNE

(aus Angermaier, M., Leitfaden Ohrakupunktur, 2. Auflage 2001)

GALLENMIGRÄNE

Nach M. Angermaier (Leitfaden Ohrakupunktur, S. 121, 2. Auflage 2001) kommen bei der Gallenblasenmigräne (oft in den Morgenstunden, Auslöser Stress, "Galle-Leber-Emotionen" und als Verstärker Alkohol und Kaffee) die folgenden Punkte in Frage:

- **OP „Leber"** rechtes Ohr
- **OP 97 „Gallenblase"** rechtes Ohr in Gold (entspricht Gb 43 in der Körperakupunktur)
- **OP 24a „Auge 1"** Indikation: nicht-entzündliche Augenerkrankungen.

Schmerzpunkte

- **„Analgesie 1"** Lage: am unteren Rand des Ohrläppchens gesichtwärts
- **OP 55 „Shen Men"** Lage: etwas kranial des beginnenden Crus superius anthelicis, Schmerzpunkt
- **OP 26a „Thalamus"** Lage: an der Innenseite des Antitragus, dort wo er sich mit der Concha verbindet, rechtes Ohr in Gold.

Psychische Punkte

- **OP „Antidepressiver Punkt"** Lage: am Ende der vegetativen Rinne, auf einer Linie durch die Punkte C0/C1 und „Nullpunkt". Depressionen, Anspannung
- **OP „Sorge"** Lage: Anwachsstelle des Lobulus an der Ohrvorderseite, nur am nichtdominanten Ohr, da am dominanten Ohr die Stelle dem Angstpunkt entspricht
- **OP „Antiaggression"** Lage: wenige Millimeter kaudal der Incisura intertragica, antiaggressiv, Suchttherapie.

Angermaier empfiehlt als Behandlungsintervalle:
Je nach Anfallshäufigkeit alle 2 bis 7 Tage, später 2 Mal im Monat bis zur Beschwerdefreiheit. Je länger die Erkrankungsdauer, desto länger die Therapie.

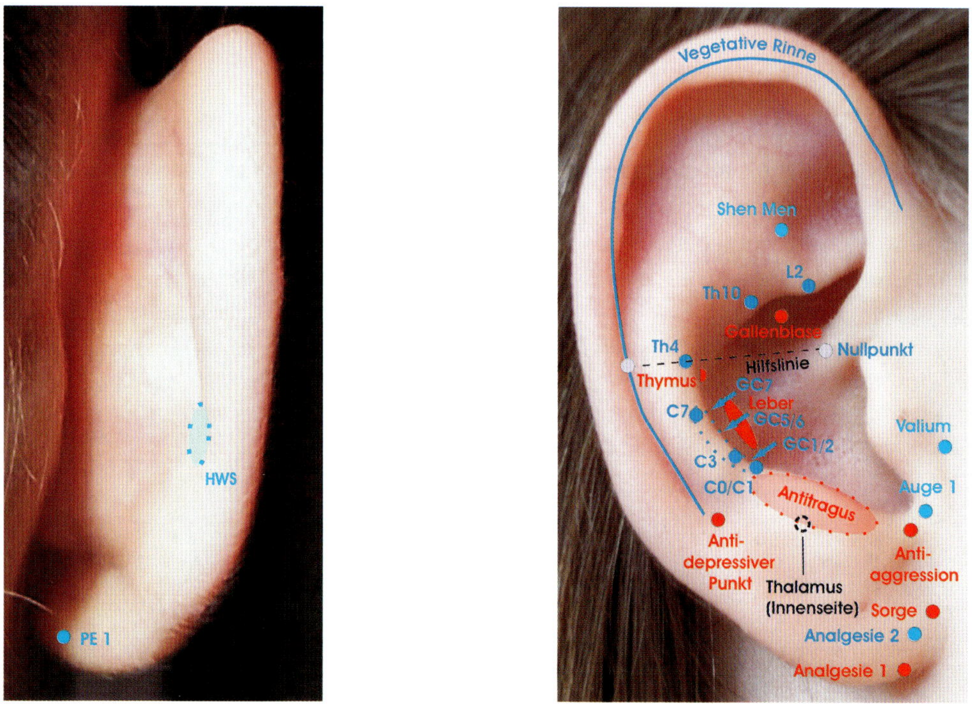

Abb. 8.15.1 - 11 a + b Ohrpunkte nach Angermaier bei Gallenmigräne und zervikaler Migräne

ZERVIKALE MIGRÄNE

Nach M. Angermaier (Leitfaden Ohrakupunktur, S. 115, 2. Auflage 2001) kommen bei Hinterkopf-Nackenschmerzen und bei der zervikalen (HWS-bedingten) Migräne (ausgelöst durch schlechte Kopflagerung beim Liegen oder Sitzen, Zugluft, Verletzungen und Degenerationen an der HWS etc.) die folgenden Punkte in Frage:

- **HWS C0/C1** löst Schmerz und Verspannung am Übergang HWS/Hinterkopf
- **HWS C3** Schmerztherapie und Blockadelösung
- **HWS C7** Schmerztherapie und Blockadelösung
- **„Ganglion cervicale superius" GC1/2** oberes Halsganglion/Nervenzellknoten, sympathische Dysreglulation
- **„Ganglion medium" GC5/6** mittleres Halsganglion, Blutdruckdysregulation
- **„Ganglion inferius" GC7** unteres Halsganglion, Schmerztherapie HWS, Migräne, Schwangerschaftsübelkeit
  Lage der Ganglienpunkte: Am Übergang von Concha zur Anthelix, siehe unten die Abbildungen zum Grenzstrang und den Ganglien
- **Punkte des HWS-Areals an der Ohrrückseite** verstärkt die Therapie an Wirbelsäule und Bewegungsapparat, hier befinden sich überwiegend motorische Anteile der Organe, auf der Ohrvorderseite überwiegend sensible Anteile.

Bei Blockaden von anderen Wirbelsäulenabschnitten (BWS, LWS)
Unter anderem:

- **BWS Th4**
- **BWS Th10**
- **LWS L2**
- **Evtl. Punkte der vegetativen Rinne** Lage: Übergang von Scapha zur Helix, entspricht dem Sympathikusgrenzstrang, der jeweilige Korrespondenzpunkt zu einem Wirbelsäulensegment lässt sich durch eine Hilfslinie vom Nullpunkt durch das Wirbelsäulensegment von C1 bis L5 finden. Auf der Abbildung wurde dies für den Wirbel Th4 beispielhaft dargestellt. Einsatz auch zur Schmerztherapie bei Wirbelsäulenerkrankungen.

Als Schmerzpunkte

- **„Valium"** Lage: in einer Furche lateral des Tragus, knapp unterhalb des Tragusgipfels, Schmerztherapie, Myalgien, Entspannung, angst- und spannungslösend
- **„PE1"/„Thymus"** nach M. Angermaier hat die Kombination, also die gemeinsame Behandlung, der Punkte PE1 auf dem dominanten und Thymus auf dem nichtdominanten Ohr eine "Voltaren"-Wirkung. PE1 (Prostaglandin E1) liegt an der Ohrläppchenrückseite am inneren Unterrand, ca. 2 mm von der Anwachsstelle des Ohrs entfernt. Indikation: Schmerztherapie.
- **OP 26a „Thalamus"**.

Ergänzend: Eine "Valoron"-Wirkung (Valoron/Tilidin ist ein Opioid) hat die Kombination aus „Analgesie 2" und „Thalamus".

Angermaier empfiehlt als Behandlungsintervalle:
Bei **akuter** zervikaler Migräne reicht meist eine einmalige Behandlung aus.
Bei **chronischer** zervikaler Migräne sollte zu Beginn alle 2–7 Tage, später 2 Mal im Monat bis zur Beschwerdefreiheit behandelt werden.
Je länger die Erkrankungsdauer, desto länger die Therapie.

HORMONELLE MIGRÄNE

Nach M. Angermaier (Leitfaden Ohrakupunktur, S. 117, 2. Auflage 2001) kommen bei der durch den Zyklus ausgelösten hormonellen Migräne, die anfallsmäßig und mit halbseitigen Kopfschmerzen auftritt, folgende Punkte in Frage:

Hormonelle Punkte

- **OP „Gynäkologische Achse"** Gestagen, Östrogen, Gonadotropin
- **„Gestagenpunkt"** Lage: am Ende des Crus superius der Anthelix, vor der Helixumschlagkante auf der „Gynäkologischen Achse". Bei Dysmenorrhoe, Prämenstruellem Syndrom, Migräne
- **„Östrogenpunkt"** (= Ovar) Lage: auf Innenseite der Helixkrempe, ca. 1 QF unterhalb des Schnittpunktes zwischen Helix und Anthelix. Bei Dysmenorrhoe, Prämenstruellem Syndrom, Migräne
- **„Gonadotropinpunkt"** Lage: auf dem Antitragus am medialen Ende. Bei Dysmenorrhoe, Prämenstruellem Syndrom, Migräne.

Schmerzpunkte

- **„Analgesie 1"** Lage: am kaudalen medialen Lobulusrand
- **OP 55 „Shen Men"** Lage: kranial des beginnenden Crus superius anthelicis
- **OP 29 „Polster"** Lage: am laterokranialen Ende des Antitragus, Schmerztherapie
- **OP 26a „Thalamus"** Lage: am Übergang des inneren Antitragus zur Concha, bei aufgeklapptem Antitragus auf dem Areal der Concha zu behandeln, Schmerztherapie.

Psychische Punkte

- **„Antidepressiver Punkt"**
- **„Haldol"** (= Bourdiol) Lage: auf einer gedachten Verlängerung der Anthelix in Richtung Gesicht, knapp medial der Helix im Gesichtsbereich. Bei Depression, Anspannung, Unruhe
- **„Omegaachse"** (= drei Punkte: „Ω-Hauptpunkt", „Ω1-Punkt", „Ω2-Punkt")
- **„Ω-Hauptpunkt"** Lage: unterer Lobulus, in senkrechter Linie unter dem Schnittpunkt zwischen Helix und Anthelix. Bei Depression, Anspannung
- **„Ω1-Punkt"** Lage: in der Concha superior, etwas lateral vom Schnittpunkt zwischen der Anthelix und der Helix, mehr zur Anthelix hin gelegen. Bei Depression, Anspannung
- **„Ω2-Punkt"** Lage: auf der Helix in senkrechter Linie über dem Schnittpunkt zwischen Helix und Anthelix. Bei Depression, Anspannung.

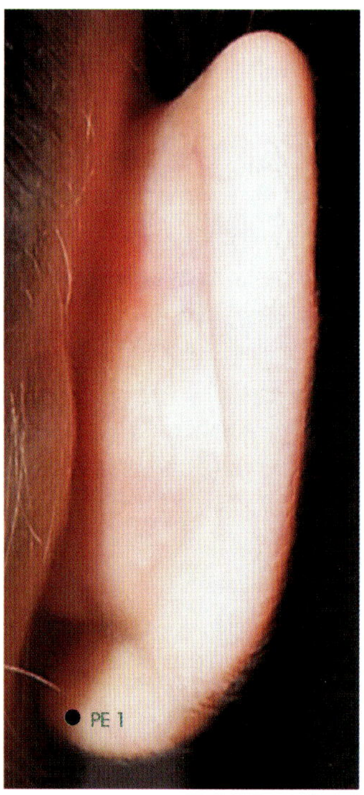

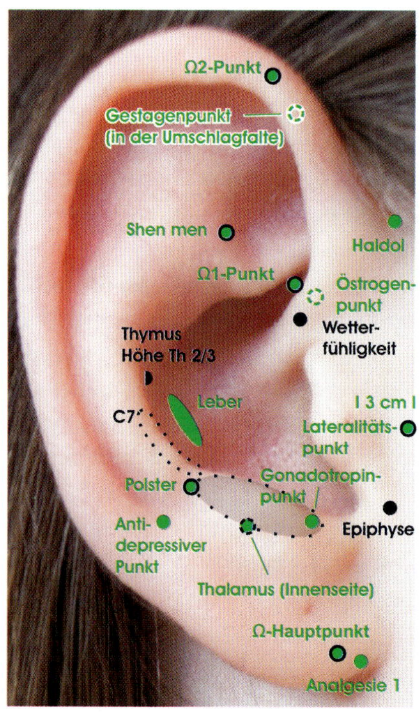

Abb. 8.15.1 - 12 a + b: Ohrpunkte nach Angermaier bei hormoneller Migräne und Wettermigräne

Stabilisierende Punkte

- **„Leber"**
- **„Lateralitätssteuerpunkt"** Lage: von Tragusspitze ausgehend ca. 3 cm in waagerechter Linie in den Gesichtsbereich. Depression, Anspannung, Stabilisierung der Händigkeit, Allergien.

Angermaier empfiehlt als Behandlungsintervalle:
Migränehäufigkeit 1 Mal monatlich:
2 Mal monatlich, einmal davon 2–3 Tage vor der erwarteten Periode.
Migränehäufigkeit mehr als 1 Mal monatlich:
1 Mal wöchentlich, einmal davon 2–3 Tage vor der erwarteten Periode.
Je länger die Erkrankungsdauer, desto länger die Therapie. Ersttherapie: ca. 6 Monate.

WETTERMIGRÄNE

Nach M. Angermaier (Leitfaden Ohrakupunktur, S. 119, 2. Auflage 2001) kommen bei der Wettermigräne (ausgelöst durch Wetterwechsel, Temperaturwechsel) die folgenden Punkte in Frage:

- **OP „Wetterfühligkeitspunkt"** Lage: aufsteigende Helix, in Verlängerung der lateralen Traguskante. Schmerztherapie
- **OP „Lateralitätssteuerpunkt"** siehe „Hormonelle Migräne".

Psychische Punkte

- **OP „Epiphyse"** Lage: in der Tragusfalte zum Ohransatz hin, etwas oberhalb der Höhe der Incisura intertragica. Schlafstörungen
- **OP „Omegaachse"** siehe „Hormonelle Migräne".

Schmerzpunkte

- **OP „PE1"** am dominanten und **„Thymus"** am nichtdominanten Ohr behandeln, beide zusammen behandelt ergeben eine "Voltaren"-Wirkung, zur Schmerztherapie. Lage: Punkt PE1 liegt auf der Rückseite des Ohrläppchens am medialen Unterrand ca. 2 mm von der Anwachsstelle des Ohrs entfernt.
- **„Thymus"** am nicht-dominanten Ohr in Gold nadeln; Lage: unterhalb von Th 2/3 in der Vormauer der Anthelix, antirheumatisch, antientzündlich, antiallergisch (nach Strittmatter: immer zuletzt nadeln, da nach der Nadelung kurzfristig pathologische Punkte ausgeschaltet sind)
- **OP 55 „Shen Men"** (siehe „Hormonelle Migräne")
- **OP 29 „Polster"** (siehe „Hormonelle Migräne")
- **OP 26a „Thalamus"** (siehe „Hormonelle Migräne").

Angermaier empfiehlt als Behandlungsintervalle:
Je nach Anfallshäufigkeit zunächst alle 2–7 Tage, später 2 Mal monatlich, bis zur Beschwerdefreiheit. Je länger die Erkrankungsdauer, desto länger die Therapie. Ersttherapie: ca. 6 Monate.

Therapie und Lokalisation des Grenzstrangs und der Ganglien

Ergänzend sollte immer auch der Grenzstrang (paravertebrale Ganglien des Sympathikus, auch Sympathische Rinne genannt), welcher parallel zur Wirbelsäulenprojektion am Fuß der Vormauer verläuft, untersucht werden. Es gibt insgesamt 23 paravertebrale (neben der Wirbelsäule liegende) Ganglien, wobei der Halsbereich drei davon besitzt, der Brustbereich zwölf. Im Halsbereich sind acht zu drei Ganglien verschmolzen. Durch die Behandlung dieser Ganglien lassen sich Störungen mit neurovegetativen Ursachen behandeln (z.B. Folge von Wirbelblockierungen, Bandscheibenvorfällen). Somit sind bei der Behandlung von Kopfschmerzen und Migräne immer auch die oberen Ganglien mit zu untersuchen bzw. zu akupunktieren. Die für die Migräne relevanten drei Ganglien, Ganglion cervicale superius, cervicale medium und cervicale inferius (Ganglion stellatum), liegen auf Höhe der Wirbel C2, bzw. C3, bzw. C7. Die von den Rückenmarksegmenten C8 bis Th2 kommenden sympathischen Nervenfasern für den Kopf werden in den Ganglien auf Höhe von C2 und C3 umgeschaltet. Durch das Ganglion stellatum auf Höhe von C7 laufen alle sympathischen Fasern des oberen Körperviertels, so dass dieser Punkt besonders bei Migräne mit halbseitigen Kopfschmerzen, bei Beschwerden nach Gehirnerschütterung, beim zervikalen Syndrom, Schulter- und Armsymptomen/-erkrankungen, Schwangerschaftsübelkeit, Trigeminus- und Zosterneuralgien, blockierter erster Rippe und bei starken Störherdgeschehen im oberen Körperviertel stets überprüft und, wenn indiziert, mit in die Behandlung einbezogen werden sollte (aus Strittmatter, Beate, Taschenatlas Ohrakupunktur S. 170–175).

Der Vollständigkeit halber soll noch erwähnt werden, dass nach Angermaier sich das Ganglion cervicale medium auf Höhe C5/6, der nervale Magenpunkt auf Höhe Th3/4 und der nervale Leberpunkt (Ärgerpunkt) auf Höhe Th 5/6 befinden. Durch Punktlokalisation mittels Druckdolenz bzw. mit Hilfe der RAC-Pulsdiagnose (nach Nogier) werden letztlich die pathologischen und behandlungswürdigen Punkte am Fuße der Vormauer gefunden.

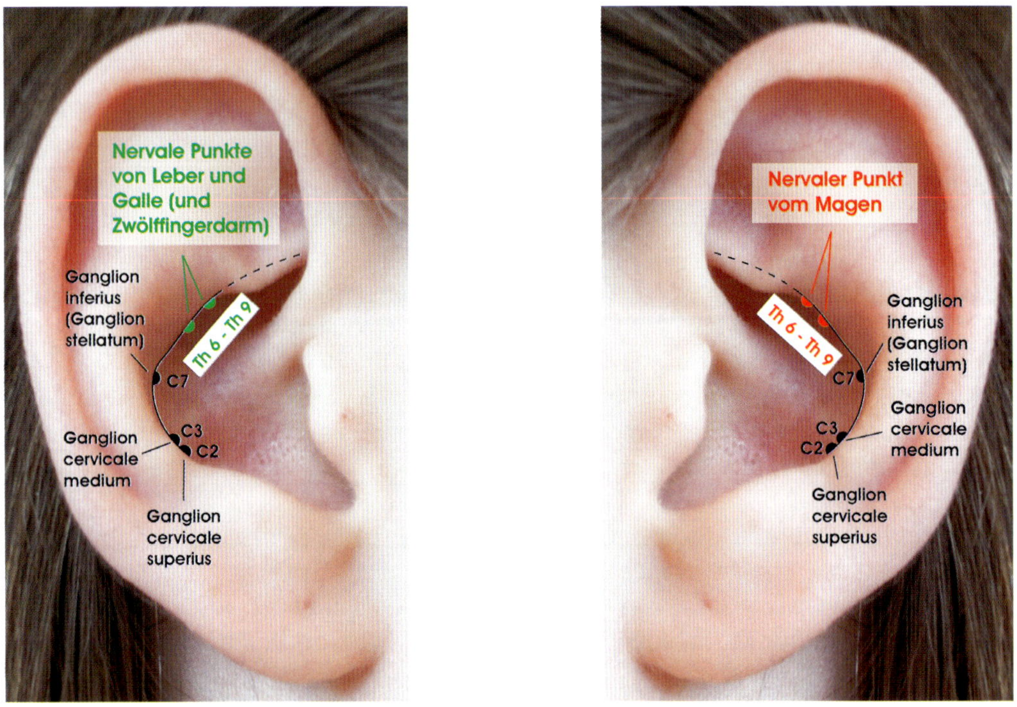

Abb. 8.15.1 - 13 Grenzstrang (Sympathische Rinne) und Ganglien am rechten und linken Ohr

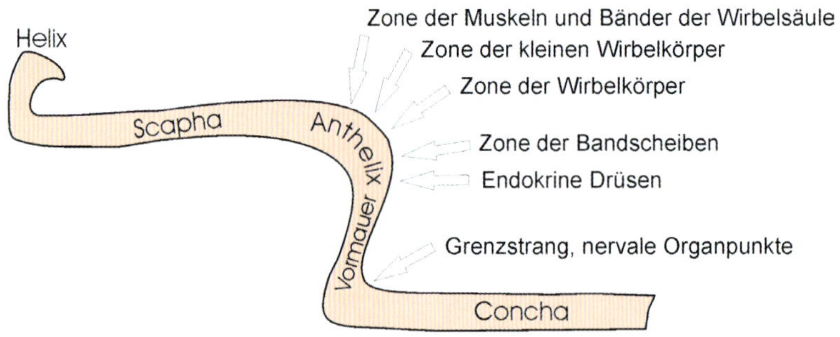

Abb. 8.15.1 - 14 Querschnitt von unten betrachtet durch das rechte Ohr, Lage des Grenzstranges, welcher sich parallel zur Wirbelsäule am Fuße der Vormauer befindet

Ergänzende/zusammenfassende Informationen zu Lage und Einsatz der Schmerzpunkte und der medikamentenanalogen Punkte am Ohr

Scapha

- **„Barbiturat"/„Koffein"** in Höhe C7 knapp medial der vegetativen Rinne; Indikation: Schmerztherapie, Anxiolyse. Barbiturat wirkt nur am nicht-dominanten Ohr sedierend, am dominanten Ohr wirkt der Punkt anregend und heißt Koffein.

Anthelix

- **OP 55 „Shen Men"** zur Schmerztherapie

Tragus

- **„Valium"** Indikation: Schmerztherapie bei Muskelschmerzen, zur Entspannung und Minderung von Angstzuständen
- **OP 12 „Tragusgipfel"** zur Schmerztherapie, bei Entzündungen.

Antitragus

- **OP 26a „Thalamus"** Schmerztherapie
- **OP 29 „Polster"** Schmerztherapie
- **OP 35 „Sonne"** Schmerztherapie
- **OP 26 „Zahnschmerz"** Schmerztherapie
- **OP 34 „Vegetativum II"** (Graue Substanz = Subcortex) Schmerztherapie, Entzündung Hinweis: die Graue Substanz entspricht im ZNS den Nervenzellkörpern. Der Subcortex (unterhalb der Großhirnrinde) erfüllt u.a. zwei verschiedene Sprachfunktionen. Ob Sprachstörungen/Wortfindungsstörungen, die während der Migräne mancher Patienten auftreten, mit diesem Punkt zusammenhängen, konnte ich in meinen Recherchen nicht klären.

Lobulus

- **„Analgesie 1"** Schmerztherapie
- **„Analgesie 2"** Schmerztherapie

Kombinationsbehandlungen zur Schmerztherapie

- „Voltaren": Kombination aus **PE1** auf der dominanten und **„Thymus"** auf der nichtdominanten Seite
- „Valoron": Kombination aus **„Analgesie 2"** und **OP 26a „Thalamus"**

Übergeordnete Punkte, besonders für Kopfschmerz- und Migränetherapie geeignet:

- **OP 29 „Polster"**
- **OP 35 „Sonne"**
- **OP 55 „Shen Men"**
- **OP 26a „Thalamus"**

Schmerzstillend und gleichzeitig entzündungshemmend

- **OP 12 „Tragusgipfel"**
- **„Vegetativum II"**

(aus Angermaier, M. Leitfaden Ohrakupunktur, S. 275, 2. Auflage 2001)

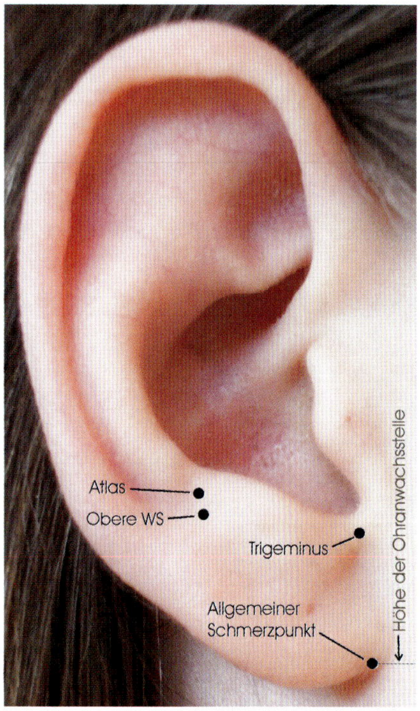

Abb. 8.15.1 - 15 Ausgewählte Schmerzgedächtnispunkte nach Bahr, Quelle: Strittmatter, Beate, Taschenatlas Ohrakupunktur nach Nogier/Bahr, 2008

Ergänzende Information zu den Schmerzgedächtnispunkten nach Prof. Bahr

Prof. Bahr fand im Bereich Antitragus-Lobulus am Ohr Schmerzgedächtnispunkte für mehrere Organbereiche. Diese können in die Schmerztherapie mit einbezogen werden, wenn es sich um chronische Schmerzen handelt und der Verdacht besteht, dass sich ein sog. Schmerzgedächtnis im limbischen System gebildet hat. Dies würde bedeuten, dass evtl. die Ursache der Schmerzen nicht mehr besteht, aber der Körper immer noch die Schmerzen aufrechterhält. Strittmatter empfiehlt, in diesem Fall zuerst den zugehörigen Schmerzgedächtnispunkt auf der betroffenen Seite zu nadeln und dann erst den eigentlichen symptomatischen Punkt. Bahr empfiehlt, hierzu Silbernadeln einzusetzen.

8.15.2 TCM UND AKUPUNKTUR

Die Traditionelle Chinesische Medizin (TCM) wird oft fälschlicherweise mit der Akupunktur gleichgesetzt und häufig auf diese Behandlungsmethode reduziert. Dabei ist die TCM weitaus mehr, denn sie ist ein ganzheitliches Heilkundesystem, bei dem die Akupunktur nur eine von vielen Maßnahmen darstellt. Die Traditionelle Chinesische Medizin basiert auf fünf Säulen der Behandlung. Hierbei wird von „außen" entweder durch Akupunktur oder durch eine Wärmebehandlung mit Moxa, Massagen wie bspw. Tuina, Schröpfen oder Gua-Sha (= Schaben) Einfluss auf sog. Meridiane (Energiebahnen) und Akupunkturpunkte genommen, die dadurch energetisch reguliert werden.

In der Akupunktur gibt es wie überall bei Behandlern und Methoden große Unterschiede. Neben einer fundierten Ausbildung sollte der Behandler auch das gewisse Feingefühl im Umgang mit der Nadel besitzen. Auch ist es für den Erfolg sehr entscheidend, wer die Nadel führt und setzt (welche Intention verfolgt der Behandler und in welcher Verfassung befindet er sich). Wenn Sie sich also bei Ihrem Behandler nicht wohl fühlen, dann suchen Sie einen anderen auf. Als Alternative zur Nadelung gibt es heute auch andere Möglichkeiten, einen Behandlungspunkt zu therapieren: Laser, Farben, Wärmereiz, Akupressur und die bereits im Kapitel „Manuelle Selbstbehandlung zur Entspannung von Kopf- und Nacken" beschriebene Mikropressur.

Kopfschmerz- und Migränetypen in der TCM

Auch in der TCM werden verschiedene Migräne- und Kopfschmerzarten unterschieden, es gibt nicht nur einen einzigen Kopfschmerz- und Migräne-Typ.

Die Theorien hierzu können im Rahmen dieses Buches nur sehr vereinfacht dargestellt werden und es wird empfohlen, sich bei Interesse mit entsprechender Fachliteratur (im Anhang) zu beschäftigen. Auch bei Kopfschmerzen wird ein klassischer TCM-Behandler immer eine ganzheitliche TCM-Diagnosestellung z.B. inklusive Zungen- oder/und Pulsdiagnose durchführen.

Ursachen nach den Wandlungsphasen:

Eine mögliche Einteilung der Kopfschmerztypen ist die nach den (insgesamt fünf) Wandlungsphasen. Folgende drei Wandlungsphasen werden bei Kopfschmerzen in Betracht gezogen:

Erde-Typ = Versorgertyp
Überbesorgt, fürsorgliche Mutter.
Problem: reagiert auf geistige Überanstrengung und Fehlernährung.
Auswirkungen: schwerer Kopf, Kopfschmerz.

Feuer-Typ = Darstellertyp
Kommunikativ, offen, übererregt, panisch, manisch, schlaflos.
Problem: übermäßige Stimulation, "Herzens"-Probleme.
Auswirkungen: generalisierte Kopfschmerzen.

Holz-Typ = Ideen- und Machertyp
Innovativ, hat Ideen und will sie ausführen, Wut, Gereiztheit, unterdrückte Emotionen.
Problem: Stress und Alkohol.
Auswirkungen: Spannungskopfschmerz, Migräne.

Behandlung nach YIN und YANG (vereinfacht dargestellt)

Allgemein kann gesagt werden, dass Schmerz immer dort entsteht, wo Qi (Energie) und Blut nicht ungehindert und ausreichend fließen, also ein Zuviel (Fülle) oder Zuwenig (Leere) vorhanden ist. Über Nahrungs- und Heilmittel, Akupressur, Akupunktur, Farben, Wärme- und Kälteanwendungen, Massage etc., aber auch über energetische Übungen (Qi Gong) und unsere Gedanken kann der Energiefluss beeinflusst werden.

Kopfschmerzen durch Leerezustände (Yin) werden behandelt durch Wärme und Druck
Stirnmassage von oben nach unten, Schläfenmassage, Schultermassage und Nackenmassage (oben beginnend) mit Ausstreichungen an der Wirbelsäule entlang. Richtiges, regelmäßiges und warmes Essen, warme Fußbäder.

Kopfschmerzen durch Füllezustände (Yang) werden behandelt mit Kühle und sanfteren Therapieformen
kühlende Salbe (z.B.: Pfefferminzsalbe) auf die Stirn, kalte Wickel und nur lauwarme Fußbäder.

Akupunkturbehandlung von Kopfschmerzen nach der Krankheitsursache

Dr. med. Ingrid Wancura-Kampik klassifiziert im Buch „Praxis und Theorie der Neuen Chinesischen Akupunktur" die Krankheitsursachen in traditionell-chinesischer Sicht so:

1. durch äußere Krankheitsfaktoren bedingte Kopfschmerzen (Wai Gan Tou Tong)
2. durch innere Krankheitsfaktoren bedingte Kopfschmerzen (Nei Gan Tou Tong)
3. durch Zirkulationsstörungen bedingte Kopfschmerzen (Yu Xue Tou Tong)

Akupunkturbehandlung von Kopfschmerzen nach der Lokalisation am Kopf (entsprechend dem Meridianverlauf)

Dieses Thema wird im nachfolgenden Kapitel ausführlich behandelt.

8.15.3 KOMBINIERTE BEHANDLUNGSKONZEPTE BEI KOPFSCHMERZEN UND MIGRÄNE NACH DEN KENNTNISSEN DER TCM, DER OHRAKUPUNKTUR UND ERGÄNZENDEN HOMÖOPATHISCHEN KOMPLEXMITTEL

Behandlung nach der Lokalisation des Kopfschmerzes bzw. der Meridianachsen (entsprechend dem Meridianverlauf)

Es liegt nahe, diejenigen Energiebahnen (Meridiane), welche zum und über den Kopf ziehen, in der Migräne- und Kopfschmerzbehandlung mit zu berücksichtigen, zumal dann, wenn die Schmerzen sich deutlich in einem Meridianbereich befinden. Die Meridiane haben Namen wie bspw. Lebermeridian, Nierenmeridian, Gallenmeridian, Blasenmeridian usw., welche die jeweiligen Funktionskreise bezeichnen. Die Organbedeutungen haben jedoch wenig mit unserer westlichen Organbedeutung zu tun.

Die Einteilung nach der Lokalisation des Kopfschmerzes erfolgt u.a. in sechs Meridianachsen, welche auch auf dem Ohr repräsentiert sind und somit auch mit Hilfe der Ohrakupunktur behandelt werden können.

Die Yang-Achsen haben direkte Verbindungen zum Kopf.

Die Yang-Meridiane der Arme werden in der Nähe der Sinnesorgane (Augen, Nasen, Ohren) am Kopf umgeschaltet auf die Yang-Meridiane der Beine, was bedeutet, dass im Kopfbereich sämtliche Yang-Meridiane sowohl der Arme als auch der Beine repräsentiert sind.

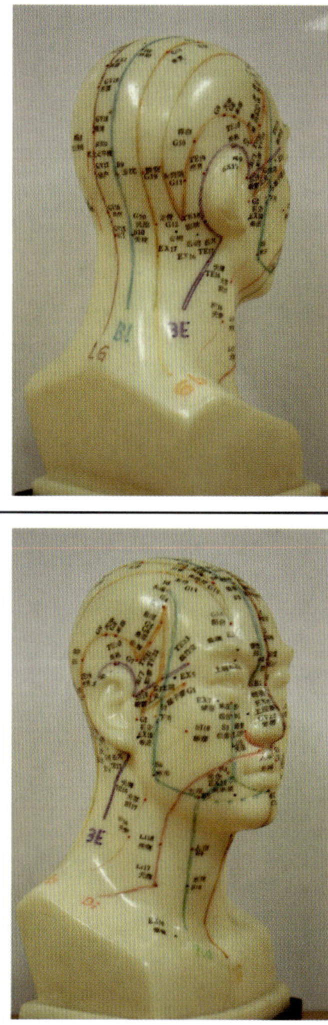

Abb. 8.15.3 - 1 Meridianverläufe im Kopfbereich

Bei der Betrachtungsweise der TCM kann beim Kopfschmerz das "klare Yang" nicht mehr zum Kopf aufsteigen bzw. das "trübe Yang" nicht mehr absteigen. Die wichtigsten Steuerpunkte für den Qi-Fluss liegen zwischen den Fingerspitzen und dem Ellbogengelenk sowie zwischen den Zehenspitzen und dem Kniegelenk. Somit erklärt sich, warum in die Behandlung des Kopfschmerzes die besonders wirksamen Punkte an Händen, Unterarmen, Füßen und Unterschenkeln (auch Fernpunkte genannt) unabdingbar dazu gehören.

Meridianachse Meridiane / Zugehörigkeit	Die sechs Meridianachsen/Energiepaare **Lokalisation am Kopf**	Helix-punkt am Ohr
Tai Yang Dünndarm (Dü) / Blasen (Bl) (Yang-Achse)	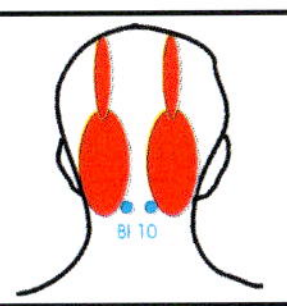 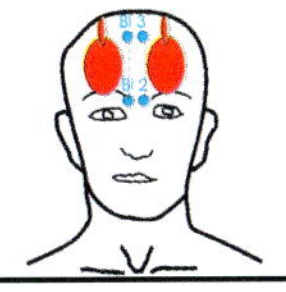 Schmerz entlang der Mittellinie, **Blasenmeridian-Kopfschmerz** (Nacken, Hinterkopf, parallel der Mittellinie über dem Kopf bis zur Stirn); insbesondere die Punkte an der Stirn Bl 2, Bl 3 und am Nacken Bl 10	72-1
Shao Yang Gallenblasen (Gb) / Dreifacher Erwärmer (3E) (Yang-Achse)	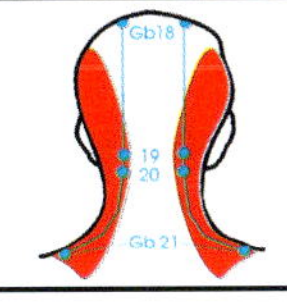 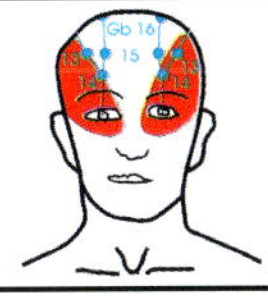 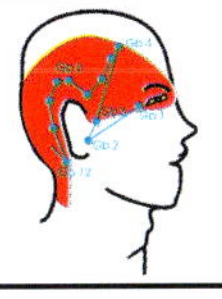 Schmerz entlang des Gallenblasenmeridians, oftmals einseitig, insbesondere an der Stirn von Gb 4 bis in den Nacken zu Gb 20, **Gallenblasenmeridian- oder Dreifacher Erwärmer-Kopfschmerz** (Schmerzen an Schläfen, hinter den Augen, am seitlichen Kopf, evtl. bis zum oberen Trapeziusmuskel ziehend, klassische Migräne, Wetterfühligkeit)	72-6
Yang Ming Magen (Ma) / Dickdarm (Di) (Yang-Achse)	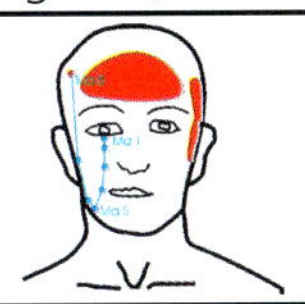 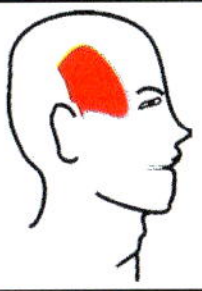 Bereich des Gesichtsschädels, sog. **Magenmeridian-Kopfschmerz** (Schmerzen an Schläfe, an Stirn und/oder Gesicht im Meridianbereich ausstrahlend, Ma 8 oft schmerzhaft)	72-5
Tai Yin Lungen (Lu) / Milz-Pankreas (MP) (Yin-Achse)	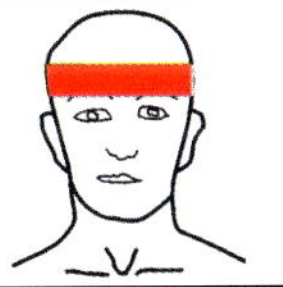 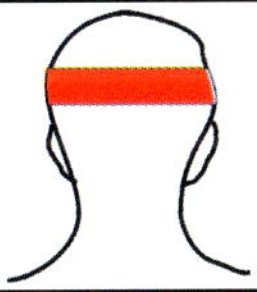 Die Meridiane haben keine direkte Verbindung zum Kopf, **Lungenmeridian-Kopfschmerz** ("Bandschmerz" um den Kopf, über den Augen an der Stirn)	72-3
Jue Yin Leber (Le) / Kreislauf-Sexus (KS) bzw. Pericard (Pe) (Yin-Achse)	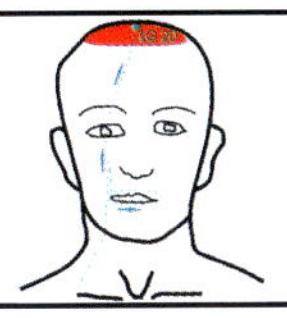 Die Meridiane haben keine direkte Verbindung zum Kopf, **Lebermeridian-Kopfschmerz** (Schädeldach)	72-2
Shao Yin Herz (He) / Nieren (Ni) (Yin-Achse)	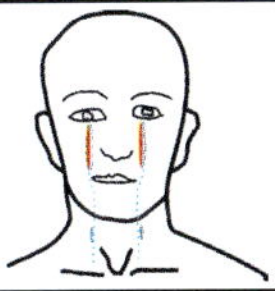 Die Meridiane haben keine direkte Verbindung zum Kopf, **Herzmeridian-Kopfschmerz** (Kopfschmerz in Wangen- und Zahnbereich)	72-4

Abb. 8.15.3 - 2 Die sechs Meridianachsen/Energiepaare und ihre Lokalisation am Kopf

Die im Folgenden angegebenen „Synergon"-Komplexmittel-Arzneien der Fa. Kattwiga* sind auf die jeweiligen Meridiane und Kopfschmerzlokalisation abgestimmt. Die angegebenen Ohrakupunkturpunkte beinhalten:

- Meridianachsenpunkte (z.B. „Tai Yang" etc.)
- Analogpunkte aus der TCM, die sich im Ohr wieder finden
- die "eigentlichen" Ohrakupunkturpunkte.

* Ich habe Arzneimittel der Fa. Kattwiga gewählt, da ich langjährige Erfahrung mit deren Arzneimitteln habe und diese gut den Kopfschmerzeinteilungen der TCM zuzuordnen sind. Selbstverständich können auch andere Komplexmittel und homöopathische Einzelmittel – wie sie bspw. in den Kapiteln „Klassische Homöopathie" und „Komplexmittelhomöopathie" beschrieben sind – gleichwertig zur Anwendung kommen. In meiner Praxis verordne ich Arzneimittel unterschiedlicher Hersteller, die ich meist zuvor kinesiologisch austeste.

BLASENMERIDIAN-KOPFSCHMERZ (TAI YANG)

Dünndarm- und Blasenmeridian

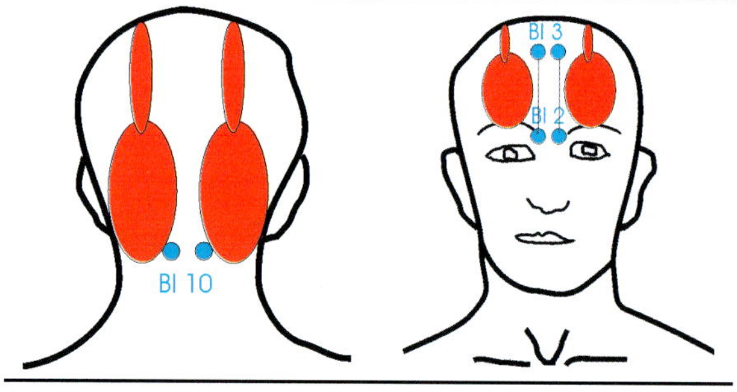

Abb. 8.15.3 - 3 Blasenmeridian-Kopfschmerz „Tai Yang"

Kopfschmerz strahlt aus in **Nacken und Rücken**, **Hinterkopfschmerz**, Schmerzen entlang und parallel der **Mittellinie, über den Kopf ziehend bis zur Stirn**.

Insbesondere die Punkte Bl 2, Bl 3 und Bl 10 sind betroffen.

Chronische Kopfschmerzen am Hinterkopfbereich lassen sich meist auf Nierenschwäche zurückführen, die sich im Blasenmeridian manifestiert.

Medikamente

Dünndarm: „Synergon Nr. 52 Colocynthis"
Blase: „Synergon Nr. 78 Solidago" (Nierenerkrankung)
Bei **Tai-Yang-Migräne** zusätzlich: „Synergon Nr. 83 Cyclamen", „Synergon Nr. 86 Melilotus" (Stirnkopfschmerz, Schläfe), „Synergon Nr. 87 Ignatia" (Hinterkopfschmerz).

Ohrpunkte

- **OP 72-1 „Tai Yang"**
- **OP 92 „Blase"** (entspricht Körperpunkt „Blase 67")
- **OP 89 „Dünndarm"**
- **„Occiput" / C0/C1** evtl. auch von hinten genadelt oder von beiden Seiten: sog. Zangennadelung
- **„Os frontale" / OP 33 „Stirn"**
- **OP 36 Kopfscheitel „Dach"**
- **OP 35 „Sonne"**
- **OP 8 „Auge"**
- **Bl 2** bei Kopfschmerzen um die Augen oder Ausstrahlung in die Augen
- **3E 5** ein Hauptpunkt zur Beseitigung von Wind und Hitze, unterdrückt Leber-Yang, bei Kopfschmerzen im Schläfenbereich
- **evtl. Dü 3** Ohrrückseite Mitte des Ohres, entspricht dem Plexus coeliacus, Meisterpunkt der Spasmolyse, wirkt auf gesamte Wirbelsäule, stärkt die Mitte und entspannt den ganzen Nacken)
- **„Nullpunkt"**
- die **Schmerzgedächtnispunkte nach Prof. Bahr / Dr. Strittmatter** (siehe Ohrakupunktur)
- **OP 26a „Thalamus" / Di 4** wichtigster Schmerzpunkt, Kontraindikation: Schwangerschaft
- **lokale HWS-Punkte** (evtl. mit Zangentechnik genadelt)
- **„Prostaglandin E2"-Punkt** entspricht in der Wirkung in etwa PE1-Punkt, Lage: bei Gb 41 retroauriculär, etwas kranialer als PE1 gelegen.

Hinweis: Da der Blasenmeridian-Kopfschmerz oft ausgelöst oder die Folge von Zervikalsyndrom oder HWS-Trauma ist, ist die Mitbehandlung der HWS-Punkte bedeutsam.

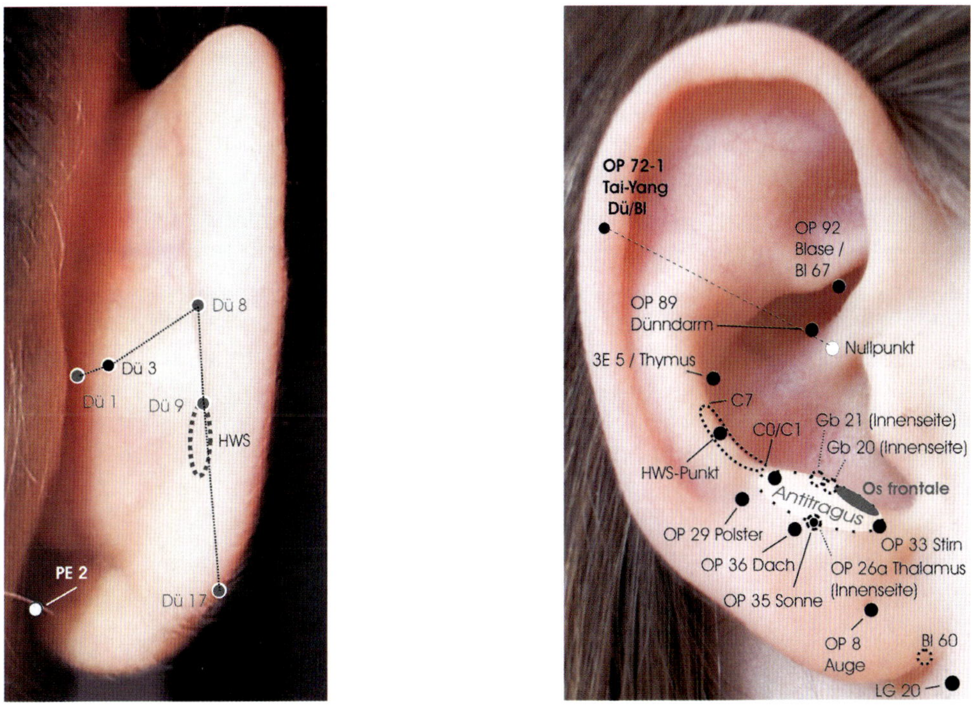

Abb. 8.15.3 - 4 Ohrpunkte beim Blasenmeridian-Kopfschmerz „Tai Yang“

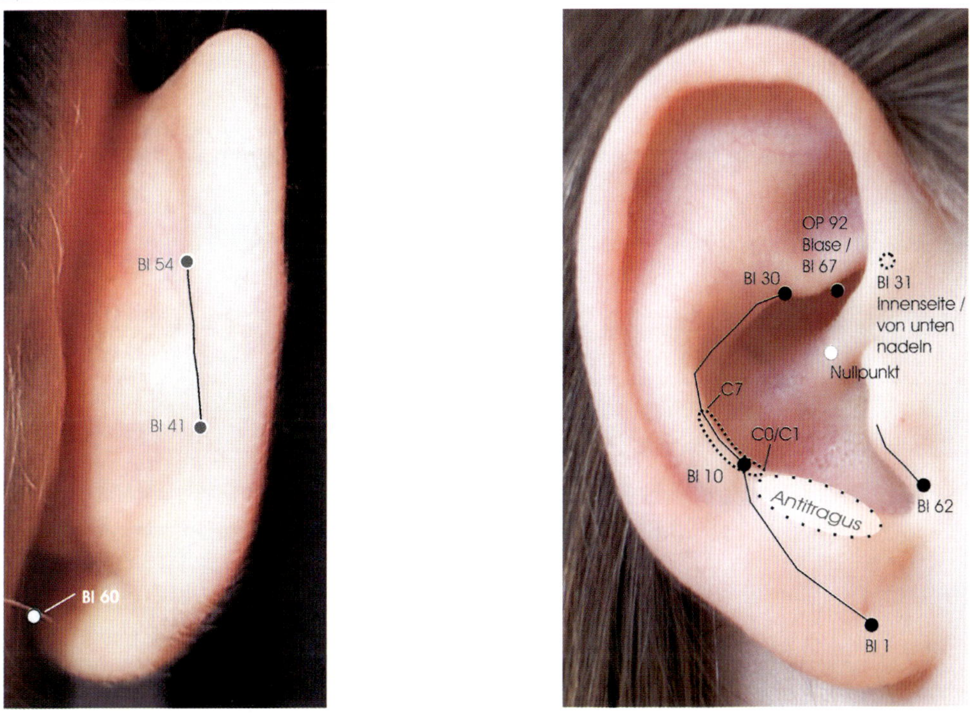

Abb. 8.15.3 - 5 Blasenmeridianverlauf am Ohr

Körperpunkte

Diese richten sich nach der Zuordnung zum Dünndarm- und Blasenmeridian sowie zur Beziehung des Hinterkopfs zum Lenkergefäß.

Fernpunkte

Hand:

- **Dü 3** schaltet das Lenkergefäß ein, beseitigt Wind und Hitze aus dem Dünndarm-Blasenmeridian, wichtiger Fernpunkt zur Schmerzlinderung und Entspannung der Nackenmuskulatur, lindert Schmerzen, Lage: an der Außenseite des Kleinfingermittelhandknochens, dort wo sich beim leichten Faustschluss die große Falte bildet; der entsprechende OP Dü 3 befindet sich auf der Ohrrückseite.
- **Di 4** reguliert Gesicht und Kopf, wichtigster Fernpunkt bei Erkrankungen von Gesicht und Sinnesorganen und wichtigster Schmerzpunkt mit Wirkung auf den ganzen Körper, Lage: zwischen Daumen und Zeigefinger auf dem höchsten Punkt des entstandenen Muskelbauches, Nadel in Richtung des Zeigefingerknochens vorschieben; der OP Thalamus entspricht Di 4.

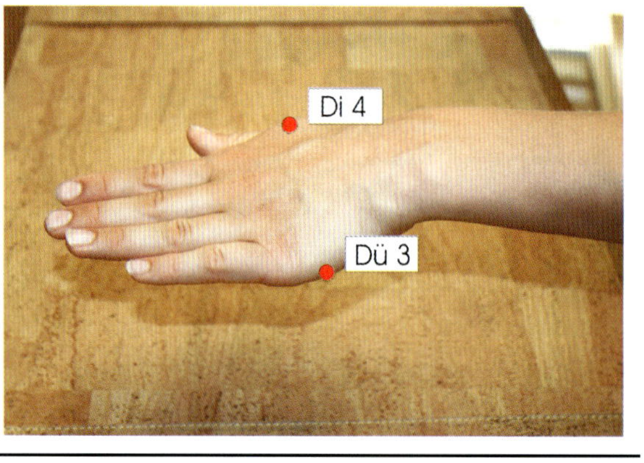

Abb. 8.15.3 - 6 Punkte am Handrücken beim Blasenmeridian-Kopfschmerz „Tai Yang"

Fuß:

- **Bl 60** reduziert Fülle vom Kopf, Fernpunkt für HWS, Nacken- und LWS-Region, Lage: zwischen Achillessehne und höchster Prominenz des Außenknöchels oder
- **Bl 62** beseitigt Hitze vom Kopf, entspannt die paravertebrale Muskulatur des gesamten Rückens, Lage: unterhalb des Außenknöchelrandes in einer Vertiefung über dem Gelenkspalt. Der entsprechende OP Bl 60 liegt auf der Ohrrückseite des Lobulus in der Nähe der Anwachsstelle, der OP Bl 62 auf der Ohrvorderseite am unteren Tragus.
- **Bl 67** klärt das Gehirn und die Augen, bei Augenflimmern, Achtung: nicht während Schwangerschaft, da wehenerleichternd, Lage: lateraler Nagelrandfalz der Kleinzehe. OP 92 „Blase" entspricht dem Punkt Bl 67.

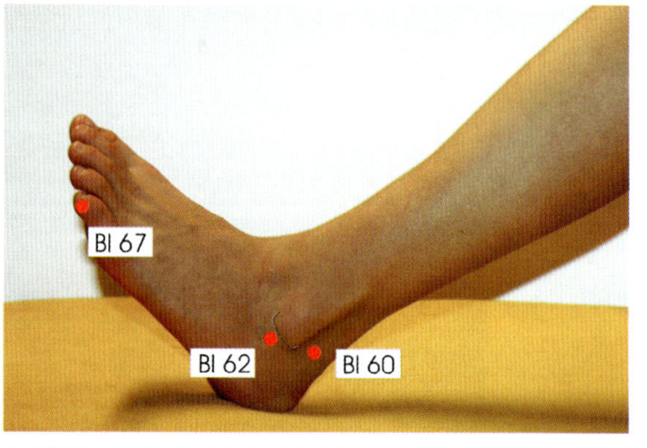

Abb. 8.15.3 - 7 Punkte am Fuß außen beim Blasenmeridian-Kopfschmerz „Tai Yang"

Nahpunkte

Schulter-Nacken:

- **Bl 10** reguliert Qi, beruhigt Wind und Shen, unterstützt Kopf und die Sinne, macht die Leitbahn durchgängig, Lage: am oberen Nacken, knapp unter der Unterkante des Hinterhaupts, ca. 1,3 cun lateral der Mittellinie in Höhe von LG 15 im Ansatzbereich des Trapezmuskels. Der entsprechende OP Bl 10 befindet sich auf der Ohrvorderseite an der aufsteigenden Anthelix.
- **Ex-B 2** („Hua-Tuo Jia-Ji"-Punkte) paravertebral an der Wirbelsäule beidseitig 0,5 cun neben der Unterkante der Dornfortsätze, hier vor allem an der HWS gelegen, Nadelung ca.

im 45-Grad-Winkel in Richtung der Mittellinie (nach Krautheimer B.); die Punkte sind nicht abgebildet.

- **Gb 20** kommt vor allem dann in Frage, wenn bei Rotation der HWS Schmerzen entstehen, und bei einer vorausgegangenen Windexposition. Lage: an der Occiputunterkante in der Vertiefung zwischen den Ansätzen der Muskeln M. sternocleidomastoideus und M. trapezius; der entsprechende OP Gb 20 befindet sich auf der Innenseite der Antitragusspitze.
- **LG 16** vertreibt äußeren Wind, beruhigt inneren Wind und den Shen, Lage: in der hinteren Mittellinie direkt unter der Protuberantia occipitalis externa in einer Vertiefung zwischen den Ursprüngen beider Mm. trapezius.
- **LG 15** leitet Wind aus, beseitigt Yang-Hitze/Fülle, unterstützt Zunge, Ohr, Hals und Wirbelsäule, Lage: in der hinteren Mittellinie, ca. 0,5 cun unter LG 16, zwischen 1. und 2. Halswirbel.

Schädeldach:

- **LG 20** beruhigt Wind und Shen, besänftigt Yang, unterstützt Gehirn und Sinnesorgane, Lage: am Schädeldach im Schnittpunkt zwischen der Mittellinie und der Verbindungslinie zwischen beiden Ohrspitzen, 5 cun von der vorderen und 7 cun von der hinteren Haaransatzlinie entfernt. Der entsprechende OP LG 20 befindet sich unterhalb des Ohres im Kieferbogenbereich.

- **Ah-Shi-Punkte** (spontan druckdolente Punkte).

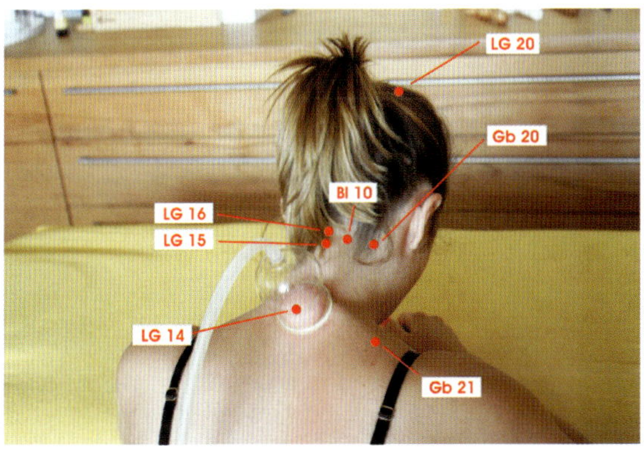

Abb. 8.15.3 - 8 Nahpunkte an Nacken, Schultern, Hinterkopf und Kopfdach beim Blasenmeridian-Kopfschmerz „Tai Yang"

In Verbindung mit einem Zervikalsyndrom

Schulter-Nacken:

- **Gb 21** macht die Leitbahn durchgängig, beseitigt Knoten, häufig Triggerpunkt der Schulterregion, senkt Qi nach unten ab, reguliert den Qi-Fluss, Achtung: Fernwirkung auf Gebärmutter, daher nicht in der Schwangerschaft behandeln, nicht zu tief nadeln, wegen Gefahr eines Pneumothorax, Lage: Mitte des oberen aufsteigenden M. trapezius, häufig Triggerpunkt(!). Der entsprechende OP Gb 21 entspricht dem OP „Hypothalamus" und liegt innen auf im Bereich der Spitze des Antitragus, kranial von OP Gb 20.
- **LG 14** unterstützt die Halswirbelsäule, klärt Wind, klärt Hitze, beruhigt inneren Wind und den Shen, stärkt Qi und Yang bei Mangelzuständen, Lage: unterhalb des Dornfortsatzes von C7.

Fuß:

- **Bl 60** klärt Hitze, vermindert Yang, besänftigt Wind und reduziert Fülle vom Kopf, wichtiger Fernpunkt für HWS und Nacken, Achtung: nicht in Schwangerschaft, da wehenfördernd, Lage: in der Vertiefung zwischen Achillessehne und höchstem Punkt des Außenknöchels. Der entsprechende OP Bl 60 liegt auf der Ohrrückseite des Lobulus in der Nähe der Anwachsstelle.

Da der Blasenmeridian von der Energie der Niere ernährt wird – der Nierenmeridian ist der Yin-Partner des Blasenmeridians –, kann durch Überarbeitung, existenzielle Ängste (finanziell, familiär, beruflich) und andere psychische Belastungen, welche die Niere schwächen, ein Qi-Mangel im Blasenmeridian entstehen und dadurch z.B. Spannungskopfschmerzen im Nacken die Folge sein.
Durch Schwächung des Meridianpartners Dünndarm kann es ebenso zu einem Qi-Mangel im Blasenmeridian kommen. Ursachen hierfür können sein: Freudlosigkeit, Ziellosigkeit, Mangelempfinden an Liebe und Zuwendung, Herzängste mit Mutlosigkeit.

GALLENBLASENMERIDIAN-KOPFSCHMERZ, DREIFACHER-ERWÄRMER-KOPFSCHMERZ (SHAO YANG)

Gallenblasen- und Dreifacher-Erwärmer-Meridian (3E)

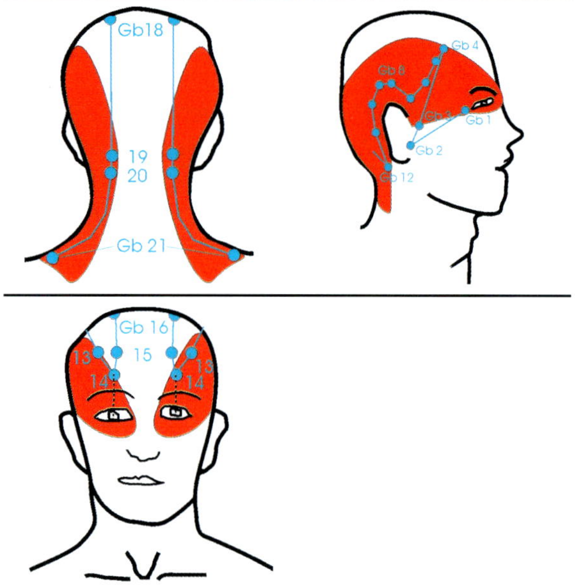

Abb. 8.15.3 - 9 Gallenblasenmeridian-Kopfschmerz (Shao Yang)

Kopfschmerz an den Schläfen und an den Seiten (parietale Kopfregion), hinter den Augen evtl. einseitig oder seitenwechselnd (bei Migräne)

„Als würde eine Faust von hinten aufs Auge drücken", Brechmigräne, lärm-, licht-, geruchsempfindlich, ziehender Schmerz seitlich am Kopf von hinter oder unter dem Auge bis in den Nacken oder den oberen Bereich des M. trapezius ziehend.

Kopfschmerz im Bereich des Gallenblasenmeridians (Gb 4 bis Gb 20) und des Dreifacher-Erwärmer-Meridians, somit am seitlichen Kopf, Nacken, hinter dem Ohr, am äußeren Augenwinkel, Temporalbereich, seitlichen Schädel, hinteren Schulterbereich und bis in den Nacken (M. trapezius).

Die Schmerzen können stechend und veränderlich sein und die Seite wechseln. Er ist der klassische Migränetyp, evtl. auch Wetterfühligkeitstyp. Occipitalneuralgie (Schmerzen an der Rückseite des Kopfes und im oberen Nacken). Die häufigste Lokalisation von Migräneschmerzen befindet sich hinter den Augen. Ist der Schmerz dumpf, so ist er auf Leber-Blutmangel zurückzuführen. Scharfe, stechende Schmerzen entstehen bei Aufsteigen des Leber-Yang.

Medikamente

Gallenblase: „Synergon Nr. 102 Cholesterinum"
Bei **Shao-Yang-Migräne** zusätzlich: „Synergon Nr. 83 Cyclamen", „Synergon Nr. 84 Iris", „Synergon Nr. 85 Sanguinaria", „Synergon Nr. 86 Melilotus", „Synergon Nr. 87 Ignatia", „Synergon Nr. 78 Solidago", „Synergon Nr. 52 Colocynthis"

Ohrpunkte

- **OP 72-6 „Shao Yang"**
- **OP 96 „Galle"** (Gallenblase) am rechten Ohr, entspricht Gb 43, dem Galle-Tonisierungspunkt
- **OP 104 „Dreifacher-Erwärmer"** Meteorismus, chronische Verstopfung
- **OP „Occiput"/C0/C1**
- **OP 8 „Auge"**
- **OP 25 „Hirnstamm"**
- **OP „Wetterpunkt"**
- **OP 97 „Leber"**
- **Gb 3** (Migränepunkt „Imigran")
- **Migränelinie** Gb 1 bis Gb 21 (inkl. Gb 7,8,14,20)
- **3E 3** Wirkung siehe unten bei Körperpunkte
- **3E 5** Wirkung siehe unten bei Körperpunkte
- **Le 8** Wirkung siehe unten bei Körperpunkte
- **Ma 8** wenn Schmerzausstrahlung in die Stirn
- **„Nullpunkt"**
- **„Prostaglandin E1"-Punkt** (entspricht Gb 41) harmonisiert den Bauchbereich, wirkt schmerzhemmend, Lage: Hinterrand des Lobulus
- **Lokale Punkte im Hauptschmerzgebiet** z.B. Gb 3 (hat Imigran/Triptan-ähnliche Wirkung), Punkt „Sorge" (am linken Ohr nadeln, entspricht Lu 1, psychische Stabilisierung
- **Dü 3** entspricht dem Plexus coeliacus, entspannt Nacken.

Nach Strittmatter: Punkt **„Galle"**, **Gb 40** (verteilt Leber-Qi, klärt Feuchte-Hitze aus der Gallenblase), Punkt **„Sorge"** (am linken Ohr), Punkt **„Auge"/Gb 1**, Punkt **„Hypothalamus"/Gb 21** und Punkt **C0/C1**.

Mehr Gallenblasenmeridian- oder 3E-Meridian-Kopfschmerz?

Bei Gallenblasenmeridian-Kopfschmerz befindet sich der Hauptschmerz um und über den Ohren mit Ausstrahlung nach hinten. Beim 3E-Meridian-Kopfschmerz befinden sich die Schmerzen insbesondere zwischen äußerem Augenwinkel und vorderem Ohrbereich, meist am lateralen Augenwinkel („als ob das Auge von hinten nach vorne aus dem Schädel gedrückt wird"). Der Schmerz kann im Verlauf des 3E-Meridians vom M. trapezius bis nach vorne ziehen. Hierbei zusätzlich 3E 21 und 3E 23 nadeln.

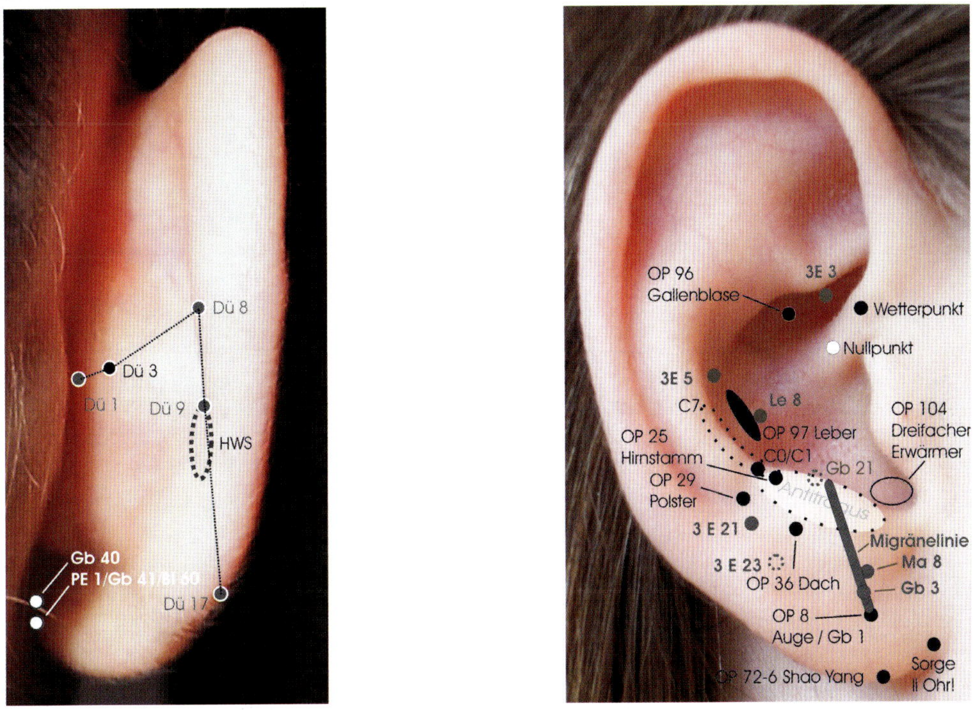

Abb. 8.15.3 - 10 Ohrpunkte bei Gallenblasenmeridian-Kopfschmerz „Shao Yang"

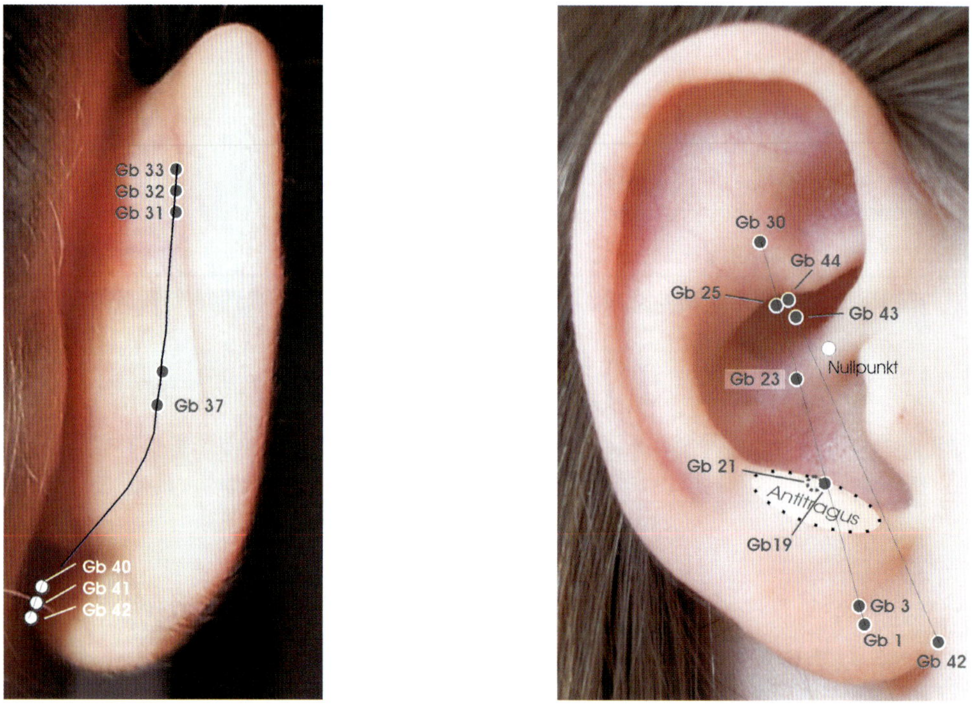

Abb. 8.15.3 - 11 Gallenblasenmeridian-Verlauf am Ohr

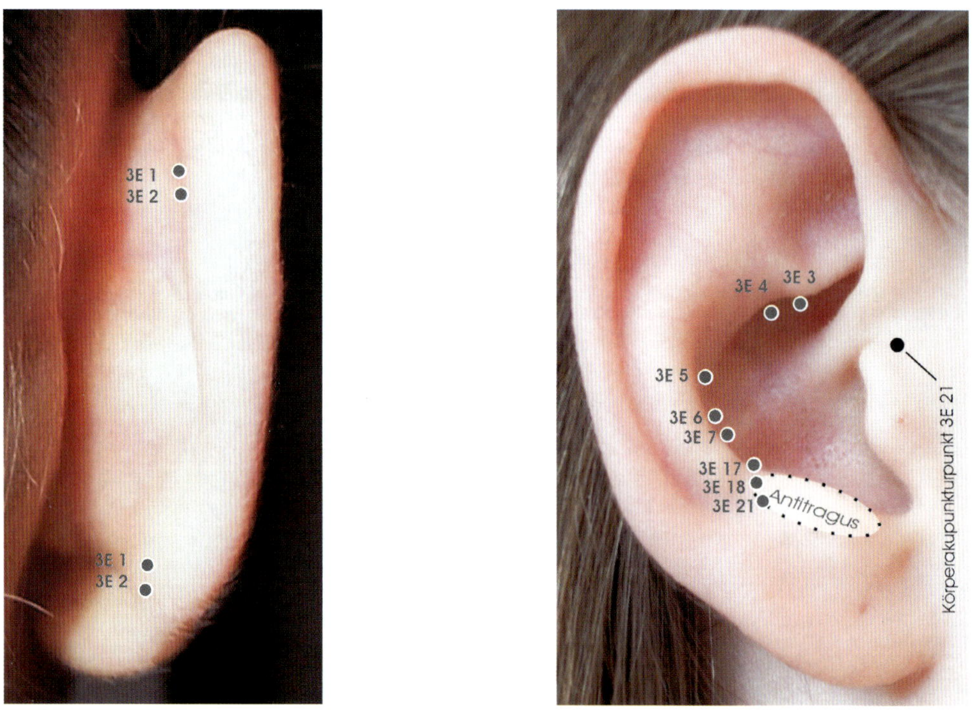

Abb. 8.15.3 - 12 Dreifacher-Erwärmer-Verlauf am Ohr

Körperpunkte

Therapieziel: Leber beruhigen, Yang unterdrücken, Stärkung von „Leber-Blut", „Leber-Ying" und /oder „Nieren-Yin". Auflösen der Qi-Stagnation im Kopfbereich und somit der Schmerzen.

Fernpunkte

Hand und Arm:

- **3E 4** klärt Hitze, macht die Leitbahn durchgängig, Lage: Auf dem Handrücken verläuft der 3E-Meridian zwischen kleinem Finger und Ringfinger über das Handgelenk hinweg. Im Handgelenkspalt, etwas lateral der Gelenkspaltenmitte in Richtung der Kleinfingerseite, befindet sich 3E 4 in der Sehnenlücke radial der Sehne des M. extensor digiti minimi (zieht zum Kleinfinger) und ulnar der Sehne des M. extensor digitorum (gut sichtbar, wenn die mittleren drei Finger vom Patienten angehoben werden).
- **3E 5** ein Hauptpunkt zur Beseitigung von Wind und Hitze, unterdrückt Leber-Yang, bei Kopfschmerzen im Schläfenbereich, Lage: vom Handgelenkspalt des Handrückens 2 cun in Richtung des Unterarmes zwischen Radius und Ulna gelegen.
- **He 6** stärkt und reguliert Herz-Yin und Herz-Blut, beruhigt Leber-Yang und insbesondere bei Frauen den Geist, bei Kopfschmerzen besonders im Schläfenbereich und äußeren Nackenbereich, Lage: an der ulnaren (kleinfingerseitigen) Unterarminnenseite von dem Handgelenkspalt 0,5 cun in Richtung Unterarm radial des Sehnenansatzes des M. flexor carpi ulnaris in der Vertiefung.
- **Lu 7** Stärkung der Abwehrenergie, wenn Lungen-Qi-Mangel vorliegt und dieser zum aufsteigenden Leber-Yang führt, unterstützt Nacken und Kopf, Meisterpunkt für Nacken und Hinterkopf, leitet Wind aus, senkt Lungen-Qi ab, Lage: am radialen Unterarm, direkt über den Processus styloideus radii ca. 1,5 cun vom Handgelenkspalt in Richtung Unterarm entfernt in einer V-förmigen Rinne. Die Nadelung erfolgt in die abgehobene Hautfaltenbildung über dem Processus styloideus, in Richtung zur Schulter (ableitend) oder in Richtung Handgelenk (stärkend).

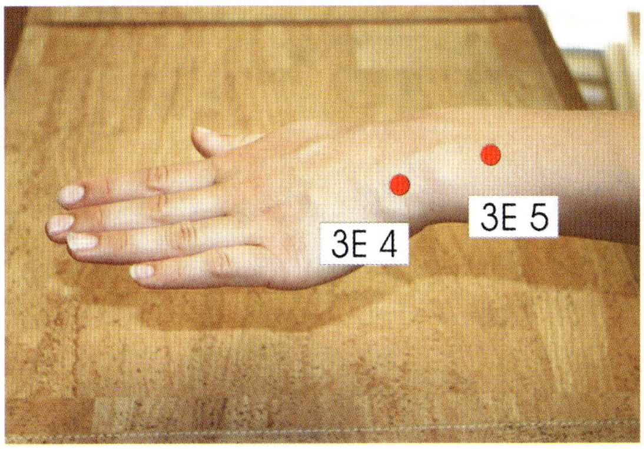

Abb. 8.15 - 13 Punkte an Handrücken und Unterarmaußenseite beim Gallenblasenmeridian-Kopfschmerz „Shao Yang"

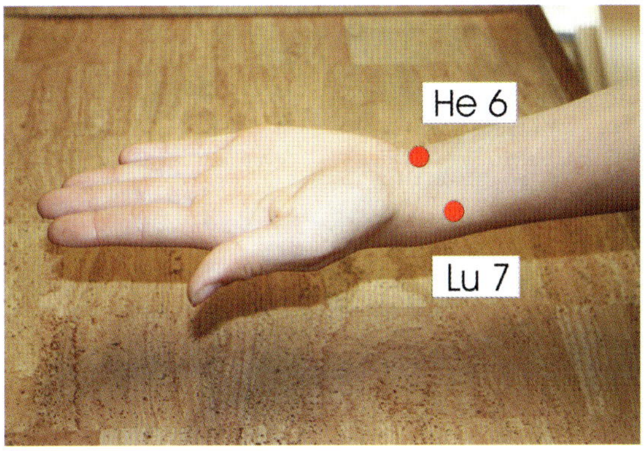

Abb. 8.15.3 - 14 Punkte an Hand- und Unterarminnenseite beim Gallenblasenmeridian-Kopfschmerz „Shao Yang"

Fuß und Bein:

- **Le 3** verteilt das Leber-Qi, klärt den Kopf, öffnet die Augen, nährt Leber-Blut und Leber-Yin, beruhigt Leber und unterdrückt aufsteigendes Yang, beruhigt Spasmen und lindert Schmerzen, Lage: am Vorderfuß, in der Vertiefung zwischen 1. und 2. Zeh tastet man sich nach oben bis an die Stelle, wo die Vertiefung am breitesten und tiefsten ist, dort ist Le 3. Tastet man noch weiter, wird die Vertiefung wieder flacher und enger.
- **Gb 41** verteilt das Leber-Qi, klärt den Kopf und unterstützt die Augen, Lage: in einer Vertiefung am Übergang vom Schaft zur Basis der 4. und 5. Metatarsalknochen lateral der Sehne des M. extensor digitorum longus (Sehne des kleinen Zehs); der Patient spreizt die Zehen, dabei zeigt sich die Kleinzehensehne des M. extensor digitorum longus. In der Furche zwischen 4. und 5.

Zeh wird nun Richtung Sprunggelenk getastet, bis die Furche von der Sehne gekreuzt wird. Hier liegt zunächst Gb 42 vor der Sehne. Beim Weitergleiten über die Sehne kann die Vertiefung Gb 41 lateral der Sehne ertastet werden.

- **Gb 43** wirkt auf Schläfen- und Augenregion, indem es Hitze, Feuchte-Hitze und Wind vom anderen Leitbahnende ausleitet, besänftigt Leber-Yang, Lage: auf dem Fußrücken, zwischen 4. und 5. Zeh etwas proximal (körperwärts) des Faltenendes der Interdigitalfalte („Schwimmhaut") gelegen.
- **Gb 44** leitet Wind, Hitze und Feuer aus, harmonisiert Leber und Gallenblase, beruhigt den Shen, Lage: am lateralen Nagelfalzwinkel des 4. Zehs.

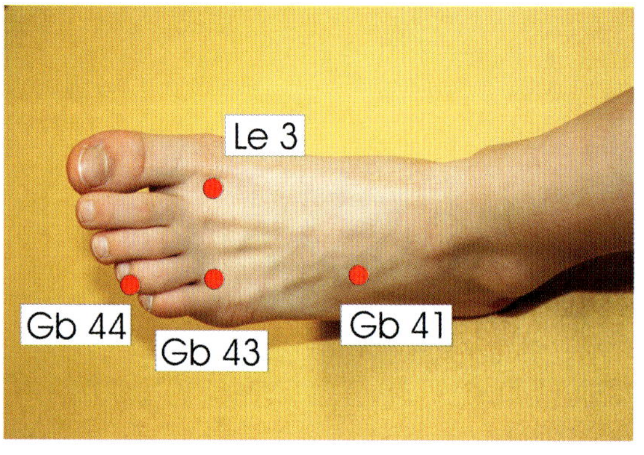

Abb. 8.15.3 - 15 Punkte am Fuß von oben Gallenblasenmeridian-Kopfschmerz „Shao Yang"

- **Le 8** tonisiert und nährt Leber-Blut und Leber-Yin. Lage: bei gebeugtem Knie direkt proximal des medialen Kniefaltenendes in Höhe des Kniegelenkspalts in einer Vertiefung vor den Sehnen des M. semitendinosus und semimembranosus. Eine weitere Möglichkeit, den Punkt zu finden, ist, zuerst den Punkt Ni 10 zu lokalisieren: bei weniger als 90 Grad gebeugtem Knie in der medialen Kniekehle zwischen der Sehne des M. semimembranosus (die prominentere Sehne) und der Sehne des M. semitendinosus auf der Höhe der Kniegelenksspalte befindet sich Ni 10. Davon 1 cun nach kranial und ventral befindet sich Le 8. Letztlich wird jedoch die Druckdolenz entscheiden, welche die geeignete Stelle ist.
- **MP 6** nährt Leber-Blut und beruhigt die Leber und somit den Geist, schlaffördernd, bei Übelkeit und Erbrechen (Mitbeteiligung von Milz und Magen), bei menstruationsbedingter Migräne, Organpunkt des Uterus. Lage: 3 cun proximal der höchsten Prominenz des Malleolus medialis (Innenknöchels) am medialen Tibiarand in einer oft druckdolenten Vertiefung oder auf dem Tibiabereich gelegen. Druckdolenz entscheidet.

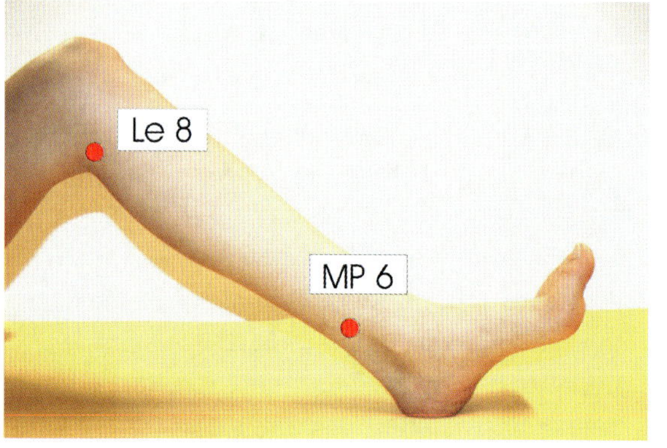

Abb. 8.15.3 - 16 Punkte an der Beininnenseite beim Gallenblasenmeridian-Kopfschmerz „Shao Yang"

Zusätzlich bei Übelkeit und Erbrechen (Mitbeteiligung von Milz und Magen):

- **KG 12** Hauptpunkt bei (funktionellen) Magenbeschwerden. Lage: in der vorderen Medianlinie, 4 cun über dem Nabel bzw. 4 cun unter dem sternocostalen Winkel bzw. die Hälfte der Strecke vom Nabel zum sternocostalen Winkel ermitteln. Dieser Punkt ist nicht abgebildet.
- **Ma 36** Meisterpunkt für Erkrankungen des Abdomens, reguliert den Magen. Lage: zuerst Ma 35 ("laterales Knieauge") lokalisieren: bei gebeugtem Knie unterhalb der Patella in der Vertiefung lateral der Patellasehne liegt Ma 35. 3 cun distal davon und eine Mittelfingerbreite lateral der Tibiakante im M. tibialis anterior liegt Ma 36. Die druckdolente Stelle suchen.

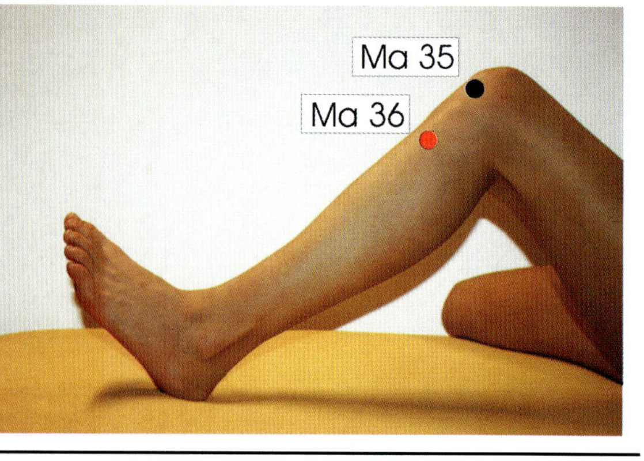

Abb. 8.15.3 - 17 Punkte an Beinaußenseite beim Gallenblasenmeridian-Kopfschmerz „Shao Yang"

Nahpunkte

Stirn:

- **Gb 13** beruhigt Geist, schlaffördernd bei angespannten Menschen, klärt die Augen, Lage: LG 13 liegt 3 cun lateral von LG 24, welcher sich an der Stirn in der Medianlinie 0,5 cun über der Haaransatzlinie befindet. Hinweis: auf der gleichen Höhe liegen auch Bl 3, Bl 4, Gb 15 und Ma 8.
- **Gb 14** oft Schmerz wie eingeschlagener Nagel, schmerzlindernd, Augen unterstützend, Testpunkt für Gallenblasenerkrankungen
- **Bl 2** bei Kopfschmerzen um die Augen oder Ausstrahlung in die Augen, Lage: am inneren Augenbrauenende direkt über dem inneren Augenwinkel in einer Vertiefung.
- **Ex-HN 4** Kopfschmerz hinter den Augen oder um die Augen herum, unterstützt die Augen, Lage: in der Mitte der Augenbraue, senkrecht über der Pupille.

Temporal:

- **Gb 1** Schmerzen an äußeren Augenwinkeln oder im Schläfenbereich, Lage: in der knöchernen Vertiefung an der Orbita-Außenseite auf Höhe des äußeren Augenwinkels.
- **Gb 4**, **Gb 5**, **Gb 6** vor allem bei chronischem Kopfschmerz und immer an derselben Stelle.
- **Gb 7**, **Gb 8**, **Gb 9** Seitenkopfschmerz, beruhigt den Geist, unterdrückt Leber-Yang.
- **3E 23** Schmerzen am lateralen Ende der Augenbrauen, Lage: am äußeren Augenbrauenende in der knöchernen Vertiefung zwischen Os frontale und Os zygomaticum.
- **Ex-HN 5** „Tai Yang" bei seitlichen Schläfenkopfschmerzen und Schmerzen am äußeren Orbitarand, Lage: In der Schläfenregion, 1 cun lateral des äußeren Augenwinkels in einer Vertiefung in Höhe zwischen äußerem Augenwinkel und äußerer Augenbraue gelegen.

Bei 3E-Kopfschmerz:

- **3E 23** lindert Schmerzen, unterstützt die Augen, beseitigt Wind, Lage: am äußeren Augenbrauenende in der knöchernen Vertiefung zwischen Os frontale und Os zygomaticum.
- **3E 21** klärt Hitze, unterstützt die Ohren, Lage: vor dem Ohr am Übergang des oberen Tragus in den Gesichtsbereich, bei geöffnetem Mund in der Vertiefung zu lokalisieren und zu nadeln. In der Abbildung „Erwärmer-Verlauf im Ohr" ist der 3E 21 sowohl als Ohr- als auch als Körperakupunkturpunkt eingezeichnet.

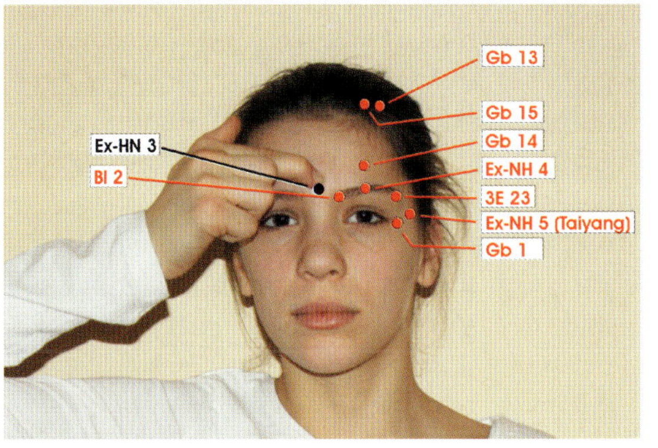

Abb. 8.15.3 - 18 Punkte an Stirn- und Schläfen beim Gallenblasenmeridian-Kopfschmerz „Shao Yang"

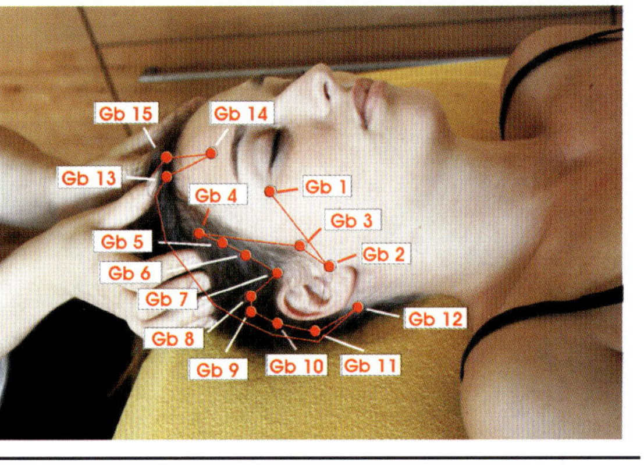

Abb. 8.15.3 - 19 Punkte an Stirn und im Temporalbereich beim Gallenblasenmeridian-Kopfschmerz „Shao Yang"

Okzipital und hinteres Schädeldach:

- **Bl 10** reguliert Qi, beruhigt Wind und den Shen, unterstützt Kopf und Sinne. Lage: im Nacken zuerst Gb 20 ertasten, welcher sich an der Occiputunterkante in der Vertiefung zwischen den Ansätzen des M. sternocleidomastoideus und des M. trapezius befindet. Von dort aus in einem 45-Grad-Winkel zur Wirbelsäulenmitte gleiten, bis der Finger an dem Muskelwulst des M. trapezius hängen bleibt.
- **LG 19** wenn Schmerzausstrahlung bis zum Scheitel, Lage: 1,5 cun dorsal von LG 20, welcher sich am Schnittpunkt der Verbindungslinie zwischen beiden Ohrspitzen und der Medianlinie befindet.

Schulter-Nacken:

- **Gb 20** kommt vor allem dann in Frage, wenn bei Rotation der HWS Schmerzen entstehen, und bei einer vorausgegangenen Windexposition, Lage: an der Occiputunterkante in der Vertiefung zwischen den Ansätzen des M. sternocleidomastoideus und des M. trapezius.
- **Gb 21** senkt Qi nach unten ab und reguliert es, beseitigt Knoten, Achtung: bei der Nadelung besteht die Gefahr eines Pneumothorax (!), da die Lunge direkt unter dem Muskel liegt. Somit sollte der Punkt nur von erfahrenen Therapeuten akupunktiert werden, Lage: im höchsten Punkt der Schulter, auf Höhe der Mitte der Verbindungslinie zwischen Dornfortsatz HW 7 und der Acromionspitze an der Schulter.

Zusätzlich:

- **Ah-Shi-Punkte** (spontan druckdolente Punkte)

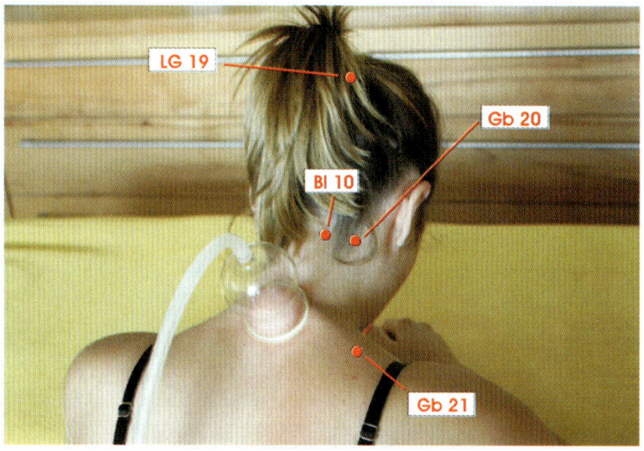

Abb. 8.15.3 - 20 Punkte an Hals, Nacken und hinterem Schädeldach beim Gallenblasenmeridian-Kopfschmerz „Shao Yang"

MAGENMERIDIAN-KOPFSCHMERZ (YANG MING)

Magen- und Dickdarmmeridian

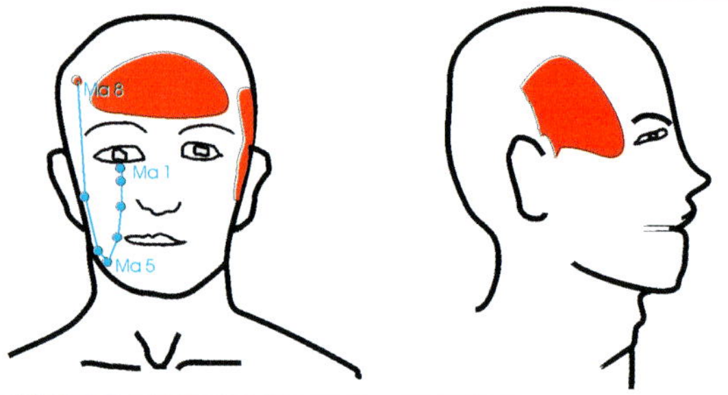

Abb. 8.15.3 - 21 Magenmeridian-Kopfschmerz (Yang Ming)

Kopfschmerz an Stirn und Schläfen und/oder in Stirn oder Gesicht oder in den Magenmeridianbereich ausstrahlend, Ma 8 schmerzhaft.

Die Schmerzen in diesem Bereich stehen üblicherweise mit dem Magen **(Magenmigräne)** in Verbindung. Häufige Ursache sind entweder Nässe oder Schleim, die im Kopf das Aufsteigen des klaren Yang behindern. Meist kommen deswegen Symptome wie Schweregefühl und Benommenheit des Kopfes hinzu. Schleim macht sogar Schwindel und verschwommenes Sehen.
Häufig in Kombination mit Übelkeit und Erbrechen oder Magengeschwüren.

Medikamente

Magen: „Synergon Nr. 51 Nux vomica"
Dickdarm: „Synergon Nr. 77 Aloe"

Ohrpunkte

- **OP 72-5 „Yang Ming"**
- **OP 26a „Thalamus" / Di 4** reguliert Gesicht und Kopf, wichtigster Fernpunkt bei Erkrankungen von Gesicht und Sinnesorganen und wichtigster Schmerzpunkt mit Wirkung auf den ganzen Körper, Lage: an der Innenfläche des Antitragus, unten am Fuß der Concha
- **Lu 7** Stärkung der Abwehrenergie, wenn Lu-Qi-Mangel vorliegt und dieser zum aufsteigenden Leber-Yang führt, unterstützt Nacken und Kopf, Meisterpunkt für Nacken und Hinterkopf, leitet

Wind aus, senkt Lungen-Qi ab.

- **OP 87 „Magen"**
- **OP 91 „Dickdarm"**
- **OP 33 „Stirn"**
- **„Occiput"/C0/C1**
- **OP 35 „Sonne"**
- **OP 8 „Auge"/Gb 1**

Zusätzlich weitere **Meridianpunkte**, wie z.B.:

- **Ma 8** wenn Schmerzausstrahlung in die Stirn
- **Ma 36** Meisterpunkt für Erkrankungen des Abdomens, reguliert den Magen
- **Ma 41** Organpunkt Magen
- **Ma 45** vertreibt Hitze aus der Yang-Ming-Achse, Sedierungspunkt
- **MP 6** nährt Leber-Blut, beruhigt die Leber und somit den Geist, schlaffördernd, bei Übelkeit und Erbrechen (Mitbeteiligung von Milz und Magen), bei menstruationsbedingter Migräne, Organpunkt des Uterus, Lage: Innenseite der aufsteigenden Helix
- **Bl 1** vertreibt Wind und Hitze, unterstützt die Augen, Lage: in der Nähe von OP „Auge" 8/ Gb 1
- **Bl 2** bei Kopfschmerzen um die Augen oder Ausstrahlung in die Augen, befreit den Kopf, bei Fülle- und Hitzezuständen in der Augenregion, Lage: In der Nähe von OP „Auge" 8/Gb 1
- **Bl 13** bei Hoffnungslosigkeit und Störung in der Trauerverarbeitung, Schwäche im „Tai Yin", ein Hauptpunkt bei allen Erkrankungen der Lunge.

Hinweis:
Speziell bei diesem Kopfschmerztyp sollten Allergien überprüft und gegebenenfalls behandelt werden.

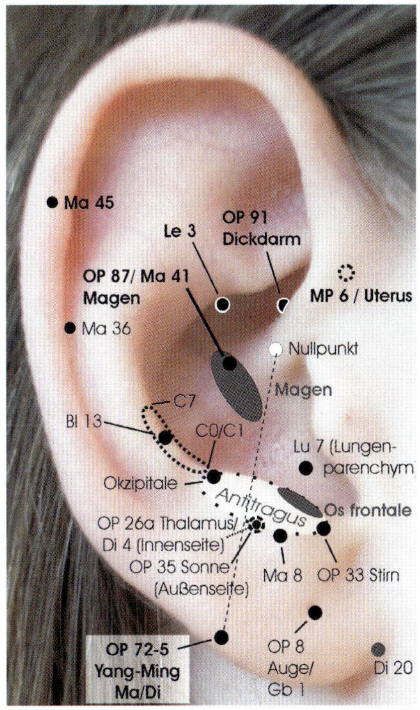

Abb. 8.15.3 - 22 Ohrpunkte bei Magenmeridian-Kopfschmerz „Yang Ming"

Körperpunkte

Diese richten sich u.a. nach der Beziehung der Stirn zum Lenkergefäß (Stirnmitte), zum Blasenmeridian (medialer Orbitarand), zum Gallenblasenmeridian (lateraler Orbitarand und über den Augenbrauen), zum Dreifachen Erwärmer (lateraler Augenbrauenbereich).
Die Magen-Dickdarm-Meridianachse „Yang Ming" ist mit der Lungen-Milz/Pankreas-Meridianachse „Tai Yin" gekoppelt, weshalb auch **Lu 7** und **MP 6** in Frage kommen. So können emotionale Belastungen wie Kummer und Sorgen, geistige Überarbeitung etc., die das Milz-Qi mindern, zum Auslöser, Verursacher und Verstärker der Kopfsymptome führen.

Bei Übelkeit und Erbrechen (Mitbeteiligung von Milz und Magen) kommen zusätzlich die Punkte **Ma 36** und **KG 12** in Frage.

Fernpunkte

Hand und Arm:

- **Di 2** klärt Hitze und vertreibt Wind, Lage: am Zeigefinger an der radialen (daumenzugewandten) Seite distal (Richtung Fingerspitze) des Grundgelenks am Übergang vom Schaft zur Basis an Handinnenflächen zugewandter Stelle.
- **Di 4** wichtigster Schmerzpunkt mit Wirkung auf den ganzen Körper, Hauptpunkt der Yang-Ming-Achse, Ausleitungswirkung pathogener Energien aus dem Gesicht und Stärkung der Mitte, wie auch Ma 36. Lage: zwischen zusammengepresstem Daumen und Zeigefinger auf dem höchsten Punkt des entstandenen Muskelbauches, Nadel in Richtung des Zeigefingerknochens vorschieben.
- **Lu 7** Stärkung der Abwehrenergie, wenn Lu-Qi-Mangel vorliegt und dieser zum aufsteigenden Leber-Yang führt, unterstützt Nacken und Kopf, Meisterpunkt für Nacken und Hinterkopf, leitet Wind aus, senkt Lungen-Qi ab, Lage: am radialen Unterarm, direkt über den Processus styloideus radii ca. 1,5 cun vom Handgelenkspalt in Richtung Unterarm entfernt in einer V-förmigen Rinne. Die Nadelung erfolgt in die abgehobene Hautfaltenbildung über dem Processus styloideus, in Richtung zur Schulter [ableitend] oder in Richtung Handgelenk (stärkend).

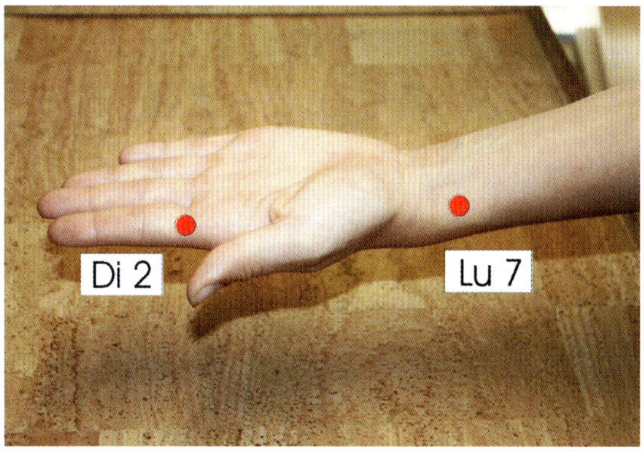

Abb. 8.15.3 - 23 Punkte an Hand und Arm beim Magenmeridian-Kopfschmerz „Yang Ming"

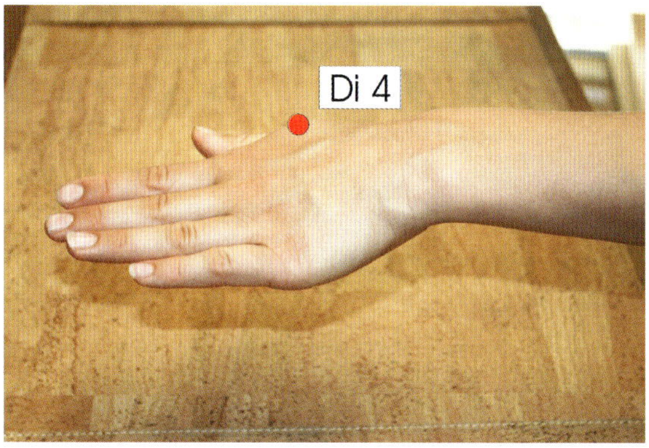

Abb. 8.15.3 - 24 Punkte an Hand und Arm beim Magenmeridian-Kopfschmerz „Yang Ming"

Fuß und Bein:

- **Ma 36** bei Übelkeit und Erbrechen, Hauptpunkt der Yang-Ming-Achse, Ausleitungswirkung pathogener Energien aus dem Gesicht und Stärkung der Mitte, wie auch Di 4. Meisterpunkt für Erkrankungen des Abdomens, reguliert den Magen. Lage: zuerst Ma 35 ("laterales Knieauge") lokalisieren: bei gebeugtem Knie unterhalb der Patella in der Vertiefung lateral der Patellasehne liegt Ma 35. 3 cun distal davon und eine Mittelfingerbreite lateral der Tibiakante im M. tibialis anterior liegt Ma 36. Die druckdolente Stelle suchen.
- **Ma 41** Fernpunkt bei frontalen Kopfschmerzen durch Magen-Hitze oder -Feuer, Organpunkt Magen, tonisierend, klärt Hitze aus Magen und Magen-Leitbahn, Lage: in der Gelenkspalte des oberen Sprunggelenks auf Höhe der prominentesten Stelle des Außenknöchels in der Vertiefung zwischen den Sehnen M. extensor digitorum longus und M. extensor hallucis longus. Um die Großzehensehne (M. extensor hallucis longus) gut sichtbar zu machen, hebt der Patient den Großzeh gegen Widerstand nach oben an. Lateral der Sehne in der Vertiefung des oberen Gelenkspaltes befindet sich Ma 41.
- **Ma 44** ebenfalls Hauptpunkt der Yang-Ming-Achse, beseitigt Hitze aus dem Kopf- und Gesichtsbereich, reguliert den Darm, Lage: auf dem Fußrücken etwas proximal (körperwärts) der Interdigitalfalte zwischen 2. und 3. Zeh.
- **Ma 45** vertreibt Hitze aus der Yang-Ming-Achse, Sedierungspunkt, Lage: 0,1 cun des lateralen Nagelfalzes des zweiten Zehs.

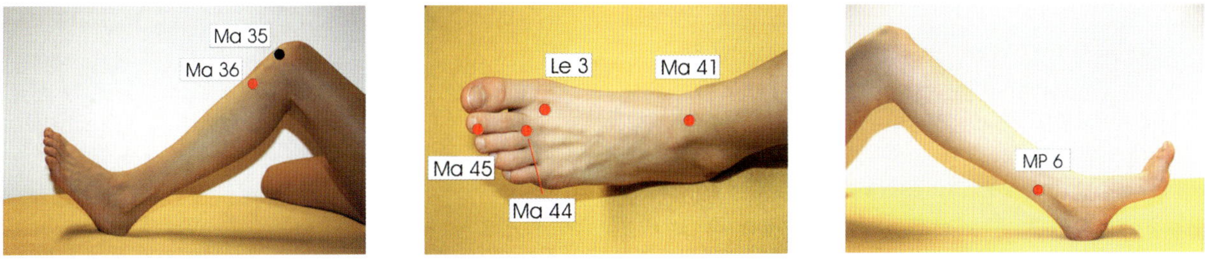

Abb. 8.15.3 - 25 Punkte an Fuß und Bein beim Magenmeridian-Kopfschmerz „Yang Ming"

- **MP 6** bei menstruationsbedingter Migräne, Organpunkt des Uterus, nährt Leber-Blut und beruhigt die Leber und somit den Geist, schlaffördernd, bei Übelkeit und Erbrechen (Mitbeteiligung von Milz und Magen). Lage: 3 cun proximal der höchsten Prominenz des Malleolus medialis (Innenknöchels) am medialen Tibiarand in einer oft druckdolenten Vertiefung oder auf dem Tibiabereich gelegen. Druckdolenz entscheidet.
- Evtl. **Le 3** verteilt das Leber-Qi, klärt den Kopf, öffnet die Augen, nährt Leber-Blut und Leber-Yin, beruhigt Leber und unterdrückt aufsteigendes Yang, beruhigt Spasmen und lindert Schmerzen, Lage: am Vorderfuß, in der Vertiefung zwischen 1. und 2. Zeh, tastet man sich nach oben bis an die Stelle, wo die Vertiefung am breitesten und tiefsten ist, dort ist Le 3, tastet man noch weiter, wird die Vertiefung wieder flacher und enger.

Bauch und Rücken:

- **KG 12** bei Übelkeit und Erbrechen, Hauptpunkt bei (funktionellen) Magenbeschwerden. Lage: in der vorderen Medianlinie, 4 cun über dem Nabel oder 4 cun unter dem sternocostalen Winkel, bzw. die Hälfte der Strecke vom Nabel zum sternocostalen Winkel ermitteln.
- **Bl 13** bei Hoffnungslosigkeit und Störung in der Trauerverarbeitung (Schwäche im „Tai Yin"), ein Hauptpunkt bei allen Erkrankungen der Lunge, Lage: 1,5 cun lateral der hinteren Medianlinie auf Höhe der Dornfortsatzunterkante vom 3. Brustwirbel.

Nahpunkte

Stirn, Gesicht und vorderes Schädeldach:

- **Ma 8** entspricht Ma 1 nach Bischko, vertreibt Wind aus Kopf- und Augenregion, unterstützt die Augen, lindert Schmerzen, Lage: im Stirn-Schläfenwinkel am Rand des M. temporalis und 0,5 cun innerhalb der vorderen ursprünglichen Haaransatzlinie.
- **Bl 2** Schmerzen am medialen Orbitarand, Lage: in der Vertiefung am inneren Augenbrauenende direkt über dem inneren Augenwinkel.
- **Ex-HN 3 „Yin Tang"** Meisterpunkt für Nase und Nasennebenhöhlen, Erkrankungen der Stirnhöhlen, Lage: an der Nasenwurzel, auf der vorderen Medianlinie zwischen den Augenbrauen.
- **Gb 14** Schmerzen über den Augenbrauen, Lage: in der Pupillenlinie bei Geradeausblick, ca. 1 cun über der Augenbrauenmitte am Übergang vom Stirnhöcker zum Überaugenbogen.
- **Di 20** Nasennebenhöhlen, Kreuzungspunkt mit der Magen-Leitbahn, Lage: in der Nasolabialfalte auf Höhe des Mittelpunktes der seitlichen Nasenflügelbegrenzung.
- **LG 22** leitet Wind aus, beruhigt den Shen, Lage: am vorderen Kopfdach in der Medianlinie 2 cun kranial der vorderen Haaransatzlinie.
- **LG 23** wirkt auf die Stirn, leitet Wind und Hitze aus Nasenbereich und Gesicht, beruhigt den Shen, Lage: am vorderen Schädeldach in der Medianlinie 1 cun über der vorderen Haaransatzlinie.
- **LG 24** befreit Auge und Nase von pathogenen Faktoren, leitet Wind aus, beruhigt den Shen, Schmerzen am Haaransatz, Lage: am vorderen Schädeldach in der Medianlinie 0,5 cun über der vorderen Haaransatzlinie.

Temporal:

- **Gb 1** Schmerzen an äußeren Augenwinkeln oder im Schläfenbereich, Lage: in der knöchernen Vertiefung an der Orbita-Außenseite auf Höhe des äußeren Augenwinkels.
- **3E 23** Schmerzen am lateralen Ende der Augenbrauen, Lage: am äußeren Augenbrauenende in der knöchernen Vertiefung zwischen Os frontale und Os zygomaticum.
- **Ex-HN 5 „Tai Yang"** bei seitlichen Schläfenkopfschmerzen und Schmerzen am äußeren Orbitarand, Lage: in der Schläfenregion, 1 cun lateral des äußeren Augenwinkels in einer Vertiefung in Höhe zwischen äußerem Augenwinkel und äußerer Augenbraue.

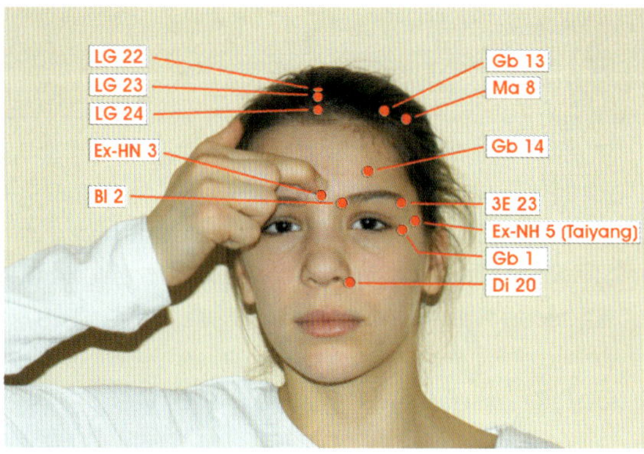

Abb. 8.15.3 - 26 Punkte an Stirn, Gesicht, Temporalbereich und vorderem Schädeldach beim Magenmeridian-Kopfschmerz „Yang Ming"

Schulter, Nacken und hinteres Schädeldach:

- **Gb 12** Spezialpunkt für Prozesse im Gesicht, leitet Wind, Hitze und Feuchtigkeit/Schleim aus, Lage: in der Vertiefung direkt hinter und unterhalb des Processus mastoideus.
- ggf. **Gb 20**, je nach Druckdolenz; kommt vor allem dann in Frage, wenn bei Rotation der HWS Schmerzen entstehen, und bei einer vorausgegangenen Windexposition.
- **LG 19**.

Zusätzlich:

- **Ah-Shi-Punkte** (spontan druckdolente Punkte)

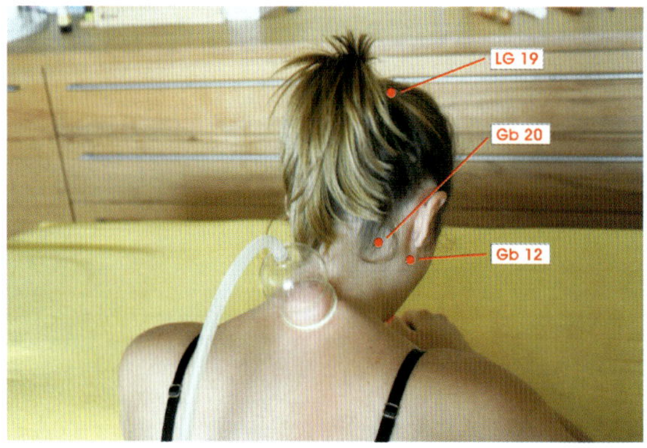

Abb. 8.15.3 - 27 Punkte an Schulter, Nacken und hinterem Schädeldach beim Magenmeridian-Kopfschmerz „Yang Ming"

LUNGENMERIDIAN-KOPF-SCHMERZ (TAI YIN)

Lungen- und Milz-Pankreasmeridian

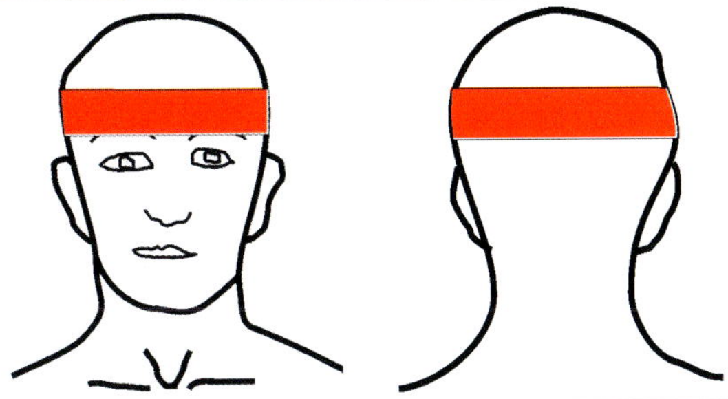

Abb. 8.15.3 - 28 Lungenmeridian-Kopfschmerz „Tai Yin"

Die Lungen- und Milzmeridianachse „Tai Yin" hat keine direkte Verbindung zum Kopf.
Kopfschmerz mit gespanntem Bauch. Schmerzen am Kopfdeckel um den Kopf, als Band um den Kopf, über den Augen an der Stirn. Der meist pochende Schmerz ist üblicherweise durch das Aufsteigen von Yang, Feuer oder Wind der Leber bedingt.

Medikamente

Lunge: „Synergon Nr. 160 Kreosotum"
Milz: „Synergon Nr. 57 Ceanothus"

Ohrpunkte

- **OP 72-3 „Tai Yin"**
- **OP „Stirn"**
- **OP „Occiput" (C0/C1)**
- **OP 101 „Lunge"**
- **OP 96 „Pankreas"**

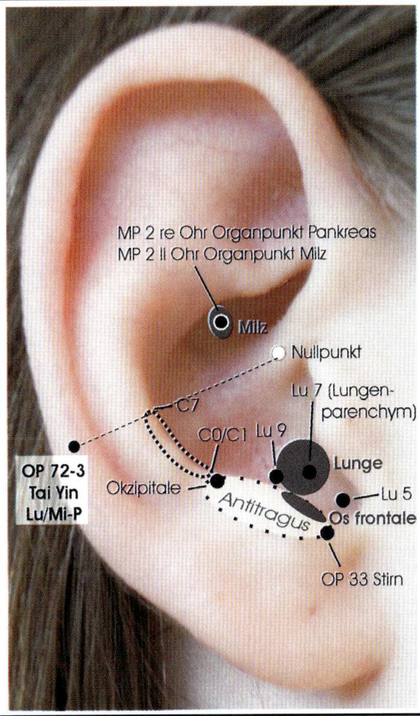

Abb. 8.15.3 - 29 Ohrpunkte beim Lungenmeridian-Kopfschmerz „Tai Yin"

Körperpunkte

Fernpunkte

Hand und Arm:

- **Lu 5** klärt Hitze vom oberen „San Jiao", senkt Lungen-Qi ab, reguliert die Wasserwege, Fernpunkt für die Lunge. Lage: bei leicht gebeugtem Ellbogengelenk die Bizepssehne ertasten. Radial der Bizepssehne (zur Außenseite gewandt) in der Ellbogenfalte liegt Lu 5. Der entsprechende Ohrpunkt Lu 5 liegt im Bereich der Concha inferior.
- **Lu 7** Meisterpunkt der respiratorischen Abwehr, entspricht dem Lungenparenchym (Funktionsgewebe der Lunge), wenn Lu-Qi-Mangel vorhanden ist und dieser zum aufsteigenden Leber-Yang führt, unterstützt Nacken und Kopf, Meisterpunkt für Nacken und Hinterkopf, leitet Wind aus, senkt Lungen-Qi ab, Lage: am radialen Unterarm, direkt über den Processus styloideus radii ca. 1,5 cun vom Handgelenkspalt in Richtung Unterarm entfernt in einer V-förmigen Rinne. Die Nadelung erfolgt in die abgehobene Hautfaltenbildung über dem Processus styloideus, in Richtung zur Schulter (ableitend) oder in Richtung Handgelenk (stärkend). Der entsprechende Ohrpunkt befindet sich im Bereich der Concha im Lungenparenchym.

- **Lu 9** Meisterpunkt der Gefäße, stärkt die Lunge, senkt Lungen-Qi ab. Lage: den ventralen (hand- und unterarminnenseitigen) Handgelenkspalt ertasten, was am besten gelingt, wenn der Patient gleichzeitig lockere Handbewegungen durchführt. Am radialen Gelenkspalt den Puls der Aorta radialis ertasten. Radial davon befindet sich Lu 9. Der zugehörige Ohrpunkt befindet sich im Bereich der Concha im Lungenparenchymgebiet bei OP 101.

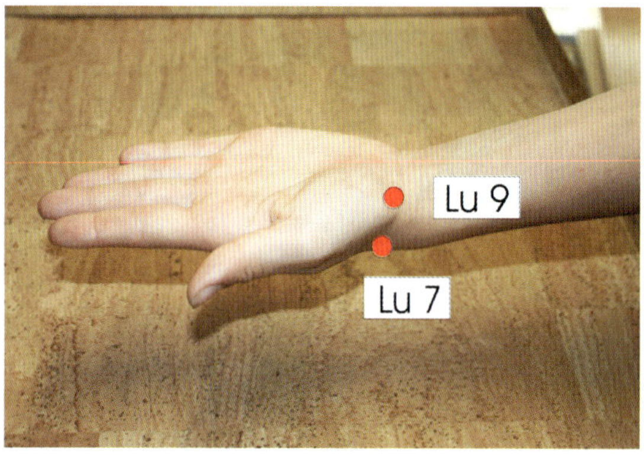

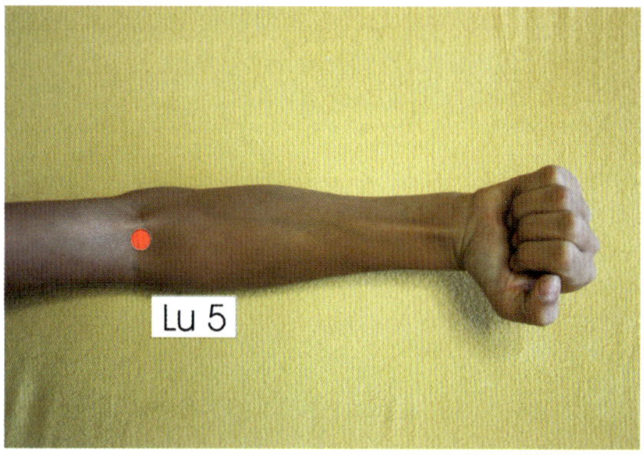

Abb. 8.15.3 - 30 Punkte an Hand und Arm beim Lungenmeridian-Kopfschmerz „Tai Yin"

<u>Fuß und Bein:</u>

- **MP 2** reguliert und unterstützt die Milz, harmonisiert den mittleren „San Jiao" (Dreifacher Erwärmer) und klärt Hitze, Lage: am medialen Großzehenrand am Übergang vom Schaft zur Basis distal des Großzehengelenks am Übergang Fußsohle zu Fußrücken und somit etwas fußsohlenwärts gelegen. Der zugehörige Ohrpunkt befindet sich am rechten Ohr als Organpunkt OP 96 „Pankreas", auch als "Hinweispunkt auf Palladiumbelastung" bezeichnet. Am linken Ohr entspricht der Punkt dem Organpunkt „Milz" bzw. dem "Hinweispunkt auf Titanbelastung".

- **MP 3** stärkt die Milz, harmonisiert den mittleren „San Jiao", beseitigt Feuchtigkeit und Feuchte-Hitze. Lage: am medialen Fußrand in der Vertiefung proximal des Großzehengelenks am Übergang Fußsohle zu Fußrücken und somit etwas fußsohlenwärts gelegen.

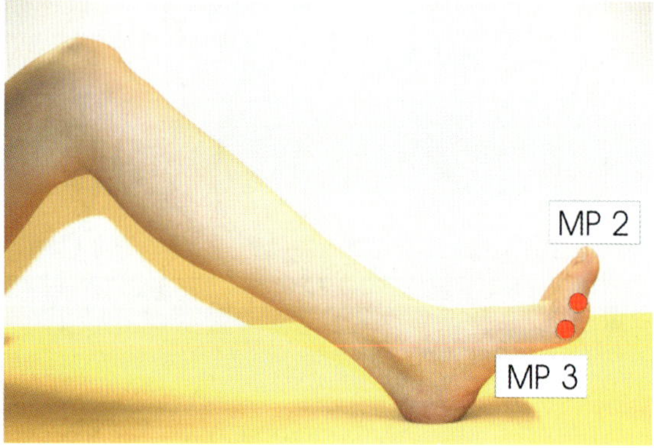

Abb. 8.15.3 - 31 Punkte am Fuß beim Lungenmeridian-Kopfschmerz „Tai Yin"

LEBERMERIDIAN-KOPFSCHMERZ (JUE YIN)

Kreislauf-Sexus (Pericard)- und Lebermeridian

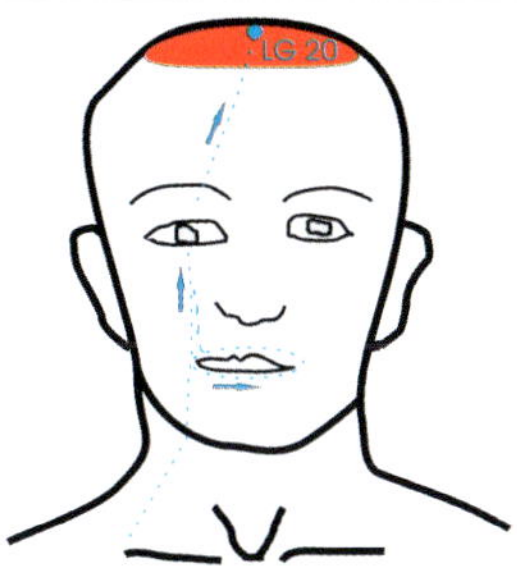

Abb. 8.15.3 - 32 Lebermeridian-Kopfschmerz „Jue Yin"

Kopfschmerz am Scheitel (oberer Kopf), evtl. in die Schläfen ausstrahlend

Gefühl, als ob die Schädeldecke abspringen würde; Katerkopfschmerz mit Schädelschmerz und Schmerz in den Augen. Evtl. ist der Kopfschmerz begleitet von Erbrechen. Häufig betroffen sind reizbare und aggressive Menschen.
Nach der Lehre der TCM erreicht der Lebermeridian über einen inneren Verlauf die Spitze des Kopfes. Der Scheitelkopfschmerz hat als häufigste Ursache eine Schwächung des Leber-Blutes. Dieser Kopfschmerz bessert sich mit dem Hinlegen.

Medikamente

Leber: „Synergon Nr. 164 Taraxacum"
Kreislauf-Sexus: „Synergon Nr. 147 Scilla"

Ohrpunkte

- **72-2 „Jue Jin"**
- **OP 36 „Scheitel"**
- **OP 100 „Herz"**
- **OP 97 „Leber"**

Und bei reizbaren und aggressiven Menschen:

- **OP 55 „Shen Men"** Schmerzpunkt, Lage: etwas kranial des beginnenden Crus superius anthelicis.
- **OP „Antiaggression"** antiaggressiv, Suchttherapie, Lage: wenige Millimeter kaudal der Incisura intertragica, entspricht dem Körperpunkt Le 14.

Meridianpunkte

- **Dü 3** entspricht dem Plexus coeliacus, Meisterpunkt der Spasmolyse, wirkt auf gesamte Wirbelsäule, stärkt die Mitte und entspannt den ganzen Nacken, Ohrrückseite Mitte des Ohres.
- **Le 3** Leber nerval, Ärgerpunkt, verteilt das Leber-Qi, klärt den Kopf, öffnet die Augen, nährt Leber-Blut und Leber-Yin, beruhigt Leber und unterdrückt aufsteigendes Yang, beruhigt Spasmen und lindert Schmerzen, Meisterpunkt der Spasmolyse, rechtes Ohr behandeln.
- **Di 4** reguliert Gesicht und Kopf, wichtigster Fernpunkt bei Erkrankungen von Gesicht und Sinnesorganen und wichtigster Schmerzpunkt mit Wirkung auf den ganzen Körper. Der OP 26 a „Thalamus" entspricht Di 4.
- **LG 20** beruhigt Wind und Shen, besänftigt Yang, unterstützt Gehirn und Sinnesorgane, Lage: am Schädeldach im Schnittpunkt zwischen der Mittellinie und der Verbindungslinie zwischen beiden Ohrspitzen, 5 cun von der vorderen und 7 cun von der hinteren Haaransatzlinie entfernt. Der entsprechende OP LG 20 befindet sich unterhalb des Ohres im Kieferbogenbereich.

Körperakupunktur + Ohrakupunktur + Homöopathie

8

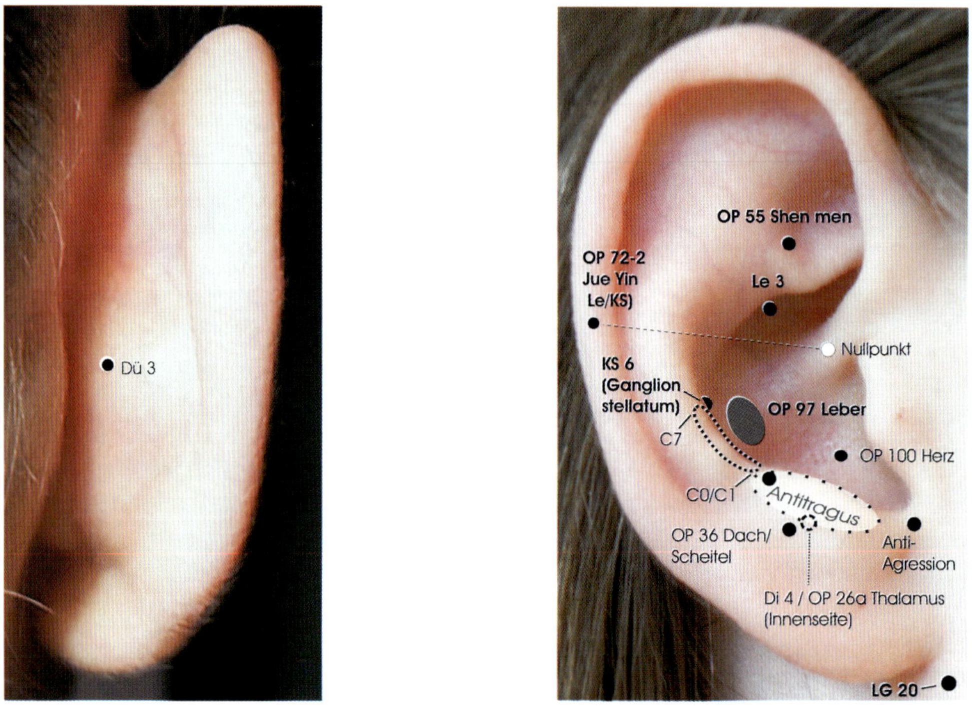

Abb. 8.15.3 - 33 Ohrpunkte beim Lebermeridian-Kopfschmerz „Jue Yin"

Körperpunkte

Fernpunkte

Der Lebermeridian ist dem Lungenmeridian zugehörig. Behandlung über die Meridianachse: Lu 11 und Le 2.

Hand:

- **Lu 11** befreit die Sinne, reguliert Lungen-Qi, Holz-Punkt, wichtiger Fernpunkt bei Halsschmerzen durch Wind-Hitze, leitet Hitze v.a. aus dem Rachen aus, Lage: am radialen Daumennagelfalzwinkel, 0,1 cun radial davon entfernt, als Ohrpunkt entspricht Lu 11 dem Tonsillenpunkt, welcher in der Nähe des Ohrpunktes des Kiefergelenks und des Depressionspunktes liegt.
- **KS 6** beruhigt den Shen, entspannt Thorax, harmonisiert Magen, Hauptpunkt bei Übelkeit/ Erbrechen, Lage: 2 cun proximal des ventralen Handgelenkspaltes zwischen den Sehnen des M. palmaris longus und M. flexor carpi radialis. Der entsprechende Ohrpunkt KS 6 entspricht dem Ganglium stellatum.
- **Di 4** reguliert Gesicht und Kopf, wichtigster Fernpunkt bei Erkrankungen von Gesicht und der Sinnesorgane und wichtigster Schmerzpunkt mit Wirkung auf den ganzen Körper, Lage: zwischen Daumen und Zeigefinger auf dem höchsten Punkt des entstandenen Muskelbauches, Nadel in Richtung des Zeigefingerknochens vorschieben. Der OP 26 a „Thalamus" entspricht Di 4.
- **Dü 3** entspricht dem Plexus coeliacus, Meisterpunkt der Spasmolyse, wirkt auf gesamte Wirbelsäule, stärkt die Mitte und entspannt den ganzen Nacken, Ohrrückseite Mitte des Ohres.

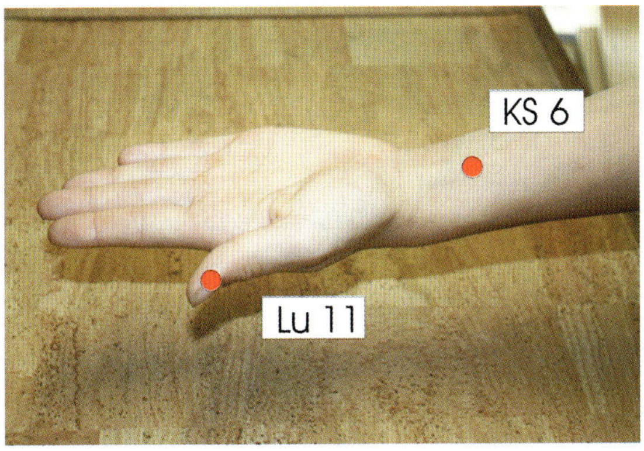

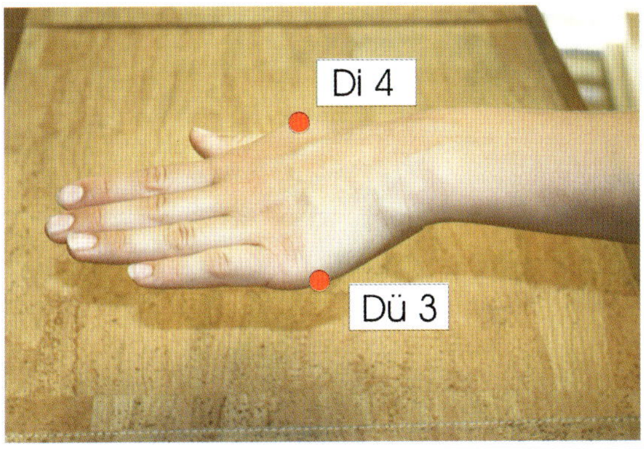

Abb. 8.15.3 - 34 Punkte an Handvorder- und -rückseite beim Lebermeridian-Kopfschmerz „Jue Yin"

Fuß:

- **Le 2** klärt Leber-Feuer, verteilt das Leber-Qi, besänftigt (inneren) Leber-Wind, klärt Hitze und Blut-Hitze, ein Hauptpunkt bei Fülle-Mustern der Leber, Lage: zwischen dem 1. und 2. Zeh etwas proximal der Interditigalfalte.
- **Le 3** verteilt das Leber-Qi, klärt den Kopf, öffnet die Augen, nährt Leber-Blut und Leber-Yin, beruhigt Leber und unterdrückt aufsteigendes Yang, beruhigt Spasmen und lindert Schmerzen, Lage: am Vorderfuß, in der Vertiefung zwischen 1. und 2. Zeh tastet man sich nach oben, bis an die Stelle, wo die Vertiefung am breitesten und tiefsten ist, dort ist Le 3, tastet man noch weiter, wird die Vertiefung wieder flacher und enger. Der entsprechende Ohrpunkt Le 3 ist oben bei den Ohrpunkten eingezeichnet.

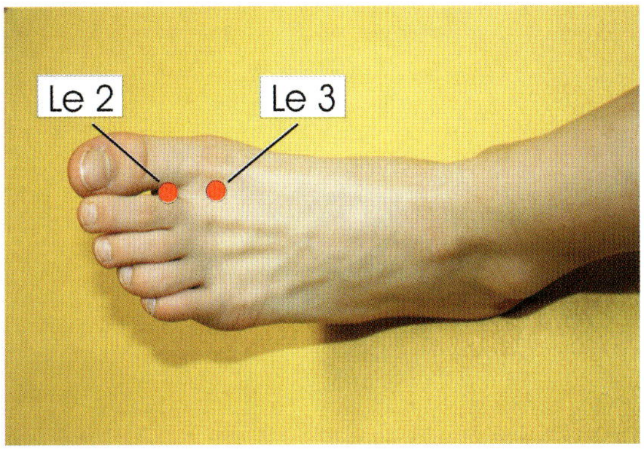

Abb. 8.15.3 - 35 Punkte am Fuß beim Lebermeridian-Kopfschmerz „Jue Yin"

Lokale Punkte

- **LG 19** bei Schmerzausstrahlung bis zum Scheitel, Lage: 1,5 cun dorsal von LG 20, welcher sich am Schnittpunkt der Verbindungslinie zwischen beiden Ohrspitzen und der Medianlinie befindet.
- **Ex-HN 1 „Si Shen Cong"** „Vier Weise, die den Geist erhellen". Beruhigen den Shen, bei Schmerzen, beruhigen Wind und unterstützen die Augen und Ohren. Lage: vier Punkte, die jeweils eine Daumenbreite vor, neben und hinter dem Punkt LG 20 liegen.
- **LG 20** beruhigt Wind und Shen, besänftigt Yang, unterstützt Gehirn und Sinnesorgane, Lage: am Schädeldach im Schnittpunkt zwischen der Mittellinie und der Verbindungslinie zwischen beiden Ohrspitzen, 5 cun von der vorderen und 7 cun von der hinteren Haaransatzlinie entfernt. Der entsprechende OP LG 20 befindet sich unterhalb des Ohres im Kieferbogenbereich.

Zusätzlich:

- **Ah-Shi-Punkte** (spontan druckdolente Punkte)

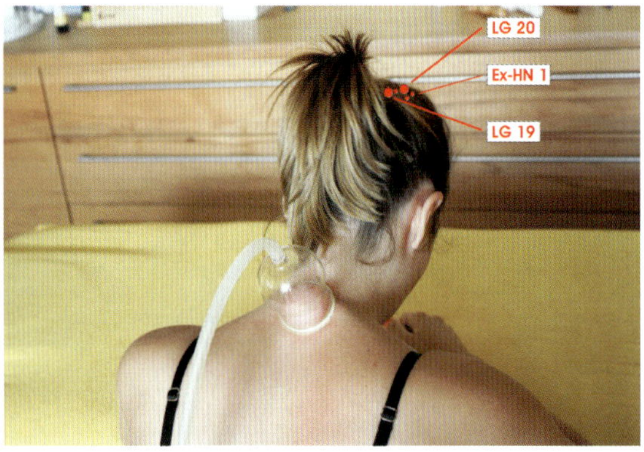

Abb. 8.15.3 - 36 Punkte am Schädeldach beim Lebermeridian-Kopfschmerz „Jue Yin"

Zusatzinfo:
Bei reizbaren, aggressiven und impulsiven Menschen sind die wichtigsten Punkte beim Lebermeridian-Kopfschmerz: **Körperpunkt Le 3**, **Ohrpunkt OP 55 „Shen Men"** und **Ohrpunkt OP „Antiaggression"**.
Zudem kann ein Mikroaderlass auf LG 20 und Le 2 bei Bluthochdruck oder Le 3 bei normalem Blutdruck durchgeführt werden.

HERZMERIDIAN-KOPFSCHMERZ (SHAO YIN)

Herz- und Nierenmeridian

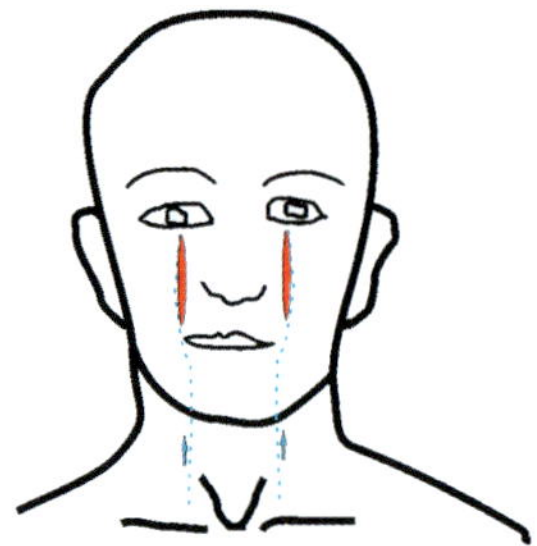

Abb. 8.15-51 Herzmeridian-Kopfschmerz „Shao Yin"

Kopfschmerz im Inneren des Kopfes, evtl. in die Zähne ausstrahlend, oft durch Kiefergelenkfehlstellung (Malokklusion) verursacht.

Kopfschmerz in Wangen- und Zahnbereich. Evtl. verbunden mit einer Cyanose der Fingernägel.

Medikamente

Herz: „Synergon Nr. 1b Crataegus"
Nieren: „Synergon Nr. 165 Juniperus"
Bei **Shao-Yin-Migräne:** „Synergon Nr. 86 Melilotus", „Synergon Nr. 98 Rhus toxicodendron", „Synergon Nr. 100 Gelsemium"

Ohrpunkte

- **OP 72-4 "Shao-Yin"**
- **OP 100 „Herz"**
- **OP 95 „Niere"**
- **OP „Nierenparenchym"** (mesodermes Keimblatt)
- **OP 5 „Maxilla"**
- **OP 6 „Mandibula"**
- **OP 7 „Zahn"**
- **OP 11 „Wange"**
- **OP 3 „Mundboden"**
- **OP „Kiefergelenk"**
- **OP 26 „Zahnschmerzpunkt"**

Meridianpunkte
- **He 3** motorischer Herzpunkt auf Ohrrückseite
- **He 5** Plexus cardiacus

- **He 7** entspricht OP 55 „Shen Men"
- **Ni 1** entfernt Fülle, Hitze und Wind aus dem Kopfbereich und senkt Yang ab, beruhigt den Shen
- **Ni 6** Kardinalpunkt ("Öffnungspunkt") des „Yin Qiao Mai" (einer der acht Wundermeridiane), gynäkologische Störungen, „Valium vergleichbarer Punkt", Meisterpunkt gegen Schlaflosigkeit, wichtiger Punkt vor allem zur Nieren-Yin-Stärkung, beruhigt den Shen
- **Ni 3** bedeutender Punkt zur Stärkung der Nieren, Quellpunkt, reguliert die Menstruation.

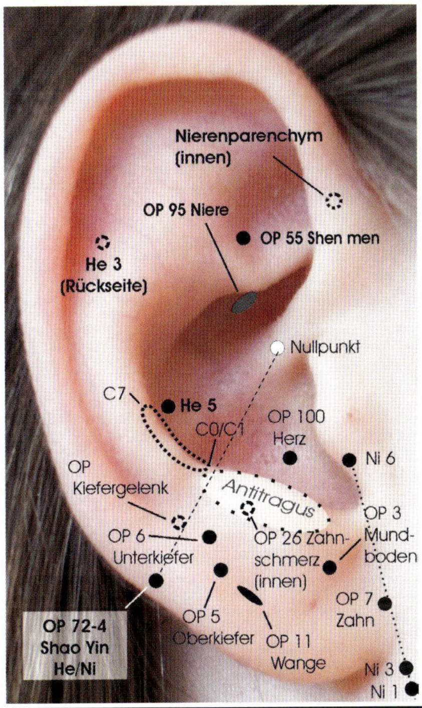

Abb. 8.15.3 - 37 Ohrpunkte beim Herzmeridian-Kopfschmerz „Shao Yin"

Körperpunkte

Fernpunkte

Hand und Arm:

- **He 3** klärt Hitze vom Herzen, beruhigt den Shen, Lage: der Patient bringt den Ellbogen in 90-Grad-Beugung und dreht die Hand, so dass die Finger zur Schulter zeigen. Am inneren Ende der Ellenbeugenfalte in der Vertiefung zwischen dem ulnaren Ellenbeugenfaltenende und dem Epicondylus ulnaris humeri liegt He 3. Bei voller Ellbogenbeugung liegt He 3 direkt am inneren Faltenende.
- **He 5** Hauptpunkt zur Regulierung und Stärkung des Herz-Qi, reguliert den Herzrhythmus, beruhigt den Shen, Wirkung auf Plexus cardiacus, Lage: an der ulnaren (Kleinfingerseite) Unterarminnenseite am Handgelenkspalt 1 cun proximal (Richtung Ellenbeuge) und radial der gut tastbaren Sehnen des M. flexor carpi ulnaris.
- **He 7** entspricht dem OP 55 „Shen Men", reguliert und stärkt das Herz, ein Hauptpunkt zur Beruhigung des Shen, entfernt Hitze aus der Herz-Leitbahn, Lage: im inneren Handgelenkspalt radial des Sehnenansatzes des M. flexor carpi ulnaris in einer tastbaren Vertiefung.

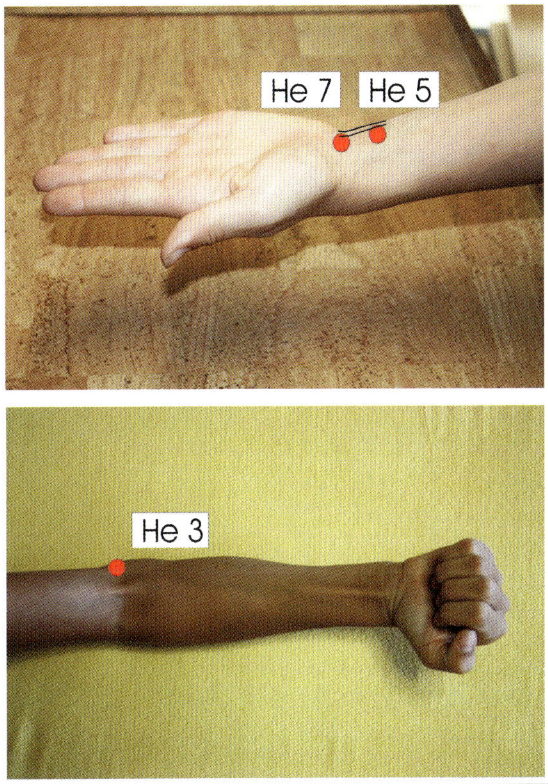

Abb. 8.15.3 - 38 Punkte an Hand und Arm beim Herzmeridian-Kopfschmerz „Shao Yin"

Fuß:

- **Ni 1** entfernt Fülle, Hitze und Wind aus dem Kopfbereich und senkt Yang ab, beruhigt den Shen, Lage: auf der Fußsohle in der Vertiefung zwischen dem 2. und 3. Metatarsalknochen am Übergang vom vorderen zum mittleren Drittel der Fußsohle den deutlich druckschmerzhaften Punkt ertasten. Da eine Nadelung an diesem Punkt äußerst schmerzhaft ist, sollte nur bei starken Beschwerden und im Notfall genadelt und stattdessen eine Akupressur bevorzugt werden.

- **Ni 6** Kardinalpunkt ("Öffnungspunkt") des „Yin Qiao Mai" (einer der acht Wundermeridiane), gynäkologische Störungen, Valium vergleichbarer Punkt, Meisterpunkt gegen Schlaflosigkeit, wichtiger Punkt vor allem zur Nieren-Yin-Stärkung, beruhigt den Shen, Lage: am Innenfuß, ca. 1 cun senkrecht unter dem höchsten Punkt des Innenknöchels im Gelenkspaltbereich zwischen Talus und Calcaneus in der Vertiefung.
- **Ni 3** bedeutender Punkt zur Stärkung der Nieren, Quellpunkt, reguliert die Menstruation, Lage: am Innenfuß, in der Vertiefung zwischen dem höchsten Punkt des Innenknöchels und der Achillessehne.

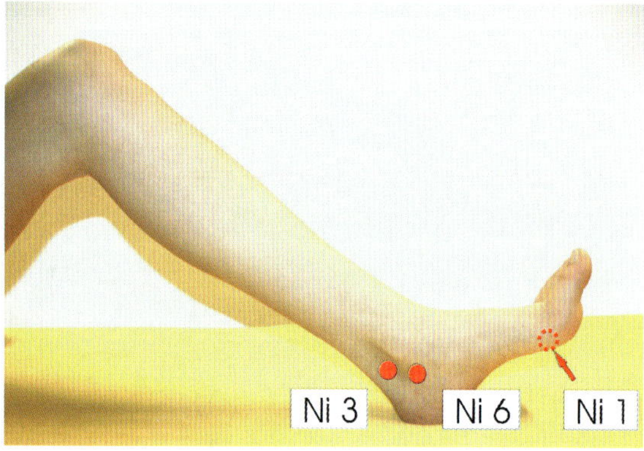

Abb. 8.15.3 - 39 Punkte am Fuß beim Herzmeridian-Kopfschmerz „Shao Yin"

Noch ein abschließender Hinweis:

Bei chronischen Kopfschmerzen am ganzen Kopf ist oftmals die Ursache auf "Nierenessenzmangel" zurückzuführen, da die Nierenessenz das Gehirn ernährt. Meist ist der Schmerz dumpf und von einem Leeregefühl begleitet.

8.15.4 AKUPUNKTUR NACH DER VANMANN-METHODE

Die VanMann-Akupunktur entstand durch die Erfahrungen der Akupunkturärzte Didier Vandesrasier aus Roanne/Frankreich und dem bereits verstorbenen Felix Mann aus England. Der Name VanMann setzt sich aus den beiden Nachnamen zusammen. Didier Vandesrasier lernte die Akupunktur, wie auch Felix Mann, nach der klassischen TCM. Beide waren jedoch unzufrieden mit den Ergebnissen und suchten nach einer effizienteren und auch reproduzierbareren Akupunktur. Felix Mann entwickelte die sog. Periostale Akupunktur, bei der die Nadel bis zur Knochenhaut (Periost) geführt, dort stimuliert und sogleich wieder entfernt wird – auch „Sekundennadelung" genannt. Ich habe diese Nadelung so gelernt, dass der Patient beim Einstich einatmet, die Luft während der mehrmaligen Stimulation des Periosts anhält und dann beim langsamen Ausleiten (Herausziehen) der Nadel wieder ausatmet und so der ganze Vorgang nur einige Sekunden andauert. Mit dieser Technik werden einige Punkte, darunter klassische TCM-Punkte, aber auch Punkte außerhalb der Meridiane hintereinander genadelt. Diese Technik wurde von Felix Mann jedoch nur noch für einige Punkte so angewandt, andere wurden nicht mehr bis zum Periost genadelt.
Didier Vandesrasier lernte Felix Mann kennen und mit dessen Erkenntnissen konnte er die Ergebnisse in seiner Akupunkturpraxis deutlich verbessern, weshalb er Felix Mann auch als seinen Meister nennt.
Empfehlenswerte Seminare zum Erlernen der VanMann-Akupunktur werden in Deutschland vom Heilpraktiker Jean-Paul Boeglin durchgeführt.

Praktische Durchführung

Die VanMann-Akupunktur verwendet Basispunkte, die sich bei fast allen Krankheiten als hilfreich gezeigt haben, und fügt je nach Indikation spezielle Punkte hinzu.

Die Nadelung erfolgt in der Regel ca. 2–5 Millimeter tief mit einer Verweildauer von ca. 15 Minuten. Die „Mann-Punkte" werden bis zum Periost genadelt, stimuliert, etwas zurückgezogen und verweilen dann ebenfalls ca. 15 Minuten. Prinzipiell können die bereits bewährten Nadeln verwendet werden, Vandesrasier empfiehlt als Standardnadel 13 x 0,26 mm. Bei der Nadelung ins Periost sollte die Nadel nach meiner Erfahrung ca. 40 mm lang oder auch länger sein, je nach Fettanteil beim Patienten. Führungsröhrchen, um die längeren Nadeln durch den Widerstand der Haut zu schieben, haben sich bestens bewährt.

Die Behandlungsintervalle betragen bei akuten Beschwerden zwei bis drei Tage, bei chronischen Beschwerden zwei bis drei Wochen. Bei akuten Beschwerden sollten sich nach drei Sitzungen positive Effekte eingestellt haben. Jede weitere Behandlungssitzung sollte das Ergebnis noch verbessern.

Die Basispunkte sind: **LG 21**, **Bl 11**, **He 5**, **3E 5**, **Ma 19-Ni 21**, **Ma 36**, **MP 6** und **Le 3**.

Bei Kopfschmerzen zusätzlich:
- **Lu 5 Mann**
- **HWS Mann** bei Zervikalsyndrom
- **Gb 8**
- **Ni 26**
- **Wäscheklammerpunkt** bei Stirnkopfschmerz
- **KG 6** bei menstruellem Bezug
- **2 Punkte in der Delle am äußeren Orbitawinkel im Bereich Ex-HN 5 „Taiyang"** bei Schmerzen hinter dem Auge

Zur Migränevorbeugung zusätzlich:
- **Lu 5 Mann**
- **Ni 26**
- **HWS Mann** bei zervikaler Beteiligung

Bei einseitiger Migräne :
- **Gb 8 kontralateral** der Schmerzseite nadeln
- 2 Punkte in der Delle am äußeren Orbitawinkel im Bereich **„Taiyang" kontralateral** nadeln

Bei Migräne mit Seitenwechsel:
- **Gb 8 beidseitig** nadeln

Zu beachten ist, dass bei subakuter Migräne immer kontralateral genadelt werden sollte, um keinen Migräneanfall zu provozieren!

Während dieses Akupunkturrezept sich zur Vorbeugung der Migräne sehr gut eignet, sind bei der akuten Migräne leider keine Erfolge zu erwarten. Hier sollten andere Maßnahmen eingesetzt werden, so wie sie in diesem Buch beschrieben werden.

Basispunkte	Zusatzpunkte	
Bl 11 Lage: auf der Höhe zwischen BW 1 und BW 2 in der Mitte zwischen Dornfortsatz und Schulterblattrand. **LG 21** Lage: oben an der Kopfscheitelspitze auf der Medianlinie 1,5 cun vor dem Kreuzungspunkt der Verbindungslinie der Ohrspitzen und der Medianlinie.	**Gb 8** Lage: am seitlichen Kopf, 2 Querfinger über der Ohrspitze. **HWS Mann** Lage: zwischen den Muskelbäuchen von M. sternocleidomastoideus und M. trapezius in Höhe C4 und C5. Die druckdolente Stelle suchen und senkrecht zur Haut nadeln. Evtl. **LG 15**	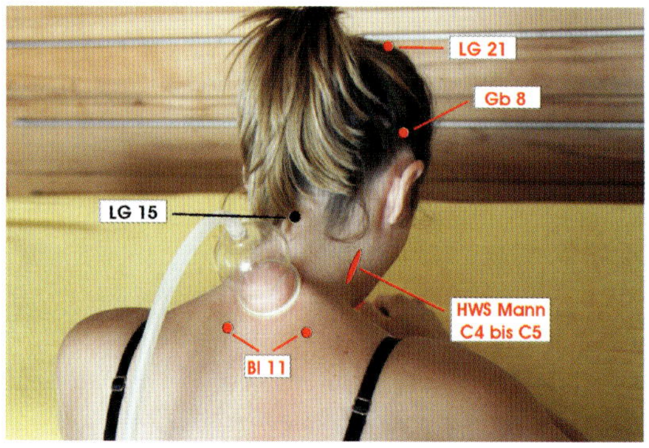
He 5 Lage: an der ulnaren Unterarminnenseite am Handgelenkspalt 1 cun proximal und radial der gut tastbaren Sehnen des M. flexor carpi ulnaris.		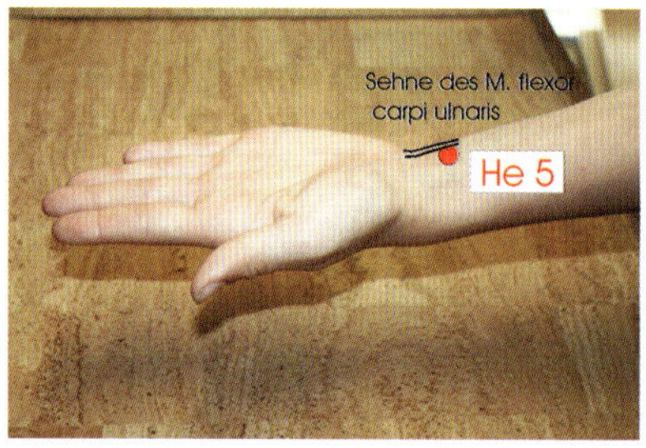
3E 5 Lage: vom Handgelenkspalt des Handrückens 2–4 Querfinger in Richtung des Unterarmes zwischen Radius und Ulna gelegen.		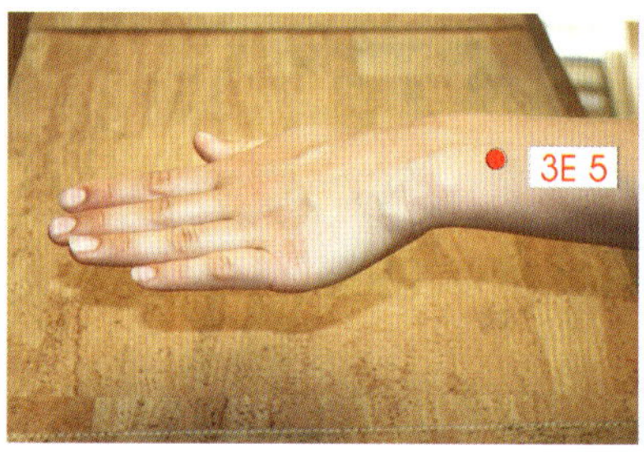
	Lu 5 Mann Lage: in einer Zone ober- und unterhalb des Punktes Lu 5, welcher sich in der Ellenbeugenfalte neben der Bizepssehne befindet.	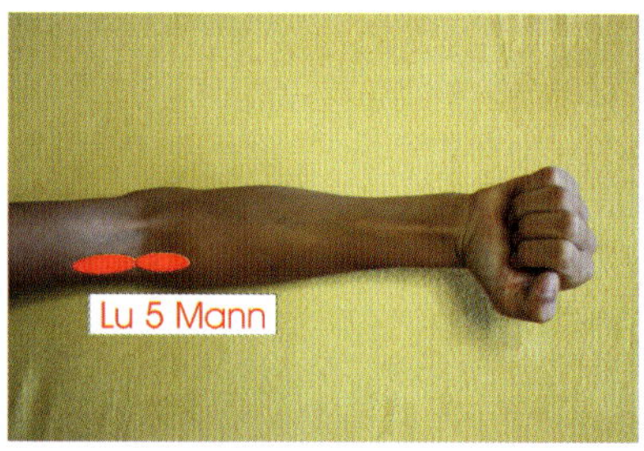

Abb. 8.15.4 - 1 VanMann-Akupunkturpunkte bei Kopfschmerzen und Migräne (Teil 1)

Basispunkte	Zusatzpunkte	
Ma 19 – Ni 21 Lage: ca. 2 cun unterhalb des sternocostalen Winkels am Rippenknorpel. Die Nadel wird in flachem Winkel bis zum Rippenknorpelkontakt vorgeschoben.	**Ni 26** Lage: am Sternumrand im 1. Intercostalraum. Achtung: Nicht tief nadeln.	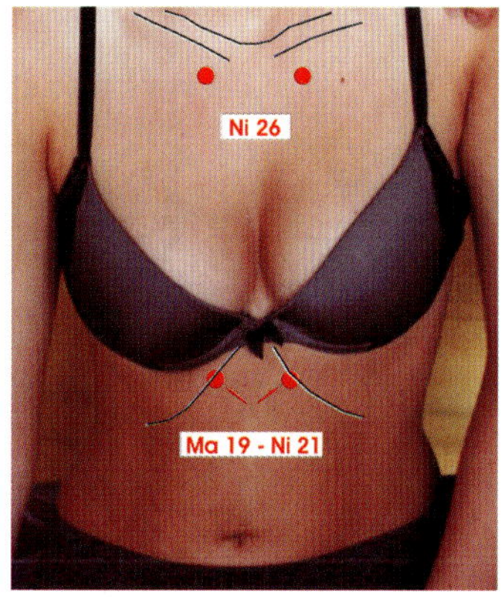
Ma 36 Lage: 2 Querfinger unter der Tuberositas tibiae (oder bei 90 Grad gebeugtem Kniegelenk 4 Querfinger unter der Unterkante der Kniescheibe und einen Mittelfinger lateral der Medianlinie im Muskel).		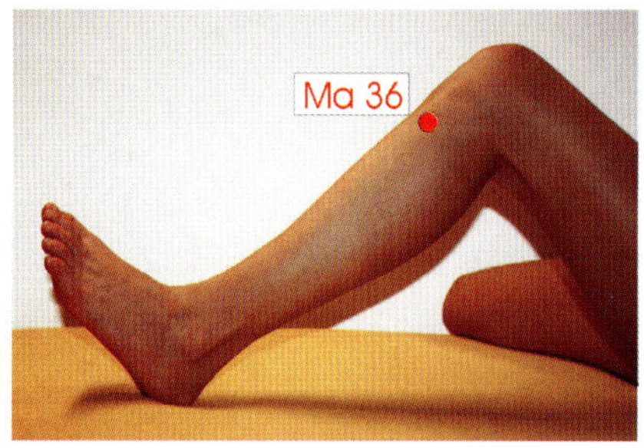
MP 6 Lage: 3 cun oder 4 Querfinger proximal der höchsten Prominenz des Malleolus medialis (Innenknöchels) am medialen Tibiarand.		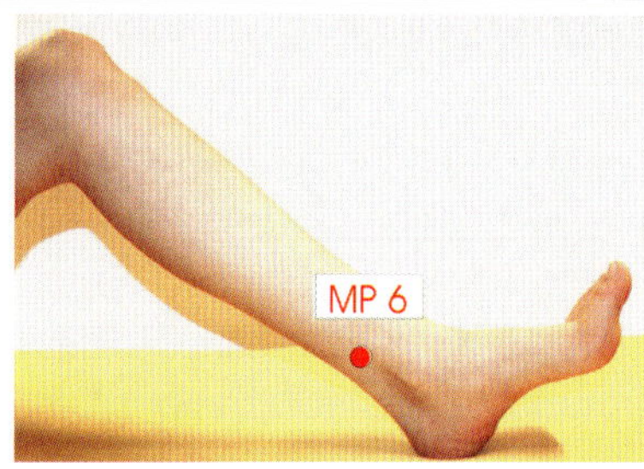
Le 3 Lage: am Vorderfuß, in der Vertiefung zwischen 1. und 2. Zeh tastet man sich nach oben, bis in den Winkel der Metatarsale 1 und 2. Dort wird genadelt.		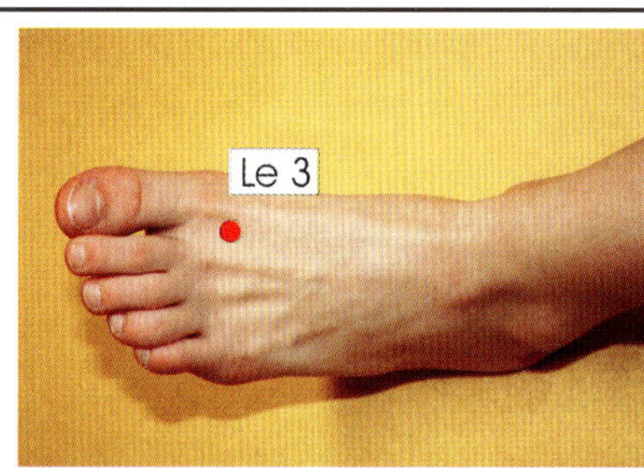
	Wäscheklammer Lage: in der Vertiefung auf der Nasenbasis. **Ex-HN 5 „Taiyang"** Lage: in einer Grube am äußeren Orbitarand.	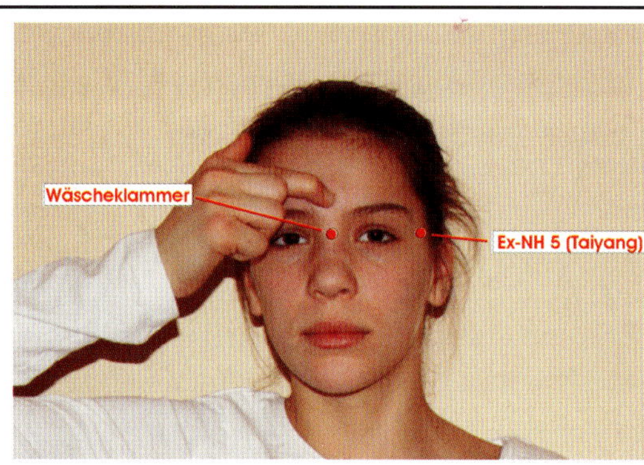

Abb. 8.15.4 - 2 VanMann-Akupunkturpunkte bei Kopfschmerzen und Migräne (Teil 2)

8.16 NEURALTHERAPIE/ INJEKTIONEN/STÖR-FELDBEHANDLUNG

Anwendung und Injektionstechniken der Neuraltherapie

Die im Folgenden erwähnten Inhalte stellen kein umfassendes und zur Ausübung der Neuraltherapie notwendiges Wissen dar. Es soll lediglich dem bereits geschulten Therapeuten als Erinnerungsstütze dienen und die für Kopfschmerz und Migräne relevanten Techniken und Punkte übersichtlich darstellen.

Kopfschmerzen gehören zu den wichtigsten Anwendungsgebieten der Neuraltherapie (auch „therapeutische Lokalanästhesie" genannt).

Als Arzneimittel kommen außer den bekannten Lokalanästhetika wie Procain (seit über 100 Jahren) und Lidocain (seit über 50 Jahren) u.a. auch homöopathische Mittel und physiologische Kochsalzlösung in Frage.

Dieses Buch ist nicht der richtige Platz, um über das Pro und Kontra unterschiedlicher Lokalanästhetika zu diskutieren, jedoch sollte bei der Anwendung das eine oder andere beachtet werden: Sowohl Procain als auch Lidocain haben ihren Stellenwert und ich persönlich setze auch beide in meiner Praxis ein. Bei Patienten mit Leberschwäche sollte Lidocain nicht verwendet werden, da es in der Leber abgebaut wird, ebenso ist bei Schwangeren Procain vorzuziehen. Procain wirkt kurzfristiger und nicht so lang anhaltend, Lidocain ist überlegen im entzündlichen Milieu und hat eine ausgeprägte Penetration im gesunden Gewebe, so dass Procain exakter als Lidocain an den Wirkungsort gebracht werden muss. Beiden gemeinsam ist, dass sie entzündungsreduzierend sind und auf immunkompetente Zellen und auf Mikroorganismen (z.B. antibakteriell) wirken. In den nachfolgenden Erläuterungen wird überwiegend auf die Verwendung von Procain eingegangen, da dieses Mittel in der Neuraltherapie am meisten Verwendung findet.

Die Nebenwirkungen sind gegenüber vielen anderen schmerzreduzierenden Arzneimitteln sehr gering. Voraussetzung bei der Anwendung sind selbstverständlich eine technisch und hygienisch korrekte Vorgehensweise und die Verwendung eines reinen Lokalanästhetikums ohne Zusatzstoffe und Konservierungsmittel etc.

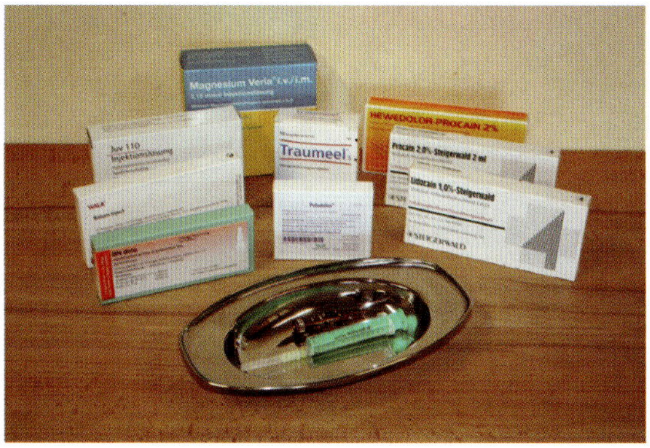

Abb. 8.16 - 1 Eine Auswahl von naturheilkundlichen Arzneimitteln zur Injektion

Die nun folgenden Injektionen kommen bei Kopfschmerzen und Migräne zur Anwendung:

Intrakutane Injektion / „Quaddel-Therapie" (Oberflächliche Injektion)

„Quaddeln" bezeichnet eine Technik, bei der ein Betäubungsmittel oder Medikament knapp unter die Hautoberfläche gespritzt (intrakutan = in die Haut) und dort eine bestimmte Menge deponiert wird. Durch das Injizieren in die Nähe von Nervenenden werden die Schmerzreize an dieser Stelle blockiert und man verhindert so, dass eine Schmerzspirale entsteht. Dies wird eingesetzt bei schmerzhaften Muskelverspannungen im Nacken und Schulterbereich, aber auch an den schmerzhaften Stellen an Schläfen und Kopf und an den Akupunkturpunkten (sog. Injektionsakupunktur). Das Mittel sollte möglichst direkt an oder/und um die Muskelverhärtungen bzw. Schmerzstellen gespritzt werden. Dabei entstehen kleine (rote) Quaddeln auf der Haut, so als ob die Haut mit Brennnesseln in Berührung gekommen wäre. Je nach eingespritzter Menge sind die Quaddeln größer oder kleiner. Als Injektionsnadel, die sehr flach und mit dem Schliff nach oben geführt wird, empfiehlt sich eine **0,2 x 20 mm**-Nadel (auch bis zu einer 0,4 x 20 mm-Nadel möglich). Für eine Quaddel werden ca. **0,1 bis 0,2 ml** (z.B. Procain 1%) verwendet. Die Gesamtmenge, die für mehrere Quaddeln in einer Sitzung benötigt wird, liegt zwischen **2 und 5 ml**. In vielen Fällen kann eine rasche Schmerzlinderung erzielt werden. Ansonsten kann die Injektion in einem angemessenen Abstand wiederholt werden.

Subkutane Injektion / Injektion unter die Haut

Vor allem bei Verquellungen (Gelosen) in der Subkutis (Unterhaut) ist diese Technik einzusetzen. Noch bessere Erfolge stellen sich ein, wenn das darunterliegende Periost mit erfasst wird. Nach Dr. med. Rainer Wander ist die subkutane Injektion mit Procain besonders auf der Schädelkalotte als Segmentgrenze der Trigeminusäste V1/C2 (siehe unten „Injektion an die Schädelkalotte") gut wirksam.

Die Technik wird eingesetzt,
- wo sich schmerzhafte Bindegewebsareale und Myogelosen befinden,
- in der Umgebung von Triggerpunkten,
- bei allen Formen zerebraler Störungen (als „Kopfkranz", siehe unten).

Als Nadel dient bspw. eine **0,4 x 20 mm-Kanüle**, welche senkrecht oder schräg zur Haut eingeführt wird. In einen Punkt wird ca. **1 ml (z.B. Procain 1% oder Lidocain 0,5 bis 1%)** injiziert. Nach Dr. Rainer Wander ist Lidocain aufgrund der breiteren Gewebsverteilung des fettlöslichen Moleküls bei der subkutanen Injektion Procain vorzuziehen.

Injektion an die Schädelkalotte (subkutan/subgaleatisch)

Bei der subkutanen, subgaleatischen Injektion an die Schädelkalotte werden in den Segmenten kutane (hautbezogene), muskuläre und vasale (blutgefäßbezogene) Anteile und die Schädelnähte angesprochen. Auch findet eine Reizung der Nn. occipitales major et minor statt. Wir finden auf der Schädelkalotte die Dermatomsegmente der Trigeminusäste V1 und V2 im ventralen (vorderen) und temporalen (seitlichen) Schädel und die Spinalnerven C2 und C3 im hinteren Schädel. Da der behaarte Kopf sich nicht zum Quaddeln eignet, erfolgt die Injektion subkutan bzw. subgaleatisch (unter der flächigen Sehnenplatte, die den knöchernen oberen Teil des Schädels überzieht).

Als Injektionsorte bei Kopfschmerz und Migräne kommen in Frage:
- Kompletter **„Kopfkranz"** (Kranz um den Kopf herum, der ca. eine Daumenbreite über den Augenbrauen und über den Ohrspitzen verläuft und so ungefähr im Bereich des größten Kopfumfanges). Es werden 8 bis 12 Injektionen in etwa gleichmäßigem Abstand rund um den Kopf verabreicht oder es werden die schmerzhaften Punkte verwendet.
- **Vertikale Grenzlinie.** Subgaleatische Injektionen in die vertikale Grenzlinie, die vom hinteren Ohrmuschelansatz bis hoch zum höchsten Punkt des Kopfes zum Akupunkturpunkt LG 20 zieht, nehmen Einfluss auf trigeminale oder zervikale spinale Störungen.
- **Schmerzhafte Punkte**, die durch Abtasten gefunden werden.
- Die von Yamamoto gefundenen **Punkte der „Neuen Schädelakupunktur" (YNSA)** können mit ins Behandlungskonzept eingebunden werden.
- An den Schläfen die Akupunkturpunkte **Gb 1**, **Gb 3**, **3E 21** sog. **„temporo-mandibulärer Block"**. An Gb 1 und Gb 3 werden die Nadeln von vorne nach hinten und an 3E 21 von hinten nach vorne eingeführt.
- Als Erweiterung kann zur Steigerung der Entspannung die **„Neuner-Strecke"** nach Perschke am Hinterkopf subkutan infiltriert werden: Die „Neuner-Strecke" liegt ca. 1,5 Querfinger über dem prominentesten Punkt des Hinterkopfs und entspricht den Akupunkturpunkten **LG 17**, **Bl 9**, **Gb 19**.

Zur Injektion werden ca. **0,2 bis 0,5 ml Procain 1%** verwendet, die mit einer ca. **0,4 x 20 mm-Kanüle** und an der Schläfe mit einer ca. **0,4 x 40 mm-Kanüle** subkutan verabreicht werden.

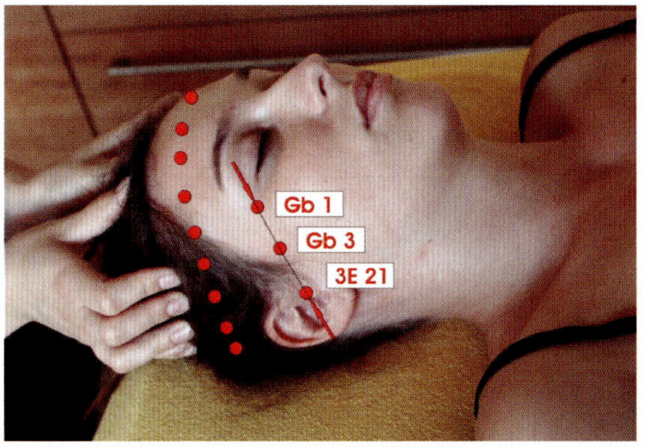

Abb. 8.16 - 2 Injektionen an „Kopfkranz" und „temporo-mandibulärem Block"

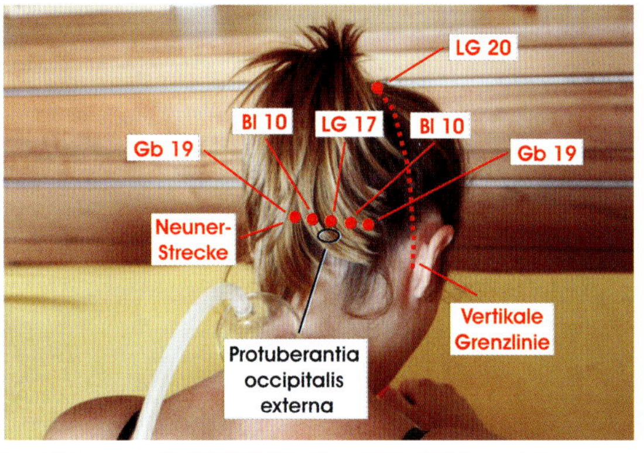

Abb. 8.16 - 3 Injektionen an die „Neuner-Strecke"

Intravenöse / paravenöse Injektion von Procain

Bei der intravenösen oder paravenösen Injektion wird Procain 0,5% bis 1% verwendet, wobei das Procain-Mittel für i.v.-Anwendung zugelassen und frei von Zusätzen und Konservierungsmitteln sein muss. Eine vorherige Allergieprüfung mittels Quaddel ist unverzichtbar.
Procain gilt als sehr gut verträglich, jedoch sollten bei einer i.v.-Gabe die speziellen Kontraindikationen berücksichtigt werden:

- Unverträglichkeit von Procain
- Dekompensierte Herzinsuffizienz
- AV-Block III
- Myasthenia gravis (sog. Autoimmunerkrankung mit Muskelschwäche)
- Pseudocholinesterase-Mangel (verzögerter Abbau von Narkosemittel, Mangel an Enzym, was zu längerer Apnoe führt).

Während bei der **intravenösen Injektion ca. 0,5 bis 2 ml Procain** (sehr langsam) injiziert wird, infiltriert man bei der **paravenösen Infiltration ca. 0,5 ml** subkutan.

Nach der Verabreichung sollten die Patienten noch 5 bis 10 Minuten liegen bleiben und ca. 20 Minuten beobachtet werden, da es zu leichter Benommenheit und Schwindel und gelegentlich zu Herzklopfen, Flush, Blutdruckabfall und selten zu vago-synkopialen Zuständen, vorübergehenden Kephalgien und Schwindelzuständen kommen kann.

Indikationen
U.a. bei akuten Schmerzzuständen, Erschöpfungszuständen, Nervosität, Unruhe, chronischen, insbesondere generalisierten Entzündungen, vielen Formen von chronischen Kopfschmerzen sowie bei Regulationsstörungen und Regulationsblockaden.

Injektionen an Nervengeflechte und in den Bereich von Organen können bei Kopfschmerzen und Migräne ebenso indiziert sein, wobei auf die Literatur zur Neuraltherapie im Anhang verwiesen wird.

Injektionstherapie bei Migräne

Wie bereits im Buch erwähnt, entsteht nach den Erfahrungen von Migränespezialist Dr. med. Klaus-Jürgen Strackharn vom Schmerz-Therapie-Zentrum Baden-Baden die Migräne durch Gewebsentzündungen im Bereich der Hals- und oberen Brustwirbelsäule, die meist aus verdrehten oder blockierten Wirbeln in Folge chronischer Fehlhaltung und Fehlbelastung resultieren. Diese Entzündungen führen zu einer Aktivierung des sympathischen Nervensystems und in Folge zu Blutverteilungsstörungen und so zu Minderdurchblutungszonen im Gehirn. Durch die Minderdurchblutung in den hinteren Hirnarealen kommt es zu Sehstörungen. Breitet sich diese Minderdurchblutung im Gehirn weiter nach vorne aus, so entstehen Gefühlsstörungen und Lähmungen bis hin zu Bewusstlosigkeit. Werden zu Beginn eines Migräneanfalles Injektionen mit Lidocain durchgeführt, so verschwinden die Migräneschmerzen inklusive den Begleitsymptomen innerhalb weniger Minuten. Das Ganglion cervicale superius scheint für die Migräneanfallsentwicklung das wichtigste Nervengeflecht zu sein. Es reagiert auf Entzündungen, die aufgrund von Verdrehungen und Blockierungen des Atlaswirbels entstehen, mit krankhafter Erregungsinnervation auf die drei großen Hirnarterien, was zu veränderter Blutverteilung im Gehirn führt.

Alle bekannten **Migräne-Aura-Symptome entstehen nach Dr. Strackharn durch krankhafte Veränderungen an der oberen BWS**, die zu Gewebsentzündungen führen und das Rückenmark erregen. Auch **hier helfen Injektionen an der Wirbelsäule**, um die Entzündungen zu beseitigen und die Signalweiterleitung aus den Nervenknoten des sympathischen Grenzstrangs **im Bereich BWS 1 bis BWS 3** zu blockieren. Die Aurasymptome verschwinden und der Migräneanfall bleibt aus.

Therapiekonzepte bei Kopfschmerz und Migräne

Neuraltherapeutische Therapiekonzepte bei Kopfschmerz und Migräne richten sich vereinfacht dargestellt nach der Einteilung in drei Gruppen:

- Neuromuskulärer Kopfschmerz: Spannungskopfschmerz
- Vasomotorischer Kopfschmerz: Migränekopfschmerz, Cluster-Kopfschmerz
- Sekundärer Kopfschmerz: Posttraumatischer Kopfschmerz

Spannungskopfschmerz

Spannungskopfschmerzen werden ausgelöst und unterhalten vor allem durch muskuläre Verspannungen in der Kopf-, Hals- und Nacken-Region. Spannungskopfschmerzen werden auch als Hinterkopfschmerz, Okzipitalkopfschmerz oder Zervikalmigräne bezeichnet.

Beim Spannungskopfschmerz empfiehlt sich die Untersuchung der Nackenreflexpunkte (z.B. sog. Adler-Langer-Druckpunkte), um so körperliche Ursachen wie bspw. einen kranken Zahn ausfindig machen zu können.
Aber auch körperlich-seelische Verspannungen können als Auslöser häufig eine entscheidende Rolle einnehmen und sich an Kau- und Rückenmuskulatur manifestieren.
Als „labilisierende" Faktoren kommen noch hinzu: Wetterempfindlichkeit, Klimakterium, Angstzustände und depressive Verspannungen.

Die Wirkung von Procain ist hier vergleichbar mit der eines Betablockers oder Histaminantagonisten.

Therapeutische Möglichkeiten:

- Injektionen an **lokale Schmerzpunkte**, u.a. Kopfschwarteninjektionen
- Injektionen in und an **Triggerpunkten** an **Hals- und Schultermuskeln**
- **Quaddelungen an der HWS und am Kiefergelenk**
- Als Injektionen in Nervengeflechte kommen in Frage:
  Ggl. stellatum* (beide Seiten im Wechsel) je ca. 2 bis 3 ml Procain 1%,
  evtl. **Ggl. oticum** (u.a. Entspannung der gesamten Kaumuskulatur)
- Als **Störfelder** sind zu beachten:
  Zähne, vor allem die 8er-Region und wurzelbehandelte Zähne, Nasennebenhöhlen, Oberbauchregion („Leberkopfschmerz")

Behandlungshäufigkeit:
Akut: Wiederholung nach 1–2 Tagen
Danach: 1x wöchentlich bis alle 14 Tage

*Die Injektion an das Ggl. stellatum wird in der Schwierigkeit als niedrig eingestuft und im Rahmen des Buches als einzige unter den Ganglien in Kurzform beschrieben. Die exakte Injektionstechnik inklusive Kontraindikationen ist bspw. im „Handbuch Neuraltherapie“, Verlag Elsevier (s. Anhang) sehr gut erläutert (mit Bildern).

Das Ggl. stellatum wird auch „Sternengeflecht“ des sympathischen Grenzstranges genannt. Es liegt in der Höhe des 6. HWK und wird in der modifizierten Technik von lateral aus injiziert, wobei die Injektionsstelle sich am hinteren Rand des M. sternocleidomastoideus und auf Höhe des Übergangs vom mittleren zum unteren Drittel befindet. Dabei werden bei Kopfseitneigung zur Injektionsseite zuerst das gesamte Nervenbündel und der M. sternocleidomastoideus nach ventral geschoben und fixiert. Dann dreht der Kopf etwas zur Gegenseite und in eine leichte Hyperextension. Während die linke Hand mit dem Mittelfinger am rechten Querfortsatz und der Zeigefinger an der Einstichstelle den M. sternocleidomastoideus nach medial ventral fixieren, wird knapp über dem Zeigefinger eingestochen. Die Kanüle wird im 45-Grad-Winkel nach dorsal-medial in Richtung des Dornfortsatzes C 4 je nach Dicke des Gewebes ca. 12 bis 20 mm tief vorgeschoben. Aufgrund der Nähe zur Aorta vertebralis muss sorgfältig aspiriert werden. Sollte eine Probeinjektion von ca. 0,1 bis 0,2 ml nach einer genügenden Wartezeit gut vertragen werden, dann werden 2 bis 3 ml langsam injiziert. Es empfiehlt sich, nach der Injektion die Stelle mit einem eingerollten Tupfer nach kaudal zu massieren und/oder vom Patienten noch ca. 3 Minuten zu komprimieren.

Migränekopfschmerz

In den 1920er-Jahren gewann Ferdinand Huneke durch seine an Migräne leidende Schwester erste Erkenntnisse einer erfolgreichen neuraltherapeutischen Behandlung. Insgesamt kann festgestellt werden, dass es überdurchschnittlich häufig zu einer Mitbeteiligung von Störfeldern der Nasennebenhöhlen und des kleinen Beckens kommt. Eine alleinige segmentale Behandlung der Migräne wird nur bei monokausalen Fällen erfolgreich sein.

Therapeutische Möglichkeiten:

Akuttherapie:
- i.v.-Injektionen
- Procain-Basen-Infusion

Lokale und segmentale Therapie:
- **i.v.-Injektionen** auf der betroffenen Seite
- Injektionsserie in die **Kopfschwarte**
- **„Davos“-Triggerpunkte**, die u.a. vom Patienten angegeben werden
- **HWS-Triggerpunkte, okzipitale Sehnenansätze**
- **paravertebrale Quaddeln**
- **i.a.-Injektionen** gleichseitige Aa. temporalis, maxillaris und facialis
- Als Nervengeflechte kommen in Frage:
  Ggl. stellatum auf der betroffenen Seite (Beschreibung siehe oben)
  Ggl. cervicale superius oberes Halsganglion auf Höhe des 2. bis 3. HWK
  Ggl. ciliare parasympathisches Ganglion in der Augenhöhle, ciliare = Wimper, bei in die Orbita projizierter „Augenmigräne“
  Ggl. pterygopalatinum parasympathisches Ganglion in der Flügelgaumengrube, bei Lokalisation ventral und lateral
  Ggl. oticum parasympathisches Ganglion, das sich unmittelbar unterhalb des Foramen ovale in der Fossa infratemporalis an der Schädelbasis befindet
  N. mandibularis mandibularis = Unterkiefer, Nervus mandibularis ist der dritte Endast des Nervus trigeminus
  Nn. occipitalis major und minor bei überwiegend dorsaler Lokalisation. Der Nervus occipitalis major entspringt aus dem posterioren Ast des 2. zervikalen Spinalnervs (C2). Der Nervus occipitalis minor ist ein sensibler Nervenast des

Plexus cervicalis und enthält Fasern aus den Segmenten C2 und C3.

- Als Störfelder sind zu beachten:
  segmentale Narben: Zähne, Tonsillen, Nasennebenhöhlen, Zeit nach Nasenseptum-OP
  gynäkologischer Raum: vor allem nach Kaiserschnitt, operativer vaginaler Geburt, Dysmenorrhoe-Anamnese, Zeit nach Ausschabung der Gebärmutter, Gebärmutterentfernung, **Schilddrüse,** "**Störfeld Leber**" (Diagnose und Therapie z.B. über Reflexzonen an Rippenbogen, zwischen den Schulterblättern), bei Migräne im Kindesalter: Nabel, Rachen- und Gaumentonsillen, ggf. auch bei entsprechender Anamnese Nasennebenhöhlen und Zähne, HWS, ab Pubertät: gynäkologischer Raum.

Behandlungshäufigkeit:
Akut: sofortige Therapie
Migräneprophylaxe: 1x wöchentlich, nach Verlängerung der beschwerdefreien Intervalle entsprechend seltener.

Cluster-Kopfschmerz

Der Cluster-Kopfschmerz kommt anfallsartig und einseitig bei völligem Wohlbefinden im beschwerdefreien Intervall und dauert ca. 5 Minuten bis 2 Stunden.

Therapeutische Möglichkeiten:

Ganglientherapie auf der betroffenen Seite

- **Ggl. pterygopalatinum** (wichtigste Maßnahme!)
- **Ggl. cervicale superius**
- **i.v.-Gabe von kleinen Mengen Lokalanästhetika**

Wenn ohne Erfolg: Störfeldtherapie: Tonsillen, Zahn-Kiefer-Bereich, Narben im Segment

Behandlungshäufigkeit:
Initial: 1–2x wöchentlich
Im weiteren Verlauf: nach Besserung 1x im Monat.

Kopfschmerz nach Gehirnerschütterung oder Gehirnprellung

Der Schmerz ist meist dumpf und drückend, andauernd oder rezidivierend.

Nur in seltenen Fällen kommt es anschließend zu bleibenden Kopfschmerzen:

- 0,1 bis 0,3 % nach Gehirnerschütterung (Commotio)
- 5 % nach Gehirnprellung (Contusio cerebri).

Eine gründliche Untersuchung muss in Erwägung gezogen werden (Ausschluss von Hirnblutungen, Hirntumor etc.).

Der Ort des Traumas und die gegenüberliegende Seite der Großhirnrinde könnten zum Auslöser eines Irritationssyndroms geworden sein. Auch an eine Überdehnung der kleinen HWS-Gelenke (insbesondere C0/C1) ist zu denken.

Lokale und segmentale Therapie:

- **Subkutane Injektionen an die Schädelkalotte.** Die Injektionen finden an der gedachten Projektionsfläche der traumatisierten Stelle und an der gegenüberliegende Seite (s. Injektion an die Schädelkalotte) statt.
- **„Kopfkranz"**
- **i.v.-Injektion** auf der betroffenen Seite
- **i.a.-Injektion** an die zuführende Arterie der Schädelkalotte (z.B. A. temporalis)
- **aktive Triggerpunkte** der HWS- und Schultermuskulatur
- **Nn. occipitales**
- **Ganglientherapie:**
- **Ggl. stellatum** auf der Seite des Traumas (Beschreibung siehe oben)
  Ggl. cervicale superius auf der gleichen Seite
- **Störfeldtherapie:**
- **Narben** im Bereich der Kopfschwarte (z.B. bei Kopfplatzwunde).
  Schwierig zu behandeln sind Schädelbasisfrakturen: indirekt über die Nasennebenhöhlen, die Rachendachhypophyse und des Ggl. cervicale superius.
- **Nasennebenhöhlen und kranke Zähne** Diagnose über Nacken-Reflexpunkte „Adler-Langer-Druckpunkte"

Behandlungshäufigkeit:
<u>Bei chronischen Fällen:</u> 1x wöchentlich über 4–5 Behandlungen, dann kritische Überprüfung des Ergebnisses
<u>Bei Besserung:</u> Verlängerung der Behandlungsintervalle

Injektionen homöopathischer Arzneimittel zur Neural-, Segment- und Reflexzonentherapie

Anstatt oder als Ergänzung zu den oben genannten Lokalanästhetika Lidocain und Procain können homöopathische Arzneimittel, die zur Injektion zugelassen sind, eingesetzt werden. Mit diesen Mitteln ist eine lokalanästhesiefreie Neuraltherapie möglich.
Dazu gehören u.a. „Infi-Belladonna" Fa. Infirmarius, „BN Dolo" Fa. Presselin, „Infi-Camphora" Fa. Infirmarius, „Cefanalgin S" Fa. Cefak, „Ferrum-Homaccord-Heel" Fa. Heel, „Gelsemium comp." Fa. Hevert, „Gelsemium-Homaccord-Heel" Fa. Heel, „Gnaphalium-Injektopas" Fa. Pascoe, „Paravertebral-Injektion HWS" Fa. Infirmarius, „Petadolex®" Fa. Weber & Weber, „Spascupreel-Heel" Fa. Heel, „Spasmolytikum-Injektion" Fa. Hevert, „Infi-Spigelia" Fa. Infirmarius, „Spigelon-Heel" Fa. Heel, „Rufebran neuro" Fa. Combustin.

Diese Mittel können zur Schmerztherapie direkt in die jeweiligen Schmerzareale, aber auch in die zugehörigen Segmente, Head'schen Zonen, Weihe'sche Druckpunkte, Akupunkturpunkte etc. als Quaddeln injiziert werden. Sollten die Arzneimittel nicht direkt oder nah genug an die schmerzverursachenden Stellen injiziert und "nur" als Quaddeln über dem Schmerzbereich und in den Segmenten deponiert werden, so bedarf es einer größeren Arzneimittelmenge, um die gewünschte Wirkung zu erzielen. Es können je nach Medikament und Indikation bis zu 5 ml des Arzneimittels notwendig sein, das in bis zu ca. 16 Quaddeln an dem Schmerzareal und dem jeweiligen Segment verteilt wird.

Injektion physiologischer Kochsalzlösung

Auch die Injektion einer physiologischen Kochsalzlösung an Schmerzpunkten hat sich bewährt. So können bspw. bis zu 10 ml Kochsalzlösung in den verspannten und schmerzhaften M. trapezius auf Höhe von G 21 langsam i.m. injiziert werden, so dass es zu einer Durchflutung des Muskels kommt. Es kommt dadurch, wie auch bei der Injektion einiger oben aufgeführten homöopathischen Arzneimittel oder auch der rechtsdrehenden Milchsäure (z.B. „Milchsäure Pflüger® Inj."), zu einer pH-Regulierung, d.h. die Säuren können sich lösen und die Gefahr einer zum Kopfschmerz oder zum Migräneanfall führenden Entzündung schwindet. Diese Kochsalzinjektionen in den M. trapezius können zu Beginn einer Behandlung oder in Phasen mit hartnäckigen Verspannungen als prophylaktische Maßnahme zur Verhinderung eines Migräneanfalls durchgeführt werden. Wie bereits im Kapitel „Ernährung" erwähnt, führen Injektionen mit **hypertoner** (hochkonzentrierter) Kochsalzlösung in den M. trapezius auf Höhe des Akupunkturpunktes Gb 21 bei Migränepatienten zu einem Anfall mit allen dem Patienten bekannten Begleitsymptomen. Dies erklärt, warum die Injektion **physiologischer** Kochsalzlösung einem Ausbruch entgegenwirkt.
Bei der Auswahl der Arzneimittel muss stets beachtet werden, dass die Substanzen für die jeweilige Injektionstechnik (i.m., i.c., s.c, i.v. oder i.a.) zugelassen sind.

Behandlung der Lymphe und der Lymphpunkte-Kette (Lymphbelt, Lymphgürtel) an Brustkorb und Nacken

Die folgenden Lymphpunkte und die Lymphpunkte-Kette auf dem Brustkorb beinhalten lymphbezogene Reaktionspunkte, die auf einen Lymphstau im Kopf-Hals-Bereich hinweisen. Die gefundenen Punkte können mit Akupressur, Akupunktur oder Injektionen mit Lokalanästhetikum und/oder homöopathischen Arzneimitteln stimuliert werden. Pathologische Punkte weisen bei der Palpation eine Druckdolenz auf.

Brustbeinpunkt KG 20/21

Der Punkt liegt ca. 3 Querfinger unterhalb der Brustbeinoberkante und zeigt sich durch Druckempfindlichkeit.

Wirkung: eine Behandlung des Punktes bessert sofort eine eingeschränkte Retroflexion (Nach-hinten-Beugung) des Kopfes. Der Lymphabfluss von Kopf und Hals wird verbessert. Dies kann sich an einem sofortigen Rückgang der Druckdolenzen bzw. Verquellungen an den Kieferwinkeln zeigen.

Brustbeinpunkt KG 17

Der Punkt liegt in der Mitte des unteren Bereichs des Brustbeins in Höhe der Brustwarzen und kann hochgradig druckdolent sein, was auf eine psychische Belastung/Disstress hinweist. Während der Behandlung des Punktes kann es zu emotionalen Reaktionen kommen (Weinen, Schluchzen).

Lymphpunkte-Kette ventral

In Höhe des Sternoklavikulargelenks wird nach außen hin palpiert. Bei deutlicher Einseitigkeit (linke oder rechte Seite) der Druckschmerzhaftigkeit der Lymphpunkte-Kette besteht Verdacht auf ein ipsilaterales (auf der gleichen Seite gelegenes) Störfeld im Kopf-Bereich.

Lymphpunkte-Kette dorsal

Die Lymphpunkte-Kette umrundet den Nacken in Höhe des 7. HWK (entspricht LG 14). Die Punkte sind oft erst mittels Feindetektion (evtl. mit Hilfe eines spitzen Gegenstandes, mit dem flach und ohne Verletzung über die Haut zum Auffinden des "Very Point" gefahren wird) zu finden.

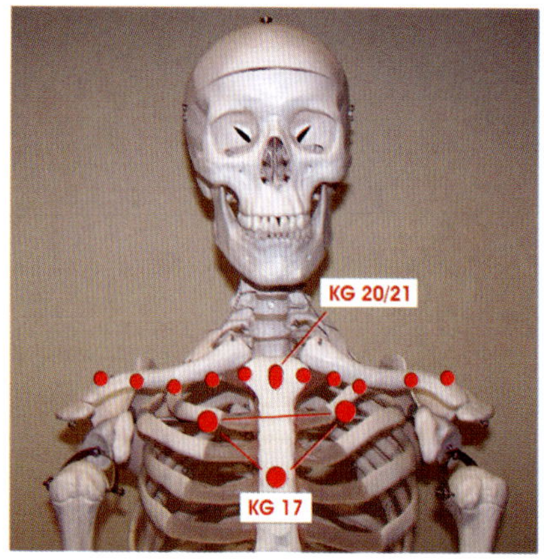

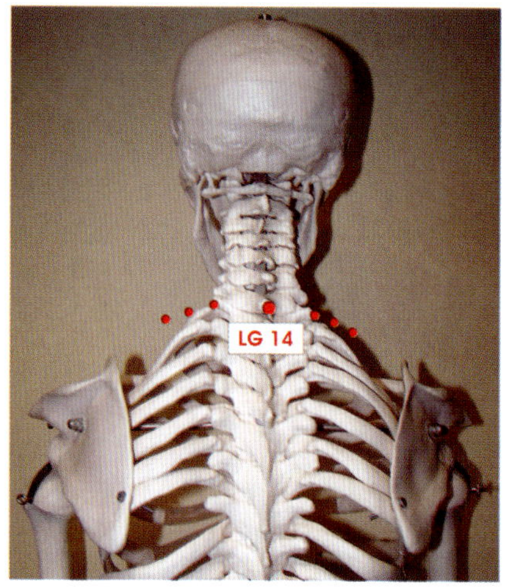

Abb. 8.16 - 4 Lymphpunkte-Kette am Brustkorb (ventral) und Nacken (dorsal)

Triggerpunkt-Therapie

Nach der exakten Lokalisation durch Palpation erfolgt die Quaddelung des Areals über dem gefundenen Punkt.
In der klassischen Neuraltherapie wird empfohlen, nach der Quaddelung noch ca. 1 ml Procain in die Tiefe zu injizieren. Im Anschluss an die Injektion sollte eine Dehnung des Muskels erfolgen. Je nach Schwere bzw. Chronizität des Triggerpunktes muss die Injektion (öfter) wiederholt werden, wobei begleitende Maßnahmen wie Wärmeanwendungen, Haltungsverbesserung, Dehnungen, Bewegung, Ursachenbeseitigung etc. für den Erfolg maßgebend sind.
Ebenso können auch hier homöopathische Arzneimittel, die oben bereits genannt wurden, für die Triggerpunkt-Therapie verwendet werden.

Störfeldbeseitigung

Störfelder können innere und äußere Narben, wurzelkranke oder tote Zähne ("beherdete" Zähne), Parodontitis, Implantate, hyperalgetische Hautzonen (HAZ) oder auch kranke Organe sein. Um diese zu finden und zu entstören, gibt es viele Möglichkeiten. Unter anderem sind hier zu erwähnen: die EAV (Elektroakupunktur nach Voll), der „Vegacheck" (elektrophysiologisches Verfahren), die kinesiologische Testung, die RAC-Testung und die Neuraltherapie. Mittlerweile gibt es immer mehr Zahnärzte, die eine oder mehrere dieser Methoden anwenden oder mit kompetenten Behandlern zusammenarbeiten, um Störfelder aus dem Zahn-Kiefer-Bereich ausfindig zu machen und zu eliminieren. Bitte denken Sie auch daran, dass jede Narbe ein Störfeld darstellen kann. Manchmal tauchen nach einer Unterspritzung von Störfeldern mit einem Lokalanästhetikum sog. Sekundenphänomene auf, d.h., dass sofort nach der Unterspritzung der Narbe Schmerzen an anderer Stelle über Stunden fernbleiben. Bei Wiederholung taucht der Effekt in der Regel wieder auf. Meist bleiben die Schmerzen dann längere Zeit oder gar lebenslänglich aus.
Bei der Unterspritzung werden mit einer dünnen Kanüle (0,4 x 20 mm oder 0,4 x 40 mm) intrakutan, subkutan und tiefer ein Lokalanästhetikum (evtl. 1:1 verdünnt mit physiologischer Kochsalzlösung) oder andere geeignete, meist homöopathische Mittel injiziert. Bewährte homöopathische Mittel sind u.a. **„JUV 110", Fa. PHÖNIX**, und **„Solum Inject", Fa. Wala**. Es können im Abstand von ca. einem Zentimeter mehrere Stellen infiltriert werden. Eine weitere Möglichkeit besteht darin, flach unter der Narbe subkutan durchzustechen und anschließend infiltrierend zurückzuziehen. Bei schmerzhaften Narben wird zuerst das gesunde angrenzende Gewebe umflutet, um dann von dort aus ins Narbengewebe zu injizieren.
Es gibt auch weniger invasive Techniken, die zur Beseitigung von Störfeldern führen können: Einmassieren von speziellen Narbensalben, das Schröpfen, die Manualtherapie, der Einsatz des Lasers und elektrischer Ströme, die Körperakupunktur und die Ohrakupunktur, aber auch psychisch-seelische Therapien, die das Trauma – welches mit der Narbe in Verbindung steht – auflösen.
Maßnahmen zur Störfeldbeseitigung sollten immer unter ganzheitlicher Sichtweise erfolgen: So ist bekannt, dass bspw. eine Darmsanierung zu einer Verbesserung oder gar Ausheilung einer Parodontitis (als potentielles Störfeld) führen kann. Dies bedeutet, dass auch ohne aufwändige Lokalmaßnahmen ein Störfeld am Gebiss durch eine allgemeine gesundheitsförderliche Maßnahme, die in der Lage ist die Regulationsfähigkeit wieder herzustellen, beseitigt werden kann.

In Bezug auf Kopfschmerzen und Migräne können die **Nackenreflex-Punkte (NRP) nach Adler und Langer** wertvolle Dienste tun, zumal sich ca. 70 % aller Störfelder im Kopf-Hals-Bereich befinden.
Die Suche nach Störfeldern im Kopf-Hals-Bereich erfolgt durch Palpation an der HWS und am Nacken von druckschmerzhaften Punkten, verquollenen Zonen, Myogelosen und Wirbelblockierungen der HWS. Je nach Lage der Druckpunkte können Hinweise auf mögliche Störfelder gegeben werden. In ca. 90 % der Fälle kann bei den gefundenen NRP von einer exakten Seitenlokalisation ausgegangen werden. Sollte der NRP nach seitengleicher Störfeldtherapie noch vorhanden sein, sollte an ein Überkreuzungsphänomen gedacht werden und die möglichen Störungen, welche in Bezug zum Druckpunkt auf der anderen Seite der WS stehen, in Betracht gezogen werden.
Beispiel: anstatt bei druckdolentem NRP bei C2 auf der rechten Seite werden nicht die Zähne 18 und 11 im rechten Oberkiefer, sondern die Zähne 21 und 28 im linken Oberkiefer untersucht und ggf. entstört.

Lokalisation des NRP	Störung	Akupunkturpunkt	Klinik
Wirbel C0 Protuberantia occipitalis externa / Linea nuchalis inferior	Stirnhöhle		Bezug zu N. supraorbitalis
Wirbel C1 Grübchen unter der Protuberantia / Linea nuchalis inferior über dem Atlasbogen	Kieferhöhle, Siebbeinzellen	Gb 20	Bezug zu N. infraorbitalis
C2 lateraler Rand des M. trapezius über der Facette C2	Zähne des Oberkiefers. Rechts: Zähne 18 bis 11, Links: Zähne 21 bis 28		Zähne des Oberkiefers. Rechts: Zähne 18 bis 11, Links: Zähne 21 bis 28
C3 lateraler Rand des M. trapezius über der Facette C3	Zähne des Unterkiefers. Rechts: 48 bis 41 Links: 31 bis 38		Vermuteter Bezug zu Thorax und Abdomen
C4 lateraler Rand des M. trapezius über der Facette C4	Tonsillen, Ohren, (oberer Rachenraum?) (Tonsilla pharyngea?) Rachenring		Bei längerer Krankheitsdauer? („chronische Erkrankung")
C7 „Zangengriff" am Muskelbauch des queren Anteils des M. trapezius	Tonsilla palatina (Gaumenmandeln), Ohren? (unterer Rachenraum?)	Zwischen Gb 21 und 3E 15	Gilt als typische Infektfolge („frische Erkrankung")
Hinweis: die Segmente C4 bis C7 können auch gemeinsam reagieren, entsprechend ihrem Zusammenhang mit dem gesamten Waldeyerschen Rachenring.			

Abb. 8.16 - 5 Lage und Bedeutung der Nacken-Reflexpunkte an der HWS (entnommen aus Handbuch Neuraltherapie, Verlag Elsevier, S. 341)

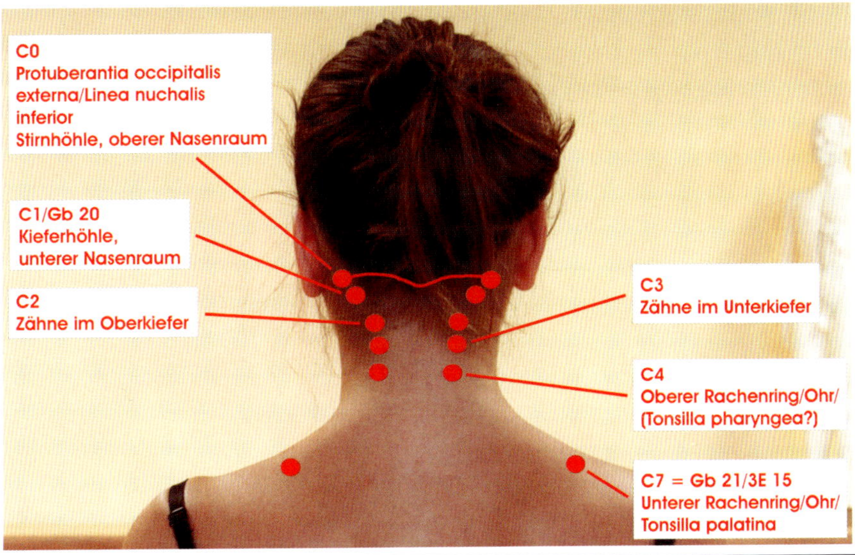

Abb. 8.16 - 6 Lage der Nacken-Reflexpunkte/Druckpunkte an der HWS (entnommen aus Handbuch Neuraltherapie, Verlag Elsevier, S. 341)

Intravenöse Magnesium-injektionen/-infusionen

Bei akuter Migräne zeigt sich bei sofortiger intravenöser Gabe einer Magnesiuminfusion ein Verschwinden der Schmerzen bei ca. 85 % der Patienten. Die Nebensymptome verschwanden sogar zu 100 %. Nach meinen Informationen verwendete man bei dieser Studie als intravenöse Gabe eine 10 ml-Magnesiumlösung der Firma Verla mit einem Magnesiumgehalt von 3,15 mmol/6,3 mval. Dies entspricht 77 mg Magnesium. Bei einer solchen intravenösen Injektion müssen dringlichst genaue Abläufe und Vorgaben beachtet werden, **u.a. muss die Injektion äußerst langsam (!) erfolgen: Für die ersten drei Milliliter muss man sich mindestens drei Minuten Zeit nehmen, und das Befinden des Patienten entscheidet ebenso, wie schnell die restliche Menge injiziert werden darf.**
Für einen beginnenden Migräneanfall ist somit eine sofortige Magnesiuminfusion/intravenöse Gabe prinzipiell zu empfehlen, was jedoch im Alltag meist nicht umzusetzen ist, außer die betroffene Person arbeitet bspw. in einer Praxis oder einem Klinikum. Wer jedoch Migränepatienten in seiner Praxis behandelt, wird die Erfahrung gemacht haben, dass es hin und wieder während des Praxisbesuches bzw. während einer Behandlung zum Migräneanfall kommen kann und somit eine sofortige Magnesiuminjektion äußerst hilfreich sowohl für den Patienten als auch für die Praxis sein kann. Der Vorteil für den Patienten ist, dass er keinen stundenlangen Migräneanfall bekommt, der Vorteil für die Praxis ist, dass der Patient meist wieder allein die Praxis verlassen kann und nicht Angehörige verständigt werden müssen oder gar ein Patiententransport durchgeführt werden muss.

Die vorbeugende orale Magnesiumeinnahme und auch die transdermale (über die Haut aufgenommene) Magnesiumzufuhr, mit welcher ein hoher Magnesiumlevel erreicht wird, wurden bereits im Kapitel „Ernährung" ausführlich erläutert.

8.17 IRISDIAGNOSE UND IHRE THERAPIEABLEITUNG

Mit Hilfe der Irisdiagnose, auch Iridologie oder Augendiagnose genannt, können aus dem Auge eines Menschen Hinweise über den Zustand der Organe, des Bewegungsapparates, des Nervensystems und der Konstitiution erlangt werden. Dies wird u.a. ermöglicht durch die Iristopographie und der Kenntnis über die Zeichen, Formen und Phänomene, die auftreten können sowie durch die eingelagerten Farbpigmente. Die Iris, auch Regenbogenhaut genannt, ist die durch Pigmente gefärbte Blende des Auges. Auch Auffälligkeiten im Augenweiß (Blutgefäße und Verfärbungen) und in der Pupillenform und -stellung (Eng- oder Weitstellung) lassen wichtige Rückschlüsse zu.
Die Irisdiagnostik hilft bei der Feststellung einer Grundveranlagung/Neigung für bestimmte Erkrankungen. Unterschieden wird dabei zwischen Konstitution, Disposition und Diathese. Die folgenden Einteilungen verdanken wir unter anderem den Irisdiagnostikern (Iridologen) Josef Deck, Willy Hauser, Josef Karl und Rudolf Stolz. Die Irisdiagnose kann mit einer Lupe oder einem speziellen Irismikroskop durchgeführt werden.

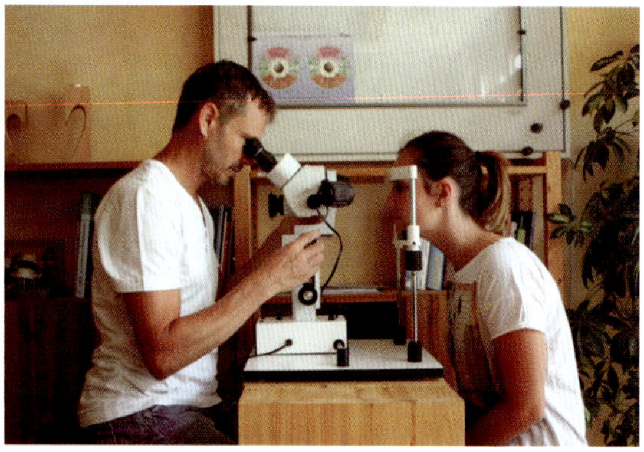

Abb. 8.17 - 1 Irisdiagnose und Irisfotographie am Irismikroskop

Konstitution

Die Konstitution eines Menschen wird an der Farbe der Iris festgemacht:

- Lymphatische Konstitution bei blauem Auge
- Hämatogene Konstitution bei braunem Auge
- Mischkonstitution bei einem blauen unteren Irisblatt mit braunem oberen Irisblatt

Disposition

Die Bestimmung der Disposition bezieht sich auf den strukturellen Aufbau der Iris, welcher genetisch bedingt ist:

1. Neurogene Disposition
2. Vegetativ-spastische Disposition
3. Mesenchymal schwache Disposition
4. Glandulär schwache Disposition
5. Tuberkuläre Disposition

Diathese

Die Diathese zeigt sich durch Einlagerung innerhalb der Iriszellen, durch Pigmentauflagerungen oder auch durch Blutkapillarausbildung am Limbus (Übergang von der Iris zur Sklera, also zum Weißen im Auge).

Folgende Diathesen werden unterschieden:

1. Exsudative Diathese
2. Übersäuerungsdiathese (früher: harnsaure Diathese)
3. Dyskratische Diathese
4. Lipämische Diathese
5. Allergische Diathese

Irisdiagnose bei Kopfschmerz und Migräne

Allein mit der Hilfe der Irisdiagnose ist Kopfschmerz oder Migräne nicht eindeutig zu diagnostizieren. Am ehesten können unphysiologische Pupillenreaktionen auf zerebrale Dysfunktionen und Schmerzen hinweisen, wie bspw. die Weitpupille. Viel bedeutender in der Praxis sind jedoch einige der folgenden Dispositionen und Diathesen:

Vegetativ-spastische Disposition

Diese Disposition zeichnet sich aus durch ausgeprägte und zahlreiche radiäre und zirkuläre Furchenbildungen. Zirkuläre Furchenbildungen werden Krampfringe genannt, die in der hämatogenen Iris fast obligatorisch zu finden sind; je heller (leuchtender) die Ringe sind, desto höher ist die Wertigkeit dieser Disposition. Sind die Ringe in einer lymphatischen oder Misch-Iris zu finden, bedeutet dies immer eine höhere Wertigkeit. Stellen, an denen sich Krampfringe und/oder Krampffurchen (radiäre Furchen) überschneiden, sollten besonders beachtet werden. Kurze Furchen, die sich innerhalb der Magen-Darm-Krause befinden, weisen auf eine erhöhte Spannung im Magen-Darm-Trakt hin. Die halblangen Krampffurchen, die vom Pupillenrand bis ungefähr zur Mitte der Zilliarzone sichtbar sind, deuten auf eine Bereitschaft zu Kopfschmerzen und Migräne hin – je tiefer die Furchen gekerbt sind, desto größer ist die Tendenz zur Verkrampfung. Beim Vorhandensein einzelner Furchen kann ein direkter Organbezug hergeleitet werden. So kann eine lange Krampffurche, die sich in den kranialen Bereich (z.B. in den Bereich der Hypophyse bei ca. 12 Uhr) zieht, zu hormonellen Störungen führen (Hypophyseninsuffizienz, hormonell bedingte Migräne, depressive Stimmungslage).

Neurogene Disposition (vor allem bei dominant neurogener Disposition, oft bei lymphatischer Konstitution)

Bei der Neurogenen Disposition finden sich eher dünne Irisfasern mit straffer Faserführung, was auf eine höhere Sensibilität hinweist. Hierbei entstehen eher Erkrankungen, die auf einer vegetativen Überforderung basieren.
Beim braunen Auge sind die Irisfasern aufgrund des hohen Pigmentanteils der oberen Iriszellen nicht erkennbar, so dass wir die Neurogene Disposition nur bei den Augen der Lymphatischen Konstitution und der Mischkonstitution erkennen können.

Cerebrale Reizfasern/Reizradiären (Entzündungsreize) im oberen Anteil der Iris

Reizfasern und Reizradiären zeichnen sich durch eine deutliche Aufhellung aus und weisen auf Entzündungen und Schmerzen hin. Die für Kopfschmerz relevanten Reizzeichen befinden sich ca. im Bereich zwischen 10 bis 2 Uhr, was topographisch dem Kopfbereich entspricht.

Cerebrale zirkuläre Furchen, radiäre Furchen und Lakunen im oberen Anteil der Iris

Furchen und Lakunen (meist ovale oberflächliche Strukturzeichnung im oberen Stromablatt), die sich ca. im Bereich zwischen 10 bis 2 Uhr befinden.

Cerebrale (Blut-)Gefäßzeichen in der Sklera auf Höhe des cerebralen Bereiches

Blutgefäße im Augenweiß ziehen in Richtung des Augenrandes (Limbus). Es können u.a. einzelne Blutgefäße, geschlängelte Kongestionsgefäße, Tangentialgefäße oder auch Gefäßgabeln sein.

Cerebrales (Blut-)Gefäßnetz (sog. Migränenetz) in der Sklera

Dabei handelt es sich um eine Ansammlung intensiver Gefäßinjektionen im Bereich zwischen 10 bis 2 Uhr. Möglicherweise ist das cerebrale Durchblutungssystem eingeschränkt.

Therpaeutische Konsequenzen

Aus diesen heutigen Erkenntnissen der Iridologie kann für eine Kopfschmerz- und Migränetherapie gefolgert werden:

Konstitutionelle Therapien

Diese Therapien verbessern die allgemeine Situation und können bspw. die Funktionen innerer Organe und Organsysteme wie Leber, Galle, Niere, Milz etc. verbessern; sie sind somit unabdingbarer Bestandteil einer ursächlichen Therapie von Kopfschmerz und Migräne.

Therapie der vegetativ-spastischen Disposition

U.a. Verbesserung der Magnesium-Kalium-Funktionen durch Substitution von Mineralien und Schüßler-Biochemie, bspw. „Nr. 7 Magnesium phosphoricum" sowie weitere gefäßentspannende Medikamente, Anwendungen und Substitutionen. Trainieren der "emotionalen Kompetenz", da Menschen mit Krampfringen meist ehrgeizig sind, häufig "kopflastig" durchs Leben gehen und ihr Gehirn somit ständig (über-)fordern. Erster Schritt: Aufmerksamkeit für das eigene emotionale Befinden, um rechtzeitig einer Überlastung gegensteuern zu können.

Therapie der hormonellen Dysbalance

U.a. die Stimulierung der Hypophyse bei Hypophyseinsuffizienz bspw. durch das homöopathische Komplexmittel „Phyto L", Fa. Steierl (Lakunen und Furchen im Hypophysenbereich bei ca. 12 Uhr).

Therapie der neurologischen Dysbalance

U.a. Verbesserung der emotionalen Verarbeitung, Entspannungstechniken, Chakren- und Meridianarbeit, Hypnose, Medikamente und Substitutionen.

Therapie aufgrund von Pigmentationen im cerebralen Bereich (oberer Anteil der Iris, ca. im Bereich zwischen 10 bis 2 Uhr)

Nach Heilpraktiker Claus Jahn deuten gelbliche bis grünlich-gelbliche Einlagerungen in diesem Irisbereich auf Störungen im cerebralen Proteinstoffwechsel hin, wobei Aminosäuren-Präparate kombiniert mit Stoffwechselmitteln hilfreich sein können.

Spezifische Kopfschmerz- und Migränetherapie

Je nach Modalitäten des Kopfschmerzes oder der Migränesymptomatik kommen weitere naturheilkundliche Medikamente und Therapien zum Einsatz.

BEISPIELE AUS DER PRAXIS

Beispiel 1:
Rechte und linke Iris einer 25-jährigen Patientin

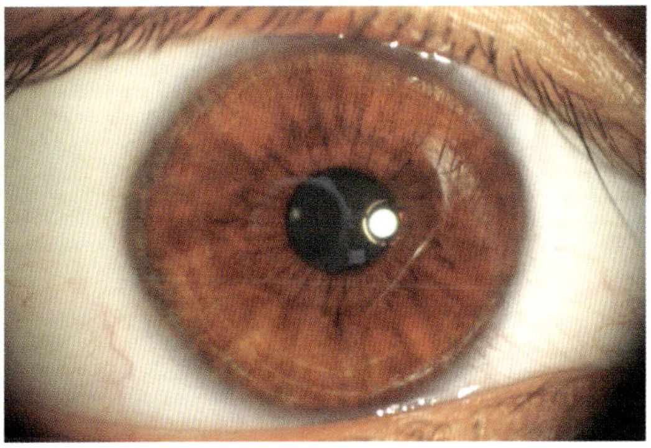
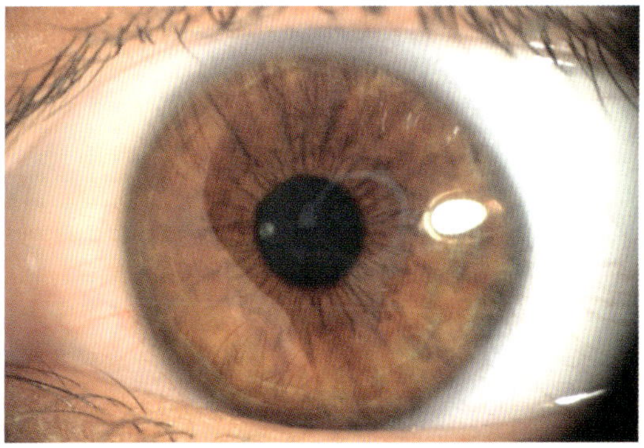

Symptome:
Kopfschmerz und Migräne, starke Periodenschmerzen mit Kopfschmerzen, die seit der Antibabypillen-Einnahme weniger geworden sind. Wenn Prüfungen anstehen, wird die Antibabypille ohne Pause durchgehend eingenommen, um nicht in der Periodenphase zuhause bleiben zu müssen.

Irisdiagnose:
Konstitution: Hämatogene Iris (dunkelbraun). Rechte und linke Iris: zirkuläre Krampfringe und Krampffurchen, die von der Pupille bis in den cerebralen Bereich ziehen, Furchen im Hypophysenbereich bei 12 Uhr.

Beispiel 2:
Rechte und linke Iris eines 44-jährigen Patienten

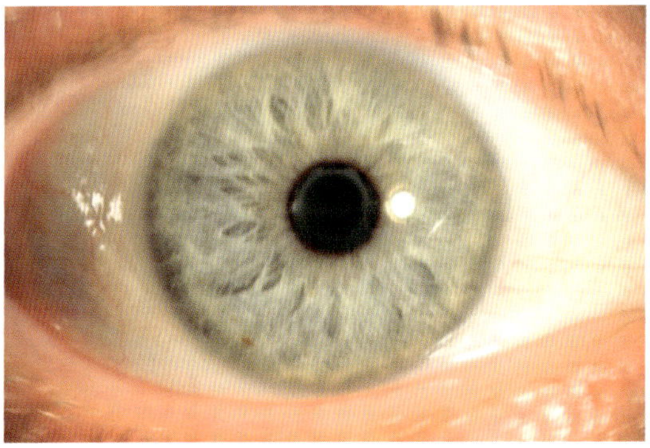
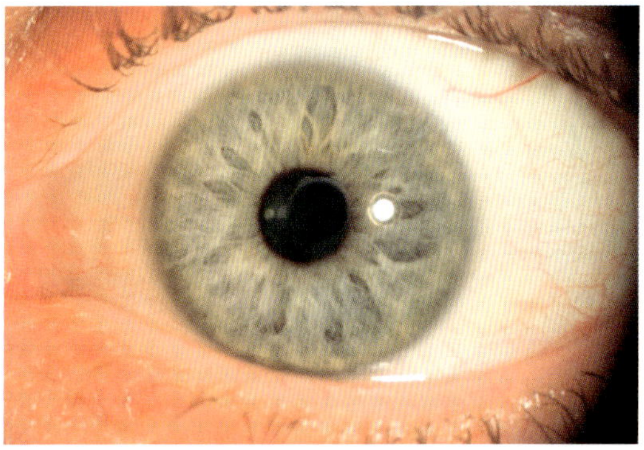

Symptome:
Kopfschmerz und Migräne, als junger Erwachsener derart heftige neurologische Ausfälle, dass Verdacht auf Schlaganfall diagnostiziert wurde.

Irisdiagnose:
Lymphatische Konstitution (blaues/graues Auge), Tendenz zur Gewebeübersäuerung. Es liegt voraussichtlich ein genetisch angelegter eingeschränkter lymphatischer Abfluss aus dem Kopfbereich vor. In beiden Augen sowohl Einzel- als auch Doppellakunen im cerebralen Bereich. Auch sind dort Aufhellungen und Imprägnierungen zu sehen, die auf entzündliche Prozesse und Stoffwechselstörungen hinweisen. Am linken Auge befindet sich im Augenweiß links oben und somit im cerebralen Bereich ein tangential verlaufendes Leitgefäß.

BEISPIELE AUS DER PRAXIS

Beispiel 3:
Rechte und linke Iris einer 44-jährigen Patientin

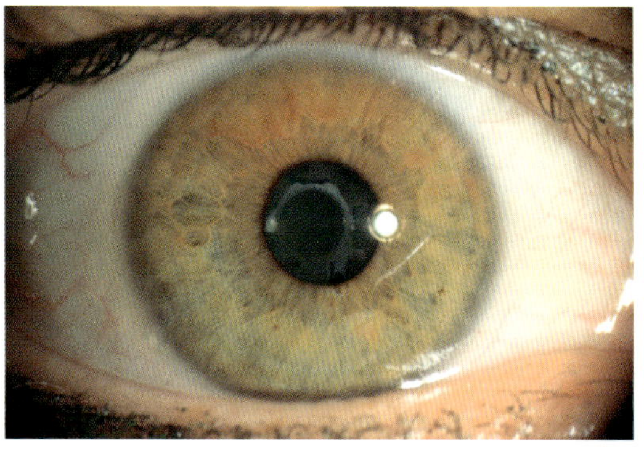

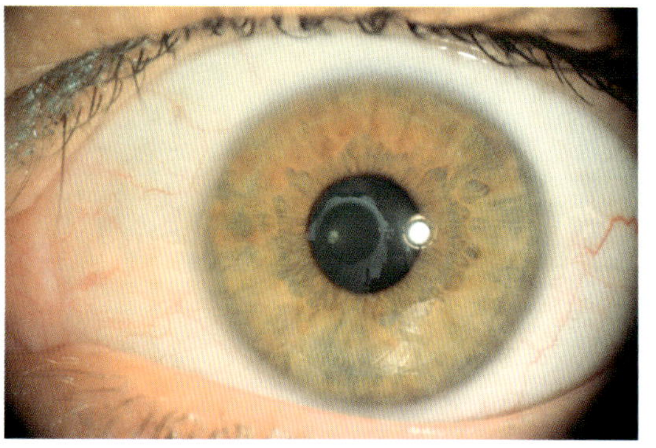

Befund:
Kopfschmerzen und Migräne, starke Periodenschmerzen.

Irisdiagnose:
Konstitution: Misch-Iris (Mischung zwischen brauner und blauer Iris). Zirkuläre Krampfringe in beiden Augen, die über den cerebralen Bereich ziehen. Gelb-braune Imprägnierung (Stoffwechselstörung?) im cerebralen Bereich. Im rechten Auge ca. bei 1 Uhr Solarstrahl von Pupille bis zum Zilliarrand gehend, dort an der Krause drei Lakunen im Verbund. Tangentiale Blutgefäße im Augenweiß ca. ab 10 Uhr. Im rechten Auge solarstrahlenartige Imprägnierungen im Bereich 12 Uhr bis 1 Uhr. Ebenso im linken Auge.

Beispiel 4:
Rechte und linke Iris einer 14-jährigen Patientin (Tochter der obigen 44-jährigen Patientin)

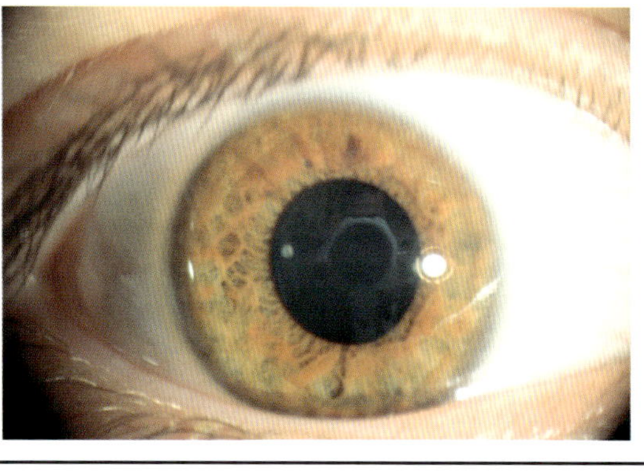

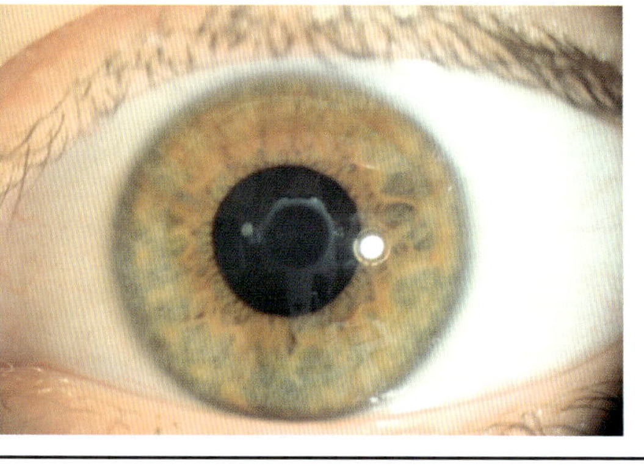

Befund:
Gehäuft auftretende (Schul-)Kopfschmerzen.

Irisdiagnose:
Konstitution: Hämatogene Iris (dunkelbraun). Zirkuläre Krampfringe über cerebralen Bereich in beiden Augen, ebenso wie bei der Mutter solarstrahlenartige Imprägnierungen.

8.18 DER/DIE RICHTIGE BEHANDLER/IN

Ich muss zugeben, dass es nicht einfach ist, eine Behandlerin oder einen Behandler zu finden, die/der sich wirklich ganzheitlich mit dem Thema Gesundheit auseinandergesetzt hat und auch ganzheitlich und insbesondere ursächlich therapiert. Einer von vielen Gründen ist, dass jede anerkannte medizinische Ausbildung überwiegend schulmedizinisches Wissen enthält und jede hiervon abweichende Diagnose oder Therapie bereits ein Haftungsproblem darstellen kann, so dass viele Therapeuten in erster Linie zwangsläufig nach Haftungsgründen behandeln und nicht nach persönlicher Überzeugung.

Prinzipiell sollte ein guter Behandler offen sein für andere Therapien und er sollte Ihnen im Falle des Falles auch deutlich mitteilen, warum er von einer bestimmten Therapie oder einem bestimmten Therapiemix nicht begeistert ist. Die Konsequenz daraus ist jedoch, dass Sie als Patient deutlich mehr in der Verantwortung stehen, wobei Ihnen letztlich kein Behandler der Welt die Verantwortung abnehmen kann und auch nicht sollte. Er kann und darf Sie überzeugen, sollte Sie aber nicht überreden!

Meine Erfahrung ist die, dass es keine alleinige Allheilmedizin gibt. Jede noch so erfolgreiche Therapie hat ihre Grenzen, wobei das größte Therapiehindernis in der Regel der Patient selbst ist. Es besteht nun mal nicht zu jedem Zeitpunkt die Bereitschaft, das eigene Glaubenssystem zu hinterfragen und zu erweitern, um in diesem Prozess – mit Unterstützung durch Therapeuten – die Ursachen zu finden und abzustellen.

Etwas anders sieht es bei Krankheiten aus, die im strengen Sinne nicht mehr auszuheilen sind oder bei denen bspw. bereits Organe entfernt wurden oder nicht mehr zu entfernende Fremdkörper nach Operationen (Schrauben, Platten) eine Rolle spielen. Hier kann oftmals nur noch eine symptomatische Linderungsbehandlung durchgeführt werden, mit dem Ziel, die Lebensqualität des Patienten zu verbessern oder zu erhalten.

Ich möchte Sie an dieser Stelle noch auf Folgendes hinweisen: Wenn ich als Therapeut eine Krankheit als unheilbar ansehe, dann schränke ich mich mit meinem Glaubenssystem ein und erschwere von vornherein eine mögliche Heilung des Patienten. Ich darf als Therapeut – und insbesondere als Heilpraktiker – aus rechtlichen Gründen einem Patienten keine Heilung in Aussicht stellen, wenn die Erkrankung nach schulmedizinischer Lehrmeinung als unheilbar angesehen wird. Ich darf und muss jedoch mein Unterbewusstsein so programmieren, dass es der vollen Überzeugung ist, dem Patienten so helfen zu können, dass Heilung möglich ist. Machen Sie sich selbst bitte immer wieder bewusst: Es gibt bei fast jeder sog. unheilbaren Erkrankung Spontanheilungen, d.h. Heilungen, die nach schulmedizinischer Lehrmeinung nicht möglich sind und weswegen manchmal "unheilbare" Diagnosen im Nachhinein in "heilbare" korrigiert werden. Dies bedeutet, dass lieber die ursprüngliche Diagnose in Frage gestellt und als falsch deklariert wird, anstatt die Heilung zu akzeptieren. "Unerwartete" und "unerklärbare" Spontanheilungen sind jedoch der Beweis, dass auch solche Erkrankungen prinzipiell heilbar sind, wenn offensichtlich die Rahmenbedingungen optimal sind! Ich persönlich spreche die Wichtigkeit einer positiven Einstellung von Patient und Behandler bei Bedarf an. Wenn ich der Meinung bin, einem Patienten nicht oder nicht ausreichend helfen zu können, so teile ich dies dem Patienten mit, so dass ein anderer hilfreicher Behandler gesucht werden kann.

Ein Behandler, der sich auf die Wiederherstellung der Regulationsfähigkeit des Organismus konzentriert, wird auch bei schweren Krankheitsbildern, wie bspw. MS oder Krebs nicht so schnell aufgeben. Der menschliche Organismus ist wahrlich ein Wunder und kann, wenn die Voraussetzungen dafür (wieder) vorhanden sind, sich regenerieren und ausheilen, was in vielen Heilpraxen tagtäglich bewiesen wird. Am Beispiel von Kopfschmerzen und Migräne ist es natürlich von Vorteil, wenn ein Behandler sich mit den Krankheitsbildern auseinandergesetzt hat. Doch ist es nachvollziehbar, wenn "allein" durch ganzheitliche Maßnahmen z.B. im Bereich der Ernährung, Entgiftung, Beseitigung von Störfeldern, Darmsanierung, Entspannungslage etc. es bei vielen Patienten schon zu einer deutlichen Besserung oder gar Ausheilung kommt. Nach dem Motto: „Häufiges ist häufig und Seltenes ist selten" muss zu Beginn einer Behandlung nicht gleich das Seltene im Fokus stehen.

Unabhängig davon, welche Diagnose im Vorfeld gestellt wurde: Für einen Behandler sollte der Patient mit seiner Ganzheit aus Körper, Geist und Seele im Mittelpunkt stehen.

Er sollte versuchen, mit seinen Möglichkeiten zu helfen und andere Behandler mit zu integrieren, um dem Patienten die bestmöglichen Therapien zukommen zu lassen.
Eine Zusammenarbeit von Therapeuten ist bei schweren Krankheiten absolut notwendig, da ein einzelner Therapeut niemals alle benötigten Therapien beherrschen oder durchführen kann. Dagegen bewirken zwei oder mehrere "an Heilung glaubende Behandler" einen positiven Synergismus, welcher dem Patienten zu Gute kommt. Zudem schützt die Konsultation eines andersdenkenden Therapeuten vor einer zu einseitigen Sichtweise.

Bedenken Sie bitte, dass in erster Linie Sie selbst für Ihre Gesundheit verantwortlich sind. Ein Behandler kann niemals 24 Stunden auf Sie aufpassen und für Sie da sein. Ein Behandler sollte immer nur ein Unterstützer sein, ein Coach, der Ihnen hilft, wieder gesund zu werden und zu bleiben.

9 AKUTMASSNAHMEN BEI MIGRÄNE – EINE AUFLISTUNG

Wie so oft im Leben: In der Eile des Gefechts fallen einem nicht die einfachsten, naheliegenden und bewährten Maßnahmen und Mittel ein. Ziel der folgenden Auflistung ist es, im Akutfall als betroffene Person und/oder als Angehöriger schnell und strukturiert zu handeln.

Akutmaßnahmen bei den Vorboten

Je nach Symptomatik und den Erfahrungen der Patienten kommen in Frage:

- Erst-Maßnahme: Rückzug/Abschirmung in eine möglichst reizlose Umgebung. Wenn möglich einer vertrauten Person mitteilen, dass Sie gerade Rückzug benötigen und sie Sie vor Reizen abschirmen soll (z.B. vor unsensiblen, "nervigen" Personen/Kunden/Kollegen/Vorgesetzten/Kindern, Lärm etc.).
- Entspannen, Meditieren, Autogenes Training, Progressive Muskelrelaxation, warme Badewanne, Kneipp-Anwendungen, die sich bei Ihnen bewährt haben. Bei kalten Füßen z.B. ein wärmeansteigendes Fußbad, bei kalten Händen ein wärmeansteigendes Armbad (immer wieder warmes Wasser zugeben), bei Verspannungen im Nacken ein warmer oder temperaturansteigender Nackenguss, ein Wechselarm- oder Fußbad oder ein warmer Armguss. Auch leistet eine Wärmflasche gute Dienste.
- Ableitende Massagen/Fußreflexzonenmassage, Akupressur, Akupunktur, Mikropunktur, nackenentspannende Maßnahmen (Wärme, Wärmflasche, Akupressur, Akupressurmatte, Magnetfeldanwendung). Achtung: Oft wird eine Massage/ein Reiben am Nacken als unangenehmer empfunden als eine Akupressur oder eine sanfte Hautverschiebung, bei der nicht über die Haut gestrichen wird (elektrische Aufladung).
- (Zusätzliche) orale Magnesiumeinnahme (z.B. Magnesiumcitrat oder -carbonat).
- Viel reines, stilles Wasser trinken. Mindestens 1 Liter (bis zu 2 Liter) in kurzer Zeit – max. innerhalb einer Stunde – trinken.
- Versuch der Entleerung von Urin und Stuhl für eine bessere und leichtere Empfindung im Unterbauch. Evtl. einen warmen Darmeinlauf durchführen, vor allem wenn die Vorboten vom Magen-Darm-Bereich ausgehen.*
- Keine Süßigkeiten, keine migräneauslösenden Nahrungsmittel zu sich nehmen. Bei dem Bedürfnis „lieber nichts zu essen" sollte gefastet werden – zumindest kurzfristig.
- Maßhalten in allen Lebensbereichen: Beruf, Hobby, Essen und Trinken – keine Exzesse!
- Passende homöopathische und pflanzliche Mittel unter Einhaltung der Dosierung einnehmen (kurze Abstände).
- Notfalls vorbeugend auf naturheilkundliche oder allopathische Mittel, wie unter „Akutmaßnahmen im Anfall" beschrieben, zurückgreifen, um dem Ausbruch eines Migräneanfalles zuvorzukommen.

*Für den Darmeinlauf nehmen Sie ein Einlaufgerät/Irrigator (am besten mit dünnem Einführschlauch, wie bspw. von der Fa. Jentschura). Das Schlauchende wird gut mit Creme oder Vaseline eingefettet. Ca. 1 Liter warmes Wasser in den Einlaufbehälter geben und diesen höher positionieren (an die Wand oder einen Türgriff einhängen), als sich das Schlauchende befindet. Führen Sie nun mit sanften Drehungen das Schlauchende in den After ein und begeben Sie sich in Knie-Ellbogen-Lage oder Seitenlage, um das Wasser einlaufen zu lassen. Der Inhalt sollte einige Minuten gehalten werden. Durch die Reinigung und anschließende Entleerung wird der Darm entlastet. Vor der Anwendung des Irrigators die beim Kauf beiliegende Anleitung gut durchlesen und im Zweifel Ihren Behandler fragen.

Akutmaßnahmen im Anfall

Je nach Symptomatik und den Erfahrungen der Patienten kommen in Frage:

- Erst-Maßnahme: Rückzug/Abschirmung in eine möglichst reizlose Umgebung. Einer (vertrauten) Person mitteilen, dass Sie gerade Migräne bekommen, Rückzug benötigen und was zu tun ist. Vor allem bei Migräne mit Sehstörungen, Sprachstörungen und anderen Ausfallerscheinungen ist es wichtig, dass der Migränepatient betreut wird, um sich selbst und andere nicht zu gefährden.

- Fragen, die geklärt werden sollten:
  Ist es notwendig, Sie nach Hause zu bringen?
  Wer ist zu benachrichtigen? Welche Erstmedikamente, Ersttherapien und Erstanwendungen müssen eingenommen/verabreicht/durchgeführt werden? (Je schneller interveniert wird, desto geringer kann das Ausmaß der Migräne sein!)
  Wie lange dauert es gewöhnlich, bis Sie wieder selbstständig handeln können?
  Ist mit Erbrechen zu rechnen? (Vorbereitungen treffen, Eimer, Tüte etc.)
  Ist mit Ausfallerscheinungen zu rechnen? Wenn ja, welche sind es und was ist zu tun?
  Sollte eine verantwortliche Person regelmäßig nach Ihnen schauen?
- Ausruhen in einer bequemen Position, meist Liegen bei entspannter Kopf- und Nackenlage, evtl. mit leicht erhöhtem Kopf.
- Entspannende Maßnahmen/Schlafen (wie unter „Akutmaßnahmen bei Vorboten" beschrieben).
- Ableitende Maßnahmen (wie unter „Akutmaßnahmen bei Vorboten" beschrieben).
- (Zusätzliche) orale Magnesiumeinnahme (z.B. Magnesiumcitrat oder -carbonat).
- Viel reines, stilles Wasser trinken. Mindestens 1 Liter (bis zu 2 Liter) in kurzer Zeit – max. innerhalb einer Stunde – trinken.
- Versuch der Entleerung von Urin und Stuhl für eine bessere und leichtere Empfindung im Unterbauch. Evtl. einen warmen Darmeinlauf durchführen.
- Bei dem Bedürfnis, „lieber nichts zu essen", sollte gefastet werden – zumindest kurzfristig.
- Passende homöopathische und pflanzliche Mittel unter Einhaltung der Dosierung einnehmen (kurze Abstände).
- Passende naturheilkundliche oder allopathische Akutmittel wie folgt:

Naturheilkundliche Akutmittel

Migränetee

Teerezept bei ersten Vorzeichen der Migräne: 3 TL einer Mischung aus Benediktendistel 25 g, Mutterkraut 20 g, Rhabarberwurzel 25 g mit heißem Wasser übergießen und 10 Minuten ziehen lassen. In kurzer Zeit trinken. Kann bei Bedarf wiederholt werden.

Injektionen mit apothekenpflichtigen, naturheilkundlichen und homöopathischen Substanzen

- **Procain** Lokalanästhetikum zur Neuraltherapie, intrakutan als Quaddeln, subkutan an die Schädelkalotte (z.B. Kopfkranz), an Triggerpunkte, Myogelosen, intravenös 0,5 bis 2 ml (sehr langsam injizieren!) und paravenös (subkutan) noch ca. 0,5 ml als Depot.
- **Lidocain** Lokalanästhetikum zur Neuraltherapie, intrakutan als Quaddeln, subkutan an die Schädelkalotte (z.B. Kopfkranz), an Triggerpunkte, Myogelosen, intravenös 0,5 bis 2 ml (sehr langsam injizieren!) und paravenös noch ca. 0,5 ml. Nicht bei Allergie oder Unverträglichkeit gegenüber Amid-Lokalanästhetikum verwenden.
- **Magnesiumlösung** (spezielle Zulassung für intravenöse Injektionen) intravenös injizieren, Vorsicht: ganz langsam injizieren, nicht mehr als 3 ml in den ersten drei Minuten, insgesamt bis zu 10 ml. Danach unbedingt Nachruhen.
- **Petadolex®-flüssige Verdünnung** zur subkutanen, intramuskulären oder intravenösen Injektion. 1 Mal täglich 2 bis 5 ml. Eine Anwendung länger als eine Woche nicht ohne Rücksprache mit dem Therapeuten.

  Hinweis: Die Art und die Orte der Injektionen richten sich nach der individuellen Symptomatik und der Zulassung zur Anwendung der Medikamente (intravenös, subkutan) und dürfen nur von geschulten Personen durchgeführt werden.

Allopathische freiverkäufliche/ apothekenpflichtige Medikamente

Bitte nehmen Sie allopathische Medikamente nur nach Rücksprache mit dem Arzt oder Apotheker ein und lesen Sie zusätzlich immer den Beipackzettel inklussive Anwendungsbeschränkung und Wechselwirkung mit anderen Medikamenten!

- **Acetylsalicylsäure** (z.B. Aspirin/ASS) als Brausetablette/n in 250 ml Wasser auflösen oder, wenn als Tablette, dann unbedingt 250 ml nachtrinken. Die Dosierung von Acetylsalicylsäure bei einem Migräneanfall beträgt bei Jugendlichen 500 mg, bei Erwachsenen 1000 bis 1500 mg. Die Wirkung setzt nach 20 bis 60 Minuten ein.
- **Paracetamol** als Zäpfchen, Brausegranulat zum Trinken, als Kautablette, Saft oder Tropfen. Die Einzeldosierung von Paracetamol bei einem Migräneanfall beträgt bei Jugendlichen 500 mg und bei Erwachsenen 1000 mg. Die Wirkung setzt nach 30 bis 60 Minuten ein. Bei Erbrechen zu Beginn der Migräne empfiehlt sich die Anwendung der Zäpfchen. Die Anwendung von Paracetamol besonders bei Kindern und Jugendlichen muss aufgrund der Nebenwirkungen sehr in Frage gestellt werden. Neben vielen Anwendungsbeschränkungen stellt eine Schwangerschaft eine Kontraindikation dar.
- **Ibuprofen** als Tablette, Brausegranulat zum Trinken, Zäpfchen, Kapsel. Die Einzeldosierung beim Migräneanfall beträgt bei Kindern ca. 200 mg (10 mg pro Kilogramm Körpergewicht), bei Erwachsenen bis 600 mg.
- Evtl. bei Erbrechen zu Beginn der Migräne ein **Medikament gegen Übelkeit** auch in Verbindung mit dem Schmerzmittel einnehmen, da eine normale Magen- und Darmaktivität für die Wirksamkeit des Schmerzmittels notwendig ist.

Sollte der Anfall zu lange andauern oder sehr heftig sein, muss professionelle Hilfe in Anspruch genommen werden.

An dieser Stelle möchte ich nochmals erwähnen, dass jede Migränepatientin und jeder Migränepatient unterschiedlich auf die oben genannten Maßnahmen reagieren kann. Ich kenne einen Patienten, der sich in die pralle Sonnenhitze legt und dadurch am schnellsten Linderung erfährt, einen anderen Patienten, der sich in seinen Bürostuhl setzt, ein Medikament einnimmt, den Kopf nach hinten legt, einschläft und nach einer Stunde wieder fit ist, und andere, bei denen nur absolute Ruhe, Dunkelheit, Kühlpacken auf dem Kopf und Wärmflaschen an Füßen und im Nacken helfen und die zwei oder mehr Tage benötigen, bis sie wieder alltagstauglich sind.

Deswegen: Suchen Sie nach der besten individuellen Lösung. Mir persönlich ging es – als die Migräneanfälle nur noch ganz selten auftraten – so, dass ich jedes Mal überlegen musste, was mir gut tat, und auch meine Frau musste ich jedes Mal wieder neu einweisen, was zu tun war. **Und da die Maßnahmen schnell durchgeführt werden sollten, ist es sinnvoll, wenn Sie selbst einen Maßnahmenkatalog erstellen, um schnell und sicher intervenieren zu können.**

Beispiel Maßnahmenkatalog

1. Mutter anrufen und Bescheid geben, dass sie mich von der Arbeit abholen soll. Im Kindergarten anrufen und Bescheid geben, dass die Kinder allein nach Hause/zur Oma gehen sollen.
2. Zwei Brausetabletten „Acetylsalicylsäure 600 mg" (Dosis für Erwachsene) in 250 ml Wasser auflösen und trinken.
3. Belladonna C 30 5 Globuli einnehmen, danach über Wasserglasmethode (weitere 5 Globuli in halbes Glas Wasser auflösen) jede Viertelstunde einen Schluck nehmen und nach ca. 1 Minute schlucken. Bei Besserung Zeitabstand größer werden lassen.
4. Ohrakupunktur von Halswirbel C0/C1, „Auge 8", „Magen", „Hypothalamus".
5. Akupressur des Akupunkturpunktes Di 4 an beiden Händen.
6. Zuhause mit Akupressurmatte im Nacken/Hinterkopfbereich ins Bett legen. Wärmflasche an den Beinen, kühlenden Waschlappen auf der Stirn.
7. Meditationsmusik mit Kopfhörer hören. Über Selbsthypnose den Kopfdruck ableiten und sich die schöne und entspannte Zeit nach dem überstandenen Migräneanfall suggerieren.

HOMÖOPATHISCHE EINZELMITTEL VON A-Z

1. Acidum benzoicum (sublimierte Säure des Benzoeharzes, Siambenzoesäure)
2. Acidum phosphoricum
3. Aconitum napellus (Eisenhut)
4. Agaricus muscarius (Fliegenpilz)
5. Agnus castus (Mönchspfeffer)
6. Ammi visnaga (Bischofskraut "Khella"")
7. Ammonium carbonicum (Hirschhornsalz)
8. Anacardium (Früchte des Malakkanussbaumes)
9. Apis mellifica (Honigbiene)
10. Araninum/Aranin (Araneus ixobolus, Schwarze Nachtspinne)
11. Argentum nitricum (Silbernitrat)
12. Arnica montana (Bergwohlverleih, Wundkraut)
13. Arsenicum album (Arsen-Sauerstoffverbindung, Arsen[(III])-oxid)
14. Arsenicum jodatum (Arsentrijodit)
15. Asarum europaeum (Haselwurz)
16. Asclepias cornuti (Seidenpflanze)
17. Asterias rubens (Gemeiner Seestern)
18. Aurum metallicum (Gold)
19. Belladonna/Atropa Belladonna (Tollkirsche)
20. Borax (Natriumborat)
21. Bovista lycoperdon (Wiesenpilz Bovista)
22. Bromum (Brom)
23. Bryonia alba (Zaunrübe)
24. Cadmium metallicum (metallisches Kadmium)
25. Calcium carbonicum (Austernschalenkalk, Calciumcarbonat)
26. Calcium jodatum (Calciumjodit)
27. Calcium phosphoricum (Phosphorsaurer Kalk, Calciumhydrogenphosphat)
28. Calendula officinalis (Ringelblume)
29. Camphora (holzige Rinde des Kampferbaumes)
30. Cantharis (Spanische Fliege)
31. Capsicum (Spanischer Pfeffer)
32. Carbo vegetabilis (Holzkohle)
33. Carbolicum acidum (Karbolsäure, Phenol)
34. Causticum/Causticum Hahnemanni (frisch gebrannter Kalk aus Marmor, mit schwefelsaurem Kalium verarbeitet)
35. Cedron (Simaba cedron, Klapperschlangenbohne)
36. Chamomilla (Kamille)
37. Chelidonium majus (Schöllkraut)
38. Chimaphila umbellata (Doldenblütiges Winterlieb)
39. China officinalis (Rinde des Chinabaumes)
40. Chininum sulfuricum (Chininsulfat)
41. Cimicifuga racsemosa (Wanzenkraut)
42. Cinnabaris (Zinnober, rotes Quecksilbersulfid)
43. Coca (Cocastrauch)
44. Cocculus indicus (Kockelskörner)
45. Coffea tosta (gerösteter Kaffee) oder Coffea cruda (ungeröstet)
46. Colchicum autumnale (Herbstzeitlose)
47. Colocynthis (Koloquinte, getrocknete Früchte des Kürbisgewächses)
48. Conium (Schierling)
49. Conium maculatum (Gefleckter Schierling)
50. Cyclamen europaeum (Cyclamen pupurascens, Alpenveilchen)
51. Damiana (Turnera diffusa, Safranmalvengewächs)
52. Dulcamara (Solanum dulcamara, Bittersüß, Bittersüßer Nachtschatten)
53. Echinacea angustifolia (Sonnenhut)
54. Eugenia jambosa (Rosenapfel)
55. Eupatorium perfoliatum (Wasserhanf)
56. Euphrasia officinalis (Augentrost)
57. Ferrum metallicum (metallisches Eisen)
58. Fluoricum acidum (Flusssäure, Fluorwasserstoffsäure)
59. Fluoris acidum (Acidum hydrofluoricum)
60. Gelsemium sempervirens (gelber Gelber Jasmin)
61. Glonoinum (Nitroglycerinum, Nitroglycerin)
62. Hamamelis virginiana (Virginische Zaubernuss)
63. Haplopappus (Haplopappus baylahuen, Asteraceae)
64. Helleborus niger (Christrose)
65. Hepar sulfuris (Kalkschwefelleber)
66. Hydrastis Canadensis (Kanadische Gelbwurz)
67. Ignatia (Strychnos ignatii, Ignatia amara, Ignatiusbohne)
68. Ipecacuanha (Cephaelis ipecacuanha, Brechwurzel)
69. Iris Versicolor versicolor (Bunte Schwertlilie)
70. Kalium bichromicum (Kaliumdichromat)
71. Kalium carbonicum (Pottasche)
72. Kalium jodatum (Jodkali)
73. Kalium phosphoricum (Kaliumphosphat)
74. Kalmia latifolia (Berglorbeer)
75. Kreosotum (Buchenholzteerdestillat)
76. Lac caninum (Hundemilch)

77. Lac defloratum (Lac vaccinum defloratum, entrahmte Kuhmilch)
78. Lachesis muta (Gift der Buschmeisterschlange)
79. Lachnanthes tinktoria (Wollnarzisse, Rotwurzel)
80. Luesinum (Syphilinum-Nosode, Syphilis-Nosode)
81. Lycopodium clavatum* (Bärlapp)
82. Magnesium carbonicum
83. Magnesium phosphoricum (Magnesiumhydrogenphosphat)
84. Manganum (Mangan)
85. Melilotus officinalis (Steinklee/Honigklee)
86. Menyanthes trifoliata L. (Bitterklee, Fieberklee, Enziangewächs)
87. Mercurius (Quecksilber)
88. Mezereum (Daphne mezereum, Gemeiner Seidelbast)
89. Muriaticum acidum (Salzsäure)
90. Naja tripudians (Kobra, Brillenschlange)
91. Natrium carbonicum (Natriumcarbonat)
92. Natrium muriaticum / Natrium chloratum (Kochsalz)
93. Natrium sulfuricum („Glaubersalz")
94. Nux moschata (Muskatnuß)
95. Nux vomica (Brechwurz)
96. Oleum animale aethereum (Brenzöl)
97. Onosmodium virginianum (Falscher Steinsamen, Borretschgewächs)
98. Opium (Papver Somniferum, Schlafmohn)
99. Palladium metallicum (Palladium)
100. Phosphorus (Gelber Phosphor)
101. Phytolacca americana (Kermesbeere)
102. Picrinicum acidum (Pikrinsäure, sehr explosiv)
103. Podophyllum peltatum (Schildförmiges Fußblatt)
104. Psorinum (Eitriger Inhalt frischer Krätzebläschen von der menschlichen Haut, Krätzenosode)
105. Pulsatilla pratensis (Wiesen-Küchenschelle/Kuhschelle)
106. Ranunculus bulbosus (Knolliger Hahnenfuß)
107. Rhododendron campylocarpum/aureum (Goldgelbe Alpenrose, Gichtrose)
108. Rhus toxicodendron (Giftsumach)
109. Robinia pseudoacacia (Robinie, Falsche Akazie)
110. Ruta graveolens (Gartenraute, Weinraute)
111. Sabadilla (Schoenocaulon officinale, Sabadillasamen)
112. Sanguinaria canadensis (Kanadische Blutwurz)
113. Sanguinaria canadensis (Kanadische Blutwurz)
114. Sanicula aqua (Mineralwasser)
115. Sarsaparilla officinalis (Steckweide)
116. Scrophularia nodosa (Knotige Braunwurz)
117. Sepia officinalis (Sekret des Tintenfischs)
118. Silicea (Acidum silicicum, Kieselerde)
119. Spigelia anthelmia (Wurmkraut)
120. Spongia (Meerschwamm)
121. Strontium (Strontiumcarbonat)
122. Sulfur (Schwefel)
123. Tarantula hispanica (Spanische Tarantel, Giftspinne)
124. Taraxacum officinale (Löwenzahn, auch als Urtinktur)
125. Terebinthina (Terpentin)
126. Theridion (Orangenspinne)
127. Thuja occidentalis (Lebensbaum)
128. Tuberculinum (Tuberkel-Bazillen-Nosode)
129. Uranium nitricum (Uran)
130. Veratrum viride (Grüne Nieswurz)
131. Verbascum (Königskerze)
132. Vespa crabro (Hornisse).
133. Viburnum opulus (Gemeiner Schneeball)
134. Viola odorata (Duftveilchen)
135. Vipera berus (Gift der Kreuzotter)
136. Xanthoxylum/Xanthoxylon fraxineum (Zanthoxylum,Gelbholzbaum)
137. Zingiber (Ingwer)

LITERATURVERZEICHNIS

Ernährung

BACHMANN, ROBERT, M. Die Migräne-Diät, Heyne-Verlag, 1999

BIRCHER-BENNER, RALF Geheimarchiv der Ernährungslehre, Verlag Bircher-Benner, 3. Auflage 1990

BRUKER, M.O. Unsere Nahrung – unser Schicksal, emu-Verlag, 27. Auflage 1995

BRUKER, M.O. Hilfe bei Kopfschmerzen, Migräne und Schlaflosigkeit, emu-Verlag, 1998

BRUKER, M.O. Der Murks mit der Milch, emu-Verlag, 1994

BRUKER, M.O. Kaffee und seine Wirkung, Kleinschrift, emu-Verlag, 7. Auflage 1992

BRUKER, M.O. Zucker, Zucker, ..., emu-Verlag, 1. Auflage 1991

ENGELBERT, MARTIN/ ULMER, SVEND Gentechnik in Lebensmitteln, Katalyse-Institut, Rowohlt,1999

HESSE, ALBERT Migräne – Der Darm ist schuld, OLV-Verlag, 2006

IRMLER, ANJA BETTINA/ WOLZ, GEORG Sekundäre Pflanzenstoffe – Einsatz in der naturheilkundlichen Therapie, Eubiotika Verlag, 2015

OPITZ, CHRISTIAN Ernährung für Mensch und Erde, Hans-Nietsch-Verlag, 1995

STOLZENBERG, GÜNTHER Die gesunde Kost für Sport und Rekord, IDEA-Verlag, 1985

PAHLOW, M. Das große Buch der Heilpflanzen, Bechtermünz Verlag, 2001

SCHNITZER, JOHANN G. Bluthochdruck heilen: Risikofaktor Hypertonie – lebensbedrohend aber heilbar!, Schnitzer-Eigenverlag, 2005

SCOTT, JIMMY/ GOSS, KATHLEEN Allergie und der Weg, sich in wenigen Minuten davon zu befreien. VAK-Verlag, 1997

VOLKMANN, PETER-HANSEN Ökosystem Mensch – Gesundheit ist möglich: Neue ökologisch-naturheilkundliche Wege der Selbstheilung, VBN Verlag, 2009

WENDT, LOTHAR Gesund werden durch Abbau von Eiweißüberschüssen, 5. Auflage, Schnitzer Verlag, 1995

Umwelt

BOEING, NILS Alles Nano? – Die Technik des 21. Jahrhunderts, Rowohlt, 2009

EDER, ANGELIKA Jetzt wohne ich gesund!, Moewig-Verlag, 2000

FUCHS, URSEL Gentechnik – Der Griff nach dem Erbgut, Bastei-Lübbe-Verlag, 1996

ROSE, WULF-DIETRICH Elektrosmog, Elektrostress, Kiepenheuer u. Witsch-Verlag, 1998

SCHWEIKARDT, HANS-DIETER Infobroschüre des Rutengänger-Verein-Süd e.V., 2004

Denk- und Lebensweise

BAYS, BRANDON The Journey – Der Highway zur Seele, Ullstein-Verlag, 2005

BEZLER, THOMAS Seminar-Skript „Denken und Handeln", ein Anti-Stress- und Erfolgsseminar

BEZLER, THOMAS Hörbuch auf 4 CDs „Wege der Heilung", Selbstverlag, 2005

BIRKENBIHL, VERA. F Freude durch Stress, mvg-Verlag, 12. Auflage 1998

BRUKER, M.O. Lebensbedingte Krankheiten, emu-Verlag, 2001

HAY, LOUISE L. Heile Deinen Körper, Lüchow-Verlag, 2003

KRAKOWCZYK, DIETMAR Heile dich selbst! Teil 1 Die Urtherapie, Eigenverlag, 2003

NEARING, HELEN u. SCOTT Ein gutes Leben leben – Gegen den Strom, Rowohlt, 1986

ROWSHAN, ARTHUR Stress verhindern, mindern, nutzen, Zweitausendeins, 1999

Kopfschmerz und Migräne

AGOSTI, R. / DIENER, H.C. / LIMMROTH, V.	Migräne und Kopfschmerzen, Ein Fachbuch für Hausärzte, Fachärzte, Therapeuten und Betroffene, KARGER, 2015
BRUKER, M.O.	Hilfe bei Kopfschmerzen, Migräne und Schlaflosigkeit, emu-Verlag, 1998
DIENER, H.C.	Wirksame Hilfe bei Migräne, Trias, 1999
DREBING, VERENA/ MIKULSKY, DENISE/ VOGEL, GUNTHER	Hilfe! Kopfweh, ZDF-Praxis, medi cine medienproduktions GmbH, Mainz, 2002
EYBL, BJÖRN	Die seelischen Ursachen der Krankheiten – Nach den 5 Biologischen Naturgesetzen, entdeckt von Dr. med. Mag. theol. Ryke Geerd Hamer, IBERA, 4. überarbeitete Auflage 2013
FÜLLER, INGRID	Kopfschmerzen und Migräne, Stiftung Warentest, Verbraucherzentrale Nordrhein-Westfalen, 2006
GÖBEL, HARTMUT	Kursbuch Migräne, Südwest-Verlag, 2003
HAMER, RYKE GEERD	Vermächtnis einer Neuen Medizin, Teil 1 und 2, Amici di Dirk, 1999
KERN, BERNHARD	Migränetherapie nach Kern, VAK Verlags GmbH, 2013
KRAKOWCZYK, DIETMAR	Heile dich selbst! Teil 2 Naturgesetze der Heilung, Eigenverlag, 2003
MAAS, PAULA / MIKULSKY, DENISE/ VOGEL, GUNTHER	Hilfe! Kopfweh, ZDF-Praxis, medi cine medienproduktions GmbH, Mainz, 2002
MITCHELL, DEBORAH	Endlich frei von Kopfschmerzen, Heyne-Verlag, 2000
MENDELSOHN, ROBERT, S.	Wie Ihr Kind gesund aufwachsen kann ... auch ohne Doktor, Mahajiva-Verlag, 1990
POTHMANN, RAYMUND	Systematik der Schmerzakupunktur, Akupunktur in Klinik und Praxis, Hippokrates, 1996
STRACKHARN, KLAUS	Nie wieder Migräne!, Knaur-Verlag, 2000

Homöopathie / Bachblüten

BOGER, C.M.	Synoptic Key, Similimum-Verlag, 2002
BLOME, GÖTZ	Das neue Bach-Blüten-Buch, VAK-Verlag, 2003
BRUKER, M.O.	Naturheilkunde, emu-Verlag, 1998
KENT, JAMES T.	Kents Repertorium der homöopathischen Arzneimittel, Band 1, Herausgeber Georg von Keller und Künzli von Fimmelsberg, Heidelberg, Haug, 12. Auflage 1991
KÖHLER, GERHARD	Lehrbuch der Homöopathie, Hippokrates Verlag Stuttgart, 1998
BLUME, RALF	Schlafstörungen, Skript zum Vortrag am 12.06.2010, Staufen-Pharma
MORRISON, ROGER	Handbuch der homöopathischen Leitsymptome und Bestätigungssymptome, Kai Kröger Verlag, 2. Auflage 1997
PHATAK, S.R.	Homöopathische Arzneimittellehre, Burgdorf, 1999
WIESENAUER, MARKUS / ELIES, MICHAEL	Praxis der Homöopathie, Hippokrates 2004

Steinheilkunde

KÜHNLI, WERNER/ VON HOLST, WALTER	Enzyklopädie der Steinheilkunde, AT Verlag 2009
KÜHNLI, WERNER/ VON HOLST, WALTER	Gesund durch Heilsteine und Öle, AT Verlag 2005
ASCHBERG,DAVID/ STEPHAN, DIETER	Das große Lexikon der Heilsteine, Weltbild, 8. Auflage 2004

Hypnose

BECKERS, FRANK/ SCHLAAK, H.	Migräne Selbsthilfe CD, Migräne und Kopfschmerzen, Mentaltraining-Beckers GmbH, 2008
DEHKORDY, S.M.	Der therapeutische Effekt der Hypnose bei chronischer Schmerzbehandlung, Eine Untersuchung am Beispiel der Behandlung von Migräne, Inaugural-Dissertation zur Erlangung des Doktorgrades der Hohen Medizinischen Fakultät der Rheinischen Friedrich-Wilhelms-Universität Bonn, vorgelegt 2008
KOSSAK, HANS-CHRISTIAN	Hypnose, Lehrbuch für Psychotherapeuten und Ärzte, BeltzPVU, 4. Auflage 2004
MEINHOLD, WERNER, J.	Das große Handbuch der Hypnose, Ariston-Verlag 2007

Irisdiagnose

BROY, JOACHIM	Repertorium der Irisdiagnose, Klaus Foitzek Verlag, 2. Auflage 1992
HAUSER, WILLY / KARL, JOSEF / STOLZ RUDOLF	Iridologie 1, Felke Institut, 3. Auflage 2011
HAUSER, WILLY / KARL, JOSEF / STOLZ RUDOLF	Iridologie 2, Felke Institut 2006
HAUSER, WILLY / JAHN, CLAUS	Iridologie 3, Die Milz in der Iridologie, Felke Institut 2005
FRANKE, KARL-OTTO	Moderne Augendiagnose – Einfach und verständlich, Karl-Otto Franke, 3. Auflage 2011

Akupunktur

ANGERMAIER, M.	Leitfaden Ohrakupunktur, Urban und Fischer Verlag 2001
BOEGLIN, JEAN-PAUL	Skript „Die neue VanMann-Akupunktur", 2016
FOCKS, CLAUDIA	Atlas Akupunktur, Urban und Fischer Verlag 2005
GOEBEL, KLAUS RÜDIGER	Ausbildungsskript Ohrakupunktur. Skript Periostale Akupunktur nach Felix Mann und Migräne-Skript Saarlouis 2010
LANGE, GÜNTER	Akupunktur der Ohrmuschel, WBV-Verlag, Schorndorf, 1985
NOAK, MICHAEL	Ohrakupunktur, akapit-Verlagsservice 2000,
STRITTMATTER, BEATE	Taschenatlas Ohrakupunktur nach Nogier/Bahr, Hippokrates Verlag 4. Auflage 2008

Injektionen / Neuraltherapie

DOSCH, PETER	Lehrbuch der Neuraltherapie nach Hunbeke, Haug Verlag, 13. Auflage, 1989
DOSCH, MATHIAS	Bildatlas zur Technik der Neuraltherapie mit Lokalanästhetika, 4. Auflage, 1988
JÖRGENSEN, RALF	Skript Neuraltherapie 2003
WEINSCHENK, STEFAN	Handbuch Neuraltherapie – Diagnostik und Therapie mit Lokalanästhetika, Elsevier, 2010

STICHWORTVERZEICHNIS

A

Aconitum (Eisenhut) 129, 153
Akupressur bei Kopfschmerzen 109
Akupressur bei Migräne und beginnender Migräne, Augenflimmern, Sehstörungen, Aura 110
Akupunkturkonzepte 235
Akutmaßnahmen bei den Vorboten 301
Akutmaßnahmen bei Migräne 301
Ambra (Pottwalausscheidung) 129
Amethyst 188
Ammi visnaga (Bischofskraut „Khella") 153
Anamnese 32
Ankündigungssymptome der Migräne 15
Anthroposophische Arzneimittel 177
Anti-Migräne-Ernährung 49
Antimonium tartaricum (Brechweinstein) 129
Apis (Honigbiene mit Gift) 129
Araninum/Aranin (Schwarze Nachtspinne) 153
Argentum nitricum (Silbernitrat) 129, 153
Arnica montana (Bergwohlverleih, Wundkraut) 154
Arsenicum album (Arsen(III)-oxid) 129, 154
Ausleiten von Schwermetallen und Toxinen 124
Autogenes Training 101

B

Bachblüten 187
Baldrian (Valeriana officinalis) 180
Bauchatmung als Atemtherapie 100
Beifuß (Artemisia vulgaris, Gänsekraut) 180
Belladonna (Tollkirsche) 129, 154
Benediktenkraut (Cnicus benedictus) 180
Beweglichkeitsübungen der HWS 81
Blasenmeridian-Kopfschmerz (Tai Yang) 256
Blutegel 194
Bryonia alba (Zaunrübe) 154
BWS-Dehnungs- und Entblockierungsübungen 91, 95

C

Cactus grandiflorus (Kaktus mit großer Blüte) 129
Cadmium metallicum (metallisches Kadmium) 155
Calcium carbonicum (Austernschalenkalk) 155
Calcium phosphoricum (Phosphorsaurer Kalk) 155
Causticum Hahnemanni (Ätzkalk) 129, 156
Cedron (Klapperschlangenbohne) 156
Chamomilla (Kamillenblüten) 129
China officinalis (Rinde des Chinabaumes) 156
Chinesische Engelwurz (Angelica sinensis) 181
chinesische Ohrakupunktur 240
Cimicifuga racemosa (Wanzenkraut) 130, 156
Cluster-Kopfschmerz 242, 287
Cocculus indicus (Kockelskörner) 130, 157
Coenzym Q10 (Ubichinon) 57
Coffea tosta (geröstet) oder Coffea cruda (ungeröstet) 130, 157
Colocynthis (Koloquinte) 157
Cyclamen europaeum (Alpenveilchen) 157
Cypripedium pubescens (Frauenschuh) 130

D

Darmflora 62
Darmsanierung 62
Digitalis (Roter Fingerhut) 130
DMSO (Dimethylsulfoxid) 60
Dulcamara (Bittersüßer Nachtschatten) 157

E

Ein- und Durchschlafhilfen 127
Eiweißspeicherkrankheiten 126
Elektrosmog 137
Entspannungstechniken der Kaumuskeln 210
Ephedra (Ephedra sinica) 181
Eupatorium perfoliatum (Wasserhanf) 158
Euphrasia officinalis (Augentrost) 158

F

Fasten 126
Ferrum metallicum (metallisches Eisen) 158
Folsäure 58
Französische Ohrakupunktur 242
Französische und chinesische Ohrakupunktur in Kombination 246

G

Gallenblasenmeridian-Kopfschmerz (Shao Yang) 260
Gallenmigräne 244
Gelsemium (Gelber Jasmin) 130, 158
Gentechnik 136
Geopathische Störungen 134
Ginseng, Kraftwurz (Panax ginseng) 181
Glonoinum (Nitroglycerinum, Nitroglycerin) 158
Granat 188
Guaraná (Paullinia cupana) 181

H

Hafer (Avena sativa) 181
Hagebutte (z.B. Rosa canina) 181
Halit 188
Haplopappus (Asteraceae) 159
Heilhypnose 141
Heilsteine 188
Heliotrop 188
Herzmeditation 122
Herzmeridian-Kopfschmerz (Shao Yin) 276
Hopfen, Bierhopfen (Humulus lupulus) 181
Hormonelle Migräne 245, 248
Hypothalamus 17

I

Ignatia (Strychnos ignatii, Ignatiusbohne) 159
Impfungen 139
Ingwer (Zingiber officinale) 181
Injektion an die Schädelkalotte 283
Intrakutane Injektion 282
Ipecacuanha (Brechwurzel) 159
Iridologie/Irisdiagnose 294
Iris versicolor (Bunte Schwertlilie) 159

J

Johanniskraut (Hypericum perforatum) 182

K

Kakao 65
Kalium bichromicum (Kaliumdichromat) 160
Kalium carbonicum (Pottasche) 130
Kalium phosphoricum (Kaliumphosphat) 160
Kamille, Römische Kamille (Anthemis nobilis) 182
Kinesiologie 149
Klassische Homöopathie 150
Kleidung und Kosmetika 136
Kneipp-Anwendungen 189
Komplexmittel-Homöopathie 172
Konzentrationsstörungen 245
Kopfschmerz anfallsweise 171
Kopfschmerz aufgrund hormoneller Störungen 168
Kopfschmerzauslösende Chemikalien 134
Kopfschmerz bei gichtisch-rheumatischer Diathese 170
Kopfschmerz bei grippalen Infekten 170
Kopfschmerz bei Kindern 19
Kopfschmerz beim Erwachen 171
Kopfschmerz bei Stirnhöhlenentzündung 170
Kopfschmerz bei Zervikal-Syndrom 170
Kopfschmerz besser durch Druck auf Kopf 170
Kopfschmerz durch emotionale Auslöser, Stress 170
Kopfschmerz durch Lymphstau 168
Kopfschmerz durch psychische Auslöser 169
Kopfschmerz durch Sonne 171
Kopfschmerz durch Überanstrengen der Augen 170
Kopfschmerz durch Überanstrengung/Erschöpfung 170
Kopfschmerz in Lebensphasen der Frau 170
Kopfschmerzen in Folge von Unterdrückung 170
Kopfschmerz in Bezug zu Harnsymptomen 172
Kopfschmerz in Bezug zur Menses 168
Kopfschmerz mit Sehstörungen 171
Kopfschmerz nach Gehirnerschütterung oder Gehirnprellung 288
Kopfschmerz nach Haareschneiden 171
Kopfschmerz nach Kopfverletzungen 170
Kopfschmerz nach Periodizität 171
Kopfschmerz-Seitigkeit 170
Kopfschmerz und Gemütszustand 169
Kopfschmerz vor Gewitter 171
Kopfschmerz witterungsabhängig 169
Kornblume (Centaurea cyanus) 182
Kräftigungsübungen für die HWS 74
Kraniosakrale-Therapie 196
Kranznaht 208

L

Lac defloratum (entrahmte Kuhmilch) 160
Lachesis muta (Gift der Buschmeisterschlange) 130, 160
Lapislazuli 189
Lavendel (Lavandula officinalis) 182
Lebermeridian-Kopfschmerz (Jue Yin) 273
Lidocain 282
Liebstöckel (Levisticum officinale Koch) 183
Lungenmeridian-Kopfschmerz (Tai Yin) 271
Lycopodium clavatum (Bärlapp) 161
Lymph-Belts/Lymphpunktkette 120, 290
Lymphdrainage des Nacken- und Kopfbereichs 113
Lymphdrainage durch Fernpunkte 120

M

Mädesüß (Filipendula ulmaria) 183
Magenmeridian-Kopfschmerz (Yang Ming) 266
Magnesium 55
Magnesiuminjektionen/-infusionen 293
Magnesium phosphoricum (Magnesiumhydrogenphosphat) 161
Manuelle Techniken im Sitzen 227
Manuelle Techniken in Bauchlage 221
Manuelle Techniken in Rückenlage 198
Manuelle Techniken in Seitenlage 220
Manuelle Therapien und Massage 194
Mariendistel (Silybum marianum) 183
Medizinische Untersuchungen 35
Melilotus officinalis (Steinklee/Honigklee) 161
Melisse, Zitronenmelisse (Melissa officinalis) 183
Menyanthes trifoliata L. (Bitterklee) 162
Mikropressur 121
MSM (Methylsulfonylmethan) 59
Mutterkraut, Frauenminze 184

N

Nahrungsergänzung 54
Nanotechnik 137
Natrium muriaticum (Kochsalz) 162
Neue Medizin 42
Neuraltherapie 282
Nux moschata (Muskatnuss) 130
Nux vomica (Brechwurz) 130, 163

O
Ohrakupunktur 235
Onosmodium virginianum (Falscher Steinsamen) 163
Opium (Schlafmohn) 131

P
Passiflora incarnata (Passionsblume) 131, 184
Pestwurz (Petasites) 58, 184
Pfefferminze (Mentha piperita) 184
Pfeilnaht 207
Phosphorus (Gelber Phosphor) 131, 163
Picricum acidum (Pikrinsäure, sehr explosiv) 163
Procain 282
Progressive Muskelentspannung 70
Psorinum (Krätzenosode) 164
Pulsatilla pratensis (Kuhschelle) 164
Punktlokalisationsübersicht der Schmerz- und Behandlungsstellen am Kopf 111

R
Rhodochrosit 189
Rhododendron (Goldgelbe Alpenrose) 164
Rhus toxicodendron (Giftsumach) 165
Robinia pseudoacacia (Robinie, Falsche Akazie) 165
Rubin 188
Ruta graveolens (Gartenraute, Weinraute) 165

S
Sabadilla (Sabadillasamen) 165
Sanguinaria canadensis (Kanadische Blutwurz) 165
Schädelnähte 207
Schafgarbe (Achillea millefolium) 185
Schlaf 127
Schlangenkraut (Cimicifuga racemosa) 185
Schlüsselblume (Primula veris L.) 185
Schmerzgedächtnispunkten nach Prof. Bahr 252
Schokolade 65
Schöllkraut (Chelidonium majus) 185
Schreibtisch, Sitzhaltung 72
Schröpfen 190
Schröpfmassage 190
Schuppennaht 209
Schüßler-Salze 178
Selbstkorrektur untere HWS und obere BWS 96
Selbstkorrekturübungen mit der Dorn-Methode 95
Selbstmobilisation der oberen HWS 83
Sepia officinalis (Sekret des Tintenfischs) 131, 166
Serotonin 17
Silberweide 185
Silicea (Acidum silicicum, Kieselerde) 131, 166
Smaragd 188
Spagyrik 172
Spanischer Pfeffer (Chili, Capsaicin) 185
Spannungskopfschmerz 11, 242, 285
Spigelia anthelmia (Wurmkraut) 167
Steinheilkunde 188
Störfeldbeseitigung 291
Stramonium (Gemeiner Stechapfel) 131
Streudepolarisierung im Gehirn 15
Strychninum phosporicum 131
Subkutane Injektion 283
Sulfur (Schwefel) 167

T
Tausendgüldenkraut (Fieberkraut) 186
Tennisballmassage 104
Teufelskralle (Harpagophytum procumbens) 186
Thuja occidentalis (Lebensbaum) 167
Trigeminusneuralgie 238

U
Übungen zur Vorbeugung 73
Ursachen und Therapiemodelle bei Kopfschmerz und Migräne 28

V
VanMann-Akupunktur 279
Vermutete Pathophysiologie der Migräneerkrankung 15
Vitalstoffreiche Ernährung 48
Vitamin B2 (Riboflavin) 57

W
Waldmeister (Galium odoratum) 186
Wasseradern 134
Weidenrinde (Salix cortex) 186
Wetter 169
Wettermigräne 249
Wohnräume 135

X
Xanthoxylum/Xanthoxylon fraxineum (Zanthoxylum, Gelbholzbaum) 167

Z
Zahnmedizinische Materialien 139
Zervikale Migräne 245, 247
Zincum metallicum (Zink) 131
Zincum valerianicum (Zinkisovalerianat) 131
Zirbenholz 133

bezlerverlag www.thomas-bezler.de